Hochschul
Verlag

Mentale Sprachverarbeitung 6

Psycho- und neurolinguistische Studien

Herausgegeben von Gerhard Blanken und Ria De Bleser

Klinische Linguistik und Phonetik

Ein Lehrbuch für die Diagnose und Behandlung von erworbenen Sprach- und Sprechstörungen im Erwachsenenalter

Herausgegeben von
Gerhard Blanken
und Wolfram Ziegler

HochschulVerlag

ISSN 1434-6729
ISBN 3-8107-6406-X

Printed in Germany by Mainz, Aachen

Inhalt

Vorwort

Die Klinische Linguistik und Phonetik (KLP) beschäftigt sich mit den vielfältigen Störungen sprachlicher Kommunikation, insoweit sie einer diagnostischen Klärung bedürfen und einer Therapie zugeführt werden können. Das Feld der KLP ergibt sich aus der Summe der Tätigkeiten und Kompetenzen ihrer Vertreter in der Forschung und klinischen Anwendung, wobei statt formaler Berufsbezeichnungen die methodische Orientierung und die linguistische beziehungsweise phonetische Basierung der Tätigkeit entscheidend sind. Linguistik und Phonetik als akademische Disziplinen und ihre Traditionen liefern entscheidende Bausteine für die Fundierung der KLP. Hinzu kommen starke Einflüsse aus den Disziplinen, die sich speziell mit der mentalen Realität von Sprache und Sprechen befassen, wie der Psycholinguistik beziehungsweise der Kognitiven Psychologie. Die klinische Ausrichtung macht es nötig, Wissen aus Medizin und Neurowissenschaften zu integrieren. Darüber hinaus können verwandte Disziplinen wie Sprachheilpädagogik und Logopädie die Entwicklung der KLP positiv beeinflussen.

Mit dem vorliegenden Band wollen wir ein deutschsprachiges Lehrbuch für das Feld der KLP anbieten. Er wendet sich an eine breite Leserschaft mit sprachpathologischen Interessen. Das Buch kann dem Selbststudium dienen, es soll aber auch in Lehr- und Weiterbildungsveranstaltungen Verwendung finden können. Wie der Untertitel deutlich macht, haben wir uns auf die erworbenen Sprach- und Sprechstörungen im Erwachsenenalter beschränkt. Dies reflektiert die historische Entwicklung, die die KLP in Deutschland genommen hat, wenngleich in den letzten Jahren eine verstärkte Hinwendung zu Fragen des pathologisch gestörten Spracherwerbs zu beobachten ist.

Im Mittelpunkt des Buches stehen die Aphasien, die aus klinisch-linguistischer Perspektive die wichtigste Gruppe der zentralen Sprachstörungen darstellen. Einzelne Symptome und Störungsmuster werden auf verschiedenen Ebenen der Sprachverarbeitung beschrieben (Kapitel 5 bis 9). Weitere Kapitel gehen dann auf die Formen von Sprechstörungen und Störungen der Schriftsprache ein, die zwar die aphasische Störung begleiten können, aber als eigenständige und modalitätsspezifische Störungen aufgefaßt werden müssen. Die Beiträge zur Textverarbeitung und zum Gesprächsverhalten beleuchten die aphasische Symptomatik unter dem Aspekt der Kommunikation und Informationsvermittlung. Das Reproduzieren von Sprache und die Rolle des Arbeitsgedächtnisses werden in einem eigenen Kapitel behandelt. Neben einer Beschreibung des Forschungsstands werden in allen Kapiteln Hinweise zur Diagnostik und zur Therapie gegeben.

Die Kapitel 2 bis 4 befassen sich mit allgemeinen Theorien beziehungsweise Prinzipien der Aphasiediagnostik. Die Beiträge klären die dabei verwendeten unterschiedlichen Methoden und Fragestellungen. Kapitel 1 hat einen besonderen Stellenwert, da es auf die jüngsten Entwicklungen der Kognitiven Neurolinguistik eingeht, einer wissenschaftlichen Disziplin, die einen sehr großen Einfluß auf die KLP besitzt. Die hier zur Anwendung kommenden neuen Techniken im Bereich bildgebender Verfahren und der Messung elektrophysiologischer Prozesse werden zunehmend neben der Grundlagenforschung auch in der Routine der klinischen Rehabilitation eingesetzt werden.

Drei weitere Kapitel schließen den Band ab. Die Frage nach der Funktion der Gestik bei Aphasie und die Besonderheiten akut-aphasischer Zustände sind theoretisch und klinisch von großer Bedeutung, ergänzen die Thematik des Buches und verlangen einen eigenen Raum der Darstellung. Das Thema Dysphagie geht dabei über den thematischen Zuschnitt dieses Bandes zur KLP hinaus. Wir haben es dennoch in unser Buch aufgenommen, da sich die Dysphagie-Behandlung zu einem Schwerpunktgebiet vieler Therapeuten mit linguistischem Hintergrund entwickelt hat und im klinischen Alltag mittlerweile ein wichtiges Thema geworden ist.

Vorwort

Wir danken dem Verleger Dr. Rahmelow für die sachkundige Unterstützung dieses Buchprojekts sehr herzlich. Nach all den Jahren der Zusammenarbeit ist seine Expertise nicht nur als Verleger, sondern auch auf dem Gebiet der Sprachpathologie für uns von unschätzbarem Wert. Außerdem danken wir den Autoren für ihre konstruktive und fachkundige Mitarbeit und die wertvollen Beiträge, die sie geliefert haben.

Die Herausgeber

1. Theoretische Grundlagen der Kognitiven Neurolinguistik

Ria De Bleser

Universität Potsdam
Professur für Patholinguistik / Kognitive Neurolinguistik

Neurolinguistik und kognitive Neurolinguistik am Ende des 20. Jahrhunderts

Die kognitive Neurolinguistik ist eine interdisziplinäre Wissenschaft, die sich an der Schnittstelle der Linguistik und der Neurowissenschaften befindet. Blanken hat 1991 innerhalb der Neurolinguistik drei Untergruppen unterschieden, die den interdisziplinären Charakter kennzeichnen: 1) Lokalisationsstudien, 2) klinische Studien und 3) die kognitive Neurolinguistik.

Zur Zeit von Blankens Begriffsbestimmung wurden Studien zur hirnanatomischen Lokalisation sprachlicher Funktionen anhand Funktions-/Läsionskorrelationsuntersuchungen mit aphasischen Patienten durchgeführt. Seit etwa 1970 standen der aphasiologischen Forschung Techniken zur Verfügung, die es im Unterschied zu den früheren Post-mortem-Untersuchungen (In-vitro-Technik) ermöglichten, Einblick in den Zustand des Gehirns eines lebenden aphasischen Menschen (In-vivo-Technik, strukturell, zum Beispiel CT, MRT) zu bekommen. Dadurch konnten bestimmte Schädigungen im Gehirn mit bestimmten Störungen der Sprache korreliert werden. Diese stimmten nicht immer mit den Vorhersagen des klassischen Lichtheimschen Schemas (Lichtheim, 1885) überein. Nicht alle Patienten mit einer Läsion im Wernicke-Areal hatten eine Wernicke-Aphasie, und umgekehrt lag bei einer festgestellten Wernicke-Aphasie nicht immer eine Läsion im Wernicke-Areal vor. Das gleiche traf auch bei der Broca-Aphasie zu (De Bleser, 1988; Dronkers, 1996). Dies führte dazu, daß man den Sinn der Lokalisationsstudien und der Syndromeinteilung überhaupt in Frage stellte (Poeck, 1983).

Die mit den Lokalisationsstudien eng verzahnten klinischen Studien betonten die klinisch-diagnostische Einteilung von Patienten mit neurogenen Sprachstörungen anhand von geeigneten Test- und Prüfverfahren in Gruppen beziehungsweise Syndrome und die Entwicklung darauf basierender Therapieverfahren (Huber, Poeck, Weniger & Willmes, 1984). Diese Entwicklung hatte ihren Anfang vor der Zeit der strukturellen bildgebenden Verfahren. Zu der Zeit diente die Syndromklassifikation bei fehlender In-vivo-Technik unter anderem der Einschätzung der Läsionslokalisation und somit der neurologischen Lokalisation. Grundannahme der Syndromklassifikation war, daß diese Gruppen qualitativ homogen sind und daß individuelle Unterschiede zwischen den Patienten unterschiedliche Störungsschweregrade ausdrücken.

In den achtziger Jahren des zwanzigsten Jahrhunderts wurde diese Annahme und die darauf basierende Syndromklassifikation aufgrund der nachgewiesenen Heterogenität der aphasischen Sprachstörungen heftig kritisiert (Caramazza, 1984). Dies führte zur Betonung des Einzelfallansatzes, dem detaillierte, modellorientierte Untersuchungen einzelner Patienten zugrunde gelegt wurden (Caramazza, 1986). Somit setzte eine Verschiebung von den neurologisch begründeten Lokalisations- und klinischen Studien zur kognitiven Neurolinguistik ein.

Die kognitive Neurolinguistik im strikten Sinne verstand sich als Tochterdisziplin der kognitiven Neuropsychologie, die seit den siebziger Jahren Informationsverarbeitungsmodelle über kognitive Fähigkeiten wie visuelle Wahrnehmung, Handeln usw. entwickelte und überprüfte. Innerhalb dieses Rahmens befaßte sich die kognitive Neurolinguistik spezifisch mit der Modellierung sprachlicher Phänomene in enger Anlehnung an die Psycholinguistik, eine Wissenschaft, die sich neben dem Spracherwerb mit den Prozessen des Sprachverstehens und der Sprachproduktion befaßt. Dazu wurden Modelle erstellt, die aus der

Untersuchung des Sprachverhaltens von Normalsprechern gewonnen wurden. In Ergänzung dazu verfolgte die kognitive Neurolinguistik das Ziel zu bestimmen, welche Verarbeitungskomponente oder welcher Prozeß bei welchem aphasischen Symptom gestört ist. Nach Blanken (1991) war es das erklärte Ziel,

> »eine Beziehung herzustellen zwischen linguistischen und psycholinguistischen Theorien auf der einen Seite und pathologischen Sprachverhaltensmustern, die durch Hirnschädigungen bedingt sind, auf der anderen Seite«.

Um genauere Informationen über die Organisation intakter Sprachvorgänge zu erhalten, wurden Dissoziationen in den Leistungsmustern aphasischer Patienten gesucht (vgl. Ellis & Young, 1997). Eine einfache Dissoziation wird angenommen, wenn zum Beispiel ein Patient X bei der Aufgabe A beeinträchtigt ist, aber normale Leistungen bei Aufgabe B zeigt, beispielsweise ist der Patient im lexikalischen Entscheiden gestört, aber hat beim Bildbenennen erhaltene Leistungen. Dies könnte darauf hinweisen, daß das lexikalische Entscheiden eine schwierigere Aufgabe als das Bildbenennen ist. Eine doppelte Dissoziation ergibt sich, wenn zwei Patienten spiegelbildliche Störungen aufweisen. Beispielsweise ist Patient X im lexikalischen Entscheiden beeinträchtigt, aber im Bildbenennen ungestört, während Patient Y Wörter sehr gut von Neologismen unterscheiden kann, aber beim Bildbenennen schwer beeinträchtigt ist. Da eine doppelte Dissoziation nicht auf Schweregradsunterschiede von sprachlichen Aufgaben zurückführbar ist, belegt sie, im Gegensatz zur einfachen Dissoziation, die spezifische Störbarkeit und somit eindeutig die funktionale Unabhängigkeit zweier Komponenten. Im vorliegenden Fall liefert die doppelte Dissoziation Evidenz für modalitätsspezifische Lexika, ein phonologisches Eingangs- und ein phonologisches Ausgangslexikon, da mit der Annahme eines für die rezeptive und produktive Modalität einheitlichen Lexikons keine doppelte Dissoziation zwischen lexikalischem Entscheiden und Bildbenennen erklärbar wäre. So können anhand von Dissoziationen verschiedene separate Verarbeitungskomponenten innerhalb eines kognitiven Systems unterschieden werden.

Die kognitive Neurolinguistik nahm also an, daß aphasische Störungen besser interpretierbar sind, wenn sie mit Modellen normaler Sprachverarbeitung verglichen werden. Diesem Vorgehen lagen die Fraktionierungs- und die Transparenzhypothese zugrunde. Die Fraktionierungshypothese (nach Caramazza, 1984) basierte auf der Annahme, daß Hirnschädigungen selektiv einzelne Komponenten der Sprachverarbeitung stören können. Die Transparenzhypothese besagte, daß die erhaltenen Verarbeitungskomponenten weiterarbeiten können, da sich die gestörten Verarbeitungskomponenten nicht auf die ungestörten Komponenten ausweiten. Somit können die erhaltenen kognitiven Verarbeitungsprozesse bei hirnverletzten Patienten Hinweise über die normale Sprachverarbeitung geben. Dieser angenommene regelhafte Zusammenhang zwischen normaler und gestörter Leistung ist in der Aphasiologieforschung keineswegs unwidersprochen geblieben, da sie aphasische Störungen als eine statische Größe auffaßt, die eine gewisse Plastizität des Gehirns unberücksichtigt läßt. Gehirnplastizität bedeutet, daß nach einer Hirnläsion im Sprachzentrum andere nicht sprachspezifische Regionen Sprachfunktionen übernehmen können.

Neurolinguistik und kognitive Neurolinguistik am Anfang des 21. Jahrhunderts

Wie sieht es 17 Jahre nach Blankens (1991) damals sehr hilfreichen Begriffsbestimmungen aus? Es hat sich sehr vieles geändert. Vor allem befaßt sich die Neurolinguistik immer mehr mit den neuronalen Substraten ungestörter Sprachverarbeitung, so daß die Grenzen zwischen Psycholinguistik, Neurolinguistik und Neurowissenschaften fließend geworden sind.

Lokalisation der sprachlichen Fähigkeiten

Durch die am Ende des 20. Jahrhunderts eingeführten funktionellen Verfahren entstand eine neue, zur klassischen Aphasiologie komplementäre Evidenzquelle über die Beziehungen zwischen Sprache und Gehirn. Heutzutage werden aphasiologische Lokalisationsstudien durch Untersuchungen zur hirnanatomischen Lokalisation ungestörter sprachlicher Funktionen und zu den physiologischen Grundlagen intakter sprachlicher Prozesse ergänzt. Neuere neuroanatomische und neurophysiologische Techniken (In-vivo-Technik, funktionell, zum Beispiel fMRT, PET, EKP, MEG) machen es möglich, Einblicke nicht nur in die Gehirnstrukturen, sondern auch in die Gehirnaktivitäten während der Lösung sprachlicher Aufgaben sowohl bei sprachgestörten als auch bei sprachgesunden Probanden zu bekommen.

Man unterschiedet zwei Arten von Techniken, die in Sprachuntersuchungen eingesetzt werden: elektromagnetische (neurophysiologische) Methoden und hemodynamische (vaskuläre, bildgebende) Methoden.

Zur ersten Methode, in der elektrische beziehungsweise magnetische Felder von Neuronenpopulationen gemessen werden, gehören die Elektroenzephalographie (EEG) und die Magnetoenzephalographie (MEG). Jede kognitive Aufgabe, die der Mensch vollzieht (einen Gegenstand sehen, ein Phonem artikulieren oder erkennen), hat eine elektrochemische Grundlage. Kognition findet über die kortikale Verarbeitung von elektromagnetischen Informationsteilchen statt, die entlang den Neuronen fließen. Dieser Prozeß wird durch biochemische Reaktionen ausgelöst und unterhalten. Die elektromagnetischen Untersuchungen benutzen die Tatsache, daß elektromagnetische Aktivität an der Kopfhaut untersucht werden kann. Obwohl es das EEG bereits seit 1929 gibt, wurde sie erst seit kurzem dank der Methode der ereigniskorrelierten Potentiale (EKP) für die Kognitionsforschung verwendbar. Solche Studien beinhalten eine Signalamplifizierung und mittelung, um elektrische Hirnkomponenten (EKPs) zu untersuchen. Mit Hilfe der EKP läßt sich der zeitliche Verlauf der Informationsverarbeitung zwischen Reiz und Reaktion erfassen. Als Potentialkomponenten werden positive und negative Auslenkungen zu einer gewählten Baseline beschrieben. Für die Kognition relevant ist der sogenannte N400, eine negative Polarität etwa 400 ms nach Stimuluspräsentation, die bei der semantischen Integration von Wörtern im Satzkontext auftritt, sowie der P600, eine positive Polarität etwa 600 ms nach Stimuluspräsentation, die bei syntaktischen Verletzungen gefunden wird.

Das MEG-Verfahren, das es erst seit 1990 gibt, ist ein äußerst sensitives Verfahren, das kleine Stromstärken in den Hirnneuronen erfaßt. Diese verursachen kleine magnetische Felder, die sich im Gegensatz zu den im EEG gemessenen elektrischen Signalen unbehindert durch das Hirngewebe und den Schädel bewegen, so daß sie außerhalb des Kopfes zuversichtlicher meßbar sind. Die Messung geschieht mit gekühlten Detektoren, sogenannten SQUIDS (superconducting quantum interference devices), mit denen sich extrem schwache Felder nachweisen lassen. Für Lokalisationszwecke ist das MEG deshalb besser geeignet als das EEG, da die Signalverzerrung im MEG sehr viel geringer ist. In der Neurolinguistik wird das MEG für die Analyse von EKPs verwendet und die Welle wird als M (für magnetisch) bezeichnet mit einem Zusatz für die Latenz der magnetischen Komponente in Millisekunden. Für die Wortverarbeitung ergeben sich drei magnetische Komponenten, M170, M250 und M350. M350 im MEG ist vergleichbar mit N400 im EEG.

Die zweite, hemodynamische oder vaskuläre, Methode beruht auf dem von Roy und Sherrington erstmals 1890 vorgestellten Zusammenhang zwischen der Änderung neuronaler Aktivität und der Änderung des lokalen Blutflusses (regionaler Cerebraler Blutfluß = rCBF). In diese Gruppe fallen die Positronen-Emissions-Tomographie (PET) und die funktionelle Magnetresonanztomographie (fMRT), auch Kernspintomographie genannt. Sie beruhen auf der Grundlage, daß die Lösung kognitiver Aufgaben mit einer Steigerung neuronaler Aktivität einhergeht, das heißt, daß die Stoffwechselnachfrage an Glukose und Sauerstoff steigt. Da diese sich im Blut befinden, gibt es eine Steigerung des rCBF in den Arealen, die bei der Erfüllung einer Aufgabe eine Rolle spielen, um die erhöhte Nachfrage zu bedienen. Sowohl PET als auch fMRT können diese hemodynamischen Veränderungen erfassen, die dann als Bilder leuchtender Hirnareale rekonstruiert werden. Im PET wird die Verteilung injizierter und vom Gewebe aufgenommener Radioisotope mit CT-ähnlichen Rekonstruktionsmethoden aufgezeichnet, das fMRT mißt geringfügig geänderte magnetische Eigenschaften des Hämoglobins als Signal erhöhter venöser Sauerstoffkonzentration in Gebieten hoher neuronaler Aktivität. Da beide Verfahren lediglich das hemodynamische Abbild neuronaler Aktivität widerspiegeln, messen sie die Hirnaktivierung nur indirekt.

Die vaskulären Verfahren PET und fMRT verfügen beide über eine sehr gute räumliche Auflösung (fMRT: 1–2 mm; PET: < 5 mm), aber eine eher schlechte zeitliche Auflösung (fMRT: 1 s, PET: 30 s). Bei den elektromagnetischen Verfahren EEG und MEG ist das Verhältnis umgekehrt. Hier liegt eine sehr gute zeitliche Auflösung von weniger als 1 ms vor, die räumliche Auflösung ist jedoch wesentlich schlechter (EEG: 10-20 mm; MEG: 5-10 mm) als bei den hemodynamischen Verfahren. (Weitere Information über die verschiedenen Techniken erhält man zum Beispiel unter www.pbs.org/wnet/brain/scanning/index.html).

Mittlerweile liegen zahlreiche Studien mit beiden Verfahrensarten vor, die erkennen lassen, welche Gehirnregionen in welchen linguistischen Phänomenen involviert sind. Dies hat bereits zu einer neuen funktionalen Anatomie der Sprache geführt (Poeppel & Hickok, 2004). Doch wie die neurophysiologischen Mechanismen im einzelnen arbeiten, ist bislang noch nicht vollständig geklärt.

Klinische Studien

Auf dem Gebiet der klinischen Studien haben sich in den vergangenen Jahren ebenfalls erfreuliche Entwicklungen abgezeichnet. Modellorientierte Testverfahren für Aphasie wurden entwickelt und den in der Praxis arbeitenden Klinikern zugänglich gemacht (De Bleser, Cholewa, Stadie & Tabatabai, 2004). Im Gegensatz zu den früheren syndromorientierten Testverfahren ermöglichen sie ein genaueres Erfassen der gestörten und erhaltenen Sprachleistungsmuster eines Patienten, die Abbildung dieses Leistungsmusters als erhaltene beziehungsweise gestörte Komponenten und Routen in einem Modell der ungestörten Wortverarbeitung und die Ableitung einer darauf aufbauenden therapeutischen Intervention.

Eine modell-orientierte therapeutische Intervention, deren Wirksamkeit meßbar sein soll, setzt ein hypothesengeleitetes experimentelles Design mit folgenden Mindestanforderungen voraus: Vor und nach der Therapie findet eine Baseline-Untersuchung statt, um das sprachliche

Leistungsniveau des Patienten zu ermitteln. Mit dem Untersuchungsverfahren sollen sowohl erhaltene als auch gestörte Leistungen erfaßt werden. Das prä- und posttherapeutische Untersuchungsmaterial muß identisch sein, um durch die Therapie bedingte Veränderungen feststellbar zu machen. Jede Aufgabe soll eine ausreichende Itemzahl haben, um statistisch auswertbar zu sein, so daß mögliche Zufallsveränderungen ausschließbar sind. Das Baselinematerial beinhaltet Aufgaben, die mit dem Therapieschwerpunkt modelltheoretisch in Verbindung stehen, und solche, die modelltheoretisch nicht verwandt sind. Werden beim geübten Material (zum Beispiel auditives lexikalisches Entscheiden bei einer Störung des phonologischen Eingangslexikons) Veränderungen festgestellt, liegt ein Übungseffekt vor. Werden bei einer modelltheoretisch verwandten Aufgabe (zum Beispiel auditives Wort-Bildzuordnen) in der post-therapeutischen Untersuchung keine Veränderungen festgestellt, liegt kein Generalisierungseffekt vor. Wenn hier eine Veränderung statistisch nachgewiesen wird, muß ausgeschlossen werden, daß diese Veränderung auf Spontanremission, das heißt nicht spezifisch auf die Therapie, zurückführbar ist. Dazu werden theoretisch nicht verwandte Aufgaben überprüft (zum Beispiel schriftliches Benennen, hier spielt das phonologische Eingangslexikon keine Rolle). Liegt hier eine Veränderung vor, muß man auf das Vorliegen einer Spontanremission schließen; ist dies nicht der Fall, kann man für die Verbesserung des auditiven Verständnisses von einem Generalisierungseffekt auf ungeübtes, theoretisch verwandtes Material ausgehen. Um einen möglichen Nachhaltigkeitseffekt zu überprüfen, wird die Baseline nochmals ein bis zwei Monate nach Therapieende durchgeführt. Liegen hier im Vergleich mit der prä-therapeutischen Untersuchung signifikante Veränderungen vor, kann man von einer nachhaltigen Wirkung der Therapie ausgehen. Für die therapeutische Intervention verwendet man ein detailliertes Therapieprotokoll, das die Instruktionen, das schrittweise Vorgehen in der Therapie, die Hilfen, das Feedback und die Klassifikation der Reaktionen enthält.

In zahlreichen Therapieexperimenten, die auf dieser Grundlage mit methodisch stringenten Therapiewirkungsmessungsverfahren durchgeführt wurden, konnten sowohl übungsspezifische als auch Generaliserungseffekte, die über das Ausmaß einer Spontanremission hinausgingen, nachgewiesen werden (siehe z. B. Nickels, 2002, für die Wortebene; Thompson & Shapiro, 2005, Stadie et al., 2008, für die Satzebene).

Zusätzlich zu den kognitiv orientierten Therapiestudien werden vermehrt Untersuchungen zur neurophysiologischen Grundlage der Aphasierückbildung und der Therapieeffekte mit den neulich vorhandenen funktionellen Verfahren durchgeführt. Die hemodynamische Bildgebung legt nahe, daß zwei verschiedene Mechanismen eine Rolle spielen, 1) Rückgang der Diaschisis (Rückgang des Stoffwechsels und der Funktion in Arealen, die mit dem Läsionsareal in Verbindung stehen, durch Wegfall des notwendigen Inputs) und 2) funktionale Reorganisation der neuronalen Netzwerke, die für Sprache notwendig sind. Diese Mechanismen finden in unterschiedlichen Zeitfenstern statt. Der Rückgang der Diaschisis in periläsionalen und entfernteren Gebieten trägt vor allem in der Akutphase zur Funktionsrückbildung bei. Im Gegensatz dazu ist die Reorganisation periläsionaler Gebiete in der linken Hemisphäre oder die Reaktivierung linkshemisphärischer Netzwerkkomponenten ein guter Hinweis auf eine langfristige Rückbildung der Sprache.

Darüber hinaus können, wenn das linkshemisphärische Sprachnetzwerk endgültig gestört ist, homotopische Gebiete in der rechten Hemisphäre Funktionen übernehmen (Pizzamiglio, Galati & Committeri, 2001). Es wird jedoch noch kontrovers diskutiert, inwiefern eine Beteiligung der rechten Hemisphäre wünschenswert ist, ob die zusätzliche Aktivierung wirklich auf sprachliches Funktionieren hinweist oder ob sie lediglich die Folge einer allgemeinen Steigerung der Aktivierung ist. Andere Autoren argumentieren sogar, daß die Beteiligung der rechten Hemisphäre die Rückbildung der linkshemisphärischen Areale beeinträchtigen kann und somit zu bleibenden Defiziten führt. Prä- und posttherapeutische Bildgebung kann bei der Beantwortung dieser und weiterer Fragen behilflich sein.

Bislang liegen nur wenige Studien vor, die gezielt prä- und post-therapeutische Bildgebung beinhalten, um die neurophysiologische Folge einer sprachlichen Veränderung festzustellen (z. B. Meinzer et al., 2004;

Peck et al., 2004). In beiden Studien fanden im Zusammenhang mit der therapeutisch bedingten sprachlichen Verbesserung neurophysiologische Veränderungen statt, die sich auf periläsionalen Gebieten in der linken Hemisphäre beschränkten.

Wie bei den Lokalisationsstudien wird auch bei den klinischen Studien deutlich, daß die Bereiche, die von Blanken (1991) identifiziert wurden, nicht länger voneinander abgrenzbar sind, da jetzt ähnliche interdisziplinäre Methoden der Neurowissenschaften und der Psycholinguistik bei neurolinguistischen Fragestellungen zum Einsatz kommen.

Die kognitive Neurolinguistik

Was den von Blanken identifizierten dritten Bereich der Neurolinguistik, die kognitive Neurolinguistik, betrifft, so lag auch hier in den letzten 15 Jahren eine Schwerpunktverschiebung vor. Dies hängt mit neuen Entwicklungen sowohl theoretischer als auch technischer Art in der Psycholinguistik und den Neurowissenschaften zusammen.

Im Gegensatz zur theoretischen Linguistik, die sich mit sprachlicher Kompetenz befaßt, wird in der Psycho- und Neurolinguistik sprachliche Performanz untersucht. Die Sprachverarbeitung und Sprachproduktion werden durch hoch automatisierte, sehr schnell ablaufende Prozesse gekennzeichnet, die man nur durch On-line-Experimente entschlüsseln kann. Anstatt der früher in der Psycho- und Neurolinguistik nahezu ausschließlich benutzten Papier-und-Bleistift-Verfahren, sogenannter Off-line-Verfahren, ist der Einsatz von Reaktionszeit- und Blickbewegungsexperimenten mittlerweile zur Routine geworden. Diese ersetzen selbstverständlich nicht das theoretische Nachdenken. Was der experimentelle Untersucher in On-line-Untersuchungen erhält, sind Reaktionsdaten, Fehlerzahlen, Blickbewegungsmuster, usw. Erwartungsgemäß können solche Variablen nicht zur Formulierung einer Sprachverarbeitungstheorie führen, sondern sie können bestehende Theorien lediglich bestätigen oder verwerfen.

Eine weitere Entwicklung in der kognitiven Neurolinguistik betrifft das gewachsene Interesse für die die Sprachverarbeitung begleitenden neuronalen Mechanismen. Im Gegensatz zur früheren kognitiven Neurolinguistik, die die Modellierung sprachlicher Störungen aus rein psycholinguistischer Sicht ohne besondere Rücksicht auf die begleitenden Gehirnprozesse beziehungsweise Läsionen betrieb, werden jetzt vermehrt kognitive und neuronale Prozesse in ihrem Zusammenhang überprüft. Ein Grund dafür ist, daß die Neurolinguistik sich nicht länger ausschließlich auf Patientenuntersuchungen konzentriert, sondern der sprachlich ungestörte Mensch mit den neuen Technologien ebenfalls zur neurolinguistischen Versuchsperson geworden ist. Als Nebeneffekt wird dadurch die Diskussion über die Verwendung von Gruppenuntersuchungen versus Einzelfalluntersuchungen abgemildert, da sprachgesunde Versuchspersonen im Gegensatz zu aphasischen Menschen ohne Zweifel bis auf einige Ausnahmesituationen eine homogene Gruppe darstellen.

Zur Zeit geht die Tendenz dahin, kombinierte Verfahren, das heißt psycholinguistische On-line-Verfahren im Zusammenhang mit neurophysiologischen Verfahren, durchzuführen. So werden erste Studien zur Blickbewegung im Zusammenhang mit EKP gemacht, Studien zum lexikalischen Priming im Zusammenhang mit MEG usw. Diese laufenden Studien werden in absehbarer Zeit zu neuen Erkenntnissen über Sprachverarbeitungsmechanismen beim lexikalischen Verarbeiten und beim Satzverarbeiten führen. Im Folgenden möchte ich das neue Paradigma, die kognitive Neurolinguistik normaler und gestörter Sprachverarbeitung, häufig auch Neurokognition der Sprache genannt, anhand einiger Untersuchungen, die den Einsatz neuer Techniken illustrieren, vorstellen.

Die kognitive Neurolinguistik als Neurokognition der Sprache

Mechanismen des lexikalischen Zugriffs: monomorphematische Wörter

Die Forschung zum lexikalischen Zugriff versucht, das Rätsel zu lösen, wie Durchschnittssprecher, die etwa 50.000 Wortformen im mentalen Lexikon haben, auf eine bestimmte Zielform innerhalb von lediglich 100 bis 200 ms zugreifen. Über den lexikalischen Zugriff, die Fähigkeit, eine gesprochene oder geschriebene Wortform ohne syntaktischen Kontext zu verarbeiten, liegen bereits sehr viele Arbeiten vor. Trotzdem wird immer noch kontrovers diskutiert, wie die Mechanismen genau zu charakterisieren sind. Auf jeden Fall setzt der lexikalische Zugriff beim Worterkennen voraus, daß wir ein seriell dargebotenes gesprochenes oder geschriebenes Wort in eine mentale Repräsentation umwandeln und diese einem in dem mentalen Lexikon gespeicherten Eintrag morphophonologisch, wortsyntaktisch und semantisch zuordnen. Bei der Produktion verläuft der Prozeß umgekehrt, von der Semantik zur Phonologie.

In Untersuchungen zur Worterkennung wurden bislang mehrere experimentelle Methoden eingesetzt, zum Beispiel tachistoskopische Wortidentifizierung, das Messen von Benennlatenzen, die Analyse von Blickbewegungen beim Lesen usw. Am häufigsten benutzt man lexikalische Entscheidungsaufgaben. Darin werden Wort- und Nichtwortstimuli auditiv oder visuell präsentiert, und die Versuchsperson soll entscheiden, ob der Stimulus ein Wort ist oder nicht. Sowohl Fehler als auch Reaktionszeiten werden gemessen, wobei die Reaktionszeit sich aus der Zeit für den Wortabruf und für die Entscheidung zusammensetzt (durchschnittlich etwa 550 ms). Der Wortabruf wird somit nur indirekt gemessen. Bei Nichtwörtern ist die Reaktionszeit etwas langsamer, da die Entscheidung erst dann getroffen werden kann, wenn das Suchen im mentalen Lexikon mißlingt. Ein sehr robuster Effekt, der mit dieser Methode erhoben wurde, ist, daß die Wortfrequenz, nicht jedoch die Häufigkeit einzelner Grapheme/Phoneme, die Entscheidung beschleunigt.

Lexikalische Entscheidungsaufgaben werden auch in sogenannten Priming- oder Voraktivierungsexperimenten verwendet. In diesen Aufgaben wird das Wort, worüber zu entscheiden ist (Target), voraktiviert, indem es kurz vorher in der gleichen Form (repetition prime) präsentiert wird oder ihm ein semantisch ähnliches Wort vorausgeht (semantic prime). Semantische und formale Voraktivierungen führen zu signifikant schnelleren Entscheidungen (Primingeffekt), verglichen mit einer Bedingung, in der vor dem Zielwort ein semantisch und formal unähnliches Wort (unrelated prime) angeboten wurde.

Der Einsatz solcher experimentellen Techniken in vielen Untersuchungen zum Wortabruf hat zu der Erkenntnis geführt, daß der Prozeß des lexikalischen Zugriffs sich grundlegend vom Nachschlagen eines Eintrags in einem Wörterbuch unterscheidet. Beim lexikalischen Zugriff wird nicht nur das Zielwort aktiviert, sondern auch die dazu phonematisch ähnlichen Wortformen, das heißt, während des Wortabrufs findet multiple Aktivierung im mentalen Lexikon statt mit der Folge, daß für den erfolgreichen lexikalischen Abruf das Zielwort von seinen Konkurrenten unterschieden werden muß. Demnach besteht der lexikalische Zugriff aus drei Komponenten: multiple Aktivierung, Konkurrentenwettkampf zwischen den phonologischen Nachbarn und Erkennung des Zielworts. Generell bedingt der Konkurrentenwettkampf, daß die Worterkennung verzögert wird, wenn ein Wort viele phonologische Nachbarn hat. Über die genaue Charakterisierung dieser Wettkampfmechanismen gibt es jedoch verschiedene Erklärungsansätze.

Mortons ursprüngliches Logogenmodell (1969) entstand, bevor Nachbarschaftseffekte beim lexikalischen Abruf entdeckt wurden. Im Kohortenmodell von Marslen-Wilson (1987) werden diese Effekte explizit berücksichtigt. In diesem Modell aktiviert jedes phonologische Segment des Zielwortes mögliche Wortübereinstimmungen, und so kommt es zu Kohorten, Sets von Wörtern, die während des Wortabrufprozesses zusammen mögliche Kandidaten sind. Wenn wir das Wort *Banane* hören, werden zunächst alle Wörter mit /b/, eine große Kohorte, aktiviert, also *Banane, Bann, Bad, Blatt, Bagage, Ball, Ballade, Blume, Baum, Boot, Bote*, usw. Dann werden die Wörter mit /ba/ aktiviert, also *Bann, Banane, Bagage, Ball, Ballade*. Diese neue Kohorte ist kleiner, da einige Wörter, die in der ersten Kohorte mitkonkurrierten, ausgeschaltet werden. Der Prozeß wird fortgesetzt, bis nur ein Item, *Banane*, übrig bleibt, das heißt, wenn der Einmaligkeitspunkt des Zielwortes erreicht wird. Dieser Punkt wird für kleine Kohorten wesentlich schneller erreicht als für große.

Problematisch in diesem Modell ist, daß die Betonung auf dem Wortanfang liegt, da es somit keine Korrekturmechanismen hat, wenn man sich am Anfang verhört. Darüber hinaus gehören Wörter, die dem Zielwort phonematisch ähnlich sind, sich jedoch im Wortanfang unterscheiden, nie zu einer Kohorte, obwohl sie manchmal mehr Ähnlichkeit mit dem Zielwort haben als Kohortenmitglieder die nur Wortinitial gleich sind.

In den sehr einflußreichen Arbeiten von Vitevitch und Luce (1998) wurden diese Probleme behoben. Zunächst ist hier die grundlegende Aktivierungseinheit nicht das phonologische Segment, sondern die Silbe, und es werden zwei unterschiedliche Mechanismen für die Lautzuordnung angenommen, einer für die Phoneme am Anfang des Wortes, der identische Zuordnungen wählt, und ein anderer für die Wortmitte, der Ähnlichkeitszuordnungen vornimmt. Beim Hören des Wortes *Banane (Ba..)* werden alle Wörter mit genau dieser Silbe aktiviert, also *Banane, Bann, Bagage, Ball* usw. Bei Vorliegen des kontinuierlichen Inputs wird der Rest der Silbe erfaßt (*an..*), und alle Wörter, die anfänglich aktiviert waren, aber jetzt nicht mehr passen, das heißt vom kontinuierlichen Input nicht länger unterstützt werden, werden unmittelbar unterdrückt und auf eine Ebene herabgesenkt, die unter dem ursprünglichen Ruheniveau liegt. So bleiben *Banane* und *Bann* aktiviert, während *Bagage* völlig deaktiviert wird. In der nächsten Aktivierungsphase kommt mehr Input aus der Wortmitte an, /anan/, und jetzt werden andere Wörter aktiviert, zum Beispiel *Ananas*. Diese Wörter werden nicht unmittelbar unterdrückt, da der Zuordnungspunkt in der Wortmitte nicht auf den Wortanfang des Zielwortes zurückgreifen kann, so daß diese Wörter, die Wortinitial nicht aber in der Mitte übereinstimmen, aktiviert bleiben. Da sie nicht unterdrückt werden, verlangsamen sie den Prozeß der Worterkennung, bis das Zielwort maximale Aktivierung erhält und erkannt wird.

Wichtig in der Arbeit der Autoren ist der Begriff der phonotaktischen Wahrscheinlichkeit und dessen Beziehung zur Nachbarschaftsdichte. Die phonotaktische Wahrscheinlichkeit ist zum Beispiel sehr niedrig für /Xyl/ wie in *Xylofon*, aber sehr hoch für /Man/ wie in *Mandarine*. Logischerweise teilen mehr Wörter eine häufige Phonotaktik als eine seltene, so daß hohe phonotaktische Wahrscheinlichkeit mit hoher Nachbarschaftsdichte einhergeht. Und da ein Wort mit vielen Nachbarn um die

Unterdrückung dieser Nachbarn wetteifern muß und der Wortabruf deshalb verzögert wird, wie viele Autoren belegten, darf man davon ausgehen, daß die Vertrautheit der Phonotaktik das Worterkennen ebenfalls verlangsamt. Den gleichen Effekt müßte man bei Nichtwörtern erwarten.

In Übereinstimmung mit ihrer Hypothese fanden die Autoren heraus, daß bei Wörtern mit hoher phonotaktischer Wahrscheinlichkeit und deshalb hoher Nachbarschaftsdichte die Wortentscheidung langsamer war als bei phonotaktisch seltenen Wörtern; entgegen ihrer Erwartung jedoch war die Entscheidung bei vergleichbaren Nicht-Wörtern mit phonotaktisch hoher Wahrscheinlichkeit schneller als bei seltener Phonotaktik, und die erwartete Verlangsamung traf hier nicht zu.

Um diesen Widerspruch aufzuheben, nahmen die Autoren an, daß dem lexikalischen Abruf zwei unterschiedliche Repräsentationsarten zugrunde liegen, eine sublexikalische und eine lexikalische. Die Überlegung war, daß bei Wörtern (und Nichtwörtern) mit unüblicher Phonotaktik im Vergleich zu solchen mit vertrauter Phonotaktik die multiple Aktivierung sublexikalischer Silben verlangsamt ist, da die wenigen Wörter mit dieser Phonotaktik in dem Speicher von 50.000 Wörtern schwer zu finden sind. Der lexikalische Prozeß der Worterkennung jedoch müßte beschleunigt sein, da nur wenige konkurrierende Wörter um Aufmerksamkeit wetteifern. Der Unterschied zwischen Wort- und Nichtwortverarbeitung ergibt sich demnach daraus, daß bei der Nichtwortentscheidung im Vergleich zur Wortentscheidung die lexikalische Aktivierung eine geringe Rolle spielt und die sublexikalische Aktivierungsmechanismen überwiegen, das heißt, häufige Phonotaktik wird schneller gefunden.

Die Annahmen dieses Modells wurden in mehreren Untersuchungen mit MEG überprüft. Bei Wortstimulierung treten bei der Versuchsperson typischerweise drei MEG-Komponenten auf: M170, M250 und M350. Die Komponente mit der längsten Latenz, M350, wird mit dem lexikalischen Zugriff in Verbindung gebracht, da der lexikalische Zugriff das Endprodukt einer Reihe von kognitiven Prozessen darstellt: den seriellen Input in eine mentale Repräsentation transformieren, multiple Repräsentationen aktivieren, die nicht-identischen Konkurrenten ausfiltrieren und zuletzt das Zielwort auswählen. Darüber hinaus wurde gezeigt, daß nur die M350-Komponente von lexikalischen Faktoren wie Frequenz beeinflußt wird. Die Fragestellung der Autoren in einer MEG-Untersuchung (Pylkkänen, Stringfellow & Marantz, 2002) war, ob neurophysiologische Evidenz für den Unterschied zwischen dem Prozeß der kontinuierlichen sublexikalischen Aktivierung und dem Endstadium der lexikalischen Worterkennung vorlag. In einer lexikalischen Entscheidungsaufgabe verwendeten sie zwei Klassen von Wörtern und Nicht-Wörtern: mit unüblicher und mit hochvertrauter Phonotaktik (zum Beispiel *Xylophon* versus *Mandarine*). Neurophysiologisch zeichnete sich ab, daß M350 mit der sublexikalischen Aktivierung in Verbindung steht, da die Latenzen kürzer waren für Stimuli mit vertrauter Phonotaktik, und somit nicht von der Zahl der lexikalischen Konkurrenten abhing.

Diese Befunde und Methoden wurden bislang nicht mit Aphasiepatienten durchgeführt. Es ist zu erwarten, daß sich bei Patienten mit lexikalischen Abrufstörungen Unterschiede ergeben werden. In einer etwas älteren EKP-Untersuchung mit Aphasiepatienten konnten Swaab und Kollegen (Swaab, Brown & Hagoort, 1997) feststellen, das N400 für semantische Anomalien etwa 100 ms verzögert war für Patienten mit schlechtem Verständnis verglichen mit Aphasikern mit gutem Verständnis und Versuchspersonen ohne Sprachstörung. Interessant wäre es, anhand der jetzt erarbeiteten detaillierteren Modelle des lexikalischen Abrufs herauszufinden, welche Faktoren genau, lexikalische oder sublexikalische, diesen verzögerten lexikalischen Abruf und somit die Sprachverständnisstörungen bedingen.

Mechanismen des lexikalischen Zugriffs: polymorphematische Wörter

Fragen über die Architektur und das Funktionieren des Lexikons sind in der Psycho- und Neurolinguistik nicht auf monomorphematische Wortformen beschränkt. Über die Verarbeitung morphologisch komplexer

Formen gibt es zwei konkurrierende Theorien (siehe Cholewa & De Bleser, 1995; Clahsen, 1999), die Dekompositionstheorie und die holistische, sogenannte Full-Listing-Theorie.

Nach der Dekompositionstheorie haben morphologisch verwandte Wörter wie *Lehrer–lehren–Lehre–Lehrling* eine gewisse Identitätsbeziehung, da sie eine gemeinsame interne morphologische Struktur haben, im Gegensatz zu zum Beispiel *Leder–Lehrer*, die lediglich formale Ähnlichkeit zeigen. Die Dekompositionstheorie geht davon aus, daß die spezifische morphologische Form on line berechnet wird, das mentale Lexikon somit viele komputationelle Mittel und relativ wenig Gedächtniskapazität verwendet. Im Gegensatz dazu postuliert die holistische Theorie, daß jedes morphologisch komplexe Wort einen eigenen Eintrag im Lexikon hat, genauso wie morphologisch einfache Wörter. Demnach baut das mentale Lexikon vorwiegend auf Gedächtniskapazitäten und weniger auf Berechnungsmechanismen.

Beide Theorien machen unterschiedliche Vorhersagen für zum Beispiel morphologische Primingexperimente, so daß die unterschiedlichen Hypothesen und somit die Struktur und Funktion des mentalen Lexikons mit solchen Experimenten überprüft werden können. Beziehungen zwischen Prime und Target, die den lexikalischen Zugriff monomorphematischer Wörter beeinflussen und die mehrfach studiert worden sind, betreffen Prime-Target-Identität, orthographisch/phonologische (zum Beispiel: Prime *Locke* – Target *Hocker*) und semantische Ähnlichkeit (zum Beispiel: Prime *Tiger* – Target *Löwe*). Mit morphologisch komplexen Wörtern wurden von vielen Autoren morphologische Primingexperimente (Prime *Lehre* – Target *Lehrer*) durchgeführt, um die Struktur des Morpholexikons zu erfassen. Die Dekompositionshypothese sagt voraus, daß ein Prime einen morphologisch verwandten Target voraktiviert, da beide eine identische interne Struktur haben und daß dies mehr/anders sein wird, als wenn nur partielle phonologisch/orthographische Ähnlichkeit oder semantische Ähnlichkeit vorliegt. Nach der Full-Listing-Hypothese hingegen liegen lediglich zwei phonologisch/orthographisch sowie semantisch ähnliche Wörter vor, die jeweils ihren eigenen lexikalischen Eintrag haben. Demnach sollten morphologische Primingeffekte sich nicht von phonologischen oder semantischen unterschieden.

Die meisten vorliegenden psycholinguistischen Befunde zu morphologischem Priming sowie neurolinguistischen Befunde zu aphasisch-dyslektischen Fehlreaktionen für morphologisch komplexe Wörter weisen darauf hin, daß man von Dekomposition ausgehen soll (siehe Cholewa & De Bleser, 1995).

Mehrere Autoren waren der Meinung, daß kombinierte Modelle, die beide Mechanismen, Dekomposition und direkt lexikalischen Zugriff, integrieren, zum Beispiel das Morphological Race Model – MRM – (Frauenfelder & Schreuder 1992) und das Augmented Adressed Morphology Model – AMM – (Chialant & Caramazza, 1995), die bessere Erklärungsbasis liefern. Nach ihrer Meinung bedingen Faktoren wie Frequenz, morphologische Produktivität sowie morphologische und semantische Transparenz, welcher Mechanismus bevorzugt eingesetzt wird. Demnach muß morphologische Dekomposition für niedrigfrequente Formen stattfinden, vor allem, wenn sie einen produktiven morphologischen Prozeß beinhalten und wenn semantische Transparenz vorliegt. Direkter Zugriff würde für hochfrequente Formen bevorzugt werden, vor allem, wenn sie morphologisch wenig produktive Prozesse und/oder wenig semantische Transparenz beinhalten. Für morphologisch unregelmäßige Formen wurde im sogenannten Dual Mechanism Model (Pinker, 1999), im Gegensatz zu regelmäßigen Formen, ausschließlich der direkte lexikalische Zugriff angenommen.

Neuerdings werden jedoch die »reinen« Hypothesen des Ganzwortzugriffs versus Dekomposition wieder kontrovers diskutiert. Im konnektionistischen Ansatz (z. B. Seidenberg & Gonnerman, 2000) werden Ganzworteinträge angenommen, und morphologisch relatierte Items werden lediglich miteinander aufgrund ihrer formalen Ähnlichkeit in einem Netzwerk assoziiert. Im Gegensatz dazu plädieren neuere Arbeiten von Marantz und Kollegen (z. B. Stockall & Marantz, 2006), die Priming und MEG-Studien miteinander verbinden, für eine ausschließliche Dekompositionsverarbeitung nicht nur von regelmäßigen, sondern auch von unregelmäßigen morphologisch komplexen Formen. Aufgrund einer Untersuchung der M350 Komponente und der Reaktionszeitdaten kommen die Autoren zu dem Schluß, daß auf jeden Fall generell Dekomposition vorliegt, aber weitere Untersuchungen notwendig sind, um die Prozeßbestandteile genauer zu erfassen. Auch hier wären kontrollierte Untersuchungen von Aphasiepatienten mit den neueren Verfahren erhellend. Unsere Beobachtungen mit deutschen und italienischen Agrammatismuspatienten haben immer wieder ergeben, daß diese übermäßig gerne Regeln einsetzen und unregelmäßige Verbformen regularisieren. Diese Beobachtungen waren bislang jedoch informeller Art.

Satzverarbeitung

Die Entwicklung von Blickbewegungsgeräten hat es der Psycho- und Neurolinguistik ermöglicht, Blickbewegungen zum Beispiel während des Lesens zu beobachten.

Man benutzt dazu die Tatsache, daß während des Lesens die Augen kurz (250 bis 500 ms) bei Einzelgraphemen, Wörtern oder Wortpaaren halten (Fixationen) und daß sie sich schnell vorwärts oder zurückbewegen. Diese zuckenden Augenbewegungen nennt man Sakkaden. Die Untersuchung von Sakkaden kann uns Einblicke über bestimmte Strategien liefern. So sind längere Fixationszeiten oder wiederholtes Zurückschauen Anzeichen dafür, daß die Versuchsperson Schwierigkeiten mit einem bestimmten Wort oder einer Struktur empfindet.

Diese Technik wird in letzter Zeit auch zunehmend für neurolinguistische Untersuchungen in anderen Bereichen als Dyslexien eingesetzt, um Inferenzen über die kognitive Verarbeitung und deren Störungen zu ziehen, zum Beispiel in Untersuchungen über das syntaktische Verständnis bei Agrammatismus. So kann man vergleichen, ob Patienten mit agrammatischem Verständnis, die in Off-line-Untersuchungen wie Satz-Bild-Zuordnung Schwierigkeiten bei der Zuweisung von thematischen Rollen in semantisch reversiblen nicht-kanonischen Sätzen haben (zum Beispiel: *Den Mann küßt die Frau*), bei On-line-Blickbewegungsuntersuchungen ein ähnliches Rateverhalten bei der Wahl des korrekten Bildes zeigen, das heißt, zwischen dem Zielbild und dem Bild mit vertauschten Rollen schwanken oder aber, ob sie hier ein normales Verhalten zeigen. Eine Diskrepanz zwischen On-line- und Off-line-Untersuchungen würde gegen den Verlust eines linguistischen Wissens und für eine Verarbeitungsstörung sprechen.

In einer Serie von laufenden Untersuchungen haben Dickey, Choy und Thompson (2007) genau dieses Ergebnis erhalten. Sie untersuchten acht agrammatische Patienten mit Sätzen mit Wh-Bewegung (Objektrelativsatz) und mit NP-Bewegung (Passivsätzen). Die Versuchspersonen hörten eine kleine Geschichte und sahen auf dem Computerschirm vier Bilder, Agens (Braut), Thema (Bräutigam), Ort (Einkaufszentrum) und noch ein Ablenker, der in der Geschichte auftrat (Verkäufer).

Die Geschichten waren wie folgt aufgebaut: »Eines Tages spazierten eine Braut und ein Bräutigam in einem Einkaufszentrum herum. Die Braut war etwas verspielt und kitzelte den Bräutigam. Ein Verkäufer lachte darüber.«

a. Objektrelativsatz:
Point to who the bride was tickling [_] at the mall.
(Zeigen Sie, wen die Braut im Einkaufszentrum kitzelt).

b. Passiv:
Point to who was tickled [_] by the bride at the mall.
(Zeigen Sie, wer von der Braut im Einkaufszentrum gekitzelt wurde).

Die Versuchsperson sollte dann die Antwort per Mausklick auf das Zielbild abgeben. Die Leistung der Agrammatiker war für beide Strukturen innerhalb des Zufallsbereichs (Objektrelativsätze: 44 Prozent, Passivsätze: 25,8 Prozent), obwohl die Fixationsmuster der Blickbewegungen sich nicht von denen der Kontrollpersonen unterschieden. Bei Objektrelativsätzen zogen beide Gruppen es vor, während sie das Subjekt hörten, auf das Agensbild zu fixieren (Braut), beim Hören des Verbs, das die syntaktische Spur signalisiert, verschob sich die Fixation auf das Thema (Bräutigam). Bei Passivsätzen bevorzugten beide Gruppen es, beim Hören des Passivpartizips das Thema (Bräutigam) zu fixieren, um dann beim Hören der Von-Phrase das Agensbild zu betrachten (von der

Braut). Nur nach dem Ende des Satzes, beim Vorbereiten der Antwort, traten Unterschiede zwischen den Gruppen auf.

Die Autoren schließen aus diesen Ergebnissen, daß die automatische syntaktische Verarbeitung dieser Sätze bei agrammatischen Patienten erhalten ist, obwohl Off-line-Untersuchungen nahelegen, daß sie keine normalen Strukturen aufbauen. Auch hierzu sind gewiß weitere Untersuchungen notwendig, um mehr Klarheit über die unterschiedlichen Ergebnisse beider Verfahren zu erhalten. Aber die Möglichkeiten, die dem Untersucher bei der Beantwortung seiner wissenschaftlichen Fragen mit diesen Verfahren gegeben werden, sind erheblich erweitert.

Schlußwort

Ausgegangen sind wir von den Begriffsbestimmungen, die Blanken (1991) für die Neurolinguistik gefaßt hatte. Wir haben festgestellt, daß sich in den 17 Jahren zwischen seinem Bericht und meinen Zeilen für dieses Buch erhebliche Entwicklungen in der Psycholinguistik und den Neurowissenschaften sowohl theoretischer als auch technischer Art ergeben haben, die eine neue Definierung der Grundlagen der Neurolinguistik, ja sogar des Arbeitsgebietes selbst notwendig machen. Es ist heutzutage unmöglich, Lokalisationsstudien, klinische Studien und kognitive Neurolinguistik unabhängig voneinander zu betreiben. Die Neurologisierung der Psycholinguistik und die Psychologisierung der Neurowissenschaften haben die Bereiche zusammengeführt, so daß die Neurolinguisten sich nicht länger ausschließlich mit Patientendaten vergnügen, um Einsicht in das neuronale Substrat der Sprachverarbeitung zu gewinnen, sondern sie untersuchen vermehrt auch Normalsprecher. Somit ist die kognitive Neurolinguistik kaum noch von der Psycholinguistik zu unterscheiden.

Die neurolinguistische Welt ist in der Zwischenzeit erheblich interdisziplinärer und technischer geworden. Ziel dieses Kapitels war es, diese veränderte Welt, die man mit dem Begriff Neurokognition der Sprache belegen könnte, zu beschreiben, in der Hoffnung, daß die alte Welt der wunderschönen und spannenden modellhaft untersuchten Einzelfallbeschreibungen von Patienten mit unterschiedlichsten Formen von Aphasien, Dyslexien und Dysgraphien nicht ganz zugrunde geht. Die nachfolgenden Kapitel mögen dies belegen.

Literatur

Blanken, G. (1991) Was will und was tut die linguistische Aphasiologie? Eine Einführung am Beispiel der lexikalischen Verarbeitung. In: Blanken, G. (Hg.) *Einführung in die linguistische Aphasiologie. Theorie und Praxis*. Freiburg: HochschulVerlag.

Caramazza, A. (1984) The logic of neuropsychological research and the problem of patient classification in aphasia. *Brain and Language, 21,* 9-20.

Caramazza, A. (1986). On drawing inferences about the structure of normal cognitive systems from the analysis of patterns of impaired performance: The case for single-patient studies. *Brain and Cognition, 5,* 41-66.

Chialant, D. & Caramazza, A. (1995) Where is morphology and how is it processed? The case of written word recognition. In: Feldman, L. B. (ed.) Morphological aspects of language processing. Hillsdale: Erlbaum.

Cholewa, J. & De Bleser, R. (1995) Störungen der lexikalisch-morphologischen Wortverarbeitung bei Aphasie: Dissoziationen zwischen Derivation, Komposition und Flexion. *Linguistische Berichte, 158,* 259-297.

Clahsen, H. (1999) Lexical entries and rules of language: A multidisciplinary study of German inflection. *Behavioral and Brain Sciences, 22,* 991-1060.

De Bleser, R. (1988) Localisation of aphasia: Science or fiction. In: Denes, G., Semenza C. & Bisiacchi, P. (eds.) *Perspectives on Cognitive Neuropsychology.* Hove, London: Erlbaum.

De Bleser, R., Cholewa, J., Stadie, N. & Tabatabaie, S. (2004) *LeMo – Lexikon modellorientiert. Einzelfalldiagnostik bei Aphasie, Dyslexie und Dysgraphie.* München: Urban & Fischer

Dickey, M. W., Choy, J. J. & Thompson, C. K. (2007) Real-time comprehension of wh-movement in aphasia: Evidence from eyetracking while listening. *Brain and Language, 100,* 1-22.

Dronkers, N. (1996) A new brain region for coordinating speech articulation. *Nature, 384,* 159-161.

Ellis, A. & Young, A. (1997) What is cognitive neuropsychology? In: Ellis, A. & Young, A. (eds.) *Human Cognitive Neuropsychology: A Textbook with Readings.* Hove: Psychology Press.

Frauenfelder, U. H. & Schreuder, R. (1992) Constraining processing and representation. The role of productivity In: Booij, G. E. & van Marle, J.(eds.) *Yearbook of Morphology.* Dordrecht: Kluwer.

Huber, W., Poeck, K., Weniger D. & Willmes, K. (1983). *Der Aachener Aphasie Test.* Göttingen: Hogrefe.

Lichtheim, L. (1885) Über Aphasie. *Deutsches Archiv für klinische Medizin, 36,* 204–268.
(Englische Version: *Brain, 7,* 433-485).

Marslen-Wilson, W. D. (1987) Functional parallelism in spoken word recognition. *Cognition, 25,* 71-102.

Meinzer, M., Elbert, T., Wienbruch, C., Djundja, D., Barthel, G. & Rockstroh, B. (2004) Intensive language training enhances brain plasticity in chronic aphasia. *BMC Biology, 2,* 20.

Morton, J. (1969) The interaction of information in word recognition. *Psychological Review, 76,* 165—178.

Nickels, L. (2002). Therapy for naming disorders: Revisiting, revising and reviewing. *Aphasiology, 16,* 935-980.

Peck, K. K., Moore, A. B., Crosson, B. A., Gaiefsky, M., Gopinath, K. S., White, K. & Briggs, R. W. (2004) Functional magnetic resonance imaging before and after aphasia therapy: Shifts in hemodynamic time to peak during an overt language task. *Stroke, 35,* 554-559.

Pinker, S. (1999) Words and rules in the human brain. *Nature, 387,* 547-548.

Pizzamiglio, L., Galati, G., Committeri, G. (2001) The contribution of functional neuroimaging to recovery after brain damage: A review. *Cortex, 37,* 11-31.

Poeck, K. (1983) What do we mean by »aphasic syndromes«. A neurologist's view. *Brain and Language, 20,* 79-89.

Poeppel, D. & Hickok, G. (2004) Towards a new functional anatomy of language. *Cognition, 92,* 1-12.

Pylkkänen, L., Stringfellow, A., & Marantz, A. (2002) Neuromagnetic evidence for the timing of lexical activation: An MEG component sensitive to phonotactic probability but not to neighborhood density. *Brain and Language, 81,* 666-678.

Pylkkänen, L., Stringfellow, A., Flagg, E. & Marantz, A. (2001) A neural response sensitive to repetition and phonotactic probability: MEG investigations of lexical access. *Biomag Proceedings, 2000,* 363-367.

Roy, C. S.& Sherrington, C. S. (1890) On the regulation of the blood supply of the brain. *Journal of Physiology London, 11,* 85-108.

Seidenberg, M. S. & Gonnerman, L. M. (2000) Explaining derivational morphology as the convergence of codes. *Trends in Cognitive Sciences, 4,* 353-361.

Stadie, N., Schröder, A., Postler, J., Lorenz, A., Swoboda-Moll, M., Burchert, F. & De Bleser, R. (2008) Unambiguous generalization effects after treatment of non-canonical sentence production in German agrammatism. *Brain and Language, 104,* 211-229.

Stockall, L. & Marantz, A. (2006) A single route, full decomposition model of morphological complexity: MEG evidence. *The Mental Lexicon, 1,* 85-123.

Swaab, T. A., Brown, C., & Hagoort, P. (1997). Spoken sentence comprehension in aphasia: Event-related potentials evidence for a lexical integration deficit. *Journal of Cognitive Neuroscience, 9,* 39-66.

Thompson, C. & Shapiro, L. (2005) Treating agrammatic aphasia within a linguistic framework: Treatment of Underlying Forms. *Aphasiology, 19,* 1021-1036.

Vitevitch, M. S., & Luce, P. A. (1998). When words compete: Levels of processing in spoken word recognition. *Psychological Science, 9,* 325–329.

2. Syndromdiagnostik

Georg Greitemann

Kliniken Schmieder
Konstanz

Der Syndrombegriff in der Medizin

Ein Syndrom bezeichnet nach einem verbreiteten medizinischen Wörterbuch »eine Gruppe von Krankheitszeichen, die für ein bestimmtes Krankheitsbild [...] charakteristisch sind« (Pschyrembel, 2007).

In vielen medizinischen Syndrombeschreibungen werden die bei einer Erkrankung typischerweise auftretenden Symptome zusammengestellt. Gelegentlich werden auch Symptome genannt, die eine bestimmte Syndromdiagnose ausschließen.

Auch eine Gewichtung und Hierarchisierung der Symptome findet sich häufig. Dabei werden Quantifizierungen wie *immer, häufig, meist* oder *selten* benutzt und Symptome werden zum Beispiel als *absolut, wichtig* oder *gering* klassifiziert. Je nach der Konstellation beobachteter Symptome kann dann eine Diagnose *definitiv* oder *wahrscheinlich* sein. Dies soll am Beispiel der Neurozystizerkose, einer Parasitenerkrankung des Zentralnervensystems, illustriert werden: Platten (2003) nennt die Diagnose einer Neurozystizerkose *definitiv*, wenn mindestens eins von drei *absoluten* Symptomen festgestellt wurde oder wenn zwei *wichtige* und ein *geringes* Symptom vorliegen und darüber hinaus ein *epidemiologisches* Kriterium zutrifft.

Derartige Syndrombeschreibungen erlauben auf der Grundlage einer gründlichen und umfassenden Erhebung relevanter Symptome eine sichere Diagnose, die dann oft bestimmte therapeutische Maßnahmen zwingend zur Folge hat.

In allen Teilbereichen der Medizin werden Syndrome zur Beschreibung der Krankheitsbilder angewandt. Syndrome sind wesentlicher Bestandteil der Medizin (»part and parcel of medicine«) formuliert Caplan (2003:31) und führt die lange Tradition der Syndromklassifikation in der Aphasiologie darauf zurück, daß die Aphasieforschung von Medizinern begründet wurde und für diese das Denken in Syndromen selbstverständlich war und weiterhin ist.

Der Syndrombegriff in der Aphasiologie

In der Aphasiologie ist ein auf die »Bostoner Schule« (vgl. Albert et al., 1981) zurückgehendes Klassifikationssystem seit den siebziger Jahren am meisten verbreitet. Es hat im deutschen Sprachraum das System von Leischner abgelöst, das wesentlich auf der Unterscheidung »motorischer« und »sensorischer« Anteile an der aphasischen Störung basierte. Die weitere Differenzierung wurde dann aufgrund anderer Kriterien wie der Beteiligung der Schriftsprache oder dem Vorliegen deutlicher Wortfindungsstörungen getroffen (Leischner, 1979).

Das auf die Bostoner Schule zurückgehende Klassifikationssystem wurde für den deutschsprachigen Raum durch die Aachener Aphasie-Forschungsgruppe adaptiert und liegt auch dem Aachener Aphasie Test zugrunde (Huber et al., 1983).

Bei diesem Klassifikationssystem werden Standard-Syndrome und Nicht-Standard-Syndrome unterschieden. Standardsyndrome sind: Globale Aphasie, Wernicke-Aphasie, Broca-Aphasie und amnestische Aphasie. Die Standardsyndrome sind gekennzeichnet durch Leitsymptome oder typische Symptomcluster, die durch eine genaue Analyse der Spontansprache festgestellt werden können.

Als Leitsymptome der Standard-Syndrome nennen Huber et al. (1983):

- Amnestische Aphasie: Wortfindungsstörungen, flüssige Sprache, überwiegend intakter Satzbau, semantische Paraphasien mit nur geringer bedeutungsmäßiger Abweichung vom Zielwort, nur geringfügig gestörtes Sprachverständnis
- Broca-Aphasie: meist erheblich verlangsamte Sprechflüssigkeit, große Sprachanstrengung, meist schlechte Artikulation und stark gestörte Prosodie, reichliche phonematische Paraphasien, Agrammatismus, Sprachverständnis mäßig beeinträchtigt
- Wernicke-Aphasie: (sehr) viele phonematische und/oder semantische Paraphasien und Neologismen, Paragrammatismus, flüssige, häufig überschießende Sprachproduktion, Sprachverständnis erheblich gestört.
- Globale Aphasie: äußerst geringe Sprachproduktion, erhebliche Sprach- und Sprechanstrengung, schlechte Artikulation und Prosodie, sehr stark reduzierter Wortschatz, viele Sprachautomatismen und Stereotypien, Sprachverständnis schwerstens beeinträchtigt. (nach Huber et al., 1983:8ff).

Für die Diagnose einer Nicht-Standard-Aphasie reicht dagegen eine Analyse der Spontansprache nicht aus. Über diese Analyse hinaus sind verschiedene andere Untersuchungen sprachlicher Teilfunktionen notwendig, weil für die Diagnose einer Nicht-Standard-Aphasie ein Vergleich der Störungsgrade in spezifischen Sprachfunktionen (zum Beispiel Nachsprechen, Benennen, Schriftsprache, Sprachverständnis) durchgeführt werden muß. Von zentraler Bedeutung ist dabei das Nachsprechen, das mit Leistungen wie Benennen, Schreiben/Lesen etc. verglichen wird.

Bei den Nicht-Standard-Syndromen ist das Nachsprechen entweder herausragend stark gestört oder herausragend gut erhalten, wobei die Kriterien für die Feststellung eines diagnostisch relevanten Leistungsunterschiedes durchaus nicht einheitlich sind. Nicht-Standard-Syndrome sind Leitungsaphasie und transkortikale Aphasien. Eine Leitungsaphasie liegt dann vor, wenn das Nachsprechen deutlich *schlechter* ist als andere sprachliche Leistungen, eine transkortikale Aphasie liegt vor, wenn das Nachsprechen deutlich *besser* ist als andere Sprachleistungen.

Die weitere Differenzierung bei transkortikalen Aphasien (motorisch, sensorisch, gemischt) erfolgt unter Berücksichtigung anderer Sprachparameter wie Sprechflüssigkeit, Auftreten semantischer Paraphasien, Auftreten von Echolalien etc.

Ein Spezifikum aphasischer Syndrome gegenüber anderen medizinischen Syndromen ist, daß einige (aber nicht alle) Autoren die Syndrome in fester Beziehung zur Lokalisation der Läsion sehen, die die entsprechende Aphasie zur Folge hat. So wird immer noch in vielen Lehrbüchern die Broca-Aphasie auf eine Läsion im Bereich des Broca-Areals und eine Wernicke-Aphasie auf eine Läsion des Wernicke-Areals zurückgeführt.

Diese Verbindung von Hirnareal und Aphasiesyndrom ist historisch zu erklären. Die Lokalisation von Sprachfunktionen im Gehirn wurde schon im 18. Jahrhundert intensiv diskutiert. Paul Broca (1824-1880) und Carl Wernicke (1848-1905) waren wichtige Protagonisten in dieser Diskussion. Annahmen, die auch heute noch gängig sind, gehen teilweise direkt auf Broca und Wernicke zurück. So glaubte Broca, bei der Sektion des Gehirns seines Patienten Leborgne das motorische Sprachzentrum entdeckt zu haben, und Wernicke interpretierte seine Befunde als Beleg für die Entdeckung des sensorischen Sprachzentrums

In Verkennung historischer Fakten wird auch heute noch vielfach die Broca-Aphasie als Störung der Fähigkeit, sich sprachlich zu äußern und die Wernicke-Aphasie als Störung, Sprache zu verstehen, charakterisiert: »Broca-Aphasie (Störung der Sprachproduktion bei erhaltenem Sprachverständnis), Wernicke-Aphasie (Verlust des Sprachverständnisses bei erhaltener Sprachproduktion« (Krzovska, 2006:15).

Eine detaillierte Darstellung der Geschichte der Aphasiologie und der Rezeption klassischer Texte gibt Tesak (2005).

Der Zusammenhang von Läsion, Syndrom und Symptomen kann im Rahmen dieser Arbeit nicht weiter verfolgt werden. Einen Überblick zum derzeitigen Stand der Diskussion geben Amunts et al. (2007).

Im folgenden werden die innere Konsistenz der aphasischen Syndrome und deren empirische Fundierung im Zentrum stehen.

In der Geschichte der Aphasiologie gab es diverse Syndrom-Schemata, die den jeweiligen Erkenntnisstand über Symptomatik und Ursachen der Aphasie widerspiegelten und die oft nicht miteinander kompatibel waren. Einen synoptische Darstellung gibt Peuser (1978). Diese Heterogenität ist wesentlich durch die unterschiedliche Fundierung der verschiedenen Syndromklassifikationen zu erklären. Klassifikationssysteme basierten (und basieren) auf hirnanatomisch, neurolinguistisch, psycholinguistisch oder linguistisch basierten Sichtweisen der Aphasie.

Die Heterogenität der Syndromschemata hat immer wieder zu einer Kritik der Syndromklassifikation an sich geführt. Poeck (1983) faßt die Kritik zusammen:

> [...] the study of aphasic syndromes [...] is often taken to be old-fashioned and superficial, because what is described as aphasic syndromes are thought to be artifacts, products of biased observation and oversimplified interpretation. (Poeck, 1983:79)

Er setzt den kritischen Positionen folgende Argumentation entgegen: Die interindividuelle Variabilität bei der Vaskularisation der sprachrelevanten Hirnareale ist gering. Gefäßverschlüsse in diesen Gebieten zeigen häufig eine ähnliche Verteilung und lassen sich in wohldefinierte Gruppe unterteilen. Dies bedinge wiederum, daß zumindest für die durch einen Gefäßverschluß ausgelösten Aphasien eine sinnvolle Gruppierung in Aphasiesyndrome möglich sei.

Dieser Argumentation ist im wesentlichen zu folgen. Es ist nicht zu bestreiten, daß es Aphasien gibt, die sich in Qualität und Schweregrad der Symptome ähneln. Es muß allerdings kritisch hinterfragt werden, ob die gängigen Syndromdefinitionen eine angemessene Grundlage für die Beschreibung der Gemeinsamkeiten und Unterschiede von Aphasien darstellen.

Die Syndromklassifikation ist in vielen Disziplinen, die sich mit Aphasie beschäftigen, sowohl in Diagnostik und Therapie als auch in der Forschung noch immer üblich. Sie findet sich in den Arbeiten aus der Neuropsychologie (z. B. Basso, 2003), in Handbüchern der Neurologie (z. B. Wildgruber & Ackermann, 2003) in der Neurolinguistik und Logopädie (z. B. Huber et al., 2006) wie auch der Phoniatrie (vgl. z. B.

die Leitlinien der Deutschen Gesellschaft für Phoniatrie und Pädaudiologie (http://www.uni-duesseldorf.de/AWMF/ll/049-002.htm)).

Aphasiesyndrome in der Forschung

In der Aphasieforschung ist das dominierende Paradigma etwa seit Mitte der siebziger Jahre die Gruppenstudie. Sie hat die Einzelfallbeschreibung und analyse abgelöst.

Dabei werden bestimmte sprachliche Aufgaben bei verschiedenen Patientengruppen und/oder gesunden Probanden durchgeführt und die Leistungen der untersuchten Gruppen miteinander verglichen. Die Gruppen von Aphasikern werden meist auf der Grundlage einer Syndromzuordnung konstituiert. Trotz immer wieder geäußerter Kritik ist der Vergleich bestimmter Leistungen bei Patientengruppen, die auf der Grundlage von Syndromen gebildet sind, weiterhin ein bestimmendes Paradigma. So fanden sich im Jahrgang 2005 der Zeitschrift *Brain and Language* unter 26 Originalarbeiten über Aphasie bei Erwachsenen 16 Arbeiten, bei denen das erwähnte Forschungsparadigma zugrunde lag und zum Beispiel die Leistungen von Broca-Aphasikern mit denen von Wernicke-Aphasikern verglichen wurden.

Aphasiesyndrome in der Diagnostik und Behandlung von Aphasien

Auch im klinischen Kontext ist die Syndromklassifikation trotz kritischer Positionen (vgl. z. B. Tesak, 2006) weiterhin ein gängiger Standard bei der Diagnostik und Befundung von Aphasien. So nennen Huber et al. bei den Zielen der Diagnostik mit dem Aachener Aphasie Test (Huber et al., 1983), als erstes die Auslese (*liegt eine Aphasie vor oder nicht?*) und dann die Zuordnung zu einem Syndrom.

De Bleser et al. (2004) als Vertreter einer »modellorientierten Neurolinguistik« nennen drei Kritikpunkte am Syndromansatz: 1) Die Annahme der Multi- oder Supramodalitiät aphasischer Störungen, also die Annahme, daß bei einer Aphasie immer Defizite in Laut- *und* Schriftsprache sowie in Sprachproduktion *und* rezeption auftreten, kann modalitätsspezifische Störungen der Schriftsprache ohne vergleichbare Beeinträchtigungen der Lautsprache nicht erklären. 2) Die Syndromgruppen sind so heterogen, daß eine Syndromklassifikation wenig sinnvoll ist. 3) Die Annahme, daß den Syndromen vergleichbare Läsionen zugrunde liegen, konnte nicht ausreichend belegt werden.

Insbesondere das Argument, daß Syndromgruppen sehr heterogen sind, ist sicher sowohl für die Diagnostik und Therapie von Aphasien wie auch für die Forschung relevant. Es wird später gezeigt, daß die Definitionen verschiedener Autoren trotz gleicher Begrifflichkeit oft nur bei oberflächlicher Betrachtung übereinstimmen. Die Unterschiede, die sich bei genauer Analyse zeigen, haben aber bei der Zuordnung individueller Leistungsprofile zu einem Syndrom erhebliche Auswirkungen.

Der weiten Verbreitung der Syndrome in der Aphasiologie steht also eine große Heterogenität ihrer Definitionen gegenüber. Der folgende Vergleich der Beschreibung der Broca-Aphasie bei Basso (2003) und Huber et al. (2006) soll exemplarisch zeigen, daß die Unterschiede substantiell sind und nicht etwa nur Details betreffen.

Basso (2003) nennt als Charakteristika der Broca-Aphasie:

> [...] speech output is nonfluent, sparse, effortful, and consists of short phrases. [...] Anomia [...] is always present, and the majority of Broca aphasics have a more or less severe agrammatism.
>
> Comprehension in Broca aphasia is relatively good in a conversational situation but can be shown to be impaired whenever comprehension of syntactic structures is necessary (Basso 2003: 30)

Huber et al. (2006) charakterisieren die Broca-Aphasie folgendermaßen:

> Patienten mit Broca-Aphasie sprechen meist stockend, in unvollständigen Sätzen, mit vielen Lautverwechslungen bei langsamer und monotoner Artikulation. Leitsymptome sind Agrammatismus und Sprechapraxie (Huber et al., 2006:41).

In der folgenden Übersicht sind die Symptome der Broca-Aphasie gegenübergestellt.

nach Basso (2003)	nach Huber et al. (2006)
Nicht flüssige, spärliche Sprachproduktion	stockendes Sprechen
Sprech-/Sprachanstrengung	—
Kurze Phrasen	unvollständige Sätze
Wortfindungsstörungen	—
Meist Agrammatismus	Agrammatismus Leitsymptom
Sprachverständnis für syntaktische Strukturen beeinträchtigt	—
—	Lautverwechslungen

Die Unterschiede in der Beschreibung der Broca-Aphasie sind beträchtlich: Agrammatismus wird von Huber et al. (2006) als ein Leitsymptom der Broca-Aphasie angesehen (neben der Sprechapraxie). Der Begriff »Leitsymptom« wird meist als das besonders »charakteristische oder hervorstechende Symptom eines Krankheitsbildes, das für die Diagnosestellung bestimmend (pathognomonisch) ist« definiert (Roche Lexikon Medizin 2003).

Der Agrammatismus ist also bei Huber et al. (2006) dasjenige Symptom, ohne das die Diagnose Broca-Aphasie nicht möglich ist, während es nach Basso nicht zwingend zur Broca-Aphasie gehört. Konsequenterweise nennen Huber et al. (2006) unvollständige Sätze als ein Charakteristikum der Broca-Aphasie, während Basso von kurzen Sätzen spricht, ohne grammatische Abweichungen zu benennen.

Ähnlich groß sind die Unterschiede bei den nicht zum Bereich Syntax gehörenden Symptomen. Basso nennt Wortfindungsstörungen, während Huber et al. Lautverwechslungen anführen. Schließlich kennzeichnet Basso das Sprachverständnis bei Broca-Aphasie als *relativ gut*, außer, wenn zum Verstehen einer Äußerung die präzise syntaktische Analyse notwendig ist. Huber et al. erwähnen das Sprachverständnis gar nicht. Es ist anzunehmen, daß sie davon ausgehen, daß es bei Broca-Aphasikern unterschiedliche Schweregrade der Beeinträchtigung im Sprachverständnis geben kann und es deshalb nicht möglich ist, einen für die Broca-Aphasie typischen Schweregrad zu bestimmen.

Der Vergleich der Definition der Broca-Aphasie bei Basso (2003) und Huber et al. (2006) zeigt, daß beide Unklarheiten enthalten, die zumindest bei der Entscheidung über eine möglich Syndromzuordnung im Einzelfall Schwierigkeiten bereiten können. Huber & Ziegler (2000) formulieren entsprechend vorsichtig:

> Zumindest für die aphasischen Standardsyndrome ist eine an der Spontansprache orientierte Klassifikation möglich, die für jedes Syndrom *prototypische* aphasische Leitsymptome aufstellt. (Huber & Ziegler, 2000:472)

Die Beschreibung prototypischer Leitsymptome ist aber nur bedingt ausreichend für die Entscheidung im Einzelfall, solange nicht klar definiert ist, wie weit ein individuelles Sprachprofil vom prototypischen Bild entfernt sein darf, um trotzdem eine Syndromzuordnung zu ermöglichen.

Die Definition der Broca-Aphasie durch Basso (2003) enthält zwei Dichotomien, die auch in anderen Klassifkationssystemen eine bedeutende Rolle spielen: die Flüssigkeit beziehungsweise Nicht-Flüssigkeit der sprachlichen Äußerungen und das nur leicht oder aber schwer beeinträchtigte Sprachverständnis.

Wie bei Basso (2003) wird häufig Unflüssigkeit des Sprechens und ein nur leicht beeinträchtigtes Sprachverständnis als typisch für die Broca-Aphasie beschrieben, während die Wernicke-Aphasie durch flüssiges Sprechen und deutlich gestörtes Sprachverständnis (neben anderen Symptomen) charakterisiert wird.

Die Problematik dieser beiden Dichotomien soll im folgenden diskutiert werden.

Leicht versus stark gestörtes Sprachverständnis

Ob die Dichotomie »nur leicht gestörtes« versus »deutlich gestörtes« Sprachverständnis als grundlegendes Entscheidungskriterium bei der Syndromklassifikation tatsächlich herangezogen werden kann, läßt sich durch die Analyse der sprachlichen Leistungen großer Stichproben von Aphasikern überprüfen. Als Datengrundlage sollen hier die Ergebnisse

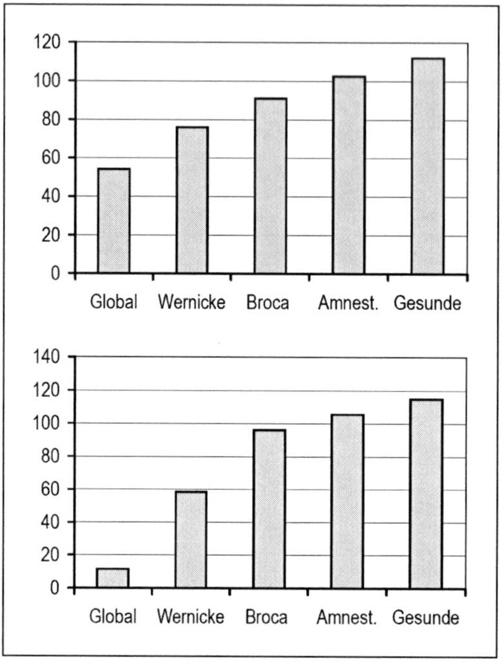

Abbildung 1 Mittelwerte für die Untertests Sprachverständnis (oben) und Benennen (unten) in der Eichstichprobe des AAT (Huber et al., 1983)

im Untertest Sprachverständnis der 79 Broca- und 74 Wernicke-Aphasiker aus der Eichstichprobe des AAT (Huber et al., 1983) dienen.

Bei dieser Stichprobe lag der Median der Leistungen im Untertest Sprachverständnis für die Gruppe der Broca-Aphasiker bei 90,38 Punkten, für die Gruppe der Wernicke-Aphasiker bei 69,50 Punkten (von 120 möglichen Punkten). Der Abstand der Mediane ist beträchtlich, aber es zeigt sich eine große Überlappung bei den Leistungen der einzelnen Aphasiker (Abbildung 1, oben). Die Ergebnisse bei den Broca-Aphasikern lagen zwischen 60 und 114 Punkten, bei den Wernicke-Aphasikern zwischen 0 und 99 Punkten. Angesichts dieses großen Überlappungsbereichs ist es nicht sinnvoll, von einer dichotomen Verteilung der Leistungen zu sprechen. Es zeigt sich vielmehr ein Leistungskontinuum. Daher sind die Leistungen im Sprachverständnis wenig geeignet, diese beiden Aphasiesyndrome zu unterscheiden.

Eine weitere Analyse der Daten der AAT-Eichstichprobe zeigt noch ein anderes Problem: Der Leistungsunterschied, der sich im Untertest Sprachverständnis des AAT zwischen Broca- und Wernicke-Aphasikern zeigt, besteht in gleicher Form auch für alle anderen Untertests.

Abbildung 1 (unten) zeigt als Beispiel die Werte für den Untertest Benennen. Es wird klar, daß Broca-Aphasiker in allen Untertests besser sind als Wernicke-Aphasiker. Mit der gleichen Berechtigung, mit der Basso und viele andere Autoren das im Vergleich zu Wernicke-Aphasikern relativ gut erhaltene Sprachverständnis bei Broca-Aphasikern zu einem Kennzeichen dieses Syndroms machen, könnte man die Untertests Benennen, Schriftsprache oder den Token Test dafür heranziehen.

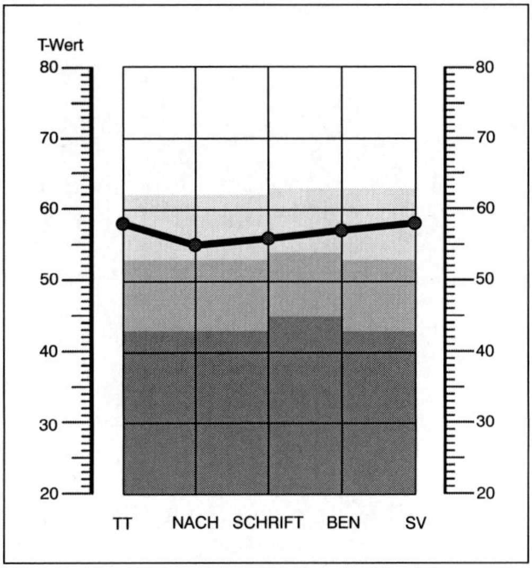

Abbildung 2 T-Wert-Profil der Untertest-Mittelwerte für die Broca-Aphasiker in der Eichstichprobe des AAT (Huber et al., 1983)

Die Kennzeichnung der Sprachverständnisstörung bei Broca-Aphasie als »relatively good« (Basso, 2003) läßt aber noch eine andere Interpretation zu. Sie könnte so verstanden werden, daß die Sprachverständnisleistungen bei Broca-Aphasikern im Vergleich zu deren anderen sprachlichen Leistungen (Benennen etc.) besser erhalten beziehungsweise weniger beeinträchtigt sind.

Auch diese Annahme trifft nicht zu. Abbildung 2 zeigt das T-Wert-Profil für die Mittelwerte der Broca-Aphasiker in der AAT-Eichstichprobe.

Die Prüfung auf Profilechtheit ergibt, daß das Profil nicht echt ist, das heißt, daß keine signifikanten Leistungsunterschiede zwischen den Untertests vorliegen. Das Ausmaß der Störung des Sprachverstehens entspricht dem der Störung in den Untertests Benennen, Nachsprechen, Schriftsprache oder Token Test.

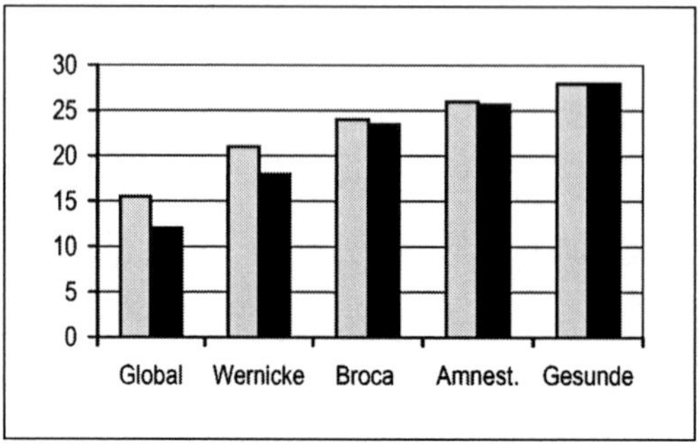

Abbildung 3 Mittelwerte für die Aufgabengruppen auditives Sprachverständnis Wörter (dunkle Balken) und Lesesinnverständnis Wörter (helle Balken) in der Eichstichprobe des AAT (Huber et al., 1983)

Auch eine andere Aussage von Basso (2003) hinsichtlich der Sprachverständnisleistungen von Broca-Aphasikern ist kritisch zu sehen. Sie geht, wie viele andere Autoren auch, davon aus, daß das Sprachverständnis bei Broca-Aphasikern vor allem für solche Äußerungen beeinträchtigt ist, die nur dann richtig verstanden werden können, wenn syntaktisch komplizierte Konstruktionen korrekt dekodiert werden. Das impliziert, daß das Sprachverständnis für isolierte Einzelwörter nicht beeinträchtigt ist. Demgegenüber zeigt der Vergleich der Verstehensleistungen für Einzelwörter bei den Syndromgruppen aus der Eichstichprobe des AAT das gleiche Leistungsbild wie für die Gesamtwerte des Untertests Sprachverständnis (Abbildung 3).

Zumindest in dieser Stichprobe haben Broca-Aphasiker nicht nur im Verständnis für Sätze Probleme, sondern auch im Verstehen von Einzelwörtern.

Zusammenfassend kann man feststellen, daß die traditionell postulierte Dichotomie bei den Leistungen im Sprachverständnis empirisch zumindest fragwürdig ist und bezweifelt werden muß, ob das Sprachverständnis einen wesentlichen Beitrag zur Differenzierung aphasischer Syndrome leisten kann.

Flüssigkeit versus Nicht-Flüssigkeit

Eine ähnliche Problematik wie für das Sprachverständnis ausführlich diskutiert zeigt sich auch beim Kriterium »Flüssigkeit der sprachlichen Äußerungen«.

Albert et al. (1981) nennen als Parameter für die Flüssigkeit der Sprachproduktion: »Melodic Line«, »Phrase Length«, »Articulatory Agility« und »Grammatical Form«. Diese Parameter werden auf einer siebenstufigen Skala bewertet. Nichtflüssiges Sprechen ist charakterisiert durch niedrige Werte in diesen Parametern, flüssiges Sprechen durch hohe Werte.

Huber et al. (2006) definieren den Sprachfluß über Phrasenlänge, Unterbrechungen und Sprechgeschwindigkeit: Beträgt die durchschnittliche Phrasenlänge mehr als fünf Wörter und treten bei normaler Sprechgeschwindigkeit wenige Unterbrechungen auf, werden die Äußerungen als flüssig angesehen. Liegt die durchschnittliche Phrasenlänge unter fünf Wörtern und treten eine verlangsamte Sprechgeschwindigkeit sowie viele Unterbrechungen auf, ist die Sprache nicht-flüssig. Auch hier liegt offenbar ein Leistungskontinuum vor und der Grenzwert von fünf Wörtern für die Unterscheidung von kurzen versus langen Phrasen schafft eine künstliche Dichotomie.

Auch für die Parameter Sprachverständnis und Flüssigkeit gilt natürlich, daß es sehr wohl prototypische Ausprägungen gibt. Die Syndrombeschreibungen sind Beschreibungen solcher Prototypen. Wie weit sie aber geeignet sind, im Einzelfall zur Entscheidung über die Syndromzuordnung beizutragen, ist zumindest zweifelhaft. Je nach Syndrom-Definition und eingesetzten Test- und Untersuchungsverfahren sind die gebildeten Syndromgruppen in unterschiedlichem Maß heterogen und stimmen nur bedingt mit Syndromzuordnungen in anderen Klassifikationssystemen überein.

Relevanz der Syndromklassifikation für die Therapie

Die Syndromzuordnung wird von vielen Autoren trotz aller kritischen Einwände weiterhin als wesentlicher Bestandteil der Diagnostik und Befundung von Aphasien angesehen. Demgegenüber hat die Syndromzuordnung für die individuelle Ausgestaltung der Therapie keine oder höchstens eine marginale Bedeutung. Dies wird anhand der Fragen, die sich nach Abschluß der Diagnostik und vor Beginn einer sprachtherapeutischen Behandlung stellen, dargestellt.

Nach Abschluß der Aphasiediagnostik und vor Beginn einer Aphasietherapie sind in der Regel folgende Fragen zu klären:

Gibt es eine Indikation für eine Behandlung?

Weder Huber et al. (2006) noch Tesak (2000) oder Basso (2003) nennen klare Kriterien, die gegen eine Aphasiebehandlung sprechen. In der Regel begründet das Vorliegen einer Aphasie eine spezifische Behandlung. Welches Aphasie-Syndrom vorliegt, hat auf die Entscheidung darüber, ob eine Behandlung indiziert ist, keinen Einfluß.

Was ist das Ziel der Behandlung?

Die Festlegung der Ziele einer Aphasietherapie ist nicht allein auf der Grundlage des Störungsprofils, wie es zum Beispiel mit einem Aphasietest ermittelt wurde, möglich. Einbezogen werden müssen darüber hinaus kommunikative und psychosoziale Aspekte, wie zum Beispiel spezifische Kommunikationsbedürfnisse, die sich aus der individuellen Lebenssituation eines Patienten oder auch aus beruflichen Anforderungen ergeben. Eine genaue Analyse von Art und Schweregrad der vorliegenden Symptome ist eine entscheidende Voraussetzung für die Zielformulierung. Die Syndromzuordnung spielt bei der Entscheidung über die Ziele der Behandlung keine Rolle.

Was sind geeignete Methoden der Behandlung?

Was über die Zielfindung gesagt wurde, gilt ähnlich auch für die Auswahl der Therapiemethode. Zu berücksichtigen sind unter anderem die vorliegende Symptomatik, die Ziele der Therapie sowie begleitende neuropsychologische Leistungsbeeinträchtigungen. Für die Auswahl der Methode der Behandlung spielt die Syndromdiagnose keine Rolle.

In Anbetracht der geringen Relevanz der Syndromdiagnose für die konkrete Ausgestaltung einer individuellen Aphasietherapie verwundert es, daß die Syndromzuordnung weiterhin einen wichtigen Stellenwert in der Forschung und vor allem in der klinischen Diagnostik hat.

Eine Erklärung dafür gibt Neils-Strunjas, der auf die Gewohnheit verweist, in der Medizin mit Hilfe von Syndromen zu kommunizieren:

> Although there is no gold standard for determining aphasic syndromes, the use of syndrome labels remains the most common shorthand method for defining language impairment in both clinical situations and in research reports. (Neils-Strunjas, 1998:75)

Literatur

Albert, M. L., Goodglass, H., Helm, N. A., Rubens, A. B. & Alexander, M. P. (1981) *Clinical Aspects of Dysphasia*. Wien, New York: Springer.

Amunts, K., Heim, S. & Fink, G. R. (2007) Funktionelle Neuroanatomie der Sprache. In: Schneider, F. & Fink, G. R. (Hg.) *Funktionelle MRT in Psychiatrie und Neurologie.* Heidelberg: Springer.

Basso, A. (2003) *Aphasia and it's Therapy.* Oxford, New York: Oxford University Press.

Caplan, D. (2003) Aphasic Syndromes. In: Heilman, K. M. & Valenstein, E. (eds.) *Clinical Neuropsychology.* Oxford, New York: Oxford University Press.

De Bleser, R., Cholewa, J., Stadie, N. & Tabatabaie, S. (2004) *LEMO – Lexikon modellorientiert. Handbuch.* München, Jena: Urban & Fischer.

Greitemann, G. (1993) Sprache. In: von Cramon, D. Y., Mai, N. & Ziegler, W, (Hg.) *Neuropsychologische Diagnostik.* Weinheim: VCH.

Huber, W., Poeck, K., Weniger, D. & Willmes, K. (1983) *Aachener Aphasie Test (AAT).* Göttingen, Toronto, Zürich: Hogrefe.

Huber, W. & Ziegler, W. (2000) Störungen von Sprache und Sprechen. In: Sturm, W., Herrmann, M. & Wallesch, C.-W. (Hg) *Lehrbuch der klinischen Neuropsychologie.* Lisse: Swets & Zeitlinger.

Huber, W., Poeck, K. & Springer, L. (2006) *Klinik und Rehabilitation der Aphasie.* Stuttgart: Thieme.

Krzovska, M. (2006) *BASICS Neurologie.* München, Jena: Urban und Fischer.

Leischner, A. (1979) *Aphasien und Sprachentwicklungsstörungen.* Stuttgart: Thieme.

Neils-Strunjas, J. (1998) Clinical assessment strategies. In: Stemmer, B. & Whitaker, H. (eds.) *Handbook of Neurolinguistics.* San Diego: Academic Press.

Peuser, G. (1978) *Aphasie.* München: Fink.

Platten, M. (2003) Parasitosen. In: Brandt, T., Dichgans, J. & Diener, H. C. (Hg.) *Therapie und Verlauf neurologischer Erkrankungen.* Stuttgart: Kohlhammer.

Poeck, K. (1983) What do we mean by »aphasic syndromes«? A neurologist's view. *Brain and Language, 20,* 79-89.

Pschyrembel (2007) *Klinisches Wörterbuch.* Berlin: de Gruyter.

Roche (2003) *Lexikon Medizin.* München: Urban & Fischer.

Tesak, J. (2000) *Grundlagen der Aphasietherapie.* Idstein: Schulz Kirchner.

Tesak, J. (2005) *Geschichte der Aphasie.* Idstein: Schulz Kirchner.

Tesak, J. (2006) *Einführung in die Aphasiologie.* Stuttgart: Thieme.

Wildgruber, D. & Ackermann, H. (2003) Aphasie. In: Brandt, T., Dichgans, J. & Diener, H. C. (Hg.) *Therapie und Verlauf neurologischer Erkrankungen.* Stuttgart: Kohlhammer.

3. LeMo (Lexikon Modellorientiert) Einzelfalldiagnostik bei Aphasie, Dyslexie und Dysgraphie

Nicole Stadie

Universität Potsdam
Institut für Linguistik

»[...] standardised aphasia batteries are argued to be wholly inadequate for rehabilitation, they neither specify the impairment nor allow clear documentation of change over time (...). It is suggested that for rehabilitation, a hypothesis-testing approach to assessment of language impairments is most efficient« (Nickels, 2005:175).

Einleitung

Eine Diagnose[1] beinhaltet eine regel- beziehungsweise theoriegeleitete Sammlung und Interpretation gezielt erhobener Informationen. LeMo (De Bleser, Cholewa, Stadie & Tabatabaie, 2004) ist ein Verfahren zur differential-diagnostischen Untersuchung individueller Fähigkeiten beim Verstehen, Produzieren, Lesen und Schreiben von monomorphematischen Wörtern. Mit LeMo können dabei spezifische Störungen identifiziert und theoriegeleitet charakterisiert werden, da

1) die Struktur der in LeMo enthaltenen Items,
2) die Art der in LeMo enthaltenen Tests sowie
3) die Interpretation der mit LeMo erstellten Befunde

1 griechisch: völlig erkennen, beurteilen; Kluge, 1989.

auf den im Logogenmodell (vgl. Patterson, 1988) enthaltenen Verarbeitungsrouten und komponenten fußen. Die LeMo-Diagnostik versteht sich als ein kontinuierlicher, hypothesengeleiteter Prozeß.

Im folgenden Kapitel werden zunächst grundlegende Abläufe der kognitiven Herangehensweise erläutert, mit dem Ziel, die Arbeits- und Denkweise bei der Bildung von Verarbeitungsmodellen und dem Einsatz in der Diagnostik, insbesondere mit LeMo zu verstehen. Entsprechend werden im zweiten Teil des Kapitels wesentliche Bestandteile von LeMo (Itemstruktur, Testart, Leistungsniveau), die für die *Charakterisierung und Identifizierung* individueller Leistungs- und Störungsmuster notwendig sind, veranschaulicht. Im dritten und letzten Teil wird das für die kognitiv orientierte Aphasiediagnostik typische *hypothesengeleitete* Vorgehen exemplarisch erläutert. Es wird aufgezeigt, wie theoriegeleitetes Wissen bei der individuellen Diagnosefindung angewendet werden kann. Ebenso wird demonstriert, wie diese Vorgehensweise in die computerunterstützte Version von LeMo-PC integriert ist. Eine ausführliche Darstellung und Erklärung aller Bestandteile von LeMo, der internen Struktur, des theoretischen Hintergrundes sowie der Auswertungsabläufe ist im Handbuch von LeMo (De Bleser et al., 2004) und in Stadie, De Bleser, Cholewa und Tabatabaie (1994), De Bleser, Cholewa, Stadie und Tabatabaie (1997) zu finden. Die Möglichkeit einer klinischen Anwendung von LeMo anhand eines Fallbeispiels haben Aichert und Kiermeier (2005) beschrieben.

Kognitiv orientierte Herangehensweise in der Diagnostik von Sprachstörungen

Was ist das Ziel einer Diagnostik *sprachlicher* Fähigkeiten von einer Person mit Aphasie (zum Beispiel ausgelöst durch einen Schlaganfall)? Es soll herausgefunden werden, ob die Störung im Gehirn zu einer Störung in einem oder mehreren Bereich(en) der Sprache geführt hat. Doch was ist mit »sprachlichen Fähigkeiten« gemeint? Die Ansicht, daß Sprache nicht aus einer einzelnen, sondern aus einer ganzen Sammlung von Fähigkeiten besteht, wie beispielsweise syntaktischen, pragmatischen, morphologischen, lexikalischen, semantischen, phonologischen und orthographischen gilt heute als unumstritten. Außerdem hat die kognitiv orientierte neuro- und psycholinguistische Forschung in den letzten 25 Jahren eine immens beeindruckende Menge an Befunden erbracht, die nachweisen, daß auch die zuvor genannten sprachlichen Fähigkeiten nicht solitär sind – sondern ebenfalls aus einer Summe von *Teil*fähigkeiten bestehen. Diese sprachlichen Teilfähigkeiten, zum Beispiel beim Lesen von Nichtwörtern und Wörtern[2] können durch Hirnschädigung selektiv beeinträchtigt werden. Deshalb sollte auch eine selektive Überprüfung dieser Teilleistungen möglich sein.

Diagnostische Verfahren zur Überprüfung spezifischer sprachlicher Teilleistungen können allerdings nur dann entwickelt werden, wenn wir eine klare Vorstellung (idealerweise in Form von Modellen veranschaulicht) darüber haben, woraus die einzelnen Teilleistungen tatsächlich bestehen, zum Beispiel aus nicht-lexikalischen und lexikalischen Verarbeitungsprozessen. Mit anderen Worten: Jede ausreichend explizite Vorstellung, das heißt jede Vorstellung, die Informationen über die einer sprachlichen Fähigkeit zugrundeliegenden Teilprozesse enthält, beinhaltet unweigerlich auch genügend Information darüber, *wie* diese relativ umfassend bei einem Probanden untersucht werden könnte, zum Beispiel durch das Lesen von Wörtern und das Lesen von Neologismen. Umgekehrt gilt: Nur wenn ein diagnostisches Verfahren Aufgaben enthält, die auf einer präzisen und transparenten Annahme über Sprachverarbeitung fußen, kann die Diagnostik ein Erklärungsmodell liefern, um die Leistungen eines Probanden zu verstehen, nämlich *warum* er sich so und nicht anders verhält. Das ist die kognitiv orientierte Herangehensweise, mit anderen Worten der sogenannte »modellorientierte Ansatz in der Aphasiediagnostik«, der von LeMo angenommen wird.

Die Wurzeln kognitiv neuropsychologischer Herangehensweisen in der Diagnostik sprachlicher Verarbeitungsprozesse liegen in den 1966 und 1973 veröffentlichten Beschreibungen von Marshall und Newcombe über Patienten mit Lesestörungen. Bei diesen Dyslexie-Patienten beobachteten sie systematisch qualitativ unterschiedliche Fehlermu-

---

2 Vgl. einige Beiträge in diesem Buch und Rapp, 2000 für einen Überblick.

ster (zum Beispiel semantische Paralexien, Regularisierungen und Paralexien mit visueller Ähnlichkeit zum Zielwort) und veranschaulichten, wie und wo die unterschiedlichen Lesefehler im Rahmen eines Wortverarbeitungsmodells erklärt werden können. Seitdem wurden, vor allem durch die bei Aphasien, Dyslexien und Dysgraphien beobachtbaren unterschiedlichen Störungs- und Leistungsmuster, insbesondere doppelte klassische Dissoziationen (vgl. Shallice, 1988), zahlreiche Rückschlüsse auf die funktionale Architektur des Wortverarbeitungsmodells gewonnen (Coltheart, Patterson & Marshall 1980; Patterson, Marshall & Coltheart, 1985). Eine *klassische* Dissoziation liegt vor, wenn ein Patient in zwei unterschiedlichen Aufgaben entgegengesetzte Leistungen zeigt, zum Beispiel unauffällige Leistungen beim mündlichen und sehr schlechte Leistungen beim schriftlichen Benennen. Eine *doppelte* klassische Dissoziation liegt vor, wenn nun ein zweiter Patient unauffällige Leistungen beim schriftlichen, aber sehr schlechte Leistungen beim mündlichen Benennen zeigt, also ein im Vergleich zum ersten Patienten umgekehrtes Leistungsmuster. Die Beobachtung solcher doppelten klassischen Dissoziationen können nur durch teilweise *unterschiedliche* Informationsverarbeitungssysteme erklärt werden, die beim mündlichen und schriftlichen Benennprozeß involviert sind.

Erklärungsmodelle und psycholinguistische Variablen

Modelle zur Wortverarbeitung versuchen, schematisch den Informationsfluß, beispielsweise beim Bearbeiten einer bestimmten Aufgabe wie dem mündlichen Benennen, darzustellen, indem sie die einzelnen Verarbeitungsschritte sowie deren Abfolge in Form von »boxes and arrows« (Komponenten und Pfeilen) illustrieren. Die in dem nachfolgend abgebildeten Modell (vgl. Abbildung 1, Seite 59) enthaltenen theoretischen Annahmen der kognitiv neuropsychologischen und linguistischen Forschung können die bis heute beobachteten und beschriebenen Leistungs- und Störungsmuster bei der Verarbeitung monomorphematischer Wörter erklären. Wenn nun ein neuer – mit dem in diesem Modell nicht vereinbarer – Befund beobachtet wird, würde das Modell um eine »neue« Komponente und/oder Verbindung ergänzt (vgl. Coltheart,

2000). Wichtig ist auch der daraus folgende Umkehrschluß: Entfernt man eine Verbindung beziehungsweise Komponente aus dem Modell, würden einige, empirisch beobachtete Befunde *nicht* erklärt werden können. Diese bausteinartige Vorgehensweise bei der Theorienbildung ist in der kognitiven Psychologie recht weit verbreitet[3] und wirkt sich auch auf die Diagnostik spezifisch gestörter kognitiver Prozesse aus, wie zum Beispiel bei der Objekterkennung (vgl. BORB: Birmingham Object Recognition Battery, Riddoch & Humphreys, 1993), bei der semantischen Verarbeitung (vgl. PPTT: Pyramids and Palm Trees Test, Vish-Brink, Stronks & Denes, 2005) und bei der Sprachverarbeitung (vgl. PALPA: Psycholinguistic Assessment of Language Processing in Aphasia, Kay, Lesser & Coltheart, 1992; LeMo: De Bleser et al., 2004). Die kognitiv orientierte Herangehensweise fußt auf folgenden Konzepten:

1) *Modularität* und *selektive Störbarkeit*, das heißt, es wird davon ausgegangen, daß die Funktionseinheiten und die damit verbundene *Dekomponierbarkeit* des Informationsverarbeitungssystems modular sind (vgl. Marr, 1982; Fodor, 1983). Während die einem Modul zugewiesenen Eigenschaften in der Literatur diskutiert werden (vgl. Marshall, 1984; Coltheart, 1999, 2000; Shallice 1988), ist für die kognitiv orientierte Herangehensweise bei der Aphasiediagnostik vor allem das Prinzip *selektiver Störbarkeit* der Komponenten oder Verbindungen entscheidend. Doch auch der von Shallice (1988) hervorgebrachte Hinweis, Modularität impliziere ebenfalls das Ausmaß an *Interaktion* zwischen den Komponenten, ist für die empirisch-praktische Handhabbarkeit bedeutsam. Obwohl in nachfolgendem Modell (vgl. Abbildung 1) die Verbindungspfeile den seriell postulierten Informationsfluß hervorheben, werden »rückläufige Verbindungen«, zum Beispiel zwischen dem phonologischen Output-Lexikon und phonologischem Arbeitsspeicher, nicht ausgeschlossen.

---

3 Zum Beispiel für das Erkennen und Verarbeiten von Gesichtern (Bruce & Young, 1986), von Zahlen und beim Rechnen (McCloseky, Caramazza & Basili, 1985) und spezifischer visueller Verarbeitungsprozesse beim Bildbenennen (Riddoch & Humphreys, 1987)

2) *Gleichförmigkeit* und *Subtrahierbarkeit*, das heißt, es wird davon ausgegangen, daß die Struktur und Funktionseinheiten von kognitiven Systemen bei allen Menschen – mit oder ohne Hirnläsion – *gleich* sind. Das Prinzip der *Subtrahierbarkeit* beinhaltet, daß es aufgrund eines Schlaganfalls zu selektiven Funktionsstörungen einer oder mehrerer Komponenten kommen kann, jedoch keine neue Komponenten entstehen. Sie bleiben also mit denen eines gesunden Systems vergleichbar, *abzüglich* der beeinträchtigten Komponenten (vgl. auch Transparenzannahme in Caramazza & McCloskey, 1988; Saffran, 1982).

Zahlreiche Experimente aus der psycholinguistischen Forschung haben den Einfluß einer Vielfalt sogenannter psycholinguistischer Variablen bei der gesunden Sprachverarbeitung identifiziert: Die Regelmäßigkeit, beziehungsweise sprachspezifische Vorhersagbarkeit der Konversion deutscher Phoneme in Grapheme und umgekehrt, die Auftretenshäufigkeit von Wörtern, die Länge von Wörtern, der lexikalische Status, das heißt, ob eine Buchstaben- oder Lautfolge ein deutsches Wort repräsentiert oder nicht, die grammatische Wortart, der Konkret- beziehungsweise Abstraktheitsgrad und die Bedeutungsrelationen zwischen Wörtern haben alle einen nachweislichen Einfluß auf die Sprachverarbeitung in verschiedenen experimentellen Bedingungen gezeigt, zum Beispiel bei Reaktionszeitmessungen, beim visuellen Worterkennen, beim lexikalischen Entscheiden und beim semantischen Kategorisieren von sprachgesunden Probanden (z. B. Marlson-Wilson, 1990; Tyler & Marlson-Wilson, 1982; Rosch & Mervis, 1975; Rips, Shoben & Smith, 1973; Baron & Strawson, 1976; Coltheart, 1978). Die zentrale Bedeutung derartiger Variablen wurde ebenfalls für aphasische, dyslektische und dysgraphische Patienten in Aufgaben wie zum Beispiel dem Benennen, Lesen und Schreiben aufgezeigt (vgl. Beiträge in diesem Buch). Alle diese empirischen Befunde haben gezeigt, daß die Parameter auf verschiedene Komponenten des Sprachverarbeitungssystem einwirken. Folglich können sie manipuliert werden, um spezifische Aspekte des Sprachverarbeitungssystems hervorzuheben. Bemessen an der Bedeutung, die die psycholinguistischen Variablen für das Verständnis der Organisation des Sprachverarbeitungssystem erbracht haben, müssen solche Variablen auch in die Konstruktion sprachlicher Diagnostikverfahren Eingang finden. Nicht nur um das Auftreten ungewünschter Artefakte aufgrund von psycholinguistisch *un*kontrolliertem Material zu vermeiden, sondern vor allem auch, um eine exakte Diagnostik sowie Vorhersagen über denkbare Generalisierungen nach einer Sprachtherapie zu ermöglichen. Daher bilden in LeMo die Annahmen kognitiv orientierter Herangehensweisen sowie die aus der experimentellen Psycho- und Neurolinguistik empirisch gewonnenen Befunde die konzeptuelle und methodische Grundlage für die Ermittlung sowohl erhaltener als auch beeinträchtigter sprachlicher Fähigkeiten bei Probanden mit Aphasien, Dyslexien und Dysgraphien.

Identifizieren und Charakterisieren sprachlicher Teilleistungen mit LeMo

Das detaillierte Aufdecken individueller Fähig- und Unfähigkeiten beim Lösen von sprachlichen Aufgaben sowie der dabei nachgewiesene Einfluß von psycholinguistischen Variablen sind die Voraussetzung für eine modelltheoretisch begründete Charakterisierung und die Formulierung einer theoretisch begründeten Annahme über die sprachlichen Funktionen, die bei der Person mit Aphasie beeinträchtigt beziehungsweise erhalten sind. Da die vom AAT (vgl. Huber et al. 1983) beabsichtigte klinische Klassifikation von Sprachstörungen sich nicht explizit auf eine linguistische Theorie beziehungsweise ein Sprachverarbeitungsmodell bezieht, ist es auch nicht möglich, anhand der AAT-Ergebnisse detaillierte Annahmen über zugrundeliegende erhaltene und beeinträchtigte kognitiv sprachliche Funktionen zu formulieren. Genau darauf, nämlich auf die individuelle *Identifikation* gestörter und erhaltener Teilleistungen sowie deren Interaktion, und auf die individuelle *Charakterisierung* in Bezug auf ein empirisch und theoretisch begründetes Sprachverarbeitungsmodell zielt LeMo ab. Schlußendlich, um in der Lage zu sein, ein angemessenes Ziel für die anschließende therapeutische Intervention formulieren zu können.

Das Referenzmodell von LeMo

In der nachfolgend abgebildeten Version des Logogenmodells ist schematisch der Informationsfluß beim Verstehen und Produzieren von monomorphematischen Wörtern dargestellt.

Eine modalitätsspezifische Arbeitsweise beim Informationstransfer und bei der Speicherung sprachlicher Einheiten wird für die prä-lexikalischen Wahrnehmungsprozesse, die Arbeitsspeicher, die Lexikonkomponenten und für die segmentalen Verarbeitungswege angenommen. Während die *prä-lexikalischen Analysesysteme* für die Mustererkennung verantwortlich sind, das heißt, Phoneme und Grapheme werden hier perzeptiv erfaßt, identifiziert und kategorisiert (auditive und visuelle Analyse in Abbildung 1), wird den *Arbeitsspeichern* (auch *Kurzzeitspeicher* oder *Buffer*) die kurzfristige Speicherung von Informationen bis zum nachfolgenden Verarbeitungsschritt zugeschrieben (siehe Buffersysteme und PRS, beziehungsweise internes Wiederholen in Abbildung 1).

Sowohl die vier *Lexikonkomponenten* als auch das *semantische System* repräsentieren schematisch Langzeitspeicher, wobei die Lexikonkomponenten jeweils rezeptive oder produktive phonologische oder graphematische Wortformen enthalten, während das semantische System Konzepte und Wortbedeutungen, unabhängig von ihrer Wortform, umfaßt (vgl. phonologische, graphematische In- und Output-Lexika und semantisches System in Abbildung 1). Schließlich werden für die Wortverarbeitung auch segmentale, das heißt nicht-lexikalisch operierende Regelsysteme angenommen. Diese beinhalten Informationen über die sprachspezifische Umsetzung von Phonemen zu Graphemen und umgekehrt (*PGK* und *GPK* in Abbildung 1). Ebenso wird eine segmentale Konversion auditiv wahrgenommener Sprachsignale in entsprechende phonologische Einheiten angenommen (*APK* in Abbildung 1). Die visuelle Objekterkennung ist für die Verarbeitung von Informationen, die bei der Objekterkennung erforderlich sind, also auch beim Erkennen von Bildern. Die Funktionsfähigkeit dieser Komponente wird nicht mit den in LeMo enthaltenen Tests isoliert überprüft. Die Beschreibung empirischer Befunde sowie eine Darstellung psycholinguistischer Experimente, die zur Entwicklung des Logogenmodells geführt haben, sind nachzulesen im LeMo-Handbuch (De Bleser et al., 2004), Stadie et al. (1994) und zum Beispiel bei Caplan (1994) und Rapp (2000).

Leitgedanke bei der modellorientierten Herangehensweise ist, daß eine sprachliche Aufgabe, wie beispielsweise »mündliches Benennen von Bildern«, in seine Informationsverarbeitungskomponenten (auch Teilleistungen) dekomponiert wird (vgl. in Abbildung 1: visuelle Objekterkennung, semantisches System, phonologisches Output-Lexikon,

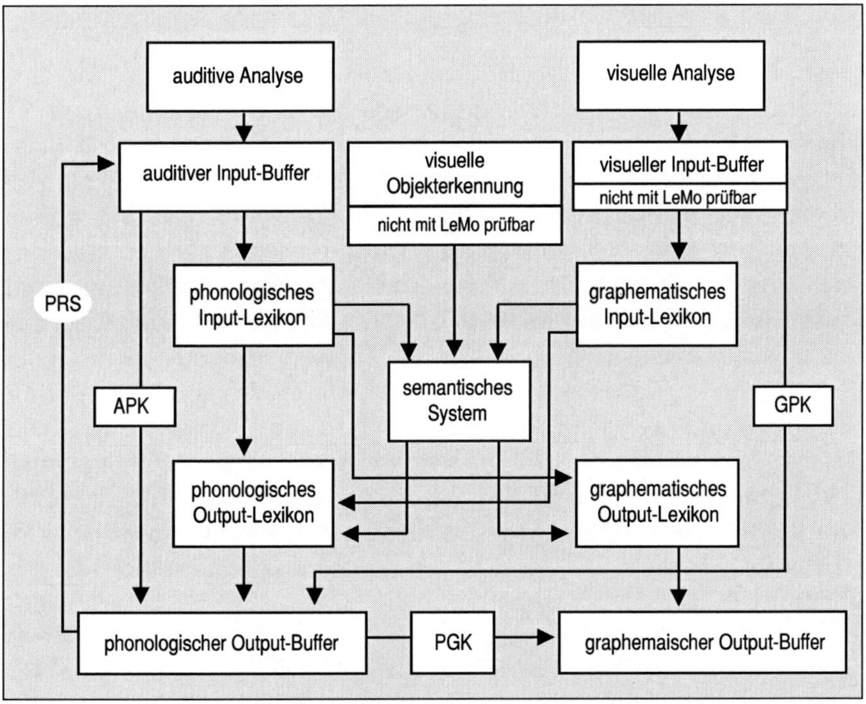

Abbildung 1 Logogenmodell (in Anlehnung an De Bleser et al., 2004)
PRS = Phonologische Rückkopplungsschleife
PGK = Phonem-Graphem-Korrespondenz
APK = Auditv-Phonologische-Korrespondenz
GPK = Graphem-Phonem-Korrespondenz

phonologischer Output-Buffer). Gleichzeitig wird aufgezeigt, welche dieser Komponenten an der Lösung anderer Aufgaben beteiligt sind, zum Beispiel das phonologische Output-Lexikon beim Nachsprechen, beim lauten Lesen etc. So sind beispielsweise auch für die Lösung von Aufgaben zur Überprüfung des auditiven Sprachverständnisses, der mündlichen Sprachproduktion, dem Lesen und dem Schreiben sowohl unterschiedliche als auch gleiche kognitiv sprachliche Teilleistungen involviert, die im Modell durch einzelne Komponenten und Routen dargestellt sind.

Tests in LeMo

LeMo besteht aus 33 verschiedenen Tests. Je nach Störungs- und Leistungsmuster eines Patienten beim Lösen der LeMo-Tests kann auf die Funktionsfähigkeit einzelner Komponenten und Routen im Modell rückgeschlossen und somit das individuelle Sprachverhalten beim Bearbeiten von Wörtern erklärt werden. Die Tests in LeMo überprüfen sprachlich-rezeptive Kompetenzen, sowohl nach auditiver als auch nach graphematischer Vorgabe, wie beispielsweise die Fähigkeit zu Diskriminieren (vgl. LeMo-Tests 1, 2, 3, 4), Entscheidungen über den lexikalischen Status (vgl. LeMo-Tests 4, 5, 6, 7) beziehungsweise über semantische Bezüge (vgl. LeMo-Tests 25, 26, 27, 28) von Items zu treffen und Wörter entsprechenden Bildern zuzuordnen (vgl. LeMo-Tests 23, 24, 29). Produktive Fähigkeiten werden in Tests zum Benennen (vgl. LeMo-Tests 30, 31, 32, 33), Lesen (vgl. LeMo-Tests 14, 15, 16, 17, 18, 19), Schreiben (vgl. LeMo-Tests 20, 21, 22) und Nachsprechen (vgl. LeMo-Tests 8, 9, 10, 11, 12, 13) von monomorphematischen Wörtern überprüft.

Jeder Test in LeMo kann *unabhängig* von anderen Tests durchgeführt und ausgewertet werden. In Tabelle 1 sind ausgewählte LeMo-Tests für die Untersuchung des auditiven Sprachverständnisses, der mündlichen Wortfindung, des Nachsprechens, Lesens und Schreibens nach Diktat zusammengestellt. Außerdem sind die für die Bearbeitung relevanten Funktionskomponenten im Logogenmodell aufgeführt.

LeMoTest		Involvierte Komponenten im Modell
Auditives Sprachverständnis:		
1	Auditives Diskriminieren von Neologismen	Auditive Analyse, Auditiver Input-Buffer
5	Auditives lexikalisches Entscheiden	Phonologisches Input-Lexikon
23	Auditives Wort-Bild-Zuordnen	Zugriff vom phonologischen Input-Lexikon zum semantischen System, Semantisches System
27	Auditives Synonymie-Entscheiden mit semantischen Ablenkern	
Mündliche Wortfindung:		
27	Auditives Synonymie-Entscheiden mit semantischen Ablenkern	Semantisches System, Zugriff vom phonologischen Input-Lexikon zum semantischen System
30	Mündliches Benennen	Sem. System, Zugriff vom phonologischen Output-Lexikon zum semantischen System, Phonologisches Output-Lexikon
Nachsprechen:		
1	Auditives Diskriminieren von Neologismen	Auditive Analyse, Auditiver Input-Buffer
8	Nachsprechen von Neologismen	Phonologischer Output-Buffer
9	Nachsprechen von Wörtern	Direkt-lexikalische Nachsprechroute
(Lautes) Lesen:		
2	Visuelles Diskriminieren von Neologismen	Visuelle Analyse
6	Visuelles lexikalisches Entscheiden	Graphematisches Input-Lexikon
24	Visuelles Wort-Bild-Zuordnen	Zugriff vom graphematischen Input-Lexikon zum semantischen System, Semantisches System
28	Visuelles Synonymie-Entscheiden mit semantischen Ablenkern	
16	Lautes Lesen von GPK-reg. und unreg. Wörtern	Direkt-lexikalische Leseroute
14	Lautes Lesen Neologismen	Segmentale (nicht-lexikalische) Leseroute
Schreiben (nach Diktat):		
1	Auditives Diskriminieren von Neologismen	Auditive Analyse, Auditiver Input-Buffer
5	Auditives lexikalisches Entscheiden	Phonologisches Input-Lexikon
23	Auditives Wort-Bild-Zuordnen	Zugriff vom phonologischen Input Lexikon zum semantischen System, Semantisches System
27	Auditives Synonymie-Entscheiden mit semantischen Ablenkern	
21	Schreiben von PGK-reg. und unreg. Wörtern	Direkt-lexikalische Schreibroute
20	Schreiben von Neologismen	Segmentale (nicht-lexikalische) Schreibroute
31	Schriftliches Benennen	Semantisches System, graphematisches Output-Lexikon

Tabelle 1 *Ausgewählte LeMo-Tests und diagnostisch relevante Komponenten und Routen im Logogenmodell für die Ermittlung erhaltener und/oder gestörter Leistungen beim auditiven Sprachverständnis, mündlicher Wortfindung, Nachsprechen, Lesen und Schreiben*

Psycholinguistische Variablen in den LeMo-Tests

Die Mehrzahl der LeMo-Tests enthalten Items, zum Beispiel Wörter, Neologismen, Bilder usw., für die wichtige psycholinguistische Variablen kontrolliert worden sind, um die modelltheoretische Eingrenzung des funktionalen Störungsortes erhärten zu können. Der nachweisliche Einfluß unterschiedlicher Variablen bei der Wortverarbeitung kann als Hinweis auf den Funktionsstand einer spezifischen Komponente wirken (Shallice, 1988). In Tabelle 2 sind die in LeMo kontrollierten Variablen, die mögliche Ausprägung eines sogenannten *Parametereffektes* sowie die daraus resultierende modelltheoretische Interpretation zusammengefaßt.

LeMo-Tests	Kontrollierte Variablen der Items	Individuell beobachtbarer Parametereffekt	Modelltheoretischer Hinweis auf
1, 2	Position des Diskriminationskontrasts im Wort beziehungsweise Nichtwort	Anlaut > oder < Auslaut > oder < Metathesen	Prälexikalische Bufferstörung
3, 4		Erster Buchstabe > oder < Letzter Buchstabe > oder < Metathesen	
1, 2	Distinktives Merkmal des Phonems	Artikulationsart > oder < Artikulationsort	Prälexikalische Analysestörung
5, 6, 9, 15, 21, 30, 31	Mündliche beziehungsweise Schriftliche Frequenz von Wörtern	Hochfrequent > Niedrigfrequent	Lexikalische Störung
5, 6, 9, 15, 21	Bedeutungsgrad von Wörtern	Konkret > Abstrakt	Semantische Störung
5, 6, 7, 9, 15, 21, 17, 18	Phonem-Graphem und Graphem-Phonem-Korrespondenz im Wort und Nichtwort	Regelmäßig > Unregelmäßig	Lexikalische Störung
13, 19, 22	Grammatische Wortart	Nomen > Adjektive > Funktionswörter	Spez. lexikalische/ semantische Störung

Tabelle 2 *Kontrollierte Variablen in den LeMo-Tests und Hinweis auf spezifische Störungen im Logogenmodell bei nachweislichem Einfluß:*
> = »signifikant besser als«
< = »signifikant schlechter als«

Testen auf relative Intaktheit von Komponenten im Modell

Der Fokus der Identifikation von Störungen bei der Sprachverarbeitung mit den LeMo-Tests besteht im Testen der relativen Intaktheit einer spezifischen Komponente oder Verarbeitungsroute des Logogenmodells. Das heißt, es wird untersucht, wie gut ein aphasischer Patient einen LeMo-Test lösen kann. Dabei kann für *jeden* LeMo-Test zwischen drei unterschiedlichen Leistungsniveaus (vgl. Tabelle 3) unterschieden werden: 1) Ein Patient erreicht in einem LeMo-Test genauso viele korrekte Reaktionen wie eine vergleichbare Kontrollgruppe, 2) Ein Patient zeigt eine Anzahl korrekter Reaktionen, die man auch durch Raten hätte erzielen können, 3) Ein Patient erreicht eine Anzahl korrekter Reaktionen, die unterhalb des Niveaus sprachgesunder Kontrollen und oberhalb des Rateniveaus liegt. Der Bezug zwischen der individuell erbrachten Leistung in einem LeMo-Test und dem Logogenmodell, das heißt die Beschreibung der Funktionszustände von Komponenten und Verbindungen ist eindeutig operationalisiert und ebenfalls in Tabelle 3 dokumentiert.

Zusätzlich zu der Anzahl korrekter/inkorrekter Reaktionen pro LeMo-Test oder spezifischer Variablen (zum Beispiel korrekte für hochfrequente versus niedrigfrequente Items, vgl. Tabelle 2) kann auch die Untersuchung der Art einer Fehlreaktion erfolgen.

	Anzahl korrekter Reaktionen	**Klassifizierung der Leistung**	**Funktionsstand einer Komponente/Route**
1	Im Bereich gesunder Kontrollprobanden	Normale Leistung (N)	Kein Nachweis einer Störung / ungestört (N)
2	weder im Kontroll- noch im Ratebereich	Beeinträchtigte Leistung (B)	Partiell beeinträchtigt (P)
3	im Ratebereich	Rate-Leistung (R)	Schwer gestört (S)

Tabelle 3 *Drei Leistungsbereiche und Klassifizierung individueller Leistungen sowie Interpretation des Funktionszustands von Komponenten und Routen in LeMo*

Zusätzliche Indikatoren für die Funktionsbestimmung von Komponenten und Routen

Obwohl eine modellorientierte Logogendiagnose in LeMo ausschließlich auf der Grundlage der korrekten und inkorrekten Reaktionen eines Patienten ermittelbar ist, kann die Zuverlässigkeit der Diagnose deutlich durch die vom Patienten produzierte Art der Fehlreaktionen erhöht werden (vgl. auch zum Beispiel die Beiträge von Schröder und Blanken, in diesem Band). Außerdem liefern sie wertvolle Hinweise für weitere Diagnostik und therapeutische Maßnahmen (vgl. z. B. Stadie & Rilling, 2006). Die für den LeMo-Untersucher empfohlene Klassifikation und Interpretation von Fehlern ist in Tabelle 4 zusammengefaßt. Die Mög-

	Fehlerart	**Operationalisierung der Beziehung zwischen Reaktion und Zielitem**	**Beobachtungseinheit**	**Zielitem und Beispiel (*)**
P	Phonologischer Fehler	min. 1/3 der Laute/Buchstaben von der Zielform in der korrekten Reihenfolge	Wörter / Neologismen	BETT: *Bott
G	Graphematischer Fehler			BETT: *BET
Sem	Semantischer Fehler	eindeutig semantische Relation zum Zielwort *(logisch-klassifikatorisch/ semantisch-assoziativ)*	Wörter	BETT: *Kissen BETT: *Wecker
Morph	Morphologischer Fehler	morphologische Relation zum Zielwort *(flexivisch/derivationell)*	Wörter	BETT: *Betten
Reg	Regularisierungsfehler	sprachspezifsche regelhafte Beziehung zwischen Phonemen und Graphemen	Wörter	BUS: *Buss BERG: *BERK
L	Lexikalisierungfehler	phonologisch bzw. graphematisch ähnliche Wortreaktion zu neologistischem Zielitem	Neologismen	BOTT: *Bett
N	Neologisierungfehler	phonologisch bzw. graphematisch ähnliche neologistische Reaktion zum Zielwort	Wörter	BETT: *Bott
nK	nicht klassifizierbar	weder phonologische, graphematische, semantische noch morphologische Relation zum Zielitem	Wörter / Neologismen	BETT: *balen

Tabelle 4 Empfohlene Klassifikation von qualitativ unterschiedlichen Fehlerarten in LeMo.

lichkeit einer automatisierten Auswertung phonologischer Fehlleistungen mit dem Programm PHONO ist im Handbuch von LeMo (De Bleser et al., 2004) und bei Cholewa, Tabatabaie, Stadie und De Bleser (1994) beschrieben.

So spricht das Auftreten von Regularisierungsfehlern (Reg.) beim Lesen und/oder beim Schreiben nach Diktat für erhaltene Verarbeitungsprozesse bei der Verwendung nicht-lexikalischer Routen (zum Beispiel GPK und/oder PGK) und gestörte Teilleistungsprozesse bei der Verwendung lexikalischer Routen. Lexikalisierungsfehler (L) beim Verarbeiten von neologistischem Itemmaterial sprechen für die Verwendung lexikalischer Verarbeitungswege und gestörter Teilleistungsprozesse bei der segmentalen, nicht-lexikalischen Verarbeitung. Die systematische Beobachtung morphologischer zum Zielitem bezogener Fehleräußerungen werden als Hinweis für lexikalische Störungen genutzt, die Einordnung semantischer Fehlleistungen ist nicht immer ganz eindeutig (siehe Schröder in diesem Band), allerdings werden konstant auftretende semantische Fehlleistungen als Indiz für eine semantische Störung interpretiert. Für das Aufdecken konstanter beziehungsweise inkonstanter Fehlermuster in unterschiedlichen sprachlichen Modalitäten eignen sich in LeMo die Items aus der sogenannten *Kernbatterie*. Hierbei handelt es sich um eine identische Itemliste, die in unterschiedlichen LeMo-Tests überprüft werden und somit modalitätsspezifische und übergreifende Defizite sichtbar machen können (zum Beispiel beim mündlichen und schriftlichen Benennen und beim auditiven sowie visuell-graphematischen Sprachverständnis und beim lauten Lesen, Schreiben nach Diktat und lexikalischem Entscheiden).

Hypothesengeleitetes Vorgehen in LeMo

Von den insgesamt 33 unterschiedlichen LeMo-Tests, können sieben Tests zur Untersuchung rezeptiver Leistungen bei der prä-lexikalischen und lexikalischen Verarbeitung eingesetzt werden, sechs Tests überprüfen unterschiedliche Fähigkeiten beim Nachsprechen, weitere sechs LeMo-Tests spezifische Verarbeitungsprozesse beim Lesen, wiederum drei weitere das Schreiben nach Diktat, für die Überprüfung des Sprachverständnisses können sieben Tests eingesetzt werden, vier weitere erfordern unterschiedliche Benennleistungen (vgl. auch Tabelle 1).

Marshall und Newcombe (1973) demonstrieren, daß ein minimales Informationsverarbeitungssystem zur Erklärung der beim Lesen involvierten Prozesse 14 unterschiedliche Komponenten benötigt. Laut Angabe der Autoren würden daraus rechnerisch 16.383 unterschiedliche Arten von Lesestörungen resultieren! Dieses Beispiel verdeutlicht recht eindrucksvoll die Heterogenität von Störungs- und Leistungsmustern und zeigt auf, daß der Bezug zwischen prinzipiell theoretisch möglichen und empirisch erwartbaren Angaben bi-direktional verläuft. Daraus folgt auch, daß nicht immer alle 33 LeMo-Tests bei jeden Probanden durchgeführt werden müssen, und auch nicht immer in einer bestimmten Reihenfolge, um modelltheoretisch valide Aussagen zu erhalten. Vielmehr ist es die professionelle Einschätzung des LeMo-Untersuchers *selbst*, die die bestmögliche Auswahl *und* Reihenfolge der LeMo-Tests für einen Patienten bestimmt. Die Einschätzung kann dann anhand der individuellen Ergebnisse der LeMo-Tests bestätigt, widerlegt und/ oder fortgeführt werden.

Vom ersten Eindruck zum LeMo-Test

Die Mehrzahl professionell tätiger Sprachtherapeuten kann bereits während einer ersten Interaktion mit einem aphasischen Probanden, beziehungsweise durch Berichte von Dritten, eine vorläufige Einschätzung über das sprachliche Verhalten aufstellen, beispielsweise »der Proband scheint meine Äußerungen ganz gut zu verstehen, seine Äußerungen sind zum Teil jedoch nicht verständlich«. Ausgehend von diesen ersten Eindrücken wird bei der modellorientierten Diagnostik – wie auch mit LeMo – hypothesengeleitet vorgegangen. Zielführend dabei ist es, die eingangs formulierte Vermutung zu bestätigen oder zu revidieren und somit die Ursache für das auffällige sprachliche Verhalten zu verstehen. Das heißt, den funktionalen Störungsort des individuellen Leistungs- und Störungsmuster zu identifizieren (vgl. Nickels, 2005). Das ist allerdings nur möglich, wenn sich die Einschätzung des Sprachtherapeuten auf eine Theorie zur Sprachverarbeitung bezieht, die explizite

Aussagen darüber aufstellt, welche sprachlichen Funktionen intakt oder beeinträchtigt sind. Beispielsweise »mögliche Störung bei der mündlichen Produktion von Wörtern bei erhaltenem Sprachverständnis« oder »mögliche phonologische Störung« aufgrund der Beobachtung von phonologischen Paraphasien in der Sprachproduktion.

Denn nur auf der Grundlage einer durch Beobachtung und Modellwissen gestützten Arbeitshypothese können Aufgaben beziehungsweise Tests ausgewählt werden, mit deren Hilfe die Annahmen über möglicher funktionale Störungsorte höchstwahrscheinlich *be-* beziehungsweise *wider*legt werden können. Beispielsweise die LeMo-Tests 30 »Mündliches Benennen von Bildern« und 23 »Auditives Wort-Bild-Zuordnen« (vgl. Tabelle 1). Wenn das Ergebnis in der rezeptiven Aufgabe beim Wort-Bild-Zuordnen unauffällige Leistungen zeigt, dann würde die eingangs formulierte Annahme eines eher unauffälligen Sprachverständnisses – zumindest für die Verarbeitung von Konkreta – bestätigt, gleichermaßen würden schlechte Leistungen in der produktiven Aufgabe beim Bildbenennen die Beobachtung von unverständlichen Äußerungen wohl auch die Produktion von phonologischen Paraphasien bestätigen und für eine Störung im phonologischen Output-Lexikon sprechen. Fortführend könnten unauffällige Leistungen zum Beispiel in dem LeMo-Test 25 »Auditives Entscheiden über Synonyme« die Intaktheit des Sprachverständnisses erhärten. Allerdings würden unauffällige Leistungen im LeMo-Test 16 »Lautes Lesen von GPK-regel- und unregelmäßigen Wörtern« gegen die Annahme des funktionalen Störungsorts im phonologischen Output-Lexikon sprechen, da für das korrekte Lesen GPK-unregelmäßiger Wörter die Aktivierung phonologisch-lexikalischer Einträge im phonologischen Output-Lexikon erforderlich ist. Folglich müßten die schlechten Leistungen beim Benennen auf eine Zugriffsstörung zwischen der unbeeinträchtigten Semantik und Phonologie zurückgeführt werden. Zu einer anderen Schlußfolgerung würden beeinträchtigte Leistungen beim Lesen (vgl. LeMo-Test 16) führen, denn dieser Befund ist kompatibel mit den Beobachtungen beim mündlichen Benennen und erhärtet deshalb die Annahme einer Funktionsstörung in der Lexikonkomponente (vgl. phonologische Output-Lexikon).

Dieses zyklische Vorgehen muß so lange durchgeführt werden, bis möglichst jede Komponente im Modell als Störungsursache definitiv aus- beziehungsweise eingeschlossen werden kann.

Modellorientierte Eingrenzung in LeMo: Wenn-Dann!

Der Bezug zwischen individuellen Ergebnissen in den LeMo-Tests und deren Interaktion, sowie den im Logogenmodell enthaltenen Annahmen, ist für den Anwender im LeMo-Handbuch nachlesbar. Ausgedrückt in sogenannten *Wenn-Dann*-Bedingungen, ist eine modelltheoretische Auswertung der Ergebnisse *und* eine Interpretation von einzelnen, mehreren oder allen durchgeführten LeMo-Tests möglich. Dadurch wird die Eingrenzung funktionaler Störungsorte eines Patienten sowie die Identifizierung erhaltener Leistungen für jeden Untersucher transparent und nachvollziehbar. Die Klarheit der sogenannten Logogendiagnose wird exemplarisch in Abbildung 2 mit einem Beispiel aus dem LeMo-Handbuch veranschaulicht. Auch auf der Basis dieser insge-

Auswertung: Wenn-Dann-Bedingung		
Bedingung	**Kürzel**	**Erläuterung**
Wenn	T1	LeMo-Test 1 »auditives Diskriminieren von Neologismenpaaren«
T1=B	B	Anzahl korrekter Reaktionen im beeinträchtigten Bereich, z. B. 55/72 Korrekte
und	M3	Merkmalskontrast im Anlaut, z. B. NANT - DANT
M3=M4=M5	M4	Merkmalskontrast im Auslaut, z. B. HUUS - HUUL
	M5	Merkmal: Methathesen, z. B. MEEK - KEEM
	=	kein signifikanter Unterschied (p>0,05, exakter Fischer-Test)
dann	L1	Logogenkomponente 1= auditive Analyse
L1=P	P	Partiell beeinträchtigt
Logogendiagnose: Erklärender schriftlicher Befund		
Weil in Test 1 »*auditives Diskriminieren von Neologismenpaaren*« Leistungen im beeinträchtigten Bereich vorliegen, ohne daß die Reihenfolge der Phoneme einen Einfluß auf die Diskriminierungsleistung hat, wird eine *partielle Störung* der *auditiven Analyse* angenommen. Das Vorliegen eines Positionseffektes beim auditiven Diskriminieren würde dagegen eher auf eine Störung des auditiven Input-Buffers schließen lassen.		

Abbildung 2 Beispiel für die Auswertung (Wenn-Dann-Bedingung) und Erklärung der Logogendiagnose bei einem spezifischen Ergebnis im LeMo-Test 1: Auditives Diskriminieren von Neologismenpaaren

samt 152 Wenn-Dann-Bedingungen im LeMo-Handbuch trifft die computergestützte LeMo-PC-Version automatisierte Entscheidungen und erstellt einen schriftlichen beziehungsweise graphischen Befund. Dieser Textbefund *erklärt* das individuelle Leistungs- und Störungsmuster, sofern die Daten es erlauben, und stellt somit einen versprachlichten Zusammenhang zwischen den Ergebnissen und Funktionsständen der Komponenten/Routen im Modell dar.

Vom LeMo-Test zum funktionalen Störungsort

Nachfolgende Abbildung 3 faßt die wesentlichen Schritte zusammen, die bei einer LeMo-Diagnostik notwendig sind, sowohl für die Paper-and-pencil , als auch für die computergestützte Version von LeMo (PP, PC). *Unmittelbar* nach Durchführung eines LeMo-Tests kann die individuell ermittelte Anzahl korrekter beziehungsweise inkorrekter Reaktionen einem der drei Leistungsniveaus zugeordnet werden (vgl. auch Tabelle 3). Je nach individuellem Ergebnis und je nach LeMo-Test ist dann bereits eine eindeutige Aussage über den Funktionszustand einer oder mehrerer Komponente(n) im Modell möglich. Da auf jedem LeMo-Test-Protokollbogen selbsterklärend die kontrollierten (psycholinguistischen) Variablen kodiert worden sind, kann ebenfalls direkt nach Beendigung eines LeMo-Tests, ein möglicher Einfluß psycholinguistischer Variablen ein- beziehungsweise ausgeschlossen werden. Derartige Informationen werden auf dem sogenannten Ergebnisüberblick in LeMo zusammenfassend festgehalten (vgl. Abbildung 3, Schritt 1: *Ergebnis pro Test* und Schritt 2: *Leistungsniveau*).

Notwendige Leistungsvergleiche zur weiteren Eingrenzung des funktionalen Störungsortes, also zum Beispiel die Beobachtung einer klassischen Dissoziation, beziehungsweise statistisch signifikanter Unterschiede zwischen zwei LeMo-Tests, werden auf einer Dissoziationsmatrix in LeMo visualisiert (vgl. Abbildung 3, Schritt 3: *Test/Parametervergleiche*). Je nach individuellem Leistungs- und Störungsmuster kann dann der Funktionsstand einer oder mehrerer Komponenten und/ oder Verbindungen im Logogenmodell veranschaulicht oder in einem

Auswertungsschritte in LeMo: Vom LeMo - Test zum funktionalen Störungsort			
1. Ergebnis pro Test	**Protokollbögen**	Individuelle Anzahl korrekter bzw. inkorrekter Reaktionen für: Alle Testitems Itemsets (kontrollierte Parameter)	Optional: Fehler Klassifikation (z.B. Lexikalisierung, phon. Paraphasie)
2. Leistungsniveau	**Ergebnisüberblick**	Patientenspezifisches Leistungsniveau pro LeMo - Test: Normalbereich N	Beeinträchtigter Bereich B Ratebereich R
3. Test- / Parameter-vergleiche	**Statistik**	Individuelle Leistungsunterschiede zwischen Tests und Parametern: Klassische Dissoziation	Trend Dissoziation (Signifikanzniveau, p<.05, Fischer Test)
4. Modellbasierter Funktionsstand	**Graphischer Befund**	Patientenspezifisches Profil: Kein Hinweis auf Störung K Partielle Störung P	Schwere Störung S Nicht beurteilbar Nb
5. Logogendiagnose	**Schriftlicher Befund**	Modellbezogene Interpretation individueller Fähigkeiten: Prälexikalische Mustererkennung Lexikalische Verarbeitung Semantisches System	Lexikalischer Zugriff Segmentale Routen Arbeitsspeichersysteme

Abbildung 3 Auswertungsschritte in LeMo für die Paper-and-pencil- (PP) und computergestützte Version (PC)

Befund zusammengetragen werden. (vgl. Abbildung 3, Schritt 4: *Modellbasierter Funktionsstand*, Schritt 5: *Logogendiagnose*).

Therapeutische Konsequenzen

Zweifellos stellt die Untersuchung von Störungen bei der Verarbeitung von Sprache innerhalb des kognitiv orientierten neurolinguistischen Ansatzes eine hohe Anforderung an Sprachtherapeuten dar. Und immer häufiger entwickeln sie Arbeitshypothesen über die sprachlichen Fähigkeiten ihrer Patienten auf der Grundlage von psycholinguistischen Sprachverarbeitungsmodellen. Lange herrschte ein beträchtlicher Skeptizismus darüber, was psycholinguistische Modelle der Sprachverarbeitung einem sprachtherapeutischen Praktiker überhaupt beim Planen einer angemessenen Sprachtherapie bieten können (z. B. Caramazza, 1989; Wilson & Patterson, 1990). Schließlich wurden die Modelle ja nicht entwickelt, um Inhalte einer angemessenen Sprachtherapie zu planen oder diese gar zu erklären, sondern vielmehr, um Inhalte, das heißt Prozesse, die bei der gesunden Sprachverarbeitung eine Rolle spielen, in einer bestimmten Art und Weise greifbarer zu machen (Überblick z. B. in Caplan, 1992 und Hillis, 2002). Dennoch schien vielen Therapeuten und Forschern vor allem aus England, Italien und auch teilweise den USA die Einbettung ihrer therapeutischen Intervention in das Konzept und die Erkenntnisse derartiger Sprachverarbeitungsmodelle reizvoll (für Überblicke siehe: Howard & Hatfield, 1987; Seron & Deloche, 1989; Berndt & Mitchum, 1995; Riddoch & Humphreys, 1994). Kritiker argumentierten jedoch, daß theoretische Modelle bei der Entscheidung und Entwicklung therapeutischer Methoden so gut wie gar keine Rolle gespielt haben (Wilson & Patterson, 1990). Und, obwohl viele Autoren darauf verweisen, den Inhalt der Therapie auf der Grundlage von Informationsverarbeitungsmodellen geplant zu haben, bleibt bislang unklar, inwiefern diese Modelle auch Informationen über Lernvorgänge (vgl. Baddely, 1993) und über konkretes therapeutisches Handeln (vgl. Caramazza & Hillis, 1993; Hillis, 1993; Edmundson & McIntosh, 1995) beinhalten.

Dennoch, und immer wieder, haben zahlreiche Autoren deutlich gemacht, daß der einzig vernünftige Beginn einer sprachtherapeutischen Intervention die sorgfältige Identifizierung von *ge*störten und *un*gestörten sprachlich-kognitiven Funktionen ist (zum Überblick siehe z. B. Lesser & Milroy, 1993; Whitworth, Webster & Howard, 2005; Stadie & Schröder, 2008). Das schlägt sich auch in zahlreichen, überwiegend englischsprachigen Therapiestudien nieder, die die Wirksamkeit unterschiedlicher therapeutischer Procedere untersuchen (vgl. Whitworth et al., 2005) und in denen fast alle individuellen Leistungs- und Störungsmuster mit Hilfe eines mit LeMo vergleichbaren Meßinstrumentes in englischer Sprache, PALPA (Kay, Lesser & Coltheart, 1992) ermittelt wurden. Die Vor- und Nachteile der modellorientierten Diagnostik mit PALPA wurden ca. zehn Jahre nach dem Erscheinen von PALPA von unterschiedlichen Autoren in einer speziellen Ausgabe der Zeitschrift *Aphasiology* reflektiert. Nicht zuletzt spricht wohl auch der Eingang eines neuen Verbs in das Vokabular anglizistischer Sprachtherapeuten, nämlich *to palpa,* für den Erfolg dieser kognitiv orientierten Vorgehensweise bei der Bestimmung gestörter und erhaltener sprachlicher Funktionen (vgl. Code, 2004)!

Zusammenfassung

In der kognitiv orientierten Neurolinguistik wird angenommen, daß eine Hinschädigung zu identifizierbaren Störungsmustern unseres Sprachsystems führt, und daß diese auf der Grundlage eines Sprachverarbeitungsmodells interpretiert werden können. Dies ist nun mehr als eine Annahme, da in den letzten 25 Jahren eine hohe Anzahl von wissenschaftlichen Befunden den Nutzen und die Produktivität der kognitiv orientierten Herangehensweise gezeigt hat (vgl. Byng, Kay, Edmundson & Scott, 1990; Kay & Terry, 2004). Theorien zur Verarbeitung von Sprache liefern auf jeden Fall ein theoretisches Gerüst für das Nachdenken über Sprache und die Arten und Weisen, wie sie beeinträchtigt und möglicherweise auch behandelt werden können. Es ist dieses Gerüst, was uns in der Formulierung von klaren und logischen Fragestellungen über die Sprachstörung leiten kann. Zum Beispiel:

1) Welche Teilleistungen eines Verarbeitungsprozesses im Logogenmodell sind gestört und/oder erhalten? (Zum Beispiel: Ist die Störung beim Lesesinnverständnis durch prä-lexikalische, lexikalische, oder semantische Störung(en) verursacht?)
2) Liegen Leistungsdissoziationen vor? (Zum Beispiel zwischen dem mündlichen und schriftlichen Bildbenennen, zwischen dem auditiven und visuellen Wort-Bild-Zuordnen?)
3) Zeigen sich parameterspezifische Leistungsunterschiede? (Zum Beispiel zwischen hoch- und niedrigfrequenten Wörtern, zwischen regelmäßigen und unregelmäßigen Wörtern?)
4) Welche Fehlertypen liegen vor? (Zum Beispiel Lexikalisierungen beim Schreiben nach Diktat von Neologismen beziehungsweise se-

mantische, phonologische, graphematische Paraphasien, -lexien, graphien?).

Mit LeMo können hierzu theoriegeleitete Antworten erbracht werden, und zwar für jeden einzelnen Patienten mit Aphasie, Dyslexie und Dysgraphie bei der Verarbeitung von Wörtern. Dadurch wird eine gezielte Therapieplanung für die Behandlung und Evaluation von Wortverarbeitungsstörungen möglich.

> »what comes out of a test battery is, in large part, determined by what went into the construction of that battery« (John C. Marshall, Vorwort im Handbuch von LeMo, 2004)

LeMo Steckbrief		
Einsatzbereich	Klinische Diagnostik von Wortverarbeitungsstörungen, Gezielte Therapieableitung, Kognitiv neurolinguistische Forschung	
Zielgruppe	Erwachsene mit erworbener Hirnschädigung	
Nutzer	Sprachtherapeuten (Logopäden, Patholinguisten, klinische Linguisten Sprachheilpädagogen)	
Bestandteile	1 Handbuch	Erläuterung des theoretischen Hintergrunds: Teststruktur und Variablen, Auswertung und Diagnosefindung
	33 Protokollbögen	Durchführung und Registrierung von Reaktionen ohne Computer
	1 CD	Computergestützte Darbietung, Auswertung, Interpretation der Daten sowie für die automatische Erstellung eines Textbefundes
	5 Bände mit Items	Visuelle Präsentation in LeMo-Tests
Bearbeitungsdauer	5 Minuten – Ende offen; jeder LeMo-Test kann separat durchgeführt und ausgewertet werden	
Internet	www.lemo-diagnostik.de	

Literatur

Aichert, I. & Kiermeier, S. (2005) Neue Wege in der Aphasiediagnostik. LeMo – ein modellorientiertes Diagnostikverfahren. *Forum Logopädie, 19,* 12-19.

Baddely, A, (1993) A theory of rehabilitation without a model of learning is a vehicle without an engine: A comment on Caramazza and Hillis. *Neuropsychological Rehabilitation, 3,* 235-244.

Baron, R. W. & Strawson, C. (1976) Use of orthographic and word-specific knowledge in reading words aloud. *Journal of Experimental Psychology: Human Perception and Performance, 2,* 386-393.

Bruce, V. & Young, A.W. (1986) Understanding face recognition. *British Journal of Psychology, 77,* 305-327.

Byng, S., Kay, J., Edmundson, A. & Scott, C. (1990) Aphasia tests reconsidered. *Aphasiology, 4,* 67-91.

Caplan, D. (1992) *Language: Structure, Processing, and Disorders.* Cambridge: MIT Press.

Caramazza, A. & Hillis, A. E. (1993) For a theory of remediation of cognitive deficits. *Neuropsychological Rehabilitation, 3,* 217-234.

Caramazza, A. & McCloskey, M. (1988) The case for single-patient studies. *Cognitive Neuropsychology, 5,* 517-528.

Caramazza, A. (1989) Cognitive neuropsychology and rehabilitation: An unfulfilled promise? In: Seron, X. & Deloche, G. (eds.) *Cognitive Neuropsychology and Cognitive Rehabilitation.* Hillsdale: Erlbaum. 383-398

Cholewa, J., Tabatabaie, S., Stadie, N. & De Bleser, R. (1994) Das Programm PHONO: Ein automatisiertes Verfahren zur Analyse expressiver phonologischer Fehlleistungen. *Neurolinguistik, 8,* 27-40.

Code, C. (2004) Editorial. *Aphasiology, 2,* 75-76.

Coltheart, M. (1999) Modularity and cognition. *Trends in Cognitive Science, 3,* 115-120.

Coltheart, M. (2000) Assumptions and methods in cognitive neuropsychology. In: Rapp, B. (ed.) *The Handbook of Cognitive Neuropsychology. What Deficits Reveal about the Brain.* Ann Harbor: Edwards.

Coltheart, M. (1978) Lexical access in simple reading tasks. In: Underwood, B. (ed.) *Strategies of Information Processing.* London: Academic Press. 151-215.

Coltheart, M., Patterson, K. E. & Marshall, J. (1980) *Deep Dyslexia.* London: Routledge & Kegan Paul.

De Bleser, R., Cholewa, J., Stadie, N. & Tabatabaie, S. (1997) LeMo, an expert system for single case assessment of word processing impairments in aphasic patients. *Psychological Rehabilitation, 7,* 339-366.

De Bleser, R., Cholewa, J., Stadie, N. & Tabatabaie, S. (2004) *LEMO Lexikon modellorientiert. Einzelfalldiagnostik bei Aphasie, Dyslexie und Dysgraphie.* München: Elsevier, Urban & Fischer.

Edmundson, A. & McIntosh, J. (1995) Cognitive Neuropsychology and aphasia therapy: Putting theory into practice. In: Code, C. & Miller, D. (eds.) *The Treatment of Aphasia: From Theory to Practice.* London: Whurr.

Ellis, A.W. & Young, A. W. (1996) *Human Cognitive Neuropsychology: A Textbook with Readings.* Hove: Erlbaum, Taylor & Francis

Fodor, J. A. (1983) *The modularity of Mind.* Cambridge: MIT Press.

Hillis, A. (1993) The role of models of language processing in rehabilitation of language impairments. *Aphasiology, 7,* 5-26.

Hillis, A. E. (ed.) (2002) *The Handbook of Adult Language Disorders. Integrating Cognitive Neuropsychology, Neurology, and Rehabilitation.* New York: Taylor and Francis, Psychology Press.

Howard, D. & Hatfield, F. (1987) *Aphasia Therapy. Historical and Contemporary Issues.* Hove: Erlbaum.

Kay, J. & Terry, R. (2004) Review. Ten years on: Lessons learned from published studies that cite the PALPA. *Aphasiology, 18,* 127-151.

Kay, J., Lesser, R. & Coltheart, M. (1992) *PALPA: Psycholinguistic Assessment of Language Processing in Aphasia.* Hove: Erlbaum.

Kluge, F. (1989) *Etymologisches Wörterbuch der deutschen Sprache.* Berlin: de Gruyter.

Lesser, R. & Milroy, L. (1993) *Linguistics and Aphasia: Psycholinguistic and Pragmatic Aspects of Intervention.* London: Longman.

Marlson-Wislon, M. (1990) Activation, competition and frequency in lexical access. In: Altman, G. T. M. (ed.). *Cognitive Models of Speech Processing. Psycholinguistic and Computational Perspectives.* Cambridge: MIT Press. 148-172.

Marr, D. (1982) *Vision. A Computational Investigation into the Human Representation and Processing of Visual Information.* New York: Freeman.

Marshall, J. C. & Newcombe, F. (1966) Syntactic and semantic errors in paralexia. *Neuropsychologia, 4,* 169-176.

Marshall, J. C. (1984) Towards a rational taxonomy of the acquired dyslexias. In: Malatesha, R. N. & Whitaker, H. A. (eds.) *Dyslexia: A Global Issue.* The Hague: Nijhoff.

Marshall, J. C. & Newcombe, F. (1973) Patterns of paralexia: A psycholinguistic approach. *Journal of Psycholinguistic Research, 2,* 175-199.

McCloseky, M., Caramazza, A. & Basili, A. (1985) Cognitive mechanisms in number processing and calculation: Evidence from dyscalculia. *Brain and Cognition, 17,* 154-203S.

Morton, J. (1970) A functional model for memory. In: Norman, D. A. (ed.) *Models of Human Memory.* New York: Academic Press.

Nickels, L. (2005) Tried, tested and trusted? Language assessment for rehabilitation. In: Halligan, P. W. & Wade, D. T. (eds.) *The Effectiveness of Rehabilitation for Cognitive Deficits.* Oxford: University Press. 169-184.

Patterson, K. E., Marshall, J. C. & Coltheart, M. (1985) *Surface Dyslexia.* London: Erlbaum.

Patterson, K. E. (1988) Acquired disorders of spelling. In: Denes, G., Semenza, C. & Bissiachi, P. (eds.) *Perspectives on Cognitive Neuropsychology.* London: Erlbaum

Patterson, K. E., Marshall, J. C. & Coltheart, M. (1985) *Surface Dyslexia: Neuropsychological and Cognitive Studies of Phonological Reading.* London: Erlbaum.

Rapp, B. (2000) *The Handbook of Cognitive Neuropsychology. What Deficits Reveal about the Brain.* Ann Harbor: Edwards.

Riddoch, M. J. & Humphreys, G. W. (1987) Picture naming. In: Riddoch, M. J. & Humphreys, G. (eds.) *Visual Object Processing: A Cognitive Neuropsychological Approach.* London: Erlbaum.

Riddoch, M. J. & Humphreys, G .W. (1993) *BORB: Birmingham Object Recognition Battery.* Hove: Erlbaum.

Rips, L. J., Shoben, E. J. & Smith, E. E. (1973) Semantic distance and the verification of semantic relations. *Journal of Verbal Learning and Verbal Behaviour, 12,* 1-20.

Rosch, E. & Mervis, C. B. (1975) Family resemblance: Studies in the internal structure of categories. *Cognitive Neuropsychology, 7,* 573-605.

Saffran, E. M. (1982) Neuropsychological approaches to the study of Language. *British Journal of Psychology, 73,* 317-337.

Seron, X. & Deloche, G. (1989) *Cognitive Neuropsychology and Cognitive Rehabilitation.* Hillsdale: Erlbaum.

Shallice, T. (1988) *From Neuropsychology to Mental Structure.* Cambridge: University Press.

Stadie, N. & Rilling, E. (2006) Evaluation of lexically and nonlexically based reading treatment in a deep dyslexic. *Cognitive Neuropsychology, 23,* 643-672.

Stadie, N., De Bleser, R., Cholewa, J. & Tabatabaie, S. (1994) Das neurolinguistische Expertensystem LeMo: I Theoretischer Rahmen und Konstruktionsmerkmale des Testteils LEXIKON. *Neurolinguistik, 8,* 1-25.

Stadie, N. & Schröder, A. (2008) *Kognitiv orientierte Sprachtherapie. Methoden, Material und Evaluation für Aphasie, Dyslexie und Dysgraphie.* München: Elsevier, Urban & Fischer.

Tyler, L. K. & Marlson-Wilson, M. (1982) Speech comprehension processes. In: Mehler, J., Walker, E. & Garrett, M. (eds.) *Perspectives on Mental Representations.* Hillsdale: Erlbaum.

Vish-Brink, E. G., Stronks, D. L. & Denes, G. (2005) *De Semantische Associatie Test.* Amsterdam: Harcourt.

Wilson, B. & Patterson, K. E. (1990) Rehabilitation for cognitive impairments: Does cognitive psychology apply? *Applied Psychology, 4,* 247-260.

4. Pragmatisch-funktionale Methoden der Aphasiediagnostik

Ernst G. de Langen

Reha-Zentrum Passauer Wolf, Bad Griesbach
Universität Potsdam – Institut für Linguistik

Einleitung

»Aphasics communicate better than they speak« (Feyereisen, 1991). Wenn diese, zunächst paradox wirkende Aussage zutreffend ist, dann stellt sich zwangsläufig die Frage, mit welchen Methoden wir eine solche Beobachtung objektivieren können. Anscheinend kann ›sprechen‹ nicht mit ›kommunizieren‹ gleichgesetzt werden. Wenn das Sprechen durch eine Aphasie beeinträchtigt ist, die Betroffenen aber in ihrer Kommunikation besser eingeschätzt werden, dann muß Kommunikation also mehr als Sprechen ausmachen.

Wenn wir uns gängige Kommunikationsmodelle (z. B. Heinemann, 1976; Urban, 1977) anschauen, dann sehen wir mehrere Aspekte, die in einem Sprachverarbeitungs- oder Sprachproduktionsmodell keine Berücksichtigung finden, weil letztere meistens entweder nur den Hörer oder nur den Sprecher berücksichtigen, auf jeden Fall nicht deren Interaktion. Kommunikationsmodelle implizieren immer sowohl den Hörer als auch den Sprecher, die zum Beispiel über vergleichbare Sprachkodes oder über ähnliche Sozialisationshintergründe verfügen können. Daraus ergeben sich für die zwischenmenschliche Kommunikation Sprachhandlungssituationen, die je nach Aktanten, Umgebung und Gegenstand der Kommunikation sehr unterschiedlich sein können. Wenn

Sprachtherapeuten Aphasiker untersuchen, haben sie in der Regel keinen oder nur einen geringen gemeinsamen Sozialisationshintergrund. Kommunikationsmodelle berücksichtigen außerdem – im Gegensatz zu Sprachverarbeitungs- oder Sprachproduktionsmodellen – nonverbale Aspekte der Kommunikation, wie zum Beispiel Gestik, Mimik, Pantomimik, Körperkontakt, räumliche Nähe oder besondere Aspekte der Umgebung.

Der substantielle Unterschied zwischen ›sprechen‹, wie dies in der Sprachdiagnostik gemessen wird, und ›kommunizieren‹ ist der wesentliche Grund für die Feststellung, die Martha Taylor bereits 1965 getroffen hat:

> The linguist has long recognized that spoken language produced in natural situations is markedly different in its linguistic characteristics from that language which is elicited through questioning or testing.

In der klassischen neurolinguistischen Diagnostik wird die Produktion oder das Verstehen von Sprache meistens jenseits von natürlichen oder alltagsbezogenen Situationen untersucht. Explizit deutlich wird dies im Token Test (de Renzi & Vignolo, 1962), der weltweit als Ausleseund Schweregradtest bei Aphasien eingesetzt wird. Cohen, Kelter, Engel, List & Strohner (1976) charakterisieren den Token Test folgendermaßen:

> Er erfaßt im wesentlichen einen allgemeinen Faktor sprachlicher Kommunikationsfähigkeit, [...] sprachlich mit nur geringer Redundanz vorgetragene Information schnell zu verarbeiten und dabei bestimmte Aspekte der jeweiligen Situation, die weder durch die Alltagserfahrung noch durch die Strukturierung des Reizmaterials besonders hervorgehoben sind, gedanklich zu isolieren und damit klassifikatorisch zu erfassen.

In der Alltagskommunikation dagegen spielen aber Alltagserfahrung, Redundanz, Situation und Strukturierung des Reizmaterials sehr wohl eine bedeutsame Rolle. Auch bei der Konstruktion des Aachener Aphasie Tests (Huber, Poeck, Weniger & Willmes., 1993) wurde bewußt auf kommunikationssituative Elemente verzichtet. So schreiben Willmes & Poeck (1984):

In vielen Test sind die Aufgaben zum Sprachverständnis unverhältnismäßig leicht. Sie bestehen aus wenigen, einfachen Aufforderungen, die der Patient oft durch das Verstehen von Schlüsselwörtern ausführen kann. Derartige Aufgaben besitzen nur eine geringe Konstruktvalidität, d. h., sie messen nicht nur das Sprachverständnis, sondern auch die Fähigkeit, in einer Situation die richtige Schlußfolgerung zu ziehen.

Aufgrund des Ausschlusses kommunikationsrelevanter Elemente in der neurolinguistischen Aphasiediagnostik ist es im klinischen Alltag üblich geworden, zwischen einem testbezogenen auditiven Sprachverständnis und einem geschätzten situativen auditiven Sprachverständnis zu unterscheiden.

Mittlerweile zeichnet sich in der Aphasiediagnostik eine methodische Dreiteilung ab (de Langen, 2003). Auf der Ebene der formalen Diagnostik der gestörten Sprache unterscheiden wir zwischen einem – relativ theoriefreien – neurolinguistisch-deskriptiven Ansatz, der unter anderem eine Syndromdiagnostik beinhaltet (siehe Kapitel 2) und einem theorie- beziehungsweise modellorientierten kognitiv-neurolinguistischen Ansatz (siehe Kapitel 3), der die den Symptomen zugrundeliegenden Ursachen klären soll. Denen gegenüber steht der pragmatisch-funktionale Ansatz. Diese Art der Diagnostik beinhaltet die Untersuchung von Aphasikern, wie diese bei Aktivitäten des täglichen Lebens sprachlich funktionsfähig beziehungsweise in der sprachlichen Kommunikation auf fremde Hilfe angewiesen sind. Dabei steht die jeweils typische Ausprägung der Aphasie und deren Ursache im Hintergrund. Funktionale Diagnostik bedeutet deshalb nicht die Untersuchung der funktionalen Läsion im kognitiven Modell, sondern bezieht sich auf die funktionalen Aspekte der alltagsnahen Kommunikation.

Pragmatisch-funktionale Aphasiediagnostik

Die pragmatisch-funktionale Aphasiediagnostik ist aus verschiedenen Gründen relevant. Die Weltgesundheitsorganisation WHO verabschiedete 2001 die »International Classification of Functioning, Disability and Health« (ICF) mit dem Ziel, auch die sozialen Aspekte einer Erkrankung oder Ausfallserscheinung gebührend zu beleuchten. Dieses Klassifikationsschema ist die Weiterentwicklung der 1980 von der WHO herausgegebenen »International Classification of Impairment, Disability, and Handicap« (ICIDH), deren Ziel es ist, im klinischen Alltag eine empfindlichere und umfassendere Bewertung der individuellen (gesundheitlichen) Probleme zu sichern sowie eine kritischere Einschätzung der Betreuungswirksamkeit zu ermöglichen. Dabei steht ›Impairment‹ für die objektive Störungsebene, ›Disability‹ für die individuelle aus der Störung resultierende Funktionseinschränkung im Alltag und ›Handicap‹ für die Behinderung, die ein Patient dadurch im beruflichen und/oder sozialen Leben erfährt. Ein wesentliches Element der ICF ist es, die Teilhabe an bestimmten Lebensbereichen eines Patienten genauer zu beschreiben. Für Patienten mit Aphasie bedeutet dies eine Bestandsaufnahme ihrer kommunikativen Situation in ihren jeweils persönlichen Lebensbereichen. Dies kann die formale Aphasiediagnostik aus verschiedenen Gründen nicht leisten (Roß & Wertz, 1999). Roß und Wertz führten eine größere Studie durch, in der sie die Messung mit formal-neurolinguistischen und pragmatisch-funktionalen Diagnostikverfahren bei 22 Aphasikern hinsichtlich des Schweregrades und des Ausmaßes der Verbesserung im Verlauf miteinander verglichen. Die wichtigsten Ergebnisse dieser Untersuchung waren folgende Feststellungen:

1. Das Ergebnis eines Impairment-Measure ist prädiktiv für das Ergebnis eines anderen Impairment-Measure und eines Disability-Measure, wenn es um den Schweregrad der aphasischen Störung geht.
2. Wenn es um die Messung der Veränderung des Schweregrades geht, sind die Ergebnisse der Impairment-Measures nicht gegenseitig prädiktiv. Auch sind die Ergebnisse des Impairment-Measure nicht auf das Disability-Measure übertragbar.
3. Veränderungen im Schweregrad in den Impairment-Measures beziehungsweise in den Disability-Measures sind nicht prädiktiv hinsichtlich der wahrnehmbaren sozial relevanten Veränderungen der Aphasie.

Der letzte Punkt betrifft die Ebene der Integrationsstörung (auch Handicap beziehungsweise Participation genannt), die zum Teil mit Instrumenten zur Messung der Lebensqualität evaluiert wird. Dazu laufen zur Zeit in Deutschland Versuche, ein valides Untersuchungsverfahren zu entwickeln, das sich für hirngeschädigte Patienten eignet (Hütter, Karlowsky & Brügmann, 2002). Ein solches lebensqualitätsbezogenes Meßinstrument, das sich speziell für Aphasiker eignet, befindet sich ebenfalls in Entwicklung (Engell, Hütter, Willmes & Huber, 2003).

Weiter zeichnet sich innerhalb der Aphasiologie eine zunehmende Tendenz zum Einsatz von pragmatisch-funktionalen und alltagsorientierten Therapiemethoden ab. Zur Evaluation der Therapie von solchermaßen behandelten Patienten und für entsprechende Wirksamkeitsstudien werden – neben den bisher vorhandenen störungsbezogenen Meßinstrumenten – auch Untersuchungsverfahren benötigt, die die Alltagskommunikation von Aphasikern auf der Disability-Ebene fokussieren. Schließlich gibt es einen gesundheitspolitischen Grund. Um im Verteilungskampf der verfügbaren Ressourcen im Gesundheitssystem zu bestehen, werden evidenzbasierte Therapiemethoden benötigt, deren Effektivität sich auf einer funktionalen Skala nachweisen läßt, die eine ökologische Validität hinsichtlich der Vorhersage von Reintegration in die Gesellschaft und gegebenenfalls in den Beruf vorweisen kann. Dies könnte möglicherweise in Zukunft auch für das System der Pflegeversicherung von Bedeutung sein. Dieser Aspekt mag zur Zeit in Deutschland zwar noch nicht so aktuell sein, er könnte es aber bei der derzeitigen demographischen Entwicklung durchaus werden. In einem Land wie den USA, das über ein anderes Versicherungssystem verfügt, formulierte ein Vertreter der Kostenträgerseite die Bedeutung der funktionalen Diagnostik aus seiner Sicht folgendermaßen:

> I'm paying you to maximize the patient's independence. I want a quantitative measure of a qualitative product (i.e, rehabilitation). I want to know how many points on a functional scale I can get for the money. If an other provider can give me more points on a scale after the same treatment time, I'll buy from them. I'm a buyer. I want to get more for my money. (Adamzyk, 1991).

Die Methoden der pragmatisch-funktionalen Diagnostik, wie diese zum Beispiel in den angelsächsischen Ländern und in den Niederlanden entwickelt wurden, haben sich bislang in der deutschsprachigen Aphasiologie noch nicht etablieren können. Eine formale Notwendigkeit zur Anwendung solcher Methoden besteht bisher noch nicht, dennoch sollte die intrinsische Motivation von Aphasietherapeuten, die tatsächliche Qualität ihres Handelns kontrollieren oder die Effektivität bestimmter Therapieansätze valide prüfen zu wollen, eigentlich ausreichen, sich solcher Methoden anzunehmen. Allerdings fehlt es zur Zeit noch an veröffentlichten und somit für jeden frei zugänglichen Untersuchungsmaterialien. Eine Änderung dieser Situation ist aber absehbar, weil sich mittlerweile auch deutsche Testverlage für diese Thematik interessieren.

Bei den bislang verfügbaren beziehungsweise in der Literatur beschriebenen Methoden und Materialien der pragmatisch-funktionalen Aphasiediagnostik kann im wesentlichen zwischen vier verschiedenen Ansätzen unterschieden werden:

1. Die Messung der Leistung bei Aktivitäten des alltäglichen Lebens (ADL), bei der die Kommunikation in Bezug auf den Bedarf an benötigten Hilfestellungen gemessen wird.
2. Die Messung der funktionalen Kommunikation im standardisierten Interview mit differenzierten Beurteilungsskalen.
3. Der direkte Test der Alltagskommunikation im Quasi-Rollenspiel.
4. Die Fremdbeurteilung durch Angehörige mittels Fragebogen.

Diese methodischen Ansätze sollen in den nachfolgenden Abschnitten anhand von konkreten Beispielen vorgestellt und kritisch diskutiert werden.

ADL-Messung der Selbständigkeit

Ein Beispiel für die Erhebung der Leistungsfähigkeit bei Aktivitäten des täglichen Lebens (ADL) ist das seit 1987 weltweit am weitesten verbreitete Instrument in der Rehabilitation unterschiedlicher Indikationen, der Functional Independence Measure (FIM). Eine ausführliche

Darstellung der deutschen Fassung, die seit 1990 Verwendung findet, gibt es von de Langen, Frommelt, Wiedmann & Amann (1995). Der FIM ist ein funktionales Untersuchungsverfahren, das insgesamt 18 Items umfaßt und die Selbständigkeit bei Aktivitäten des täglichen Lebens sowohl in motorischen als auch in kognitiven Bereichen erfassen soll. Der Index wurde nicht speziell für die neurologische Rehabilitation entwickelt, sondern für eine Vielzahl von Indikationen im rehabilitativen Bereich. Die Erhebung umfaßt folgende Bereiche: Selbstversorgung (sechs Items), Kontinenz (zwei Items), Transfers (drei Items), Fortbewegung (zwei Items), Kommunikation (zwei Items) und kognitive Fähigkeiten (drei Items). Der Patient wird beim FIM anhand von in semi-standardisierter Form zu prüfenden Alltagsaktivitäten auf einer siebenstufigen Skala in Hinblick auf das Ausmaß seines Bedarfs an Hilfestellungen beurteilt. Die Skala reicht von der Einstufung ›völlige Selbständigkeit‹ (Skalenwert 7) bis zu ›totale Hilfestellung‹ (Skalenwert 1). Die Beurteilungskriterien sind für jedes Item einzeln operationalisiert und in einem Manual festgelegt. Außerdem stehen für die Anwender Trainingsvideos zur Verfügung. Diese Form der funktionalen Diagnostik stellt die höchsten Anforderungen an die Beurteilungskompetenz des Untersuchers, weil die Kriterien zwar operationalisiert sind, aber nur nach einem intensiven Ratertraining zuverlässig, das heißt reliabel beherrschbar sind. Zu den teststatistischen Kennwerten des FIM gibt es weltweit zahlreiche Publikationen, insbesondere wurden auch die beiden Items Kommunikation (Verstehen und Ausdruck, jeweils in der Laut- und in der Schriftsprache) hinsichtlich der Interraterreliabilität eingehend untersucht. Adamovich (1992) zeigte in einer Studie, in der die Beurteilungen der sprachlichen Leistungsfähigkeit bei semistandardisierten Alltagssituationen von Rehabilitationskrankenschwestern und von Sprachtherapeuten miteinander verglichen werden, daß es auch bei entsprechend gut trainierten Berufsgruppen mit eigens für dieses Rating akkreditierten Beurteilern zu unterschiedlichen Skalierungen kommen kann. Während das Rating bei rechtshemisphärischen Patienten mit relativ leichten Kommunikationsstörungen eine recht gute Übereinstimmung zwischen beiden Beurteilergruppen zeigte, divergierten die Beurteilungen bei den stärker gestörten linkshemisphärischen Patienten erheblich, wobei die Sprachtherapeuten eine durchgängig niedrigere Bewertung abgaben. In der Analyse der Ergebnisse konnte Adamovich zeigen, daß sowohl der Rahmen für die Untersuchungssituationen als auch die Beurteilungskriterien angeblich einen Interpretationsspielraum aufweisen, was bei einem solchen Verfahren eigentlich nicht sein darf. Auch hatten die Sprachtherapeuten ein Problem, sich in ihrem Urteil nicht von den von ihnen erhobenen Ergebnissen bei formalen Aphasietests beeinflussen zu lassen, als könne es eben nicht sein, daß der Patient besser kommuniziert als er spricht.

Ein Vergleich der Schweregradmessung mit formalen Testverfahren und dem FIM (zum Beispiel Token Test versus FIM) wurde bislang nicht durchgeführt. Der FIM ist zwar grundsätzlich ein einfaches und brauchbares Meßinstrument zur globalen Erfassung von Rehabilitationseffekten, das amerikanische Prinzip für solche Verfahren, ›KISS‹ (keep it simply stupid), verführt aber anscheinend auch zu der Handlungsweise ›quick and dirty‹. Das eigentliche Problem beim FIM ist jedoch ein methodisches Problem. Neben der Frage, inwiefern die Bildung von Summen aus ungewichteten Einzelscores ein statistisch zulässiges Verfahren darstellt, muß diskutiert werden, ob aus solchen Summenscores Rückschlüsse auf das tatsächliche Ausmaß der Hilfsbedürftigkeit gezogen werden dürfen. Dies gilt sowohl für die individuelle Verlaufsmessung als auch für den interindividuellen Vergleich innerhalb von Stichproben. In einer Einzelitemanalyse von FIM-Daten (de Langen, 1995) konnte gezeigt werden, daß, wenn zum Beispiel Patient A und Patient B mit einem Aufnahmegesamtscore im FIM von jeweils 60 (maximal 126) Punkten ihre Rehabilitationsmaßnahme antreten und diese nach acht Wochen jeweils mit einem Entlassungsgesamtscore von 100 Punkten beenden, beide dadurch, gemäß der Formel ›Effizienz ist der Zuwachs im Gesamtscore geteilt durch die Aufenthaltsdauer in Tagen‹, einen Effizienzscore von 40:56=0,71 erzielt haben. Wenn nun aber für diese Patienten das Ausmaß an Selbständigkeit pro Item gemäß den Hauptbeurteilungskategorien ›selbständig‹, ›eingeschränkt unselbständig‹ und ›völlig unselbständig‹ festgelegt wird, ergeben sich für die

Aufnahme und Entlassung jeweils erheblich entgegengesetzte Selbständigkeitsprofile. Weder der Gesamtscore noch das Grobprofil läßt zuverlässige Rückschlüsse auf die tatsächliche Hilfsbedürftigkeit beziehungsweise auf die funktionale Selbständigkeit zu. Diese lassen sich nur aus einer differenzierten Einzelitemanalyse ermitteln. Besonders die Mischung von motorischen und kognitiven Items in einem einzigen Summenscore hat sich als Quelle für Fehlbeurteilungen bezüglich der vermeintlichen Selbständigkeit der Patienten erwiesen.

Standardisiertes Interview

Eine weitere Methode der pragmatisch-funktionalen Aphasiediagnostik ist die Messung der funktionalen Kommunikation im Rahmen eines standardisierten Interviews mittels spezieller Beurteilungsskalen. Diese Vorgehensweise ist den meisten Sprachtherapeuten im deutschsprachigen Raum durch das semi-standardisierte Interview im AAT vertraut. Die Bewertung der produzierten Spontansprache erfolgt dabei überwiegend durch neurolinguistisch definierte Kriterien, die insbesondere die sprachlichen Strukturebenen betreffen. Aspekte der nonverbalen Kommunikation bleiben dabei unberücksichtigt.

Ein anderes, auch speziell auf den Bereich Aphasie abgestimmtes Verfahren zur Erhebung der spontansprachlichen Leistung in Form eines Interviews stellt das ›Assessment of Communicative Skills Interview‹ (ACSI) dar (Herrmann, 1987; Herrmann, Koch, Johannsen-Horbach & Wallesch, 1989). Das Interview ist im Gegensatz zum AAT, bei dem eine semi-standardisierte Durchführung zu vier Themenbereichen erfolgt, standardisiert und umfaßt 20 Fragen mit insgesamt drei Fragetypen. So gibt es Ja/Nein-Fragen (n=5), zum Beispiel »Sind Sie verheiratet?«, W-Fragen (n=7), zum Beispiel »Wann stehen Sie normalerweise auf?«, und Erzählaufforderungen (n=8), zum Beispiel »Erzählen Sie mir doch bitte, was Sie morgens zum Frühstück zu sich nehmen.« Die Beurteilung der Kommunikationsfähigkeit erfolgt anhand zweier Skalen: Zum einen wird auf einer fünfstufigen Skala die kommunikative Beeinträchtigung eingeschätzt, zum anderen werden die Kommunikationsstrategien des Patienten auf einer siebenstufigen Skala bewertet. Eine Rating-Studie (Herrmann et al., 1989) wurde bei einer Gruppe von 20 Patienten durchgeführt, das Verfahren ist somit noch kein psychometrisch abgesichertes Instrument. ACSI mißt die kommunikative Kompetenz unter Einbeziehung der kompensatorischen Strategien des Patienten, das heißt, es werden nicht nur die verbalen Strategien bewertet, sondern es werden gleichwohl die para- und nonverbalen Kompensationsmöglichkeiten des Patienten bei der Auswertung berücksichtigt. Ausgangspunkt für die Studie war die Feststellung, daß nicht-flüssige Aphasiker besser kommunizieren als sie sprechen, das heißt, daß es wohl vor allem das nonverbale beziehungsweise paralinguale Verhalten des Patienten ist, wodurch sie trotz sprachlicher Defizite zum Teil eine erfolgreiche Interaktion mit dem Gesprächspartner erreichen können. Ein Vergleich der erzielten Ratings mit den Ergebnissen im Token Test ergab eine Korrelation von 0,17, was ein Indiz dafür ist, daß der Token Test neben seiner Funktion als Auslesetest und Gradmesser für die sprachliche Beeinträchtigung wohl eher kein Indikator für die kommunikative Kompetenz sein kann. Auch die Korrelationskoeffizienten zwischen ACSI und den Untertests des AAT waren durchgängig sehr niedrig.

Der methodische Ansatz des ACSI scheint sehr interessant, weil der Untersucher im Rahmen der Verhaltensbeobachtung und einschätzung relativ viele Informationen erhält, die zum Beispiel in einer pragmatisch orientierten Aphasietherapie genutzt werden können. Wer aber die Tükken der Bewertung der Spontansprache im AAT kennt, weiß, wie schwierig es ist, definierte operationale Bewertungskriterien so sicher zu handhaben, daß eine hohe Interraterreliabilität erreicht werden kann. ACSI könnte ein attraktives Diagnostikinstrument sein, vielseitig, aber auch zeitintensiv. Eine Validierungs- und Normierungsstudie müßte das Verfahren erst absichern, bevor dessen Einsatz als Instrument der Primär- und Evaluationsdiagnostik im klinischen Alltag als gerechtfertigt und zweckmäßig gelten dürfte.

Test der Alltagskommunikation

Ein direkter Test der Alltagskommunikation mit zwei Parallelversionen, der psychometrisch voll abgesichert ist, ist der Amsterdam-Nijmegen Everyday Language Test (ANELT) (Blomert, Schokker & Kean, 1995), der bislang nur in den Niederlanden standardmäßig im Einsatz ist. Dieser Test wurde nach seiner Normierung bei niederländischen Patienten ins Deutsche übersetzt und anschließend im Rahmen einer multizentrischen Normierungsstudie auch bei deutschsprachigen Patienten eingesetzt. Seit 1995 liegt eine gemeinsame niederländisch-deutsche Normierungsstichprobe vor, bei der für die ANELT-Version I 465 Patienten und für die ANELT-Version II 473 Patienten untersucht wurden. Die zwei Parallelversionen des Tests wurden konstruiert, damit bei der Eingangsdiagnostik und der abschließenden Evaluationsdiagnostik eine Untersuchung mit jeweils unterschiedlichen Items möglich ist. Die Parallelität der beiden Versionen war in der Normierungsstichprobe so hoch, daß diese mit gleicher Güte die Alltagskommunikation überprüfen können. Eine sehr ausführliche Handanweisung, die auch in die Methodik der Auswertung einführt und eine psychometrische Einordnung der Ergebnisse erlaubt, liegt bislang nur auf niederländisch vor, eine Übersetzung ins Deutsche sowie eine Veröffentlichung steht bevor.

Der ANELT untersucht die verbale Kommunikationsfähigkeit im Rahmen eines hypothetischen und eindimensionalen Rollenspiels (Quasi-Rollenspiel) und berücksichtigt bei der Auswertung ausschließlich die lautsprachliche Produktion. Der Untersucher bittet den Patienten mittels einer verbalen Instruktion, sich in die in der Instruktion dargestellten alltäglichen Situation hineinzuversetzen und dann entsprechend verbal zu reagieren. Die Instruktion lautet zum Beispiel »Sie haben einen Termin beim Arzt, aber es ist etwas dazwischen gekommen. Sie rufen ihn an. Was sagen Sie?«. Der Untersucher interveniert während der Reaktion des Patienten nicht, gibt also keine Hilfestellungen oder Rückmeldungen über Erfolg beziehungsweise Mißerfolg. Die sprachlichen Reaktionen des Patienten bei allen zehn Items einer der beiden Parallelversionen werden auf jeweils fünf Punkte umfassenden Skalen bewertet, zum einen die inhaltliche Verständlichkeit (A-Skala), zum anderen die auditive Verständlichkeit (B-Skala). Mit der A-Skala wird somit die sprachliche Adäquatheit der Äußerung und mit der B-Skala die phonetische Qualität der Äußerung beurteilt. Bei einem maximalen Punktwert von 5 pro Item beträgt die maximale Leistung pro Skala 50 Punkte. Die potentiellen Anwender sollten, bevor sie den ANELT als Diagnostikinstrument einsetzen, ein Ratertraining erhalten.

Blomert (1994) stellt in seinen Untersuchungen zum ANELT fest, daß der Token Test und die ANELT A-Skala den allgemeinen Schweregrad der Aphasie in vergleichbarer Weise messen. Seine Vergleichsstudie mit AAT und ANELT bei 330 Patienten ergab einen starken Zusammenhang zwischen dem Untertest Benennen im AAT mit der A-Skala des ANELT (0,82) und eine etwas geringere, aber auch noch starke Korrelation zwischen dem Token Test (0,67) beziehungsweise dem Sprachverständnis (0,66) mit der A-Skala des ANELT. Die Ergebnisse von Blomert (1994) bezüglich des Vergleichs zwischen AAT und ANELT konnten in einer Studie von Doesborgh, van de Sandt-Koenderman, Dippel, van Harskamp, Koudstaal & Visch-Brink (2001) nicht repliziert werden. Weder der Untertest Benennen im AAT noch der Boston Naming Test erwiesen sich als prädiktiv hinsichtlich der ANELT-A-Skala. Lediglich die Bewertung der semantischen Struktur auf der Grundlage des semi-standardisierten Interviews im AAT konnte das Ergebnis im ANELT einigermaßen vorhersagen (Doesborgh, van de Sandt-Koenderman, Dippel, van Harskamp, Koudstaal & Visch-Brink, 2002). Das Ausmaß der einzelnen linguistischen Defizite liefert also nicht immer zwangsläufig einen zuverlässigen Hinweis für das Ausmaß der Störung der verbalen Alltagskommunikation. Es ist eine grundsätzliche Frage, ob eine hohe Korrelation zwischen Token Test und ANELT überhaupt wünschenswert ist. Einerseits wünscht man sich diesen Zusammenhang als valides Außenkriterium, andererseits würde die – zunächst hypothetisch erwartete – Dissoziation zwischen Testung der Sprache und Testung der Alltagskommunikation vermuten lassen, daß es eine solche Korrelation nicht unbedingt geben muß, vorausgesetzt, daß die Behauptung, daß Aphasiker besser kommunizieren als sprechen, zutrifft. Dabei ist natürlich entscheidend, ob ein Test der Alltagskommunikation nur die verbale Information oder auch die nonverbale Information mißt.

Weiter führte Blomert (1994) eine Verlaufsstudie bei 87 Patienten durch, bei der die Rückbildung der Aphasie nach dem ersten Jahr gemessen wurde. Nur 37 Prozent der Patienten zeigten eine vergleichbare Verbesserung im Token Test und in der A-Skala des ANELT. Dagegen schnitten 39 Prozent auf der ANELT-A-Skala schlechter ab als im Token Test und 24 Prozent erreichten auf der A-Skala einen besseren Wert als im Token Test. Diese Ergebnisse zeigen, daß beide Tests sensitive Instrumente für die Messung von Veränderung sind. Obwohl beide Tests die Dimension des allgemeinen Schweregrads während der postakuten Phase messen, mißt jeder Test während der Verlaufsphase unterschiedliche Aspekte. Die beiden ANELT-Skalen sind nach Blomerts Meinung besonders sensitiv für qualitative Veränderungen des Symptomenkomplexes. Das in der Verlaufsstudie festgestellte dissoziative Muster führt zu folgendem Argument (Blomert, 1994): Der Token Test ist ein Test für den allgemeinen Schweregrad der Aphasie, während der ANELT die verbale Alltagskommunikation mißt, welche selber ein ziemlich sensitives Maß des allgemeinen Schweregrades ist, besonders im Bereich der Sprachproduktion. Wenn die Interpretation beider Konstrukte valide ist, dann kann folgende Restriktion bezüglich des Zusammenhangs zwischen beiden Tests gemacht werden: Eine signifikante Verbesserung in der verbalen Kommunikation muß sich in einem gewissen Maße in einer Reduktion des allgemeinen Schweregrades widerspiegeln, während eine Reduktion des allgemeinen Schweregrades nicht notwendigerweise eine Verbesserung in der verbalen Alltagskommunikation impliziert. Wenn verschiedene Fähigkeiten sich über verschiedene Zeitskalen verbessern, können Veränderungen im allgemeinen Schweregrad Veränderungen in nur einer Modalität oder im Sprachprozeß zu einem früheren oder späteren Zeitpunkt darstellen. Diese asymmetrische Relation verbietet eine zum mindesten ›gute‹ Verbesserung auf der A-Skala ohne zumindest eine Verbesserung im Token Test. Andererseits wären ›gute‹ Verbesserungen im Token Test ohne irgendwelche Verbesserungen auf der A-Skala unwahrscheinlich, obwohl grundsätzlich möglich. Die Verlaufsdaten von Blomert (1994) implizieren also die Erkenntnis, daß manche Aphasiker tatsächlich im Verlauf lernen, trotz sprachlicher Defizite besser zu kommunizieren, andere jedoch nicht.

Blomert (1993) verglich die Leistung in den ANELT-Skalen außerdem mit den Ergebnissen eines Fragebogen für Angehörige aphasischer Patienten mit 20 Items (Afasie Partner Vragenlijst APV), den er 24 Partnern von Aphasikern vorlegte. Die Korrelation betrug 0,69, weshalb der Autor schlußfolgerte: »ANELT is a measure of verbal communicative ability in real life.«

Fremdbeurteilung mittels Fragebogen

Ein grundsätzliches Problem in der pragmatisch-funktionalen Aphasiediagnostik ist die Konzentration auf den aphasischen Patienten. Kommunizieren ist ein interaktives Geschehen, und insbesondere die Angehörigen dürften in einem erheblichen Ausmaß zur Funktionalität aphasischer Sprache beitragen oder auch diese durch ihr Kommunikationsverhalten sogar erheblich einschränken. Es gibt erst wenige Verfahren, die versuchen, diesen interaktiven Aspekt zu berücksichtigen, und ebenso wenige Therapieansätze, die den Partner zum Zwecke der Verhaltensmodifikation direkt in die Therapie miteinbeziehen. Ansätze zu einer solchen Einbeziehung von Angehörigen gibt es bei Bongartz (1996) im Rahmen einer Konversationsanalyse bei mittelschwer bis leicht gestörten Patienten mit Partner sowie bei de Langen-Müller & Genal (1998) im Rahmen einer Dyadenanalyse bei expressiv schwer bis schwerst gestörten Aphasikern und Partnern anhand von Videoanalysen. Eine wesentliche Rolle bei der letztzitierten Arbeit spielt die ›Fremdbeurteilung‹ durch die Angehörigen mittels Fragebogen, der Communicative Effectiveness Index (CETI) (Lomas, Pickard, Bester, Elbard, Finlayson & Zoghaid, 1989).

Die Beurteilung der Funktionalität verbliebener sprachlicher Möglichkeiten bei Aphasikern im Alltag durch Angehörige beziehungsweise ›significant others‹ ist wünschenswert, weil diese potentiellen Beurteiler grundsätzlich über die höchste zur Beurteilung notwendige Datenmenge verfügen und der Zeitaufwand für die Behandler dabei sehr gering ist. Die Zuverlässigkeit der Beurteilungen von Seiten der Angehörigen wird in der Literatur kritisch diskutiert (u. a. Blomert, 1995), und oft wird die professionelle Beurteilung als höherwertig eingestuft. Es geht dabei also unter anderem um die Frage, welche nun die Experten sind: ›Amateur‹-Angehörige oder die ›Profi‹-Untersucher? Sicher ist, daß die Angehörigen ebenso wie die Sprachtherapeuten zunächst einmal lernen müssen, aphasische Alltagskommunikation objektiv zu bewerten. Deshalb geht es weniger um die Frage, ob Angehörige Experten sein können, sondern darum, wann und unter welchen Bedingungen sie es sein können. Die Alltagskommunikation läßt sich von seiten der Angehörigen so lange nicht wirklich zuverlässig beurteilen, wie ihre aphasischen Partner noch im Akutkrankenhaus beziehungsweise anschließend in einer Reha-Klinik sind. Sie benötigen dazu die Beobachtungen und Erfahrungen im realen Alltag. Außerdem ist es von erheblicher Bedeutung, inwiefern Sprachtherapeuten sich im jeweiligen Fall in der Angehörigenberatung beziehungsweise in der Therapiesituation darum bemühen, die Angehörigen für die Einschätzung anzuleiten und somit ein Expertentraining durchführen. Entscheidend dürfte aber die Entwicklung eines Untersuchungsinstrumentes sein, das eine valide Beurteilung durch die Angehörigen erlaubt.

Der bereits erwähnte CETI ist ein Fragebogen für Angehörige beziehungsweise ›significant others‹, mit dem der Untersucher durch eine Fremdbeurteilung ein Maß für die Effektivität der Kommunikation des Patienten mit seiner vertrauten Umgebung erhalten soll. Der Fragebogen enthält ein Polaritätsprofil, bei dem der Beurteiler auf einer 100 Millimeter langen Analogskala zwischen den Polen »kann er überhaupt nicht« und »kann er so gut wie vor der Erkrankung« seiner Einschätzung entsprechend ankreuzen soll, wie gut der Betroffene über bestimmte alltagsrelevante kommunikative Fähigkeiten verfügt. Insgesamt werden 16 Fragen gestellt, wie zum Beispiel »Wie gut kann er derzeit seine Gefühle ausdrücken?« oder »Wie gut kann er derzeit an einem Gespräch teilnehmen, das schnell und mit mehreren Gesprächspartnern geführt wird?«. Das Ergebnis der Untersuchung ist der sogenannte CETI-Index, der Mittelwert über alle Items in Millimetern. Von Schlenck & Schlenck (1994) liegt eine Übersetzung dieses Verfahrens in deutscher Sprache vor. Diese Autoren führten eine Studie mit diesem Fragebogen durch. Sie verglichen die CETI-Indizes mit der Leistung im Token Test bei akuten und bei chronischen Aphasikern. Während die Korrelation beider Ergebnisse für die akute Gruppe mit 0,61 noch recht gut war, betrug diese für die chronische Gruppe nur noch 0,33, was verwundert, weil man eigentlich erwarten würde, daß die Angehörigen chronischer Aphasiker aufgrund der Erfahrung eine zuverlässigere Einschätzung abgeben würden. Allerdings ist diese Erwartung nur dann gerechtfertigt, wenn man die Hypothese unterstützt, daß der Token Test einen prädiktiven Wert hinsichtlich der Güte der realen Alltagskommunikation besitzt. Und gerade diese Hypothese ist umstritten.

In einer Einzelfallstudie (de Langen, 2003) wurde ein postakuter Patient mit einer transkortikal-sensorischen Aphasie mit einer leicht modifizierten Fassung des CETI (15 Fragen) (de Langen-Müller & Genal, 1998) untersucht. Der Token Test ergab bei diesem Patienten einen Prozentrang von 21 und die ANELT-A-Skala einen Perzentilwert von 15, was bei beiden Tests eine schwere Störung bedeutet. Die Ehefrau, eine Tochter und ein Sohn füllten unabhängig von einander den CETI-Fragebogen aus. Der aus den jeweiligen Gesamtscores ermittelte gerundete CETI-Index ergab für die vorhin genannte Reihenfolge die Werte 52, 41 und 44 (maximal jeweils 100) und zeigte somit eine weitgehend übereinstimmende Bewertung der Kommunikationsstörung als mittelschwer. Diese von den anderen Tests abweichende Einschätzung mag in der noch fehlenden Expertenfähigkeit begründet sein; als sehr problematisch erwies sich jedoch die Einzelitemanalyse. Hier divergierten die einzelnen Bewertungen der Angehörigen ganz erheblich, bei einigen Fragen waren sie sogar völlig konträr. Der jeweils größte Unterschied zwischen den drei Einschätzungen bei den 15 Fragen variierte auf der 100-Millimeter-Skala von 5 bis 86 mit einem Mittelwert von 47,6. Auch hier zeigt sich wieder, daß die Gesamtsummenscores, die eine – zumindest in quantitativem Sinne – weitgehend übereinstimmende Bewertung vortäuschen, mit großer Skepsis betrachtet werden müssen, weil die Einzelitemanalyse eine für bestimmte Situationen quantitativ und somit auch qualitativ völlig unterschiedliche Einschätzung offenbart. Aus der ursprünglichen Beschreibung der psychometrischen Evaluation des CETI von Lomas et al. (1989) geht in keiner Weise eine Gewichtung der einzelnen Items hervor, so daß wir letztendlich nicht wissen, welche Items in welchem Ausmaß zur gemessenen Effektivität beitragen. Das aber wäre eine Vorbedingung, damit ein solcher Summenscore überhaupt sinnvoll ist. Die vorhin genannten Ergebnisse lassen vermuten, daß bei der Fremdbeurteilung die jeweilige Wahrnehmungsperspektive auf der Basis der jeweils gegebenen Dyade eine große Rolle spielen dürfte und somit eine gute Interraterreliabilität eher unwahrscheinlich ist. Die in der Studie von Lomas et al. bei einer Gruppe von elf Patienten mit jeweils zwei ›significant others‹ erhobene Interraterreliabilität von 0,73 ließ sich in einer größeren Studie von Ulrich (2003) mit 29 Patienten und 69 Angehörigen nicht verifizieren. Hier wurde nur eine mäßige Interraterreliabilität von 0,56 erreicht. Ulrich schlägt vor, den CETI aufgrund mehrerer methodischen Schwächen methodisch zu revidieren, damit daraus ein zuverlässiges Instrument zur Fremdbeurteilung entstehen könnte.

Eine Alternative dazu stellt die Neubearbeitung der bereits erwähnten ›Afasie Partner Vragenlijst‹ (APV) (Blomert, 1993) dar. Ein Grund dafür ist, daß dieses Verfahren in der durchgeführten Pilotstudie mit 20 Items bereits gute teststatistische Kennwerte aufwies. Ein weiterer Grund, diesen Fragebogen weiter zu bearbeiten, ist, daß dieser bereits seit mehreren Jahren in den Niederlanden bei größeren multizentrischen Studien in seiner ursprünglichen Fassung mit 46 Items neben dem AAT und dem ANELT eingesetzt wird (Doesborgh et al., 2002), so daß hier bereits Vergleichsdaten vorliegen, die noch weiter aufgestockt werden können. Zu diesem Zweck wurde der Fragebogen mit 46 Items ins Deutsche übersetzt (de Langen, 2004), so daß auch hier, wie bereits beim ANELT, eine gemeinsame niederländisch-deutsche Normierungsstichprobe entstehen kann, bei der der AAT und der ANELT als Außenkriterien dargestellt werden können. Diese Erhebung ist nunmehr weitgehend abgeschlossen und die ersten Ergebnisse sollen hier kurz vorgestellt und diskutiert werden.

Die deutsche Fassung der APV nennt sich »Partner-Kommunikation-Fragebogen« (PKF), bei dem es darum geht, die sprachliche Fähigkeit einzuschätzen. Die Verständigung mittels Gestik und Mimik soll nicht beurteilt werden. Die Items befassen sich mit sehr unterschiedlichen Kommunikationssituationen, bei denen der Grad der Vertrautheit mit dem Kommunikationspartner variiert wird. 37 Prozent der Items zielt auf die Kommunikation mit Fremden ab, 30 Prozent betrifft die Kommunikation mit Freunden. Bei 20 Prozent der Items geht es um die verbale Interaktion mit dem Partner und bei 13 Prozent um den Kontakt mit den Nachbarn. Die Partner beziehungsweise ›significant others‹ beurteilen die verbale Kommunikationsfähigkeit des Aphasikers anhand von standardisierten Fragen zu den jeweiligen Kommunikationssituationen auf einer fünfstufigen Skala, die von »nein, gelingt nie« (1) bis »ja, gelingt immer« (5) reicht. Der Therapeut bildet aus diesen Bewertungen anschließend einen Gesamtscore, der die verbale Kommunikationsfähigkeit indiziert.

In einer Studie zum PKF untersuchte Schütz (2007) insgesamt 34 Patienten mit dem AAT, dem ANELT und dem PKF. Von diesen Patienten hatten 12 eine Restaphasie, 22 eine persistierende Aphasie. Für die Gesamtstichprobe betrug die Korrelation zwischen Token Test und PKF 0,707, bei den chronischen Aphasikern war die Korrelation zwischen beiden Verfahren mit 0,528 mittelstark. Der Zusammenhang zwischen der ANELT A-Skala und dem PKF betrug bei allen 0,756, bei den Aphasikern 0,716. Dies zeigt, daß die Ergebnisse des Quasi-Rollenspiels hoch mit der Angehörigenbefragung korrelieren. Auch hohe Korrelationen bestanden zwischen der Bewertung der semantischen Struktur im AAT und dem AAT-Untertest Benennen einerseits und dem Gesamtscore im PKF. Interessanterweise deckte der PKF bei einem Teil der Restaphasiker Defizite in der Kommunikation auf, obwohl diese im AAT als nicht mehr aphasisch eingestuft wurden. Dabei unterschied sich die Gruppe der Restaphasiker im PKF-Gesamtscore signifikant von der sprachgesunden Kontrollgruppe. Es zeigt sich also, daß durch die Angehörigenbefragung Defizite in der Alltagskommunikation aufgedeckt werden können, während ein formaler Aphasietest diese nicht mehr erfassen kann. Die mittelstarke Korrelation von knapp 0,60 zwischen dem PKF und der ANELT A-Skala bei dieser Gruppe bei einer gleichzeitig schwachen Korrelation von 0,341 zwischen dem PKF und Token Test deutet darauf hin, daß die Verfahren der pragmatisch-funktionalen Diagnostik besser als formale Verfahren in der Lage sind, Restdefizite aufzudecken.

Eine weitere Studie von Keller & Hellwege (2005) mit 16 Aphasikern und 16 Kontrollversuchspersonen ergab ebenfalls eine hohe Korrelation zwischen PKF und Token Test (0,689) und ebenso zwischen dem PKF und dem AAT-Untertest Benennen (0,729).

Die Item- und Faktorenanalyse in den beiden zitierten Studien bezüglich Dimensionalitätsprüfung, Itemschwierigkeit, Trennschärfe, Reliabilitätskoeffizienten und interne Konsistenz ergab sehr gute Kennwerte, die zeigen, daß es sich bei dem PKF um einen eindimensionalen Test handelt, bei dem die Bildung eines ungewichteten, additiven Gesamtscores zulässig ist. In der Untersuchung von Schütz (2007) wurde bei einem Teil der Stichprobe (n=13) die Interrater-Reliabilität geprüft. Die Ergebnisse deuten auf einen insgesamt guten Zusammenhang zwischen zwei verschiedenen Beurteilern eines Patienten hin, allerdings ist die Anzahl der Probanden noch zu gering um hier eine endgültige Aussage zu machen.

Eines der Ziele der Erhebung einer niederländisch-deutschen Gesamtstichprobe ist es, nach Abschluß zu einer Itemreduktion zu kommen, bei der die ca. besten 20 Items die endgültige Fassung darstellen sollen. Damit wäre der Test der Alltagskommunikation durch Fremdbeurteilung mittels Fragebogen nicht nur ein normiertes und valides Untersuchungsverfahren der pragmatisch-funktionalen Aphasiediagnostik, sondern auch unter dem Gesichtspunkt der Zeitökonomie sehr attraktiv. Geplant ist eine kombinierte Herausgabe von ANELT und PKF.

Ausblick

Die pragmatisch-funktionale Aphasiediagnostik ist zur Zeit in Deutschland noch eine relativ unbekannte Größe. Während mittlerweile verschiedene Verfahren der neurolinguistisch-deskriptiven Diagnostik existieren und auch die modellorientierte kognitiv-neurolinguistische Diagnostik im Vormarsch ist, werden Verfahren zur Überprüfung der Alltagskommunikation noch relativ selten eingesetzt. Es gibt noch keine endgültige Konsensbildung darüber, wie die funktionale Kommunikation am besten gemessen werden kann. Sicher ist, daß es nur valide und normierte Verfahren sein können. Außerdem müssen sie unter zeitökonomischen Gesichtspunkten attraktiv sein, damit sie im klinischen Alltag Akzeptanz finden. Das in den neunziger Jahren von der American Speech Language Hearing Association (ASLHA) entwickelte und auf einer Konsensbildung beruhende ›Functional Assessment of Communicative Skills for Adults‹ (FACS) (Frattali, Thompson, Holland, Wohl & Ferketic, 1995) wird zwar propagiert, erste Pilotstudien mit einer deutschen Übersetzung zeigen jedoch, daß der Zeitaufwand so erheblich ist, daß die Praktikabilität fragwürdig erscheint. Bei immer knapper werdenden zeitlichen Ressourcen sind wir auf zuverlässige und normierte Meßinstrumente angewiesen, die uns in relativ kurzer Zeit die erforderlichen Informationen liefern. Unter diesen Aspekten scheinen der ANELT und der PKF die besten Kandidaten zu sein, weil diese Verfahren nach den bisher vorliegenden Daten die Kriterien Güte und geringer Zeitaufwand erfüllen. In Kombination durchgeführt stellen sie für das jeweils andere Instrument ein valides Außenkriterium dar.

Wichtig ist es aber vor allem, daß wir uns in nächster Zukunft daran gewöhnen, funktionale Diagnostik standardmäßig einzusetzen. Bei knapper werdenden finanziellen Mitteln im Gesundheitswesen wird nicht nur die Wirksamkeit von Medikamenten in Frage gestellt, sondern auch die der Heilmittel. Daher sollte es eigentlich selbstverständlich sein, daß die Sprachtherapie ein ureigenes Interesse daran hat, die Effektivität der durchgeführten Therapie nicht nur auf linguistischer Ebene zu testen, sondern auch hinsichtlich der verbalen Kommunikationsfähigkeit im Alltag. Die eingangs zitierte Hypothese, daß Aphasiker besser kommunizieren als sie sprechen, gilt es zu prüfen. Und wenn das Ergebnis einer solchen Prüfung ergibt, daß diese Hypothese zutrifft, das heißt, daß der Patient nach geeigneter Therapie in seinem Alltag besser kommuniziert als es der AAT vermuten läßt, dann wäre dies ein solides Argument in der Wirksamkeitsdiskussion. Die pragmatisch-funktionale Aphasiediagnostik ist somit ein Mittel der Qualitätssicherung, das den Patienten, den Therapeuten und der Solidaritätsgemeinschaft dient. Aus australischer Sicht bemerkte Worall bereits 1992:

> If the discipline of aphasiology does not decide soon on how communication should be measured, it will be decided for us. The end result may be that few, if any, speech pathologists may be around in the 21st century to provide any service to aphasic clients.

Literatur

Adamovich, B. L. B. (1992) Pitfalls in functional assessment. A comparison of FIM ratings by speech-language pathologists and nurses. *Neuro Rehabilitation, 2,* 42-51.

Adamzyk, J. (1991) *Relevance of CIQI Measures and Outcome to the Payer/ Insurer – How to »buy smart«.* (Presentation at Rehabilitation Medicine: Continuous Interdisciplinary Quality Improvement (CIQI). Conference sponsored by the Buffalo General Hospital and State University of New York at Buffalo) Buffalo.

Blomert, L. (1993) *Afasie Partner Vragenlijst (APV).* (Endreport project Dutch Aphasia Foundation, Amsterdam).

Blomert, L. (1994) *Assessment and Recovery of Verbal Communication in Aphasia.* (unveröffentlichte Dissertation, Nijmegen).

Blomert, L., Koster, Ch. & Kean, M.-L. (1995) *ANTAT. Amsterdam-Nijmegen Test voor Alledaagse Taalvaardigheden.* Lisse: Swets Test Services.

Blomert, L. (1995) Who's the »expert«? Amateur and professional judgment of aphasic communication. *Topics in Stroke Rehabilitation, 2,* 64-71.

Bongartz, R. (1998) *Kommunikationstherapie mit Aphasikern und Angehörigen.* Stuttgart: Thieme.

Cohen, R., Kelter, S. Engel, D., List, G. & Strohner, H. (1976) Zur Validität des Token Tests. *Nervenarzt, 47,* 357-361.

de Langen, E. G. (1995) Zur Aussagekraft von Daten über die funktionale Selbständigkeit. In: Verband Deutscher Rentenversicherungsträger (Hg.) *Zusammenarbeit in Forschung und Praxis.* Frankfurt: Verband Deutscher Rentenversicherungsträger (DRV-Schriften, 5).

de Langen, E. G., Frommelt, P., Wiedmann, K. D. & Amann, J. (1995) Messung der funktionalen Selbständigkeit in der Rehabilitation mit dem Funktionalen Selbständigkeitsindex FIM. *Rehabilitation, 34,* IV-XI.

de Langen, E. G. (2003) Neurolinguistisch-formale und pragmatisch-funktionale Diagnostik bei Aphasie. Eine kritische Bestandsaufnahme. *Neurolinguistik, 17,* 5-32.

de Langen, E. G. (2004) *Partner Kommunikation Fragebogen (PKF). Beurteilung der verbalen Kommunikationsfähigkeit von Patienten mit Sprachstörungen durch den Partner.* (unveröffentlichtes Manuskript).

de Langen-Müller, U. & Genal, B. (1998) Systematische Angehörigenarbeit in der neurologischen Rehabilitation. *Die Sprachheilarbeit, 43,* 260-271.

De Renzi, E. & Vignolo, L. A. (1962) The Token Test. A sensitive test to detect receptive disturbances in aphasics. *Brain, 85,* 665-678.

DIMDI, Deutsches Institut für medizinische Dokumentation und Information (2004) *ICF Internationale Klassifikation der Funktionsfähigkeit, Behinderung und Gesundheit.* Köln: DIMDI.

Doesborgh, S. J. C., van de Sandt-Koenderman, W. M. E., Dippel, D. W. J., van Harskamp, F., Koudstaal, P. J. & Visch-Brink, E. G. (2001) *The Impact of Linguistic Deficits on Verbal Communication.* (Paper presented at the Four Countries Symposium Clinical Linguistics, Kerkrade).

Doesborgh, S. J. C., van de Sandt-Koenderman, W. M. E, Dippel, D. W. J, van Harskamp, F., Koudstaal, P. J. & Visch-Brink, E. G. (2002) The impact of linguistic deficits in verbal communication. *Aphasiology, 16,* 413-423.

Engell, B., Hütter, B.-O., Willmes, K. & Huber, W. (2003) Quality of life in aphasia: Validation of a pictorial self-rating procedure. *Aphasiology, 17,* 383-396.

Feyereisen, P. (1991) Communicative behaviour in aphasia. *Aphasiology, 5,* 323-333.

Frattali, C., Thompson, C., Holland, A. L., Wohl, C. & Ferketic, M. (1995) *American Speech-Language-Hearing Association Functional Assessment of Communication Skills for Adults.* Rockville: ASHA.

Heinemann, P. (1976) *Grundriß einer Pädagogik der nonverbalen Kommunikation.* Saarbrücken: Universitäts- und Schulbuchverlag.

Herrmann, M. (1987) *Psychosoziale Veränderungen und kommunikative Fertigkeiten bei chronischer schwerer Aphasie.* (Unveröffentlichte Dissertation, Universität Freiburg i. Br.).

Herrmann, M., Koch, U., Johannsen-Horbach, H. & Wallesch, C.-W. (1989) Communicative skills in chronic and severe nonfluent aphasia. *Brain and Language, 37,* 339-352.

Huber, W., Poeck, K, Weniger, D. & Willmes, K. (1983) *Der Aachener Aphasie Test (AAT).* Göttingen: Hogrefe.

Hütter, B.-O., Karlowsky, C. & Brügmann, M. (2002) Gesundheitsbezogene Lebensqualität. Konzepte, Methoden und Anwendungsbeispiele. *Forum Logopädie, 16,* 6-9.

Keller, M. & Hellwege, A. (2005) *Zur Beurteilung der verbalen Kommunikationsfähigkeit bei Menschen mit Aphasie: Der Partner Kommunikation Fragebogen P.K.F.* (Unveröffentlichte Diplomarbeit, Universität Köln).

Lomas, J., Pickard, L., Bester, S., Elbard, H., Finlayson, A. & Zoghaid, C. (1989) The communicative effectiveness index: Development and psychometric evaluation of a functional communication measure for adult aphasia. *Journal of Speech and Hearing Disorders, 54,* 113-124.

Ross, K. B. & Wertz, R. T. (1999) Comparison of impairment and disability measures for assessing severity of, and improvement in, aphasia. *Aphasiology, 13,* 113-124.

Schlenck, C. & Schlenck, K.-J. (1994) Beratung und Betreuung von Angehörigen aphasischer Patienten. *LOGOS Interdisziplinär, 2,* 90-97.

Schütz, S. (2007) *Der Partner-Kommunikations-Fragebogen (PKF) als Messinstrument in der funktionalen Aphasiediagnostik. Analyse und Vergleich mit normierten Diagnoseverfahren.* (Unveröffentlichte Magisterarbeit, Universität München).

Taylor, M. L. (1965) A measurement of functional communication in aphasia. *Archives of Physical Medicine and Rehabilitation, 46,* 101-107.

Ulrich, V. (2003) *Funktionale Aphasiediagnostik durch Angehörigenbefragung.* (Unveröffentlichte Magisterarbeit, Universität München).

Urban, K. K. (1977) *Verstehen gesprochener Sprache.* Düsseldorf: Schwann.

WHO, World Health Organization (1980) *The International Classification of Impairments, Disabilities, and Handicaps. A Manual of Classification Relating to the Consequences of Disease.* Geneva: WHO

Willmes, K. & Poeck, K. (1984) Ergebnisse einer multizentrischen Untersuchung über die Spontanprognose von Aphasien vaskulärer Ätiologie. *Nervenarzt, 55,* 62-71.

Worall, L. (1992) Functional communication assessment: an Australian perspective. *Aphasiology, 6,* 105-110.

5. Semantische Störungen

Astrid Schröder

Universität Potsdam
Institut für Linguistik

Das semantische Gedächtnis umfaßt allgemeines, kulturell geteiltes Wissen über die Bedeutung von Wörtern und Objekten und ist sowohl in Aufgaben zum Sprachverständnis als auch zur Sprachproduktion involviert. Seit der ersten Beschreibung von selektiven Beeinträchtigungen des semantischen Gedächtnisses von Warrington (1975) wurde über zahlreiche Fälle von Patienten mit semantischen Störungen bei progressiven Erkrankungen (zum Beispiel bei Alzheimerscher Krankheit oder bei semantischer Demenz), nach einer Infektion mit dem Herpes Simplex Virus oder bei aphasischen Erkrankungen nach vaskulärem Insult berichtet. Die detaillierte Beschreibung von einer Vielzahl an Symptomen bei Patienten mit Störungen der semantischen Verarbeitung hat eine kontroverse theoretische Diskussion über die Struktur des semantischen Gedächtnisses hervorgerufen. Der Großteil der Literatur konzentriert sich dabei – wie auch im vorliegenden Kapitel – auf den Bereich der konkreten, abbildbaren Objektbegriffe aus der Wortklasse der Nomina. Im Folgenden werden zunächst die bei Patienten mit semantischen Beeinträchtigungen beschriebenen Symptome und Störungsmuster erläutert. Im zweiten Abschnitt dieses Kapitels werden unterschiedliche semantische Modelle zur Erklärung dieser Symptomatiken vorgestellt. Abschließend werden Ergebnisse aus Studien zur Therapie von Störungen der semantischen Verarbeitung vorgestellt und klinische Implikationen für die Diagnose und Behandlung semantischer Störungen diskutiert.

Störungen der semantischen Verarbeitung: Symptomatik

Patienten mit semantischen Störungen zeigen Auffälligkeiten sowohl in produktiven Aufgaben wie zum Beispiel beim Bildbenennen als auch in Aufgaben zum Sprachverständnis, zum Beispiel dem Wort-Bild-Zuordnen oder Synonymie-Entscheiden (z. B. Blanken, 1996; De Bleser, Cholewa, Stadie & Tabatabaie, 2004). Doch wie läßt sich auf der Grundlage dieser Testergebnisse die semantische Störung genauer beschreiben? Welche Aspekte der semantischen Verarbeitung sind erhalten, welche beeinträchtigt? Macht es beispielsweise für die Interpretation der Testergebnisse einen Unterschied, ob ein Patient auf semantisch relationierte oder unrelationierte Ablenker zeigt? Ist das Fehlermuster konstant oder variabel?

Bei der Untersuchung von Patienten mit semantischen Auffälligkeiten wird neben einer Untersuchung der Fehlerkonstanz meist untersucht, ob sich die Störung nur in einer Modalität oder modalitätsübergreifend zeigt, ob bestimmte semantische Kategorien stärker beeinträchtigt sind als andere oder ob sich möglicherweise die Beeinträchtigung auf bestimmte Typen semantischer Merkmale beschränkt. Um die semantische Störung genauer einzugrenzen, wird weiterhin untersucht, welche Variablen die Leistungen der Patienten beeinflussen. Hierzu gehören bestimmte Eigenschaften der dargebotenen Wörter (zum Beispiel Konkretheit, Frequenz) und die Art der Aufgabenpräsentation (zum Beispiel Art und Anzahl semantischer Ablenker, Variation der Präsentationszeit). Die unterschiedlichen Symptome und Einflußvariablen bei semantischen Störungen werden im Folgenden näher erläutert und sind in Tabelle 1 zusammengefaßt.

Semantische Fehler

Patienten mit Störungen in der semantischen Verarbeitung zeigen semantische Fehler sowohl in produktiven als auch in rezeptiven Aufgabenstellungen, das heißt, es wird entweder ein semantisch ähnliches Wort statt des Zielwortes produziert oder auf ein – als Ablenker darge-

Symptom	Definition	Beispiel
Semantische Fehler	Fehlreaktion (produktiv oder rezeptiv) steht in semantischer Relation zum Zielwort	Mündliches Benennen / Wort-Bild-Zuordnen: *Löwe* statt *Tiger*
Generelles versus spezifisches semantisches Wissen	Übergeordnetes sem. Wissen > spezifisches sem. Wissen	Ja-/Nein-Entscheiden: Ist ein *Tiger* ein *Tier* oder ein *Objekt?* > Ist ein *Tiger gefährlich?*
Modalitäts-spezifischer Effekt	Schlechtere Leistungen in einer Modalität bei relativem Erhalt der anderen Modalitäten	Benennen nach Definition, nach taktiler Vorgabe > mündliches Benennen von Objekten
Supramodale Störungsausprägung	Störungsausprägung über alle Modalitäten (rezeptiv, expressiv, verbal, visuell)	Fehler beim auditiven und visuellen Wort-Bild-Zuordnen, schriftlichen und mündlichen Benennen, sowie in Aufgaben mit Bildern
Kategoriespezifischer Effekt	Auffallend schlechtere oder bessere Leistungen für Objekte der belebten oder unbelebten Domäne	Benennen, Wort-Bild-Zuordnen: *Haushaltgegenstände* > *Tiere, Obst & Gemüse*
Merkmalsspezifischer Effekt	Auffallend schlechtere oder bessere Leistungen für einen Merkmalstyp	Funktionale Merkmale (z.B. *kann fliegen*) > perzeptuelle Merkmale (z.B. *hat Flügel*)
Konstantes Fehlermuster	Wiederholte Fehler bei Testwiederholung/ bei den gleichen Items in anderer Aufgabe	Fehlreaktionen für *Löwe* bei wiederholtem Wort-Bild-Zuordnen sowie beim mündlichen schriftlichen Benennen
Inkonstantes Fehlermuster	Fluktuierende Leistungen bei wiederholter Testung und in anderen Aufgaben	Einmaliger Fehler für *Löwe* beim Wort-Bild-Zuordnen, korrekt bei Testwiederholung und beim mündlichen Benennen
Einfluß der Konkretheit	Konkret > abstrakt	Lautes Lesen, Definieren: *Kohl, Poster > Hinweis, Pakt*
Einfluß der Typikalität	Typische Vertreter einer sem. Kategorie > atypische Vertreter einer sem. Kategorie	Kategorisieren: Was ist ein *Beruf*? (*Zahnarzt, Hose*) > Was ist ein *Beruf*? (*Priester, Krawatte*)
Einfluß der Frequenz/Familiarität	Hochfrequent/ hochvertraut > niedrigfrequent/ gering vertraut	Wort-Bild-Zuordnen: Zeigen Sie *Ziege (Kuh, Schaf)* > Zeigen Sie *Rentier (Büffel, Hyäne)*
Einfluß semantischer Relationiertheit	Weite semantische Ablenker > enge semantische Ablenker	Wort-Bild-Zordnen: Zeigen Sie *Biene (Hund, Pferd, Schwan)* > Zeigen Sie *Hase (Esel, Kuh, Lamm)*
Einfluß der Präsentationszeit	Langsame Präsentation > schnelle Präsentation	Interstimulus-Intervall: *10* sek. > Interstimulus-Intervall: *1* sek.

Tabelle 1 *Beobachtete Symptome und Einflußvariablen bei Patienten mit semantischen Störungen (> = deutlich bessere Leistungen, das heißt weniger Fehler in den genannten Bedingungen)*

botenes – semantisch ähnliches Wort gezeigt. Als semantische Fehler werden alle Fehlleistungen klassifiziert, die in semantischer Relation zum Zielitem stehen. Dies betrifft sowohl Items aus einer übergeordneten oder der gleichen semantischen Kategorie (zum Beispiel *Löwe–Tier, Löwe–Tiger*), aber auch assoziative Relationen (zum Beispiel *Bett–Wecker)*. Obwohl bei nahezu allen Patienten mit semantischen Störungen semantische Fehler beobachtet werden, kann jedoch umgekehrt bei semantischen Fehlern nicht automatisch auf eine semantische Störung geschlossen werden, da semantische Fehler auch bei erhaltener Semantik auftreten können (Caramazza & Hillis, 1990).

Generelles versus spezifisches semantisches Wissen

Einige Patienten zeigen trotz einer semantischen Störung erhaltene oder zumindest bessere Leistungen in Aufgaben, für die ein Abruf superordinierten semantischen Wissens ausreicht (zum Beispiel beim semantischen Kategorisieren nach Oberbegriffen) als in Aufgaben, für die ein Abruf von spezifischem semantischen Wissen innerhalb einer Kategorie notwendig ist (zum Beispiel beim Entscheiden über die Zugehörigkeit semantischer Merkmale, Warrington, 1975).

Modalitätsspezifische Effekte

Unter einem modalitätsspezifischen Effekt versteht man die Beobachtung, daß sich semantische Auffälligkeiten nur in einer sprachlichen Modalität (zum Beispiel verbal: auditiv, graphematisch; nonverbal: visuell, taktil) zeigen, während die anderen Modalitäten unauffällig bleiben. Eine häufig beschriebene modalitätsspezifische Störung ist die *optische Aphasie*, bei der Patienten Schwierigkeiten haben, Objekte nach visueller Präsentation zu benennen, während das Benennen nach taktiler Vorgabe oder nach auditiv vorgegebenen Definitionen gelingt. Auch kann der Gebrauch der visuell präsentierten Objekte häufig über Gesten angezeigt werden (Beauvois, 1982; für einen Überblick siehe Riddoch, 1999). Modalitätsspezifische Effekte für verbales versus visuelles Stimulusmaterial wurden auch in rezeptiven Aufgabenstellungen beschrieben, und zwar sowohl mit besseren Leistungen für die verbale oder die visuelle Modalität (Warrington & Crutch, 2004) als auch mit selektiven Beeinträchtigungen für die auditive Modalität (Franklin, Turner, Lambon Ralph, Morris & Bailey, 1996). Andere Studien berichten von Patienten mit selektiven modalitätsspezifischen Defiziten für eine bestimmte semantische Kategorie (Warrington & Crutch, 2007; Warrington & McCarthy, 1994).

Supramodale Störungsausprägung

Bei einer supramodalen Störungsausprägung zeigen sich unabhängig von der Modalität Auffälligkeiten in allen verbalen und non-verbalen Aufgaben, die eine semantische Verarbeitung involvieren. Die Leistungsmuster in diesen Aufgaben sind nicht nur quantitativ, sondern auch qualitativ ähnlich, das heißt, es tritt ein relativ homogenes Fehlermuster mit semantisch relationierten Fehlern in allen Testaufgaben auf (Franklin, 1989; Hillis, Rapp, Romani & Caramazza, 1990).

Kategoriespezifische Effekte

Bei einem kategoriespezifischen Effekt zeigen Patienten herausragend schlechtere oder bessere Leistungen für eine bestimmte semantische Kategorie (Warrington & McCarthy, 1987; Warrington & Shallice, 1984; für einen Überblick siehe Capitani, Laiacona, Mahon & Caramazza, 2003). Die Trennung zwischen beeinträchtigten und unbeeinträchtigten Kategorien verläuft meist entlang der Dichotomie zwischen natürlichen, biologischen Objekten der belebten Domäne und künstlichen, von Menschenhand hergestellten Objekten der unbelebten Domäne. Zur Untersuchung der belebten Domäne werden Stimuli der Kategorie *Früchte und Gemüse* sowie der Kategorie *Tiere* verwendet. Innerhalb der unbelebten Domäne sind häufig geprüfte Kategorien *Werkzeuge, Fahrzeuge, Möbelstücke*, seltener *Küchengegenstände* oder *Kleidungsstücke* (Capitani et al., 2003). Weitere untersuchte Kategorien sind *Nahrungsmittel, Körperteile* sowie *Musikinstrumente*. Die beiden letzteren Kategorien nehmen eine Art Sonderstatus ein, da eine Störung für *Musikinstrumente* eher mit einer Störung für *belebte Objekte*, und eine Störung für *Körperteile* eher mit einer Störung für *unbelebte Objekte* einher zu gehen scheint (Barbarotto, Capitani & Laiacona, 2001).

Bei der Untersuchung möglicher Kategorieeffekte muß darauf geachtet werden, daß das verwendete Bildmaterial nach den Variablen *Frequenz, Familiarität, visuelle Komplexität* und *Erwerbsalter* kontrolliert wurde. Verschiedene Untersuchungen haben gezeigt, daß augenscheinliche ›kategoriespezifische‹ Defizite für belebte Objekte nicht mehr beobachtet werden können, wenn das Material nach den genannten Variablen angeglichen wird (Funnell & Sheridan, 1992; Stewart, Parkin & Hunkin, 1992). Dies liegt daran, daß *unbelebte Objekte* sowie *Körperteile* eine höhere Familiarität aufweisen können als *belebte Objekte* und *Musikinstrumente*. Auch sind Objekte der belebten Domäne weniger frequent und visuell komplexer, weisen aber gleichzeitig ein früheres Erwerbsalter auf als Objekte der unbelebten Domäne (Howard, Best, Bruce & Gatehouse, 1995). Mögliche konfundierende Einflüsse dieser psycholinguistischen Variablen müssen daher berücksichtigt werden, bevor ein kategoriespezifisches Defizit postuliert wird.

Merkmalsspezifische Effekte

Die meisten Untersuchungen von Patienten mit kategoriespezifischen Effekten schließen eine Überprüfung des Wissens über funktional-assoziative und perzeptuell-sensorische Eigenschaften der Objekte mit ein. Verwendete Aufgabenstellungen sind zum Beispiel das Benennen nach Definition, Beantworten von Fragen über semantische Merkmale oder Satzverifikationen. Häufig ist sowohl das *visuell-perzeptuelle* als auch das *funktional-assoziative Merkmalswissen* der beeinträchtigten Kategorien gestört (z. B. Caramazza & Shelton, 1998; Laiacona & Capitani, 2001). Allerdings zeigte sich bei einigen Patienten eine Interaktion zwischen Merkmalstyp und semantischer Kategorie mit Beeinträchtigungen des visuell-perzeptuellen Wissens bei Störungen der belebten und Beeinträchtigungen des funktional-assoziativen Wissens bei Störungen der unbelebten Kategorien (z. B. Lambon Ralph, Patterson & Hodges, 1997; Silveri & Gainotti, 1988). Assoziierte disproportionale Beeinträchtigungen des visuell-perzeptuellen Merkmalswissens können jedoch auch in umgekehrter Richtung in Verbindung mit besseren Leistungen für belebte als für unbelebte Objekte auftreten (Lambon Ralph, Howard, Nightingale & Ellis, 1998). Vereinzelt wurden selektive Beeinträchtigungen entweder für visuell-perzeptuelles oder für funktional-assoziatives Wissen ohne begleitenden Kategorieeffekt beobachtet (Coltheart et al., 1998; Laws, Evans, Hodges & McCarthy, 1995).

Konstante versus inkonstante Fehlermuster

Ein inkonstantes Fehlermuster liegt vor, wenn ein Item bei wiederholter Testung teils korrekt, teils inkorrekt verarbeitet wird. Im Gegensatz dazu wird bei einem konstanten Fehlermuster ein Item bei wiederholter Testung stets inkorrekt verarbeitet. Bei der Untersuchung konstanter Fehlermuster kann unterschieden werden zwischen der wiederholten Darbietung eines Tests (Test-Retest-Konsistenz), und dem wiederholtem Testen der gleichen Items in unterschiedlichen Testaufgaben, zum Beispiel in einer Wort- versus Bildversion; auditiv versus graphematisch; rezeptiv oder produktiv (Hillis et al., 1990). Ein konstantes Fehlermuster kann sich in identischen Fehlreaktionen für ein und dasselbe Item äußern, zum Beispiel bei der konstanten Auswahl des Items *Tiger* statt *Leopard* in unterschiedlichen Aufgaben. Gleichzeitig können auch unterschiedliche Fehlreaktionen konstant auftreten (zum Beispiel bei unterschiedlichen semantischen Fehlern für das Konzept *Arm – Hand / Ohr*, Beispiele aus Hillis et al., 1990).

Einfluß der Typikalität

Der Begriff Typikalität bezeichnet eine allgemeine Einschätzung darüber, ob ein Item eher ein typischer oder untypischer Vertreter einer Kategorie ist (zum Beispiel *Was ist ein typischer Vogel? Pinguin / Spatz*; Rosch & Mervis, 1975). Ein Typikalitätseffekt liegt vor, wenn Patienten zum Beispiel beim semantischen Kategorisieren nach Oberbegriffen weniger Fehler mit Vertretern eine Kategorie machen, die als typisch eingeschätzt werden (Rapp & Caramazza, 1989).

Einfluß der Vorstellbarkeit/Konkretheit

Die Vorstellbarkeit oder auch Konkretheit eines Items beschreibt die Einschätzung sprachgesunder Probanden über die Möglichkeit, ein inneres Bild zu einem Wort zu entwickeln, beziehungsweise dessen Referenten sensorisch wahrzunehmen (z. B. Coltheart, 1981). Beide Variablen korrelieren und werden in der Literatur häufig synonym verwendet. Liegt ein Konkretheits- oder Vorstellbarkeitseffekt vor, können konkrete Wörter (zum Beispiel *Zelt, Flughafen*) besser verarbeitet werden als abstrakte Wörter (zum Beispiel *Protokoll, Magie*, Coltheart, Patterson & Marshall, 1980; Crutch & Warrington, 2005a; Franklin et al., 1996). Bei dem selten beobachteten umgekehrten Konkretheitseffekt sind die Leistungen für abstrakte Wörter besser als für konkrete Wörter (Warrington, 1975).

Einfluß der Familiarität/Frequenz

Frequenz bezeichnet die Häufigkeit, mit der ein Wort mündlich oder schriftlich in der Alltagssprache verwendet wird. Dies wird zum Beispiel in Datenbanken festgehalten (Baayen, Piepenbrock & Rijn, 1993). Die Familiarität oder Vertrautheit eines Objektes bezeichnet eine allgemeine Einschätzung über das Ausmaß, in dem jemand mit einem Objekt reell oder gedanklich in Kontakt kommt (z. B. Genzel, Kerkhoff & Scheffter, 1995). Ein Einfluß der Frequenz beziehungsweise Familiarität auf die Verarbeitung liegt vor, wenn Patienten beim Lösen semantischer Aufgaben weniger Fehler bei höher frequenten oder höher vertrauten Items machen als bei niedrigfrequenten oder weniger vertrauten Items (Crutch & Warrington, 2005a; Warrington, 1975). Ein – sehr selten beobachteter – umgekehrter Frequenzeffekt liegt vor, wenn mehr Fehler mit hoch- als mit niedrigfrequenten Items gemacht werden (Crutch & Warrington, 2005b; Marshall, Pring, Chiat & Robson, 2001).

Einfluß der semantischen Ähnlichkeit

Einige Patienten zeigen in Mehrfachwahl-Aufgaben mit semantischen Ablenkern einen Einfluß der semantischen Ähnlichkeit (Crutch & Warrington, 2005b; Warrington & Ciplotti, 1996). Liegt dieser Einfluß vor, kann ein bestimmtes Item schlechter erkannt werden, wenn es gemeinsam mit semantisch relationierten Ablenkern präsentiert wird. Liegt eine geringe semantische Ähnlichkeit zwischen Ablenkern und Zielitem vor, so ist es für diese Patienten einfacher, das Zielitem zu identifizieren. Semantische Ähnlichkeit beziehungsweise Unähnlichkeit wird meist über die Zugehörigkeit zu einer gemeinsamen semantischen Kategorie definiert.

Einfluß der Präsentationsrate

Ein Einfluß der Präsentationsrate liegt vor, wenn Patienten weniger Fehler machen, wenn zwischen den einzelnen Aufgaben eines Tests eine längere Pause gemacht wird. In Studien zur Überprüfung des Einflusses der Präsentationsrate bei Störungen der semantischen Verarbeitung wird bei sogenannter zügiger Präsentation das darauf folgende Item nach einer Sekunde präsentiert, während bei langsamer Präsentation zwischen den Items eine Pause von 10 oder 15 Sekunden gemacht wird (Warrington & Cipolotti, 1996; Warrington & Crutch, 2004). Häufig wird bei zügiger Präsentation auch ein serielles Ansteigen der Fehlerzahl beobachtet, das heißt, die Fehlerzahl nimmt bei wiederholtem Testen insgesamt zu (Crutch & Warrington, 2005b; Warrington & Cipolotti, 1996).

Theoretische Interpretation und Modelleinordnung

Für die Interpretation dieser Vielzahl an Symptomen bei Störungen der semantischen Verarbeitung wurden eine Reihe unterschiedlicher Theorien über die Architektur des semantischen Systems entwickelt, die einerseits unterschiedliche Aspekte der semantischen Verarbeitung beleuchten, aber andererseits auch für dasselbe beobachtete Symptom kontrastierende Erklärungsansätze liefern (für einen Überblick vgl. Funnell, 2000, 2002; Humphreys & Forde, 2001). Der überwiegende Anteil an semantischen Theorien beruht auf der Annahme, daß ein semantisches Konzept durch ein Set an semantischen Merkmalen repräsentiert ist. Die semantischen Merkmale unterscheiden sich in ihrem Grad der Differenzierungsfähigkeit zwischen gemeinsamen Mitgliedern einer Kategorie. Distinktive Merkmale machen die Einzigartigkeit einer Bedeutung eines semantischen Konzeptes innerhalb einer Kategorie aus (zum Beispiel *Ein Zebra ist schwarz-weiß, Ein Zebra hat Streifen*). Gemeinsame Merkmale hingegen sind Merkmale, die auf viele Mitglieder einer Kategorie zutreffen (zum Beispiel *hat vier Beine, ist ein Tier*). Innerhalb einer semantischen Kategorie kann unterschieden werden zwischen eher typischen beziehungsweise untypischen Vertretern einer Kategorie. Prototypische Konzepte zeichnen sich nach Rosch und Mervis (1975) dadurch aus, daß sie relativ viele Merkmale mit anderen Vertretern der gleichen übergeordneten Kategorie teilen (zum Beispiel *Rotkehlchen: kann fliegen, hat Krallen*, versus *Pinguin: kann nicht fliegen, hat Schwimmhäute*). Rosch und Mitarbeiter beschreiben außerdem die natürliche Diskontinuität von gemeinsam auftretenden, das heißt korrelierenden Merkmalen innerhalb eines Objektes (zum Beispiel haben Lebewesen mit Federn mit größerer Wahrscheinlichkeit Flügel als Lebewesen mit Fell). Die Darstellung von Konzeptrepräsentationen durch ein Set von semantischen Merkmalen, die Klassifikation in distinktive und gemeinsame semantische Merkmale sowie die Beschreibung von Merkmalskorrelationen ist Grundbestandteil aktueller Annahmen zur Beschreibung der Struktur semantischer Repräsentationen.

Unterspezifizierte semantische Repräsentationen

Viele Symptome bei Patienten mit semantischen Störungen werden über die Annahme erklärt, daß den Patienten nur noch eine unterspezifizierte semantische Repräsentation mit einem Subset der zu einem Objekt gehörenden semantischen Merkmale zur Verfügung steht. Distinktive semantische Merkmale sind dabei eher von einer Störung betroffen als Merkmale, die auf viele Mitglieder einer semantischen Kategorie zutreffen (Hillis et al., 1990; Warrington, 1975). Auf der Grundlage einer unterspezifizierten semantischen Repräsentation, die zwar noch gemeinsame semantische Merkmale (zum Beispiel *Möbelstück, hat vier Beine, zum Sitzen*), aber eher wenige distinktive Merkmale (zum

Beispiel *Stuhl / Hocker: hat eine Lehne, hat keine Lehne*) enthält, können zum Beispiel Aufgaben zum Kategorisieren nach Oberbegriffen (*ist ein Möbelstück*) noch relativ gut ausgeführt werden, da hier ein Abruf des *gemeinsamen, superordinierten Wissens* ausreicht (Rapp & Caramazza, 1989). Ebenso sind eher gute Leistungen für *typische Vertreter* einer Kategorie zu erwarten, da prototypische Konzepte eher viele Merkmale mit anderen Vertretern der gleichen Kategorie teilen (zum Beispiel *Spatz / Rotkehlchen: hat Federn, kann fliegen, baut Nester, hat einen Schnabel*), während untypische Vertreter mehr distinktive Merkmale tragen, die eher von einer Störung betroffen sind (zum Beispiel *Strauß: hat langen Hals, lange Beine, kann rennen*; Kiran, 2007; Rapp & Caramazza, 1989). Auch das *Auftreten von semantischen Fehlern* wird über die Annahme der unterspezifizierten semantischen Repräsentation erklärt: Das Fehlen der Informationen über distinktive semantische Merkmale führt dazu, daß in rezeptiven Aufgaben nicht mehr zwischen semantisch ähnlichen Konzepten unterschieden werden kann, während in produktiven Aufgaben die unterspezifizierte semantische Repräsentation auf mehrere lexikalische Einträge gleichzeitig zutrifft (zum Beispiel *Stuhl* versus *Hocker*, Hillis et al., 1990).

Repräsentationen für konkrete versus abstrakte Konzepte

Die unterschiedlichen Leistungsmuster für konkrete versus abstrakte Wörter werden teilweise über die Annahme erklärt, daß abstrakte Wörter insgesamt durch weniger semantische Merkmale repräsentiert und daher eher von einer Störung betroffen sind. Alternativ dazu wird angenommen, daß diese Konzepte getrennt voneinander gespeichert sind (Warrington, 1975) beziehungsweise unterschiedlichen Verarbeitungsprinzipien unterliegen (vgl. Crutch & Warrington, 2005a; Funnell, 2002 für einen Überblick).

Störungen des Zugriffs oder ein Verlust gespeicherter semantischer Repräsentationen?

Einige Autoren nehmen bei der Untersuchung semantischer Störungen eine Unterscheidung zwischen Störungen im Zugriff auf semantische

Repräsentationen und dem Verlust der gespeicherten Repräsentationen vor. Für eine Zugriffstörung werden folgende Effekte erwartet: Ein *fluktuierendes, inkonstantes Fehlermuster,* ein *Einfluß der semantischen Ähnlichkeit* und – zumindest bei einer Untergruppe der Patienten – ein *Einfluß der Präsentationsrate* (Crutch & Warrington, 2005b; Warrington & Cipolotti, 1996). Warrington und Kollegen nehmen an, daß bei einer Zugriffsstörung die semantischen Repräsentationen zwar aktiviert werden, aber für einen gewissen Zeitraum refraktär, das heißt nicht empfänglich für die weitere Verarbeitung sind, und die Rückkehr in einen stabilen Aktivierungszustand verzögert ist. Semantisch ähnliche Konzepte sind immer gemeinsam vom refraktären Zustand betroffen, da sie sich Repräsentationen teilen und gemeinsam aktiviert werden (*Effekt der semantischen Ähnlichkeit*). Ist wieder ein stabiler Aktivierungszustand erreicht, können auch semantische Informationen wieder abgerufen werden, das heißt, ein längeres Zeitintervall zwischen den einzelnen Aufgabentypen erleichtert die Verarbeitung, während bei zügiger Präsentation der refraktäre Zustand verstärkt wird und es vermehrt zu Fehlern kommt (*Einfluß der Präsentationsrate*).

Im Gegensatz zur Zugriffsstörung liegt bei einem *Speicherdefizit* ein Verlust oder eine Degradierung von Repräsentationen vor, so daß eine Veränderung der Präsentationsrate keinen Einfluß auf die Verarbeitung hat. Ein Verlust der Repräsentation führt zu wiederholten Fehlleistungen, das heißt, die Fehlreaktionen sind *konstant.* Es wird weiterhin angenommen, daß höher frequente und höher vertraute Items resistenter gegen eine Störung sind, so daß sich ein *Frequenz-* beziehungsweise *Familiaritätseffekt* zeigt (Warrington, 1975; Warrington & Cipolotti, 1996). Da auch hier wieder angenommen wird, daß distinktive Merkmale eher als gemeinsame Merkmale von einer Störung betroffen sind, kann sich auch bei einem Speicherdefizit ein *Effekt der semantischen Ähnlichkeit* zeigen, wenn Aufgaben mit nahen und weiten semantischen Ablenkern miteinander verglichen werden (Warrington & Cipolotti, 1996; Crutch & Warrington, 2005b).

Kritik an der Unterscheidung zwischen Zugriffs- und Repräsentationsstörungen wurde unter anderem geäußert, weil es theoretisch auch denkbar wäre, daß Patienten bei einer Zugriffsstörung konstante Fehlermuster zeigen, und einige Patienten sowohl Merkmale einer Speicher- als auch einer Zugriffsstörung aufweisen (Forde & Humphreys, 1995; Rapp & Caramazza, 1993). Tatsächlich treten bei degenerativen Störungen relativ einheitliche Muster auf, die als Speicherdefizit interpretiert werden, während bei aphasischen Störungen nach vaskulärem Insult sowohl konstante als auch inkonstante Fehlermuster beobachtet wurden (Crutch & Warrington, 2005b; Hillis et al., 1990; Warrington & Cipolotti, 1996).

Modalitäts , kategorie- und merkmalsspezifische Effekte

Das Auftreten von modalitäts , kategorie- und merkmalsspezifischen Effekten wird vor dem Hintergrund verschiedener semantischer Modelle erklärt, die in Abbildung 1 zusammengefaßt dargestellt sind. Im Rahmen aller Ansätze wird die Annahme zugrunde gelegt, daß sich Repräsentationen konkreter Objekte durch ein Set an semantischen Merkmalen beschreiben lassen. Modalitätsspezifische Effekte bei optischer Aphasie werden entweder als Zugriffsstörung zwischen visuellen, präsemantischen und semantischen Repräsentationen oder als Störung der Verbindung zwischen einer visuellen und verbalen Semantik interpretiert (Ansätze a und b). Das Auftreten von kategoriespezifischen und merkmalsspezifischen Effekten wird im Rahmen von drei weiteren Annahmen zur Organisation des semantischen Gedächtnisses diskutiert (Ansätze b bis d). Die vier verschiedenen Ansätze zur Organisation von semantischen Repräsentationen konkreter Objektbegriffe werden im Folgenden erläutert.

Verbale versus visuelle Semantik

Modalitätsspezifische Effekte bei optischer Aphasie oder in Aufgaben zum Sprachverständnis wurden zunächst als Hinweis auf zwei funktional unabhängige, aber miteinander verbundene visuelle und verbale semantische Systeme gedeutet (Beauvois 1982, vgl. Abbildung 1). Die optische Aphasie wird im Rahmen dieser Annahme als Störung der Verbindung zwischen den beiden sonst intakten Systemen interpretiert:

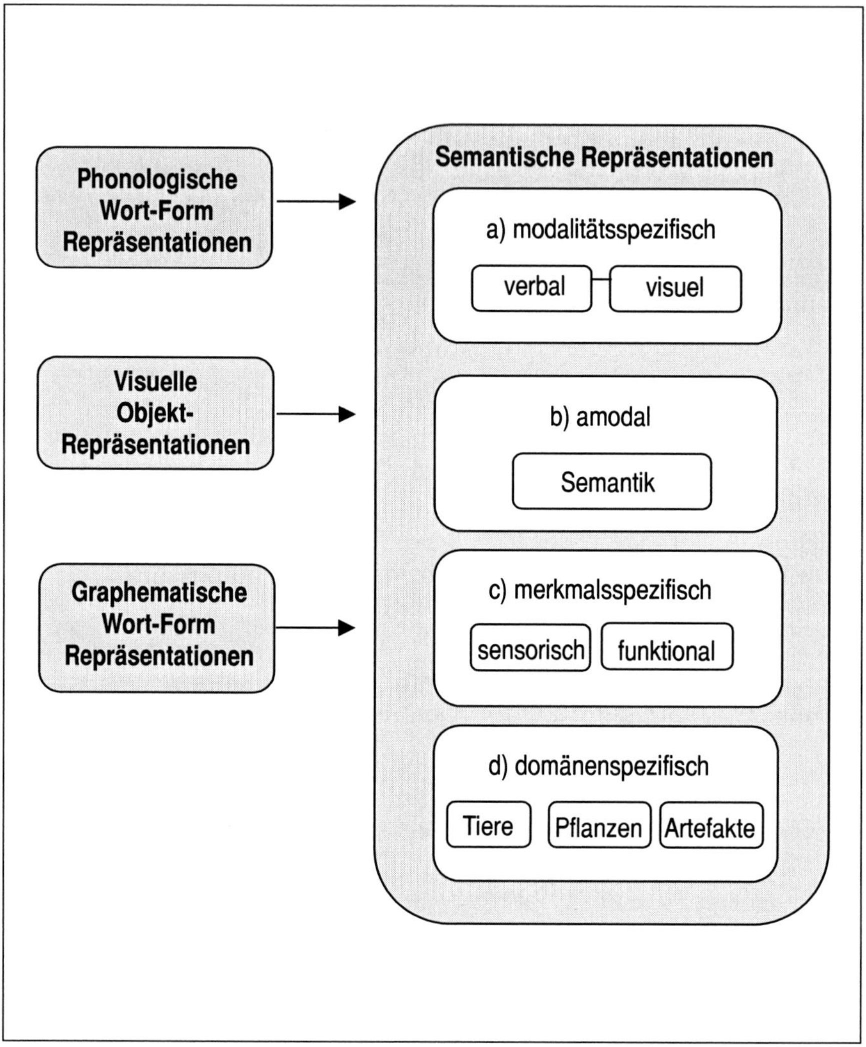

Abbildung 1 *Vier alternative theoretische Ansätze zur Strukturierung semantischer Repräsentationen konkreter Objekte:*
a) verbales versus visuelles semantisches System,
b) einheitliches semantisches System,
c) merkmalsspezifische semantische Systeme,
d) domänenspezifische semantische Systeme.

Rein verbale (zum Beispiel Benennen nach Definition) oder visuelle (zum Beispiel gestisches Darstellen der Funktion von visuell dargebotenen Objekten) Aufgaben können zwar noch ausgeführt werden, der Zugriff auf verbale Repräsentation nach visueller Vorgabe (Benennen von Bildern) ist jedoch gestört. Die Existenz von separaten semantischen Systemen für visuelle versus verbale Bedeutungsrepräsentationen wurde jedoch von vielen Autoren angezweifelt und kontrovers diskutiert (z. B. Hillis, Rapp & Caramazza, 1995; Riddoch, Humphreys, Coltheart & Funnell, 1988; Shallice, 1993). In Bezug auf die optische Aphasie wurde betont, daß die Untersuchung der Fähigkeit, den Objektgebrauch über Gesten anzuzeigen, nicht ausreichend für den Nachweis einer intakten visuellen Semantik ist (Hillis & Caramazza, 1995). Alternativ wird von den Autoren ein einheitliches semantisches System mit modalitätsneutralen semantischen Repräsentationen, die mit modalitätsspezifischen Input-Systemen für Wörter und Bilder verbunden sind, angenommen (vgl. Abbildung 2). Das Störungsmuster bei optischer Aphasie wird dann als Störung im Zugriff von intakten präsematischen Objektrepräsentationen zu semantischen Repräsentationen interpretiert. Die Befürworter dieses amodalen Modells argumentieren, daß alle bisherigen in der Literatur genannten Evidenzen für eine Trennung der semantischen Systeme auch vor dem Hintergrund des amodalen Modells erklärt werden können. Eine Trennung zwischen verbalen und visuellen semantischen Objektrepräsentationen wird daher nur noch von wenigen Autoren vertreten (Warrington & Crutch, 2004; Warrington & McCarthy, 1994).

Amodales semantisches System

Nach der *Organized Unitary Content Hypothesis* (OUCH) sind semantische Repräsentationen in einem einheitlichen semantischen System intern unterschiedlich strukturiert (Caramazza, Hillis, Rapp & Romani, 1990; Caramazza & Shelton, 1998; Hillis et al., 1995). Die Konzepte bestehen aus einem Set von sogenannten Prädikaten, die die visuell-perzeptuellen Eigenschaften eines Objektes (zum Beispiel Form, Beschaffenheit, Konsistenz), die einzelnen Handlungsmuster, sowie weitere

Eigenschaften wie zum Beispiel die Relation eines Objektes zu anderen Objekten, abbilden (zum Beispiel *Zitrone – gelb, sauer, wird zu Saft verarbeitet*, Hillis et al., 1995). Auf das Set von semantischen Prädikaten kann sowohl von lexikalischen Repräsentationen wie dem phonologischen oder dem orthographischen Input-Lexikon, als auch von visuell-strukturellen Objektrepräsentationen zugegriffen werden (vgl. Abbildung 2).

Visuell-semantische Merkmale eines Objektes können direkt über seine hervorstechenden perzeptuellen Merkmale aktiviert werden, da zwischen der strukturellen Objektrepräsentation und den dazugehörigen visuell-semantischen Merkmalen eine direkte Beziehung besteht. Im Gegensatz dazu ist die Beziehung zwischen diesen Merkmalen und der lexikalischen Repräsentation arbiträr. Innerhalb der semantischen Repräsentationen bestehen unterschiedlich starke Verbindungen, da einige Merkmale interkorrelieren, das heißt gemeinsam auf ein Konzept zutreffen. Auf diese Weise entstehen konzeptuelle Cluster aus seman-

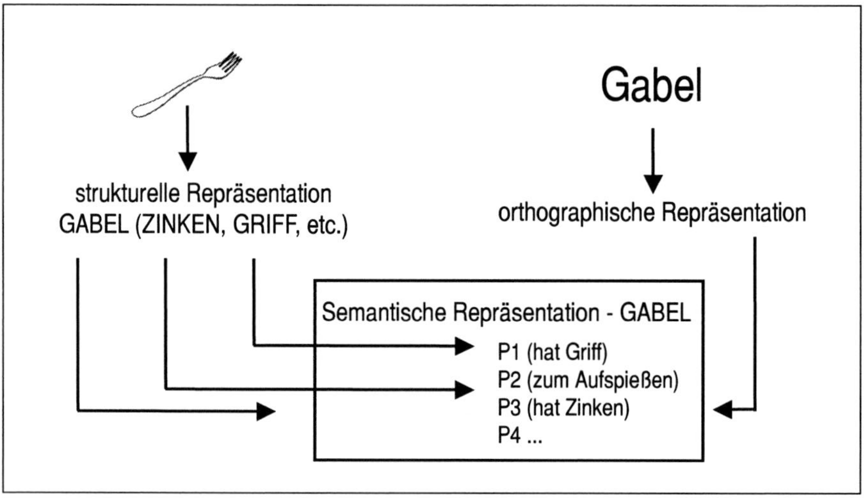

Abbildung 2 Korrelierende semantische Merkmale (Prädikate, P) im amodalen semantischen System (OUCH- Modell, Caramazza et al., 1990)

tisch ähnlichen Konzepten, die in unterschiedlicher Dichte im semantischen Raum verteilt sind. Da sich Mitglieder einer superordinierten Kategorie viele Merkmale teilen, können bei Schädigungen dieser Cluster von semantisch ähnlichen Konzepten *kategoriespezifische Effekte* entstehen. Da visuell-perzeptuelle und funktional-assoziative Merkmale auf semantischer Ebene interkorrelieren, sollten beide Wissenstypen von einer Schädigung betroffen sein (Caramazza & Shelton, 1998). Die semantischen Repräsentationen sind modalitätsneutral sind, so daß bei einer zentralen semantischen Störung das Auftreten von *supramodalen Effekten* erwartet wird. Die Voraussetzung für eine derartige Interpretation ist, daß die in verschiedenen Modalitäten durchgeführten Testaufgaben in Bezug auf die semantische Verarbeitung auch tatsächlich vergleichbar sind (und zum Beispiel nicht teils gemeinsames, teils distinktives semantisches Wissen abprüfen). Auch muß ausgeschlossen werden, daß zusätzliche Defizite in anderen Verarbeitungskomponenten vorliegen, die zu Beeinträchtigungen in den durchgeführten Tests führen können (Hillis et al., 1990).

Sensorisch Funktionale Theorie

Im Rahmen der Sensorisch Funktionalen Theorie und ihrer Varianten (Humphreys & Forde, 2001; Humphreys, Riddoch & Forde, 2002; Warrington & McCarthy, 1987; Warrington & Shallice, 1984) wird davon ausgegangen, daß sensorische und funktionale Wissensinhalte unabhängig voneinander gespeichert sind und selektiv beeinträchtigt sein können (vgl. Abbildung 3). Es wird angenommen, daß sensorische und funktionale Merkmale unterschiedlich stark zur Differenzierung belebter versus unbelebter Objekte beitragen und deshalb innerhalb der Repräsentationen belebter und unbelebter Objekte unterschiedlich stark gewichtet sind. Während belebte Objekte eher über sensorische Merkmale unterschieden werden (zum Beispiel *Tiger, Löwe* oder *Leopard: einfarbig, gepunktet, gestreift*), werden unbelebte Objekte hauptsächlich über ihre Funktionen definiert (zum Beispiel *Kreide, Bunt- oder Bleistift: zum Schreiben auf einer Tafel, mit Zeichenpapier, mit Schreibpapier*, Warrington & Shallice, 1984). Ein zugrundeliegendes Defizit für

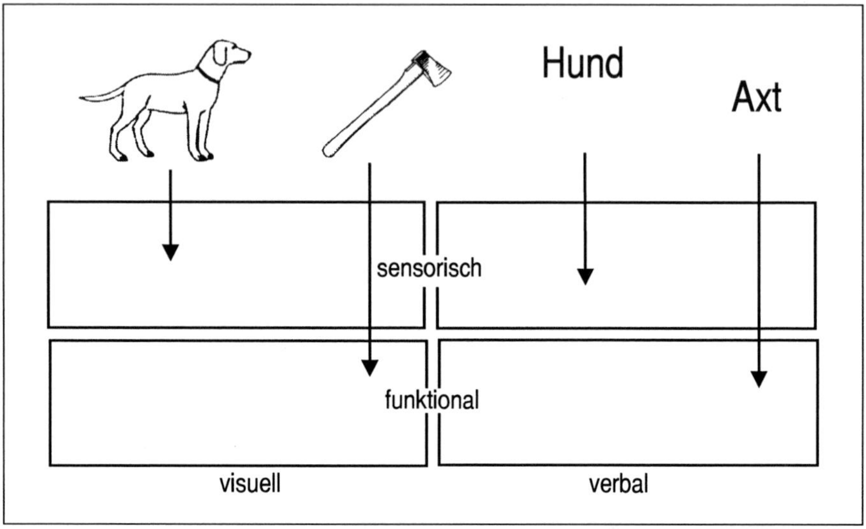

Abbildung 3 Multimodale sensorische und funktionale semantische Systeme (Warrington & Shallice, 1984; Darstellung in Anlehnung an Humphreys & Forde, 2001)

sensorisches Wissens führt daher zu einem *kategoriespezifischen Effekt* mit schlechteren Leistungen für belebte Objekte und ein zugrundeliegendes Defizit für funktionales Wissen zu einem kategoriespezifischen Effekt mit schlechteren Leistungen für unbelebte Objekte.

Das Prinzip der Differenzierung zwischen semantisch ähnlichen Konzepten und der unterschiedlichen Gewichtung sensorischer und funktionaler Wissensinhalte innerhalb der Repräsentationen belebter und unbelebter Objekte wurde von Humphreys und Forde (2001) und Humphreys et al. (2002) in ein hierarchisches Verarbeitungsmodell zum Benennen von Objekten übernommen (sogenannte Hierarchisch Interaktive Theorie, HIT). Beim Benennen visuell präsentierter Objekte werden zunächst visuell-perzeptuelle Merkmale auf der Ebene des strukturellen Beschreibungssystems aktiviert, die wiederum korrespondierende funktional-assoziative Merkmale auf der semantischen Ebene aktivieren (vgl. Abbildung 4). Distinktive perzeptuelle und funktionale Merkmale, die zwischen semantisch ähnlichen Items differenzieren, nehmen den Status einer Art ›Kernbedeutung‹ ein und werden besonders stark aktiviert, da sie die Auswahl des Zielitems aus einer Reihe von semantisch ähnlichen Einträgen erleichtern. Eine merkmalsspezifische Störung für distinktives perzeptuelles Wissen oder für distinktives funktionales Wissen führt daher zu kategoriespezifischen Störungen für belebte oder unbelebte Objekte.

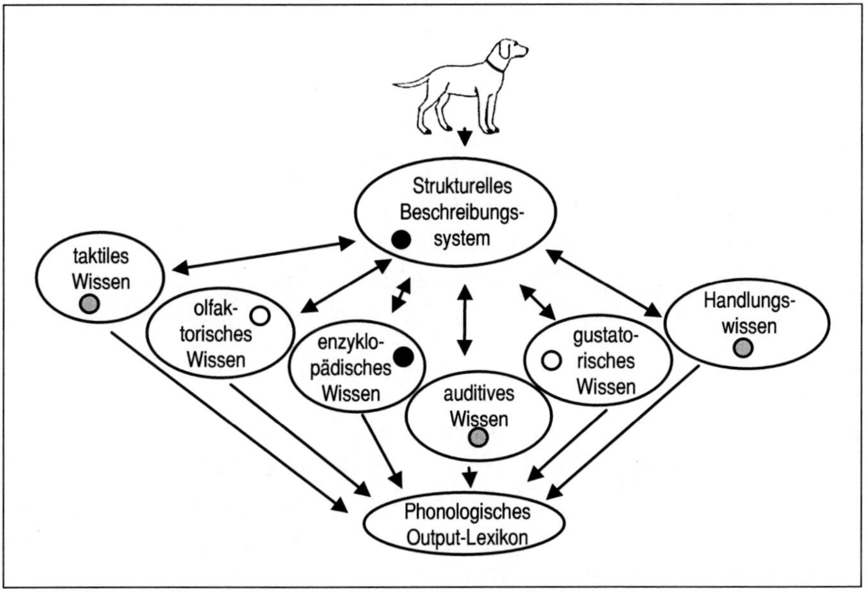

Abbildung 4 *Darstellung der Aktivierung unterschiedlich gewichteter semantischer Merkmale in verschiedenen perzeptuellen, motorischen und verbalen Subsystemen während des Benennens des Bildes HUND innerhalb des HIT-Modells (Humphreys & Forde, 2001). Stärker gewichtete Merkmale erreichen eine höhere Aktivierung im Benennprozeß, dargestellt durch geschwärzte »Einheiten« (je dunkler die Einfärbung, desto höher die Aktivierung)*

Domänenspezifischer Ansatz

Caramazza und Shelton (1998) zweifeln die empirische Evidenz für die Annahme unabhängiger sensorischer und funktionaler Wissensstrukturen sowie der unterschiedlichen Gewichtung innerhalb der Repräsentationen belebter und unbelebten Objekte an. Nach ihrem *domänenspezifischen Ansatz* haben die Kategorien *Tiere* und *Pflanzen* eine hohe evolutionäre Bedeutsamkeit, da sie eine entscheidende Rolle für das menschliche Überleben gespielt haben. Dieser »evolutionäre Druck« (Caramazza & Shelton, 1998:9) führte nach den Autoren zu einer Adaptierung von spezialisierten Prozessen für das Erkennen von *Tieren* und *Pflanzen,* um rasch und effizient komplexe Überlebensfunktionen ausführen zu können. Die domänenspezifische Hypothese liefert eine Erklärung für die grobe Unterscheidung zwischen den semantischen Domänen *Tiere, Pflanzen und Artefakte* (vgl. Abbildung 1). Es bleibt jedoch offen, wie das semantische Wissen innerhalb dieser Domänen organisiert ist. Obwohl Caramazza und Kollegen eine Organisation innerhalb der semantischen Domänen nach OUCH-Prinzipien favorisieren, werden auch die Annahmen der Sensorisch Funktionalen Theorie in Erwägung gezogen (Caramazza & Mahon, 2003).

Therapie semantischer Störungen

In der Therapie erworbener Sprachstörungen werden semantische Aufgaben wie zum Beispiel Wort-Bild-Zuordnen oder Kategorisieren häufig verwendet. Jedoch macht die alleinige Verwendung von Aufgaben, bei denen semantische Verarbeitung eine Rolle spielt, noch keine semantische Therapie aus, da diese zum Beispiel auch zur Verbesserung des lexikalischen Zugriffs bei Wortabrufstörungen eingesetzt werden. Eine semantische Therapie im engen Sinne hingegen beinhaltet eine direkte Behandlung der semantischen Störung mit dem Ziel einer Verbesserung der semantischen Verarbeitung (Nickels, 2000, 2002). Aufgrund der zentralen Rolle des semantischen Systems in nahezu allen sprachlichen Aufgaben sollte eine erfolgreiche Behandlung einer semantischen Störung einen »Knock-on«-Effekt auf viele sprachliche Bereiche haben

(Nickels, 2002:944). Umso erstaunlicher ist es, daß – verglichen zum Beispiel mit Studien zum Wortabruf – erst relativ wenige Therapiestudien zur direkten Behandlung semantischer Störungen vorliegen, die im Folgenden zusammengefaßt werden (für einen Überblick zur Verwendung semantischer Aufgabenstellungen in anderen Therapiebereichen siehe Nickels, 2002; Stadie & Schröder, in Vorbereitung; Whitworth, Webster & Howard, 2005).

Modalitätsspezifische Defizite

Francis, Riddoch und Humphreys (2001) berichten in einer methodenvergleichenden Therapiestudie von KW, einem 67jährigen Rentner mit leichten Wortfindungsstörungen und einer modalitätsspezifischen Störung im auditiven Sprachverständnis bei erhaltenem Lesesinnverständnis. Die zugrundeliegende funktionale Störung wurde im Zugriff vom phonologischen Input-Lexikon auf das semantische System lokalisiert. Ziel der Studie war die Untersuchung der Frage, ob eine indirekte Behandlung des Störungsortes bei ausschließlichem Arbeiten mit erhaltenen, schriftsprachlichen Fähigkeiten weniger effektiv ist als eine Therapie, in der sowohl erhaltene als auch beeinträchtigte Fähigkeiten kombiniert behandelt werden. In der Therapie wurde die Bedeutung eines Sets von niedrigfrequenten Wörtern in zwei Aufgabenstellungen (Einprägen von vorgegebenen Definitionen, Semantisches Entscheiden über synonyme Begriffe zu den geübten Wörtern) erarbeitet. In zwei aufeinanderfolgenden Therapiephasen wurden die Aufgaben erst nur in der schriftlichen Modalität (leises Lesen der Definitionen und der Begriffe zum semantischen Entscheiden mit anschließendem Aufschreiben), dann sowohl schriftlich als auch auditiv (leises Lesen und Hören der Definitionen und der Begriffe zum semantischen Entscheiden mit anschließendem mündlichen Benennen) erarbeitet. Entgegen der Annahme zeigten sich nach beiden Therapiephasen Verbesserungen beim Definieren auditiv vorgegebener Wörter für die jeweils geübten Items. Generalisierungen auf ungeübte Items konnten nicht beobachtet werden. Nachhaltige Effekte für die geübten Items traten jedoch nur nach der zweitenTherapiephase (Behandlung sowohl in der auditiven als auch der schriftlichen Modalität) auf. Francis et al. (2001) führen die beobachteten Verbesserungen auf unterschiedliche Wirkmechanismen zurück, da KW nach der ersten Therapiephase beim Definieren auditiv vorgegebener Wörter eine orthographische Kompensationsstrategie anwendete. Für die zweite Therapiephase hingegen wird angenommen, daß ein erneutes Verarbeiten über die auditive Modalität erreicht wurde. Die Autoren vermuten, daß die in dieser Phase durchgeführte multimodale Therapie, in der erhaltene mit gestörten Modalitäten kombiniert werden, möglicherweise am besten für die Behandlung modalitätsspezifischer Störungen geeignet ist.

Zentrale semantische Störung

Grayson, Hilton & Franklin (1997) führten mit LR, einem 50jährigen Mann mit einer starken Sprachverständnisstörung und phonematischem Jargon mehrere Therapiephasen zur Behandlung einer semantischen Störung bei zusätzlichen auditiven Defiziten durch. In der semantischen Therapie wurden Aufgaben zum auditiven und graphematischen Wort-Bild-Zuordnen, semantischen Kategorisieren und zum Zuordnen assoziierter Begriffe dargeboten. Nach der Therapie zeigten sich spezifische Verbesserungen beim graphematischen, aber nicht beim auditiven Wort-Bild-Zuordnen mit ungeübten Items. In beiden Aufgaben wählte der Patient weniger semantisch unrelationierte Ablenker als vor der Therapie.

Behrmann und Lieberthal (1989) entwickelten eine kategoriespezifische semantische Therapie für CH, einem 57jährigen Mann mit globaler Aphasie und phonematischem Jargon. In der Therapie wurden für einzelne semantische Kategorien Aufgaben zum semantischen Kategorisieren, Paar-Assoziationslernen (Wort-Bild) und Zuordnen von Bildern und Wörtern mit semantischen Ablenkern durchgeführt. Der Therapieerfolg wurde mit Aufgaben zum semantischen Kategorisieren überprüft. Nach der Therapie zeigten sich für zwei der drei geübten Kategorien (*Fahrzeuge* und *Körperteile*) Generalisierungseffekte für ungeübte Items innerhalb der geübten Kategorien. Für eine von drei überprüften ungeübten Kategorien (*Lebensmittel*) konnten darüber hinaus kategorieübergreifende Generalisierungseffekte festgestellt werden.

Auch Hillis (1998) überprüfte nach einer semantischen Therapie mit der Patientin HG, einer 22jährigen Frau mit Wernicke-Aphasie kategoriespezifische und kategorieübergreifende Generalisierungseffekte. HG zeigte eine ausgeprägte zentrale semantische Störung. Da das schriftliche Benennen relativ erhalten war, führte Hillis (1998) eine Therapie zum schriftlichen Benennen durch, in der die semantischen Paragraphien mit dem Zielwort verglichen und die jeweiligen distinktiven Merkmale für beide Begriffe erarbeitet wurden. Zusätzlich wurden die geübten Items in anderen Modalitäten (Mündliches Benennen, Wort-Bild-Zuordnen, Nachsprechen, Schreiben nach Diktat, Lautes Lesen) wiederholt. Nach der Therapie zeigten sich beim schriftlichen Benennen und auch in den wiederholten Aufgaben innerhalb der geübten Kategorien Generalisierungseffekte für ungeübte Items. Kategorieübergreifende Generalisierungseffekte auf ungeübte Kategorien konnten nicht beobachtet werden.

Zusammenfassung

In den beschriebenen Therapiestudien bleiben viele der beschriebenen Symptomatiken semantischer Störungen und die damit verbundenen theoretischen Implikationen bislang unberücksichtigt. Die dargestellten Studien zeigen, daß Störungen der semantischen Verarbeitung erfolgreich behandelt werden können, jedoch mit unterschiedlichen Ergebnissen: Während Francis et al. (2001) bei der Behandlung einer modalitätsspezifischen Störung bei der semantischen Verarbeitung in der auditiven Modalität Übungs , aber keine Generalisierungseffekte erzielen konnten, zeigten sich in den Studien von Grayson et al. (1997) und Hillis (1998) bei Patienten mit modalitätsübergreifenden semantischen Störungen Generalisierungseffekte für ungeübte, aber semantisch ähnliche Items innerhalb der geübten Kategorie. Behrmann und Lieberthal (1989) hingegen konnten kategorieübergreifende Generalisierungseffekte beobachten – allerdings nur für eine einzige weitere semantische Kategorie. Wie sind diese Unterschiede zu erklären? Welche Rolle spielen – wie von Francis et al. (2001) angesprochen – erhaltene semantische Fähigkeiten für das Erzielen unterschiedlicher Effekte in der Therapie? Wie reagieren Patienten mit dem von Warrington und Kollegen beschriebenen Muster einer refraktären Aktivierung auf häufig wiederholte Items in der Therapie? Sollte man hier eine andere Art der Präsentation des Therapiematerials und der Hilfen erwägen als bei Patienten mit einer Speicherstörung? Sollte das Therapiematerial möglicherweise nach Typikalität kontrolliert werden, und ist es sinnvoll, zunächst eher untypische Vertreter einer semantischen Kategorie zu behandeln, wie dies bereits für die Behandlung von Wortabrufstörungen beschrieben wurde (Kiran, 2007)? Dies sind nur einige wenige offene Fragen zur Therapie semantischer Störungen, die in weiteren Studien untersucht werden sollten.

Diagnostik semantischer Störungen

Patienten mit Störungen der semantischen Verarbeitung weisen ein breites Spektrum an unterschiedlichen Symptomen auf, für dessen Erklärung unterschiedliche theoretische Modelle herangezogen werden. Ein Testverfahren zur Untersuchung semantischer Störungen, das die beschriebenen Aspekte umfassend aufgreift, liegt bislang noch nicht vor. Viele der angesprochenen Bereiche können jedoch durch eine Kombination von erhältlichen Diagnostikverfahren und möglicherweise selbst zusammengestelltem Material in der Diagnostik untersucht werden (vgl. Tabelle 2).

Hierbei kann die Beantwortung folgender Fragen hilfreich sein:

- □ Liegt eine modalitätsspezifische Störung in Bezug auf die Input-Modalität vor (zum Beispiel für das Verarbeiten von Bildern versus Wörtern) oder zeigt sich die Störung modalitätsübergreifend?
- □ Ist superordiniertes semantisches Wissen erhalten?
- □ Liegen Hinweise auf einen Verlust semantischer Repräsentationen mit einem konstanten Fehlermuster vor, oder sind die Leistungen fluktuierend?
- □ Hat die Präsentationszeit einen Einfluß auf die Verarbeitung?

Fragestellung	**Art der Überprüfung / Name des Tests**	**Beispiel**
Ist super-ordiniertes Wissen erhalten?	□ Sortieren nach semantischen Hauptmerk-malen (Glindemann et al., 2002)	Was gehört nicht dazu? (*Bügeleisen*, Hase, Schwein, Ziege)
	□ Wort-Bild-Zuordnen mit unrelationierten semantischen Ablenkern (Blanken, 1996)	Zeigen Sie *Becher* (*Becher,* Kommode, Tomate, Traktor)
Ist spezifisches semantisches Wissen beeinträch-tigt?	□ Synonymie ohne semantischen Ablenker (De Bleser et al., 2004)	Haben diese beiden Begriffe gleiche Bedeutung? Klavier–Piano *(ja)* Furcht–Ofen *(nein)*
	□ Synonymie mit semantischem Ablenker (De Bleser et al, 2004)	Welche beiden Begriffe haben die gleiche Bedeutung? *Klavier* – *Piano* – Pilot – Cello Ast – *Furcht* – *Angst* – Spuk
	□ Sortieren nach semantischen Nebenmerk-malen (Glindemann et al., 2002)	Was gehört nicht dazu? (*Tiger,* Schaf, Esel, Katze)
	□ Wort-Bild-Zuordnen mit fünf relationierten semantischen Ablenkern (Blanken, 1996)	Zeigen Sie *Kanu* (Ruderboot, Tanker, *Kanu*, Dampfer, Segelboot)
Liegt eine modalitäts-spezifische oder eine modalitäts-übergreifende Störung vor?	Modalitätsspezifische Vergleiche mit den gleichen Items (Blanken, 1996; De Bleser et al., 2004):	
	□ Auditives und visuelles Wort-Bild-Zuordnen	Auditiv/schriftlich: *Zeigen Sie Hahn* (*Hahn*, Huhn, Ei, Tennisschläger)
	□ Mündliches und schriftliches Benennen	
	□ Auditives und visuelles Synonymie-Ent-scheiden	*Was ist auf diesem Bild?* (Mündlich, schriftlich: *Hahn*)
	□ Nonverbale Aufgaben mit Bildern (Glindemann et al., 2002)	*Was gehört nicht dazu?* (*Tiger*, Schaf, Esel, Katze)
Hat die Nähe der semantischen Ablenker einen Einfluß auf die Verarbeitung?	□ Wort-Bild-Zuordnen mit nahen, weiten und unrelationierten semantischen Ablenkern (Blanken, 1996)	Zeigen Sie *Becher* (*Becher*, Tasse, Weste, Schüssel)
	□ Synonymie mit und ohne relationierte Ablenker (De Bleser et al., 2004)	Haben diese beiden Begriffe gleiche Bedeutung? Furcht – Angst *(ja)* Furcht – Ofen *(nein)* Furcht – Spuk *(nein)*

Tabelle 2 *Geeignete deutschsprachige Testverfahren zur Untersuchung spezifischer Fragestellungen bei semantischen Störungen*

- Hat die semantische Nähe der Ablenker einen Einfluß auf die Verarbeitung?
- Zeigen sich kategorie- oder merkmalsspezifische Effekte?
- Spiegeln die kategoriespezifischen Effekte einen Einfluß von möglichen Störvariablen (zum Beispiel Familiarität, Frequenz etc.) wider?

Zur Überprüfung der Fehlerkonstanz können die jeweilig durchgeführten Tests wiederholt oder aber die gleichen Items in unterschiedlichen Modalitäten getestet werden. Testverfahren zur spezifischen Überprüfung des semantischen Wissens über belebte und unbelebte Kategorien oder bestimmte semantische Merkmalstypen sind bisher nicht erhältlich.

Literatur

Baayen, R. H., Piepenbrock, R. & Rijn, H. (1993) *The CELEX Lexical Database [CD-ROM]*. Philadelphia: Linguistic Data Consortium, University of Pennsylvania.

Barbarotto, R., Capitani, E. & Laiacona, M. (2001) Living musical instruments and inanimate body parts? *Neuropsychologia, 39,* 406-414.

Beauvois, M-F. (1982) Optic aphasia: A process of interaction between vision and language. *Philosophical Transactions of the Royal Society London, B, 298,* 35-47.

Behrmann, M.& Lieberthal, T. (1989) Category-specific treatment of a lexical-semantic deficit: A single case study of global aphasia. *British Journal of Disorders of Communication, 24,* 281-299.

Blanken, G. (1996) *Auditives Sprachverständnis: Wortbedeutungen. Visuelles Sprachverständnis. Wortbedeutungen. Materialien zur neurolinguistischen Aphasiediagnostik.* NAT-Verlag: Hofheim.

Capitani, E., Laiacona, M., Mahon, B. & Caramazza, A. (2003) What are the facts of semantic category-specific deficits? A critical review of the clinical evidence. *Cognitive Neuropsychology, 20,* 213-261.

Caramazza, A. & Hillis, A. E. (1990) Where do semantic errors come from? *Cortex, 26,* 95-122.

Caramazza, A., Hillis, A. E., Rapp, B. C. & Romani, C. (1990) The multiple semantics hypothesis: multiple confusions? *Cognitive Neuropsychology, 7,* 161-189.

Caramazza, A. & Mahon, B. Z. (2003) The organization of conceptual knowledge: The evidence from category-specific semantic deficits. *Trends in Cognitive Sciences, 7,* 354-361.

Caramazza, A. & Shelton, J. R. (1998) Domain-specific knowledge systems in the brain: The animate-inanimate distinction. *Journal of Cognitive Neuroscience, 10,* 1-34.

Coltheart, M. (1981) The MRC psycholinguistics database. *Quarterly Journal of Experimental Psychology, 33A,* 497-505.

Coltheart, M., Inglis, L., Cupples, L., Michie, P., Bates, A. & Budd, B. (1998) A semantic subsystem of visual attributes. *Neurocase, 4,* 353-370.

Coltheart, M., Patterson, K. E. & Marshall, J. (1980) *Deep dyslexia.* London: Routledge & Kegan Paul.

Crutch, S. J. & Warrington, E. K. (2005a) Abstract and concrete concepts have structurally different representational frameworks. *Brain, 128,* 615-627.

Crutch, S. J. & Warrington, E. K. (2005b) Gradients of semantic relatedness and their contrasting explanations in refractory access and storage impairments. *Cognitive Neuropsychology, 22,* 851-876.

De Bleser, R., Cholewa, J., Stadie, N. & Tabatabaie, S. (2004) *LEMO. Lexikon modellorientiert. Einzelfalldiagnostik bei Aphasie, Dyslexie und Dysgraphie.* München: Elsevier, Urban & Fischer.

Forde, E. & Humphreys, G. W. (1995) Refractory semantics in global aphasia: On semantic organization and the access-storage distinction in neuropsychology. *Memory, 3,* 265-308.

Francis, D. R., Riddoch, M. J. & Humphreys, G. W. (2001) Cognitive rehabilitation of word meaning deafness. *Aphasiology, 15,* 749-766.

Franklin, S. (1989) Dissociations in auditory word comprehension: Evidence from nine fluent aphasic patients. *Aphasiology, 3,* 189-207.

Franklin, S., Turner, J., Lambon Ralph, M. A., Morris, J. & Bailey, P. J. (1996) A distinctive case of word meaning deafness? *Cognitive Neuropsychology, 13,* 1139-1162.

Funnell, E. (2000) Models of semantic memory. In: Best, W., Bryan, K. & Maxim, J. (eds.) *Semantic Processing.* London: Whurr.

Funnell, E. (2002) Semantic memory. In: Hillis, A. W. (ed.) *The Handbook of Adult Language Disorders. Integrating Cognitive Neuropsychology, Neurology, and Rehabilitation.* Hove: Psychology Press.

Funnell, E. & Sheridan, J. (1992) Categories of knowledge? Unfamiliar aspects of living and nonliving things. *Cognitive Neuropsychology, 9,* 135-153.

Genzel, S., Kerkhoff, G. & Scheffter, S. (1995) PC-gestützte Standardisierung des Bildmaterials von Snodgrass & Vanderwart (1980). *Neurolinguisitik, 9,* 41-53.

Glindemann, R., Klintwort, D., Ziegler, W. & Goldenberg, G. (2002) *Bogenhausener Semantik-Untersuchung (BOSU).* München: Elsevier, Urban & Fischer.

Grayson, E., Hilton, R. & Franklin, S. (1997) Early intervention in a case of jargon aphasia: Efficacy of language comprehension therapy. *European Journal of Disorders of Communication, 32,* 257-276.

Hillis, A. E. (1998) Treatment of naming disorders: New issues regarding old therapies. *Journal of the International Neuropsychological Society, 4,* 648-660.

Hillis, A. E. & Caramazza, A. (1995) Cognitive and neural mechanisms underlying visual and semantic processing: Implications from »optic aphasia«. *Journal of Cognitive Neuroscience, 7,* 457-478.

Hillis, A. E., Rapp, B. & Caramazza, A. (1995). Constraining claims about theories of semantic memory: More on unitary versus multiple semantics. *Cognitive Neuropsychology, 12,* 175-186.

Hillis, A. E., Rapp, B. & Caramazza, A. (1999) When a rose is a rose in speech but a tulip in writing. *Cortex, 35,* 337-356.

Hillis, A. E., Rapp, B., Romani, C. & Caramazza, A. (1990) Selective impairment of semantics in lexical processing. *Cognitive Neuropsychology, 7,* 191-243.

Howard, D., Best, W., Bruce, C. & Gatehouse, C. (1995) Operativity and animacy effects in aphasic naming. *European Journal of Disorders of Communication, 30,* 286-302.

Humphreys, G. W. & Forde, E. M. E. (2001) Hierarchies, similarity, and interactivity in object recognition: »Category-specific« neuropsychological deficits. *Behavioral and Brain Sciences, 24,* 453-509

Humphreys, G. W., Riddoch, M. J. & Forde, E. M. E. (2002) The principle of target-competitor differentiation in object recognition and naming (and its role in category effects in normality and pathology). In: Forde, E. M. & Humphreys, G. W. (eds.) *Category Specificity in Brain and Mind.* Hove: Psychology Press.

Kiran, S. (2007) Complexity in the treatment of naming deficits. *American Journal of Speech-Language Pathology, 16,* 18-29.

Laiacona, M. & Capitani, E. (2001) A case of prevailing deficit of nonliving categories or a case of prevailing sparing of living categories? *Cognitive Neuropsychology, 18,* 39-70

Lambon Ralph, M. A., Howard, D., Nightingale, G. & Ellis A. W. (1998) Are living and non-living category specific deficits causally linked to impaired perceptual or associative knowledge? Evidence from a category-specific double dissociation. *Neurocase, 4,* 331-338.

Lambon Ralph, M. A., Patterson, K. & Hodges, J. R. (1997) The relationship between naming and semantic knowledge for different categories in dementia of Alzheimer's type. *Neuropsychologica, 35,* 1251-1260.

Laws, K. R., Evans, J.J., Hodges, J. R. & McCarthy. R. A. (1995) Naming without knowing and appearance without associations: Evidence for constructive processes in semantic memory? *Memory, 3,* 409-433.

Marshall, J., Pring, T., Chiat, S. & Robson, J. (2001) When ottoman is easier than chair: An inverse frequency effect in jargon aphasia. *Cortex, 37,* 33-53.

Nickels, L. (2002) Therapy for naming disorders: Revisiting, revising, and reviewing. *Aphasiology, 16,* 935-980.

Nickels, L. (2000) Semantics and therapy in aphasia. In: Best, W., Bryan, K. & Maxim, J. (eds.) *Semantic processing. Theory and practice.* London: Whurr.

Rapp B. C., Hillis, A. E. & Caramazza, A. (1993) The role of representations in cognitive theory: More on multiple semantics and the agnosias. *Cognitive Neuropsychology, 10,* 235-249.

Rapp, B. C. & Caramazza, A. (1989) General to specific access to word meaning: A claim re-examined. *Cognitive Neuropsychology, 6,* 251-272.

Rapp, B. C. & Caramazza, A. (1993) On the distinction between deficits of access and deficits of storage: A question of theory. *Cognitive Neuropsychology, 10,* 113-141.

Riddoch, J. M. (1999) Optic aphasia: A review of some classic cases. In: Humphreys, G. W. (ed.) *Case Studies in the Neuropsychology of Vision.* Hove: Psychology Press. 133-160.

Riddoch, M. J., Humphreys, G. W., Coltheart, M. & Funnell, E. (1988) Semantic systems or system? Neuropsychological evidence re-examined. *Cognitive Neuropsychology, 5,* 3-25.

Rosch, E. & Mervis, C. B. (1975) Family resemblances: Studies in the internal structure of categories. *Cognitive Psychology, 7,* 573-605.

Shallice, T. (1993) Multiple semantics: Whose confusions? *Cognitive Neuropsychology, 10,* 251-261.

Silveri, M. C. & Gainotti, G. (1988) Interaction between vision and language in category-specific semantic impairment. *Cognitive Neuropsychology, 5,* 677-709.

Stadie, N. & Schröder A. (2008) Kognitiv orientierte Sprachtherapie. Methoden, Material und Evaluation für Aphasie, Dyslexie und Dysgraphie. München: Elsevier, Urban & Fischer.

Stewart, F. S., Parkin, A. J. & Hunkin, N. M. (1992) Naming impairments following recovery from herpes simplex encephalitis: Category-specific? *Quarterly Journal of Experimental Psychology, 44A,* 261-284.

Warrington, E. K. (1975) The selective impairment of semantic memory. *Quarterly Journal of Experimental Psychology, 27,* 635-657.

Warrington, E. K. & Cipolotti, L. (1996) Word comprehension. The distinction between refractory and storage impairments. *Brain, 119,* 611-625.

Warrington, E. K. & Crutch, S. (2004) A circumscribed refractory access disorder: A verbal semantic impairment sparing visual semantics. *Cognitive Neuropsychology, 21,* 299-315.

Warrington, E. K. & Crutch, S. (2007) Selective category and modality effects in deep dyslexia. *Neurocase, 13,* 144-153.

Warrington, E. K. & McCarthy, R. A. (1987) Categories of knowledge. Further fractionation and an attempted integration. *Brain, 110,* 1273-1296.

Warrington, E. K. & McCarthy, R. A. (1994) Multiple meaning systems in the brain: A case for visual semantics. *Neuropsychologia, 32,* 1465-1473.

Warrington, E. K. & Shallice, T. (1984) Category specific impairments. *Brain, 107,* 829-854.

Whitworth, A., Webster, J. & Howard, D. (2005) *A Cognitive Neuropsychological Approach to Assessment and Intervention in Aphasia.* Hove: Psychology Press.

6. Lexikalische Störungen

Gerhard Blanken[1]

Universität Erfurt
Psycholinguistik – Seminar für Sprachwissenschaft

Symptomatik

Fast alle Aphasiker zeigen lexikalische Störungen. Tritt man in ein Gespräch mit einem Aphasiker ein, so können schon bei Patienten mit relativ leichten Störungen Wortfindungsprobleme auffällig werden. Die Sprachproduktion des Patienten kommt ins Stocken, es können sogenannte Verzögerungssignale auftreten (wie zum Beispiel *äh, mhm*), der Patient kann auch sein Wortfindungsproblem kommentieren oder thematisieren (zum Beispiel *Ich komm jetzt nicht drauf*) oder den Gesprächspartner um Hilfe bitten (zum Beispiel *Wie heißt das?*). In diesen Situationen können auch relativ leere Stellvertreterwörter an Stelle des gesuchten Wortes benutzt werden (zum Beispiel *Dings, Sache*), wobei der Patient darauf hofft, daß der Redekontext das Gemeinte deutlich werden läßt. Möglich sind auch Versuche des Patienten, das Kommunikationsproblem durch Umschreibungen oder Definitionsversuche, also durch Mehrwortäußerungen zu überwinden. Allerdings können auch diese Versuche durch neue Wortfindungsstörungen ins Stocken geraten, und die Sprachnot des Patienten nimmt weiter zu. Stehen solche Probleme im Mittelpunkt der aphasischen Symptomatik, liegt in der Regel eine sogenannte amnestische Aphasie vor (vgl. Huber, Poeck & Weni-

1 Ich möchte Tobias Bormann für die kritische Lektüre dieses Beitrags sehr herzlich danken.

ger, 2002, für eine Beschreibung der aphasischen Syndrome). In der internationalen Fachkommunikation ist der Begriff anomische Aphasie (»anomic aphasia« beziehungsweise »anomia«) gebräuchlicher. Diese Bezeichnung spricht die eingeschränkte Fähigkeit, Namen zu finden, direkt an. Gemeint sind generische Namen (also Nomen wie *Tisch, Haus, Auto* und andere inhaltstragende Wortklassen wie Verben und Adjektive), aber auch Eigennamen (wie *Fritz, Berlin, Deutschland*). Typischerweise hat der Hörer den Eindruck, daß der Patient weiß, worüber er sprechen will beziehungsweise welches Wort ihm fehlt, das heißt, Hilfen des Gesprächspartners werden zurückgewiesen, wenn sie die entstandene lexikalische Lücke nicht adäquat füllen können, oder werden spontan angenommen, wenn das Gemeinte getroffen wird. Wortfindungsstörungen vorauszusagen ist für den Gesprächspartner (und auch für den Patienten selbst) schwer. Für fast alle Patienten des anomischen Typs gilt, daß in Bezug auf ein und dasselbe Zielwort (zum Beispiel *Auto*) eine Störungsfluktuation vorliegt, das heißt, der Zugriff ist nur jeweils vorübergehend aufgehoben. Dies gibt auch Hinweis darauf, daß die Wörter nicht permanent verloren gegangen sind (vgl. jedoch Howard ,1995, für einen Fall mit konsistentem Muster). Trotz der Fluktuation ist das Störungsbild nicht völlig ungeordnet. So zeigen die Patienten (nach der akuten Phase der Erkrankung) ein relativ stabiles individuelles Leistungsniveau, was sich nur langsam verändert (zum Beispiel unter dem Einfluß von Therapie), wenn auch solchen (»weichen«) Faktoren wie Müdigkeit, Tagesform oder Motivation ein Einfluß nicht abgesprochen werden kann. Der Punkt ist, daß wenn auch die Wörter, bei denen Findungsstörungen auftreten, wechseln können, insgesamt doch eine ähnliche Gesamthäufigkeit des Symptoms von Untersuchung zu Untersuchung feststellbar ist, das heißt, der von Patient zu Patient unterschiedliche Schweregrad der Störung setzt sich trotz unterschiedlicher Zielwörter durch. Ein Faktor der Begrenzung der Fehlerfluktuation liegt also in der Ausprägung der Störung. Gleich ergänzen muß man jedoch den möglichen Einfluß von lexikalischen Variablen wie Wortfrequenz, Abstraktheit und anderen Faktoren, die weiter unten besprochen werden sollen. Diese Eigenschaften der Zielwörter können über den

Wortfindungserfolg eines Patienten mitbestimmen und erlauben somit – trotz der wortspezifischen Fluktuation des Auftretens von Findungsstörungen – allgemeinere Prognosen über die Störungsrate. In natürlichen Gesprächen sind solche Faktoren beziehungsweise Eigenschaften der Zielwörter nur schwer zu kontrollieren (zum Beispiel Gespräch über das Wetter versus Gespräch über medizinische Einzelheiten der Erkrankung). Deshalb werden in der Regel formalere diagnostische Methoden angewandt (zum Beispiel standardisierte Objekt-Benenn-Tests), um die Leistungen in der Wortfindung zu messen und im Verlauf zu dokumentieren.

Anomische Symptome sind keinesfalls auf Aphasiker des amnestischen beziehungsweise anomischen Typs beschränkt. Vielmehr leiden fast alle Aphasiker unter Wortfindungsstörungen. Da bei den anderen Aphasietypen jedoch viele andere Symptome hinzutreten, kann hier nur von einer anomischen Komponente dieser Störungsbilder gesprochen werden. Neben den amnestischen Aphasikern gelten auch die sogenannten Wernicke-Aphasiker als »flüssig« (beziehungsweise eigentlich besser fließend) sprechende Aphasiker. Eine Untergruppe dieser Patienten ist sogar durch einen sehr starken Rededrang (»Logorrhö«) charakterisiert. Anders als bei den amnestischen Patienten sind Pausen und Suchverhalten in der Spontansprache hier seltener zu finden. Erst in untersuchergelenkten Aufgaben (zum Beispiel Objekt-Benennen) wird deutlich, welche zum Teil erheblichen Wortfindungsprobleme vorhanden sein können (bis hin zu nahezu aufgehobenen Fähigkeiten). Die sogenannten nicht-flüssigen Aphasiker (hierher gehören insbesondere Patienten mit Broca- oder globaler Aphasie) zeigen in ihrer Spontansprache einen verzögerten und gehemmten Sprachfluß, wobei auch andere als Wortfindungsstörungen ursächlich sein können (zum Beispiel morphosyntaktische und neurophonetische Störungen). Erst eine intensivere Untersuchung mit Testmaterialien erlaubt Rückschlüsse auf das Ausmaß der zugrundeliegenden Wortfindungstörungen.

Oben war gesagt worden, daß »fast alle« Aphasiker unter Wortfindungsproblemen leiden. Gibt es Ausnahmen? Bormann, Wallesch und Blanken (2008) beschreiben zum Beispiel einen Patienten mit sogenannter »dynamischer Aphasie« (vgl. Luria, 1970), der unauffällig in Benenntests abschnitt und dessen Hauptprobleme in der Initiierung von Redebeiträgen lagen sowie in der Generierung neuer Ideen und Ideenfolgen. Für die allermeisten aphasischen Patienten jedoch können sprachsystematische Störungen beschrieben werden, welche mit anomischen Symptomen einhergehen.

Natürlich leiden auch Sprachgesunde gelegentlich unter Blockaden der Wortfindung und müssen in entsprechenden Aufgaben oder Tests nicht fehlerfrei abschneiden. Darum sollten an Sprachgesunden normierte Testmaterialien verwendet werden oder es sollten gesunde Kontrollprobanden hinzugezogen werden, die Vergleiche mit dem Verhalten der Patienten ermöglichen.

Neben den Wortfindungsblockaden gelten auch aphasische Wortsubstitutionsfehler als Ausdruck lexikalischer Störungen. In diesen Fällen liegt eine Wortproduktion vor, allerdings wird an Stelle des Zielwortes ein falsches Wort erzeugt. Solche Fehler werden auch als verbale oder lexikalische Paraphasien bezeichnet. Man unterscheidet unterschiedliche Formen von verbalen Paraphasien nach Maßgabe ihrer jeweiligen Beziehungen zum Zielwort.

Viele Aphasiker zeigen gelegentliche oder häufige semantische Paraphasien (als Untergruppe der verbalen Paraphasien) in ihrer Spontansprache. Buckingham (1980) gibt Beispiele aus der Spontansprache eines englischsprachigen Wernicke-Aphasikers (Übersetzungen GB). Darunter sind: *cherries* ›Kirschen‹ → *apples* ›Äpfel‹, *summer* ›Sommer‹ → *winter* ›Winter‹, *hear* ›hören‹ → *talk* ›sprechen‹, *white* ›weiß‹ → *red* ›rot‹, *hot* ›heiß‹ → *cold* ›kalt‹). Semantische Paraphasien haben folgende Eigenschaften in Bezug auf ihre Zielwortrelation:

- sie zeigen eine mehr oder weniger enge semantische Beziehung;
- sie stammen in der Regel aus dem gleichen semantischen Feld;
- es kommt zu häufigeren Verwechslungen bei Antonymen;
- sie sind meist gleicher Wortart;
- sie haben eine geringe oder keine phonologische Ähnlichkeit.

Nebengeordnete Beziehungen zwischen Zielwörtern und semantischen Paraphasien (wie in *nose* ›Nase‹ → *ear* ›Ohr‹) dominieren in der Regel das Fehlermuster, aber auch andere Relationen können auftreten (unter- oder übergeordnete Beziehungen, andere assoziative Beziehungen, vgl. Stachowiak, 1979, für eine gründliche Darstellung). Solche Substitutionen können vom Patienten unentdeckt bleiben. Selbstkorrekturen sind jedoch möglich. Man spricht von sogenannten Monitoring-Fähigkeiten der Patienten, das heißt der Fähigkeit zur Überwachung der eigenen Sprachproduktion, welche von Patient zu Patient unterschiedlich erhalten ist (vgl. Levelt, 1989, für Typen von Monitoring-Theorien in der Psycholinguistik). Achtsamkeit ist geboten, wenn Patienten ihre Wortsubstitutionen stockend oder mit einer fragenden Intonation hervorbringen oder wenn die Wortart unerwartet wechselt. Hier könnten statt semantischer Paraphasien Wortfindungsblockaden vorliegen, und der Patient versucht lediglich, sich dem Zielwort schrittweise semantisch anzunähern. Wirkliche semantische Paraphasien treten unmittelbar an die Stelle des Zielwortes und stellen kein Annäherungs- oder Rateverhalten dar.

Semantische Fehler können in vielen Aufgaben auftreten (nicht nur in der Spontansprache, so zum Beispiel in der Bildbeschreibung oder beim Benennen). Sie können auch Symptome eines gestörten Lese , Schreib- oder Nachsprechprozesses sein und bilden das Schlüsselsymptom der sogenannten Tiefensyndrome (Tiefenalexie, agraphie, dys- phasie; vgl. die entsprechenden Artikel in diesem Buch).

Formale Paraphasien als weitere Untergruppe der verbalen Paraphasien sind Wortsubstitutionen mit phonologischem (beziehungsweise formalem) Bezug zum Zielwort (zum Beispiel statt *Pferd* → *Speer*; statt *Straße* → *Spaten*; Beispiele des Aphasikers RB, Blanken, 1990). Ein engerer semantischer Bezug ist hier nicht erkennbar. Neben der segmentalen Überlappung stimmen Akzentmuster, Silbenzahl und auch die Wortart oft überein. Betrachtet man die Gruppe der Aphasiker insgesamt, so treten formale Paraphasien nicht so häufig auf wie semantische Paraphasien; es wurden jedoch einzelne Patienten beschrieben, bei denen formale Paraphasien ein dominantes Symptom bildeten (z. B. Best,

1996; Blanken, 1990, 1998; Martin & Saffran, 1992). Formale Fehler sind nicht auf die Spontansprache beschränkt (vgl. formale Fehler beim Schreiben: Romani, Olson, Ward & Ercolani, 2002). Wortsubstitutionen mit formalem Bezug sind im Prinzip auch über nicht-lexikalische segmentale Fehlerprozesse erklärbar, wobei das Ganzwortergebnis an Stelle eines Neologismus nur zufällig hervorgebracht wird. Zum Beispiel können beim Zielwort *Tasse* durch Anlautsubstitutionen Wörter wie *Kasse* oder *Masse* erzeugt werden (neben Produktionen ohne Wortstatus). Ein zufallskritisches Prüfverfahren kann bei Best (1996) gefunden werden. Bei Patienten mit häufigeren formalen Fehlern muß eine lexikalische Basis dieses Fehlertyps geprüft werden.

Gemischte verbale Paraphasien zeigen sowohl eine semantische als auch eine formale Beziehung zum Zielwort (zum Beispiel *Zitrone* zu *Melone*). Sie bilden eine kleinere Untergruppe der formalen beziehungsweise semantischen Fehler. Sie sind jedoch aus Sicht der psycholinguistischen Modellierung der Sprachverarbeitungsprozesse von großer Bedeutung (siehe unten).

Tabelle 1 gibt noch einmal Beispiele für alle drei bisher besprochenen Typen von verbalen Paraphasien.

Neben den oben beschriebenen Typen von Ganzwortsubstitutionen existieren auch verbale Paraphasien ohne erkennbaren Bezug zum Zielwort. Solche sogenannten unrelationierten Paraphasien können insbesondere bei schwereren Formen von Aphasie beobachtet werden, sind jedoch auch dort nicht sehr zahlreich. Der theoretische Status solcher

Semantische Paraphasien	**Formale Paraphasien**	**Gemischte Paraphasien**
Tür → Fenster	Zwiebel → Spiegel	Melone → Zitrone
Fuß → Bein	Zaun → Schaum	Turm → Tor
Kuh → Elch	Daumen → Traube	Feile → Reibe
Schwan → Ente	Pyramide → Kamin	Nadel → Nagel
Tasse → Schüssel	Pfau → Pfand	Wurst → Most

Tabelle 1 *Beispiele für semantische, formale und gemischte Paraphasien (Zielwort → Paraphasie) (aus dem Benennkorpus des Aphasikers HZ; Blanken, 1998).*

Fehler ist diffizil. So könnten aberrante oder intersubjektiv nicht nachvollziehbare semantische Assoziationen die Grundlage solcher Fehler bilden. Alternativ könnten durch perseveratorische Mechanismen (auch über längere Distanzen) mitgeschleppte linguistische Elemente ursächlich sein. Eine Analyse auch größerer Textzusammenhänge ist hier angebracht, um die Fehlerentstehung zu verfolgen. Möglich sind auch formale Fehler, die sich im Gefolge von semantischen Fehlaktivierungen vollziehen und damit den eigentlichen Fehlerursprung kaschieren.

Wir haben bisher zwei wesentliche lexikalische Fehlergruppen für den mündlichen Output-Bereich unterschieden: Die semantischen und die formalen Paraphasien. Auch für den Input-Bereich – also die rezeptive Sprachverarbeitung – ist eine solche Unterscheidung zwischen Fehlern mit Auswirkungen auf das semantische Verständnis von Wörtern und Fehlern mit Auswirkungen auf die Aktivierung der richtigen phonologischen Form vorgeschlagen worden (vgl. für die auditive Input-Verarbeitung z. B. Franklin, 1989; vgl. auch Ingram, 2007, für eine umfassendere Beschreibung der Sprachverständnis-Prozesse aus neurolinguistischer Sicht). (Für die Schriftsprache vgl. die entsprechenden Beiträge in diesem Band.)

Eine Extra-Betrachtung verlangen die sogenannten Lexikalisierungsfehler beim Verarbeiten von vorgegebenen Nichtwörtern (Neologismen) zum Beispiel beim Nachsprechen, lauten Lesen oder Diktatschreiben, welche man mit lexikalischen Störungen in Verbindung bringen könnte. In solchen fehlerhaften Lexikalisierungen vorgegebener neologistischer Formen (zum Beispiel *Sanne*) erhält das Nichtwort durch den Patienten wieder eine lexikalische Gestalt (zum Beispiel *Wanne, Tanne* oder *Sonne*). Solche (Fehl-)Leistungen werden jedoch in der Regel nicht als Hinweis auf Störungen der lexikalischen Verarbeitung gewertet, sondern als Hinweis auf die relative Stärke des lexikalischen Einflusses auf die Nichtwortverarbeitung. Was hier also Schwächen zeigt, sind die nicht-lexikalischen Prozesse; diese werden von Seiten des Lexikons »überrannt«.

Dieser Fall zeigt, daß lexikalische Störungen nicht automatisch gleichzusetzen sind mit dem Auftreten lexikalischer Elemente in Fehlern. Nicht der deskriptive lexikalische Status einer Fehlreaktion ist entscheidend, sondern vielmehr die Frage, ob der Fehler ausgelöst wurde durch eine Schädigung des mentalen lexikalischen Systems des Patienten. Ein korrespondierendes jedoch umgekehrtes Beispiel für diese Sicht gibt die Hypothese von Ellis und Mitarbeitern zur Entstehung von Neologismen. Phonematisch entstellte Wörter beziehungsweise Neologismen können ihrer Meinung nach auf lexikalische Aktivierungsschwächen zurückgeführt werden. Die geschwächte Aktivierung auf lexikalischer Ebene führt nach ihrer Hypothese zu Störungen der Phonem-Verarbeitung und somit zu phonematischen Paraphasien und Neologismen (z. B. Ellis, Miller & Sin, 1983; Miller & Ellis, 1987). In diesen Fällen lägen also keine Ganzwortfehler vor; dennoch wäre die lexikalische Störung Ursache der Symptomatik.

Zum Ende dieser Einführung in die Symptomatik lexikalischer Störungen möchte ich zwei Dinge hervorheben. Erstens sollten die auftretenden Symptome immer im Kontext eines Fehlermusters betrachtet werden, das heißt, einzelne Vorkommnisse haben einen geringen diagnostischen Wert. Viele der hier angesprochenen Symptome treten in ähnlicher Form gelegentlich auch in der Sprache gesunder Sprecher/Hörer auf (vgl. z. B. Garrett, 1993). Deshalb sind das Ausmaß und das Gesamtbild der Symptomatik von großer Wichtigkeit für die Diagnostik aphasischer Störungen. Eine Evaluation lexikalischer Störungen setzt somit eine ausreichend große Datenbasis voraus. Zweitens erfordert die Diagnostik lexikalischer Störungen eine theoretische Einordnung der Symptome. Wie oben gesehen, ist es nicht ausreichend, lexikalische Störungen mit den Mitteln der deskriptiven Linguistik zu erfassen. Lexikalische Störungen reflektieren symptomatisch Störungen des mentalen lexikalischen Systems. Aber was ist dieses System?

Der Aufbau des mentalen lexikalischen Systems

Das mentale lexikalische System ist ein Langzeitspeicher für Wörter. Ein wesentliches Problem vieler Aphasiker ist es, auf die gespeicherte phonologische Form von Wörtern zuzugreifen, beziehungsweise diese

Wortform ausreichend stark zu aktivieren. Die Schwierigkeiten der lexikalischen Aktivierung können im Prinzip für den gesprochenen Input und Output beobachtet werden. Mögliche Unterschiede in der Art und im Schweregrad der Störungen machen es jedoch nötig, beide Bereiche gesondert zu untersuchen, wobei sich in den meisten Fällen die Output-Leistungen als schwerer betroffen erweisen.

Neben dem Lexikon für gesprochene Wörter müssen (für geübte Leser/Schreiber) spezifische Langzeitrepräsentationen für geschriebene Wörter angenommen werden. Dies ergibt sich a priori aus der Tatsache, daß sich geschriebene Wörter erheblich in der Form von ihren gesprochenen Pendants unterscheiden können (vgl. zum Beispiel irreguläre Wörter wie zum Beispiel *Chef* oder *Garage*). Hinzu kommt, daß der Erwerb dieses »orthographischen« Wissens im Normalfall auch visuell basiert ist (im Unterschied zur Lautsprache). In der Tat wurden in der Aphasiologie eine Vielzahl von disparaten Leistungsmustern in Laut- und Schriftsprache beschrieben. Auch innerhalb der Schriftsprache müssen die Lese- und Schreibleistungen separat untersucht werden, da sich die Störungen beim Lesen (Dyslexien) erheblich von denen des Schreibens (Dysgraphien) unterscheiden können (vgl. z. B. de Langen, 2001, und die diesbezüglichen Beiträge in diesem Band).

Lexikalische Input- und Output-Leistungen können bei Aphasie stark differieren. Dies gilt für die gesprochene und die geschriebene Sprache. Ist es deshalb notwendig, unterschiedliche lexikalische Speicher zu postulieren – also ein Input- und ein Output-Lexikon für die mündliche und die schriftliche Modalität? Oder können die Unterschiede auf der Basis gestörter Zugänge erklärt werden? Viele Modelldarstellungen machen Gebrauch von einer Trennung in Input- versus Output-Lexika (vgl. z. B. das Logogen-Modell und dessen Weiterentwicklung im Rahmen von LeMo; De Bleser, Cholewa, Stadie & Tabatabaie, 2004). Hillis (2001) diskutiert neben der Möglichkeit separater Input- und Output-Lexika (pro Modalität) auch die Hypothese differentiell gestörter Zugangsprozeduren (vgl. dort für Einzelheiten). Die Unterscheidung zwischen Zugangsstörungen und Repräsentationsstörungen gehört zwar zum theoretischen Fundus der kognitiven Wissenschaften, allerdings kann von einer Klärung vieler dorniger Probleme auf diesem Feld nicht die Rede sein (vgl. zu den Problemen z. B. Rapp & Caramazza, 1993).

Bisher sind lexikalische Subsysteme unterschieden worden, deren Aufgabe die Speicherung und Aktivierung formbasierter Lexikoneinträge ist. Semantische und syntaktische Aspekte der Wortverarbeitung sind hingegen nicht berührt worden. Wichtige psycholinguistische Modelle verfolgen gegenwärtig sehr disparate Hypothesen über den Ort und die Art, wie diese Aspekte bei der Wortverarbeitung ins Spiel gebracht werden (vgl. weiter unten). Weitgehende Einigkeit besteht jedoch in der Annahme, Form und Semantik (oder Bedeutung) modelltheoretisch getrennt darzustellen, wobei im zeitlichen Ablauf der Informationsverarbeitung die semantische Ebene die Wortformebene zum Zweck der Produktion anstößt und kontrolliert und in der Sprachrezeption die Wortform vorgängig ist. Für die Worterzeugung ist das »Es-liegt-mir-auf-der-Zunge-Phänomen« (beziehungsweise »tip-of-the-tongue phenomenon«), das auch Sprachgesunde erleben, ein gutes Beispiel für eine (partiell) gestörte Aktivierung von Wortformen in Gegenwart präsenter Bedeutungen. Abbildung 1 gibt einen grafischen Überblick über den Aufbau des lexikalischen Systems. Für den Zweck der Darstellung soll der Kunstgriff von John Morton (vgl. Kotten, 1997; Tesak, 1997 für Einführungen in das Modell) benutzt werden, der in seinem Logogen-Modell alle mentalen Funktionen, die nicht anderweitig in seinem Modell explizit dargestellt werden, in das sogenannte Kognitive System verlegt, das heißt, auch die Syntax und die Semantik sollen (neben vielen anderen kognitiven Funktionen des Menschen) Teil dieses Systems sein (vgl. Abbildung 1). Abbildung 1a zeigt den Aufbau des mentalen lexikalischen Systems nach der Hypothese getrennter Input- und Output-Lexika. Abbildung 1b entspricht der Hypothese gestörter Zugangsprozesse bei einfacher Repräsentation lexikalischen Wissens für den Input- und Output-Bereich. Im Folgenden wollen wir uns auf Modelle der Wortproduktion konzentrieren. Viele Aspekte können jedoch in analoger Weise auf Input-Prozesse übertragen werden.

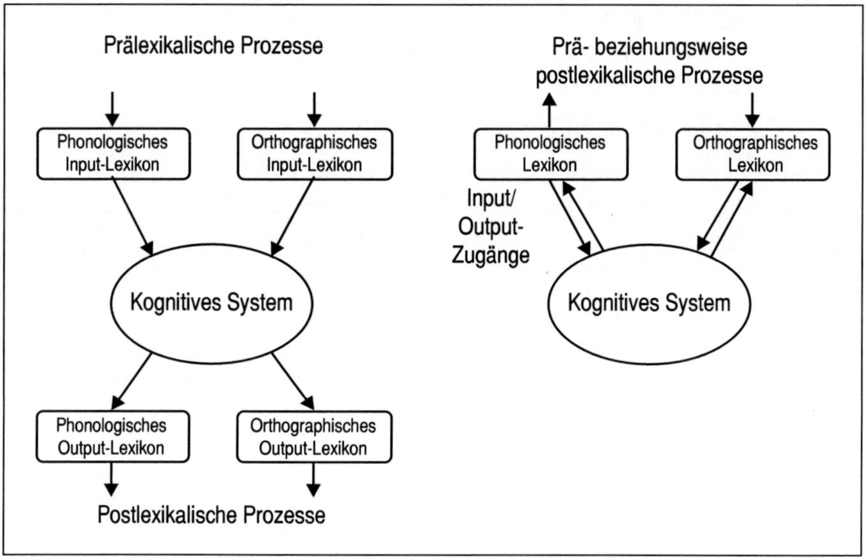

Abbildung 1 *Der Aufbau des mentalen lexikalischen Systems mit separaten Input- und Output-Lexika (Abbildung 1a) und mit einfacher Repräsentation für den Input- und Output-Bereich (Abbildung 1b).*

Modelle der Wortproduktion

Modelle der Sprach- beziehungsweise Wortproduktion sind psycholinguistische Theorien, das heißt, sie sollen den normalen, ungestörten Prozeß der Erzeugung lexikalischer Einheiten darstellen. Treten zum Beispiel Versprecher bei Gesunden oder klinische Symptome bei Aphasikern auf, so können diese im Rahmen der Modellhypothese(n) beschrieben oder erklärt werden. Die meisten Modelle haben Versprecher-Daten (Dell, 1986; Fromkin, 1971; Garrett, 1975) oder Daten aus experimentellen Reaktionszeit-Studien mit gesunden Probanden als empirische Grundlage (z. B.. Levelt, Roelofs & Meyer, 1999). Jedoch spielen auch Daten aus dem Bereich der erworbenen Sprachstörungen eine große Rolle. Die Modelle können sich erheblich darin unterscheiden, wie die zu verarbeitenden Informationen repräsentiert sind und wie die verschiedenen Repräsentationsebenen miteinander verbunden sind (vgl. auch Blanken, 1996 für eine Diskussion aphasischer Fehler vor dem Hintergrund psycholinguistischer Modelle).

Übereinstimmung besteht darin, daß die Sprachproduktion durch die Semantik kontrolliert wird. Viele Forscher bevorzugen eine analytische Repräsentation semantischer Information, also mit Hilfe von Merkmalen beziehungsweise Komponenten (z. B. Caramazza, Dell), wobei einige Forscher ein modalitätsneutrales und einheitliches System annehmen (z. B. Hillis, Rapp, Romani, & Caramazza, 1990), andere hingegen ein verbales und weitere modalitätsspezifische Subsysteme postulieren (z. B. Shallice, 1988). Unter anderem Garrett und Levelt gehen hingegen von einer holistischen Bedeutungsrepräsentation aus. Levelt spricht von einer netzwerkartig aufgebauten konzeptuellen Ebene, wobei Konzepte, die mit einem Lexikoneintrag verbunden sind, die Untergruppe der lexikalischen Konzepte bilden.

In einigen Modellen sind syntaktische Informationen Teil des lexikalischen Wissens der Sprecher (z. B. Garrett, Levelt). Levelt setzt eine lexikalische Lemma-Ebene an, auf der wortspezifische syntaktische Merkmale (wie syntaktische Kategorie oder Genus) zugänglich werden und syntaktische Umgebungen von Wörtern erzeugt werden. Darüber hinaus haben hier festgelegte sogenannte diakritische Parameter (wie zum Beispiel Person und Numerus beim Verb) Auswirkungen auf die morphophonologische Encodierung, die auf der nächsttieferen sogenannten Form-Ebene stattfindet (vgl. Levelt et al., 1999). Caramazza (1997) hingegen postuliert ein eigenes syntaktisches Netzwerk, welches unabhängig vom Lexikon ist. Wortproduktion ist für ihn zunächst die direkte Abbildung lexikalisch-semantischer Repräsentationen auf Einträge des phonologischen Lexikons. Letztere können dann das separate syntaktische Wissen aufrufen. Je nachdem, ob eine zusätzliche Lemma-Ebene angenommen wird oder nicht, unterscheidet man zwischen einversus zweistufigen Modellen des lexikalischen Zugriffs.

Das einstufige Modell von Morton (z. B. 1970, 1980, 1981,1984) hat vielfache Anwendung in Neurolinguistik und klinischer Linguistik gefunden (siehe oben für die multimodale Struktur). Die Semantik (als Teil des kognitiven Systems) aktiviert Einträge des phonologischen Output-Lexikons (früher Output-Logogene genannt; deshalb der Name Logogen-Modell). Das Ausmaß dieser Aktivierungen geschieht nach Maßgabe der semantischen Passung. Nicht allein das Zielwort wird normalerweise semantisch angesprochen; auch semantisch verwandte Einträge werden im Output-Lexikon koaktiviert (parallele Aktivierung lexikalischer Einträge; zum Beispiel Zielwort: *Zitrone*, koaktiviert: zum Beispiel *Orange, Limone*). Wird ein Schwellenwert erreicht – dies betrifft in der Regel die höchstaktivierte lexikalische Form – findet sofort die lexikalische Selektion statt – normalerweise die des Zielworts. Dieser auch als Logogen-Prinzip bekannte Auswahlmechanismus wird in ähnlicher Form auch in anderen Modellen angenommen (z. B. Levelt et al., 1999, hier allerdings für die Lemma-Ebene). Im Logogen-Modell wird im Normalfall nur die ausgewählte Form in den sogenannten phonologischen Buffer (auch »response buffer« genannt) geladen und phonologisch verarbeitet; nach der Selektion ist also keine Parallelverarbeitung vorgesehen. Das Modell von Caramazza (Caramazza, 1997; Caramazza & Miozzo, 1997) stellt eine (zum Beispiel um die Syntax) erweiterte Variante des Logogen-Modells dar (vgl. Abbildung 2a).

Sowohl das Prinzip der Modularität (vgl. Fodor, 1983) als auch der Gedanke der Zweistufigkeit des lexikalischen Zugriffs wurde von Garrett (z. B. 1975; 1993; vgl. auch z. B. Fromkin, Butterworth für ähnliche Vorstellungen) in die Sprachproduktionsforschung vertreten. Zentraler Gedanke war, daß die Ebenen der Sprachproduktion autonome Prozessoren bilden, die nur ihre Ergebnisse an die nächstfolgende Stufe weiterleiten. Aspekte des Garrett-Modells tauchen im Modell von Levelt und Mitarbeitern wieder auf (Levelt, 1989; Levelt et al., 1999; Roelofs, 1992, 1997). In einem ersten lexikalischen Schritt wird von seiten der konzeptuellen Ebene eine Gruppe (oder Kohorte) von bedeutungsähnlichen Lemma-Einheiten in paralleler Weise aktiviert (welche auch syntaktischen Zugang herstellen). Normalerweise wird ein Lemma ausgewählt (das am höchsten aktivierte), welches dann die entsprechende Wortform aktiviert. Beide Schritte überlappen sich zeitlich nicht, sondern erfolgen strikt nacheinander (diskret-seriell) (vgl. Abb 2b). Parallelverarbeitung findet also normalerweise – anders als bei Morton und Caramazza – auf der Wortform-Ebene nicht statt. Ausnahmen bilden Fälle von (annähernder) Synonymie; hier ist parallele Aktivation möglich (Jescheniak & Schriefers, 1998; Levelt et al., 1999).

Eine weitere Modellfamilie ist die der Interaktiven Aktivationsmodelle (auch konnektionistische Modelle genannt) beziehungsweise Kaskadenmodelle. Modelle dieser Art sehen auf allen Stufen der Verarbeitung Parallelaktivierung vor und postulieren nicht – im Gegensatz zu diskret-seriellen Theorien – fertige Ergebnisse einer Stufe, um zur nächsten voranzuschreiten. Das Leitmotiv ist die Netzwerkarchitektur des Sprachverarbeitungssystems. Das Konzept der Netzwerke spielt auch bei zum Beispiel Caramazza oder Levelt eine große Rolle; Netze behalten dort jedoch Komponentencharakter und damit ein hohes Maß an Diskretheit und Autonomie. Konnektionistische Netzwerke öffnen hingegen die Grenzen zwischen den (benachbarten) Verarbeitungsebenen, indem sie nicht Komponenten miteinander verschalten, sondern die verschiedenen Verarbeitungseinheiten selbst als Knoten eines Netzwerkes miteinander verbinden. Das Modell von Humphreys, Riddoch, & Quinlan (1988) nahm zunächst nur eine Vorwärtsfütterung von Informationen an, die gleichsam wie ein Wasserfall das Netz durchrauschen (daher Kaskadenmodell). Ein weiteres Modell ist das von Dell und Mitarbeitern (z. B. Dell, 1986; Dell, Schwartz, Martin, Saffran & Gagnon, 1997), welches neben Top-down- auch Bottom-up-Prozesse (beziehungsweise Feedback) zuläßt. Das lexikalische Netzwerkmodell von Dell umfaßt eine semantische Ebene (semantische Merkmalsknoten), eine lexikalische Ebene (auch Lemma-Knoten genannt) sowie eine Phonem-Ebene (segmentale Knoten). Lexikalische Selektion findet auf der mittleren Ebene statt, jedoch im Gegensatz zu seriellen Modellen unter dem gemeinsamen Einfluß von semantischen und – via Feedback – phonologischen Informationen (vgl. Abbildung 2c). In einer ersten computerbasierten Modellversion wurden globale Netzwerk-Eigenschaften (Gewichtung der Verbindungen und Schnelligkeit des Aktivationsabbaus) und ihre (»pathologische«) Veränderung analysiert; eine zweite

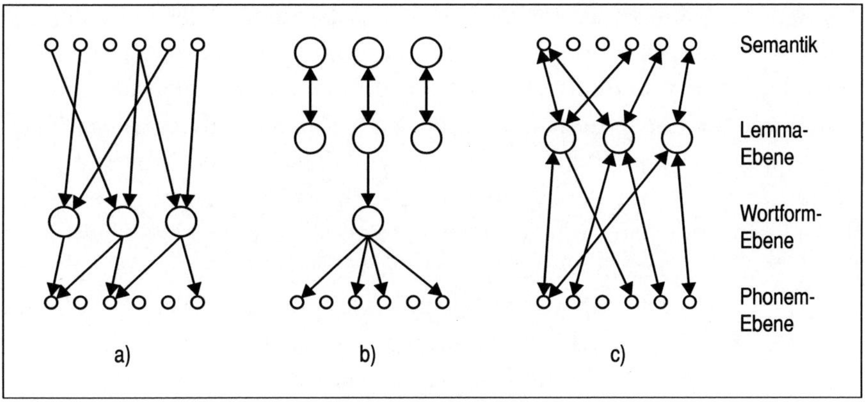

Abbildung 2 *Die Abbildung gibt eine schematische Darstellung (a) des Modells von Caramazza und Mitarbeitern, (b) des diskret-seriellen Modells von Levelt und Mitarbeitern und (c) des Interaktiven Aktivationsmodells von Dell und Mitarbeitern (vgl. Bormann, Blanken & Wallesch, 2007, für eine ähnliche Grafik). Die semantischen Knoten in (a) und (c) sind Merkmalsknoten; (b) stellt holistische lexikalische Konzepte dar.*

Version (Foygel & Dell, 2000; Schwartz, Dell, Martin et al., 2006), welche als das überlegenere Modell eingeschätzt wurde, arbeitet mit lokaleren Veränderungen beziehungsweise »Verletzungen« der Gewichtungen zwischen der semantischen und der Lemma-Ebene und/oder zwischen der Lemma- und der phonologischen Ebene und erreicht eine stärkere Kompatibilität mit den neurolinguistischen Daten (inklusive Dissoziationen).

Quellen lexikalischer Störungen in der gesprochenen Sprache

Woher kommen Wortfindungsstörungen? Eine erste Antwort ist, daß anomische Patienten Schwierigkeiten bei der Aktivierung der angezielten Wortform haben können. Solche Probleme können vorliegen, ohne daß begleitende Sprachverständnisstörungen oder phonologische Störungen bei gefundenen Wörtern nachweisbar sind. Dieser Zustand – auch phonologische oder klassische Anomie (vgl. Geschwind, 1967) genannt – kann innerhalb der oben skizzierten Modellannahmen auf unterschiedliche Entstehungsbedingungen zurückgeführt werden. Nach Morton, Caramazza und anderen Autoren kann die Unterschreitung des kritischen Schwellenwertes eines lexikalischen Eintrags verantwortlich für die Blockade sein. Ellis und Mitarbeiter (Ellis et al., 1983; Miller & Ellis, 1987) haben hinzugefügt, daß auch das »Es-liegt-mir-auf-der-Zunge-Phänomen« auf dieser Ebene erklärt werden könne. Während Morton einen Alles-oder-nichts-Mechanismus bei der lexikalischen Aktivierung angesetzt hatte (die Schwellenwert-Hypothese), schlagen sie vor, die Möglichkeit partieller Aktivierungen lexikalischer Informationen anzunehmen (zum Beispiel des Anlautes oder der Silbenstruktur). Auch im diskret-seriellen Zwei-Stufen-Modell von Levelt können anomische Störungen auf Probleme der Wortformebene zurückgeführt werden. Es handelt sich hier also um eine Störung des zweiten Schrittes im Lexikalisierungsprozeß. Die semantisch und dann auf der Lemma-Ebene erfolgende syntaktisch kontrollierte Selektion des lexikalischen Eintrags ist dann bereits zeitlich abgeschlossen. Diese Fehlererklärung wäre kompatibel mit Beobachtungen zu Anomikern mit weitgehend unauffälligen semantischen und syntaktischen Fähigkeiten in der Äußerungsplanung (vgl. auch den Fall des Patienten Dante, der trotz schwerer Wortfindungsstörungen zuverlässige Angaben über das grammatische Genus des blockierten Wortes machen konnte; vgl. Badecker, Miozzo & Zanuttini, 1995). Aber auch Monitoring-Prozesse beziehungsweise Editing-Mechanismen könnten im Falle von Störungen der phonologischen Enkodierung zu Abbrüchen der Sprachproduktion führen. Erklärungen von anomischen Symptomen im Rahmen des Interaktiven Aktivationsmodells von Dell müssen komplexerer Natur sein, da hier Informationen unterschiedlicher angrenzender Ebenen miteinander in Kontakt kommen. Eine Ebene lexikalischer Wortformen wird in diesem Modell nicht postuliert. Semantische und/oder sub-lexikalische phonematische Einflüsse auf Blockaden der Wortaktivierung können nicht ausgeschlossen werden (vgl. Dell, Lawler, Harris & Gordon,

2004). Wortfindungsstörungen können allerdings auch bei Patienten mit semantischen Störungen auftreten (z. B. Howard & Orchard-Lisle, 1984). Der Zustand solcher Patienten wurde als »semantische Anomie« bezeichnet (vgl. Nickels, 1997).

Woher kommen semantische Paraphasien? Auch hier geben die oben skizzierten Modelle unterschiedliche Antwortmöglichkeiten. Semantische Fehler können ihren Ursprung in einem gestörten semantischen System haben. Zum Beispiel beschreiben Hillis et al. (1990) den Patienten KE, der in allen durchgeführten Aufgaben zur Wortproduktion und rezeption semantische Fehler zeigte, und schließen hier auf ein supramodales semantisches Defizit. Auch im Rahmen des Levelt-Modells werden semantische Ersetzungsfehler auf der frühen Stufe der Aktivierung lexikalischer Konzepte lokalisiert (Levelt et al., 1999:66). Anzumerken ist, daß in früheren Diskussionen des Modells auch Störungen der Lemma-Selektion als Ursache semantischer Fehler angenommen wurden (vgl. auch Garrett, 1992), wobei Lemmas als modalitätsneutrale Repräsentationen beschrieben werden. Modalitätsspezifische semantische Fehler (zum Beispiel nur in mündlichen Aufgaben) verlangen eine andere Erklärung. Caramazza & Hillis (1990) nehmen dafür eine Störung auf der Ebene der Wortformen an. Ihrem Modell zufolge kann eine korrekte semantische Repräsentation mehrere semantisch ähnliche Wortformen parallel aktivieren. Fehlaktivationen unter den Wortformen können dann semantische Fehler trotz intakter Semantik auslösen. Im interaktiven Modell von Dell können die Fehlerursachen bereits auf der semantischen Merkmalsebene situiert sein. Aber – da auf allen Ebenen des Netzwerkes Parallelaktivation erlaubt ist – sind auch sub-semantische Erklärungen möglich, das heißt, Fehlaktivierungen auf der Lemma-Ebene verursachen semantische Fehler.

Gibt es einen Zusammenhang zwischen Wortfindungsblockaden und semantischen Paraphasien? Blanken, Dittmann & Wallesch (2002) sowie Bormann, Kulke, Wallesch & Blanken (2008) verfolgten diese Frage, indem sie Objekte benennen ließen, die daraufhin ausgesucht worden waren, ob sie eine Reihe semantischer Konkurrenten hatten oder nicht. In beiden Studien waren semantische Fehler bei hoher Konkurrenz zahlreicher, während Wortfindungsblockaden häufiger auftraten, wenn die Zielwörter schwache semantische Konkurrenten hatten. Allerdings war die Gesamtzahl der Fehler in beiden Bedingungen vergleichbar, was einen gemeinsamen Hintergrund in der Fehlerentstehung nahelegt. In einem diskreten Zwei-Stufen-Modell können semantische Fehlselektionen und Blockaden der Wortfindung als völlig unabhängige (und zeitlich abfolgende) Ereignisse beschrieben werden; Kaskaden-Theorien beziehungsweise Interaktive Netzwerkmodelle lassen eine Verbindung zwischen den Fehlertypen zu.

Wie entstehen formale und gemischte Paraphasien? In seriellen Theorien können formale Fehler durch Zugriffsstörungen zum Wortform-Lexikon oder durch Störungen der phonologischen Enkodierung rekonstruiert werden. Schon im modularen Modell von Garrett spielten Versprecher mit formalem Bezug zum Zielwort eine große Rolle für die Motivierung einer zweiten Stufe der Lexikalisierung (vgl. auch Butterworth). Gemischte Fehler entstehen auf zufälliger Basis und haben keinen spezifischen Erzeugungsmechanismus. Eine nicht-zufällige Verteilung der Fehlertypen (Tendenz zu formal beziehungsweise gemischt bezogenen Ganzwortfehlern) kann hier mit verstehensbasierten Monitoring-Prozessen in Zusammenhang gebracht werden (vgl. das Levelt-Modell). Das Interaktive Aktivationsmodell spart die Ebene der Wortformen gänzlich aus. Die Generierung von Wortformen entsteht aus der bidirektionalen Zusammenarbeit der Lemmas und ihrer Phoneme. Phonologische Schnittmengen mit anderen Wörtern können nicht angezielte Lemmas per Rückkopplung zur Selektion bringen. Gemischte Paraphasien beruhen ebenfalls auf dieser »entgleisten« Schleife zwischen Lemmas und Phonemen. Allerdings wird hier ein Lemma ausgewählt, welches sich in semantischer Konkurrenz zum Zielwort befindet und Mitglied der aktivierten Lemma-Kohorte ist. Gemischte Fehler sollten überzufällig häufig auftreten, da der interaktive Selektionsmechanismus das Zusammenwirken semantischer und phonologischer Informationen im gelingenden wie im gestörten Fall begünstigt (vgl. z. B. Martin, Gagnon, Schwartz et al., 1996; Kulke & Blanken, 2001).

Einflußvariablen

Die Ermittlung von Zielworteigenschaften, die einen kritischen Einfluß auf die Sprachverarbeitungsprozesse und das Fehlermuster eines Patienten haben, ist ein wichtiger Teil der diagnostischen Tätigkeit und erlaubt oft Rückschlüsse auf die involvierten Ebenen beziehungsweise Informationseinheiten im Rahmen der Modellhypothese.

Effekte der *Wortfrequenz*, das heißt bessere Leistungen bei frequenteren Wörtern, werden oft bei Aphasikern beobachtet. Sie werden in der Regel mit lexikalischen Zugriffsproblemen in Zusammenhang gebracht (z. B. Butterworth, 1992). Für Sprachgesunde wurde der Frequenzeffekt auf der Ebene des Wortform-Zugriffs lokalisiert (Jescheniak & Levelt, 1994). Während seltenere Wörter oft Wortfindungsblockaden und/oder phonologische Probleme auslösen können (vgl. Kremin, Lorenz & de Wilde, 2003; Kittredge, Dell, Verkuilen & Schwartz, 2008), ist der Zusammenhang zwischen Zielwortfrequenz und semantischen Fehlern in einer Bilder-Benennungsstudie von Nickels & Howard (1994) nicht gefunden worden (vgl. aber Caramazza & Hillis, 1990). Kittredge et al. (2008) berichten jedoch von Effekten der Zielwortfrequenz (»log frequency«) auf semantische Fehler beim Bilderbenennen (im Rahmen einer Gruppenstudie mit 50 Aphasikern). Ebenfalls in einer Gruppenstudie fanden Bormann, Kulke & Blanken (2008), daß semantische Fehler statistisch höherfrequent sind als zufällig ausgesuchte Wörter aus dem semantischen Feld des Zielwortes, also als ihre potentiellen Konkurrenten. Dieser Befund wäre kompatibel mit parallel organisierten Selektionsmechanismen sowie mit interaktiven Ansätzen.

Neben der Häufigkeit des Wortgebrauchs scheint auch das *Erwerbsalter* eine Rolle zu spielen. Bei kontrollierter Frequenz wurden Vorteile für früher erworbene Wörter bei Aphasie berichtet (Hirsh & Ellis, 1994; Kittredge et al., 2008).

Neben der Geläufigkeit stellt die *Konkretheit* beziehungsweise Vorstellbarkeit eine wichtige Variable dar. Abstrakte Wörter könnten schwächere semantische Repräsentationen besitzen. Aphasische Patienten können dann schlechtere Leistungen bei diesen Zielwörtern zeigen, insbesondere Patienten mit semantischen Störungen (z. B. Franklin, Howard & Patterson, 1995).

Effekte der *Wortlänge* (in Phonemen oder Silben) können vor dem Hintergrund interaktiver Netzwerktheorien im Zusammenhang mit der lexikalischen Aktivationsstärke gesehen werden (vgl. Ellis et al., 1983; Miller & Ellis 1987). Butterworth (1992) betrachtet die Wortlänge als eine post-lexikalische Variable.

Auch die *syntaktische Kategorie* (Wortart) stellt einen potentiellen Prädiktor für aphasisches Verhalten dar. Zum Beispiel können Verben schwerer fallen als Nomen (z. B. Miceli, Silveri, Villa & Caramazza, 1984) oder aber relativ verschont sein (Caramazza & Hillis, 1991). Der Zugang zu Inhaltswörtern und Funktionswörtern kann beim Sprechen und Schreiben über Kreuz dissoziieren (Rapp & Caramazza, 1997). Lexikalische, syntaktische und semantische Erklärungsansätze werden hier kontrovers diskutiert.

Auch die *Größe des semantischen Feldes* beziehungsweise die Existenz starker semantischer Konkurrenten kann das Leistungsmuster bei Aphasie beeinflussen. Semantische Fehler treten häufiger bei einer dichten und reichen semantischen Nachbarschaft auf (siehe oben).

Diagnostik und Intervention bei lexikalischen Störungen in der Sprachproduktion

Für den deutschsprachigen Raum stellt LeMo (De Bleser et al., 2004) ein diagnostisches Verfahren dar, welches detaillierte Analysen in allen Modalitäten erlaubt. Darüber hinaus kann zum Beispiel auch die Wortproduktionsprüfung (Blanken, Döppler & Schlenck, 1999) angewendet werden, die die Patientenleistungen für unterschiedliche Aufgaben und Stimulusklassen prüft, jedoch nur für mündliche und schriftliche Output-Leistungen. Daneben existieren auch Materialien zur Prüfung des Wortverständnisses auf der Bedeutungs- und der Formebene (Blanken, 1996, 1999). Das Logogen-Modell bildet den theoretischen Rahmen der genannten diagnostischen Verfahren. Auskünfte über semantische Störungen (auch auf der Bilderebene) gibt die BOSU von Glindemann,

Klintwort, Ziegler und Goldenberg (2002). Eine deutschsprachige Normierung des Bildmaterials von Snodgrass und Vanderwart (zum Beispiel für die Konstruktion von neuen Benennprüfungen oder Übungsaufgaben) kann in Genzel, Kerkhoff und Scheffter (1995) gefunden werden.

Eine Einführung in die »Klinik und Rehabilitation der Aphasie« geben Huber, Poeck und Springer (2006). Eine Reihe von Übungen zur Behandlung von lexikalischen Störungen wird auch in Kotten (1997) dargestellt. Daneben kann auf die Beiträge in diesem Band, insbesondere zu den semantischen beziehungsweise phonologischen Störungen und ihre Therapien hingewiesen werden.

Empirisch-experimentell orientierte Arbeiten zur Anomie und ihrer Behandlung sind überwiegend zur Benennfunktion durchgeführt worden (vgl. Nickels, 2002). Howard, Patterson, Franklin et al. (1985a) verglichen semantisch versus phonologisch orientierte Behandlungsmethoden bei einer Gruppe von Aphasikern mit anomischen Symptomen unterschiedlicher Syndromzugehörigkeit und berichten einen schmalen (und nicht-signifikanten) Vorteil zugunsten der semantischen Therapie. Sie fanden weiterhin eine meßbare Generalisierung auf nicht-geübte Items, insbesondere in der semantischen Bedingung. Nach Howard, Patterson, Franklin et al. (1985b) haben semantische Übungsmethoden (Wort-Bild-Zuordnung, semantische Beurteilung) länger anhaltende Effekte als wortformbezogene Hilfen (Nachsprechen, Reimwörter). Cohen, Engel, Kelter und List (1979) konnten zeigen, daß beim kontextgestützten Benennen (Kombination von Objekt-Benennen und Satzergänzung) die Wirkung freier Satzergänzungen den feststehenden Satzergänzungen (zum Beispiel in Redewendungen) in einem nach 24 Stunden durchgeführten Nachtest überlegen war, so daß der kontrollierte und semantisch gesteuerte Wortabruf nachhaltigere Übungseffekte verspricht. Die Überlegenheit semantischer Übungsmethoden wird jedoch durch die Studie von Doesborgh, van de Sandt-Koendermann, Dippel et al. (2004) in Frage gestellt. Die Autoren fanden bei einer Gruppe von zugleich semantisch und phonologisch gestörten aphasischen Patienten vergleichbare Übungsgewinne in phonologischen und semantischen

Behandlungsmethoden, und beide Methoden zeigten spezifische Effekte in Hinblick auf Verbesserungen der verbalen Kommunikationsfähigkeit (gemessen mit ANELT; Blomert, Kean, Koster & Schokker, 1994).

Die Frage nach der Generalisierung von Übungsgewinnen ist ein wichtiges Thema in der Aphasietherapieforschung. Wiegel-Crump & Koenigsknecht (1973) fanden bei den von ihnen untersuchten Aphasikern Ausbreitungen von Leistungszugewinnen auf ungeübte semantische Felder und schließen, daß in der Therapie allgemeine Zugriffsmechanismen gestärkt werden und nicht der Zugang oder das Gedächtnis auf der Ebene einzelner Wörter. Seron, Deloche, Bastard et al. (1979) berichten, daß in drei von vier Patienten ein Lerntransfer von geübten auf nicht-geübte Items gefunden werden konnte (bei unterschiedlichen Fazilitierungsmethoden der Wortfindung; zum Beispiel Vorgabe assoziierter Wörter, Gesten, Satzvervollständigung). Hingegen fanden Miceli, Amitrano, Capasso & Caramazza (1996) nur wortspezifische Verbesserungen, die sich als nachhaltig erwiesen, und keine Generalisierung bei zwei klassischen (phonologischen) Anomikern. Biedermann und Mitarbeiter (Biedermann, Blanken & Nickels, 2002; Biedermann & Nickels, 2008a,b) untersuchten den Spezialfall der Homophonie (zum Beispiel *Ball – Tanzball* versus *Spielball*) in der Aphasiebehandlung. Sie fanden klare Übungstransfers auf die nicht-geübten Bedeutungen derselben Wortformen (auch bei Heterographie), aber keine Überträge auf semantisch oder phonologisch verwandte Wörter. Dies unterstreicht die Möglichkeit auch wortformspezifischer Übungsgewinne bei Aphasie.

Die Vorgabe von Wortanfängen (sogenanntes *first sound* beziehungsweise *phonemic cueing*) stellt ein effektives Mittel zur Überwindung von Wortfindungsblockaden bei Aphasie dar (vgl. Pease & Goodglass, 1978; vgl. Wingfield, Goodglass & Smith, 1990 für potentielle perzeptive oder »Gating«-Effekte). Nicht alle Cueing-Versuche führen zu einer korrekten Objektbenennung. Li und Canter (1991) fanden in einer Gruppenstudie, daß nicht-erfolgreiches *phonemic cueing* dennoch das Benennverhalten beziehungsweise das Fehlermuster der Patienten verändert. Während vor dem Cueing semantische Fehler überwogen, wurden direkt nach dem Cue-Versuch mehr phonologische Fehler gemacht, so daß semantische Konkurrenten wohl durch den *cue* unterdrückt worden waren. Die Gruppenstudie von Stimley & Noll (1991) konnte ebenfalls eine Zunahme phonematischer Paraphasien bei Anwendung von *phonemic cues* feststellen. Zusätzlich wurde die Rolle semantischer Hinweisreize geprüft (deskriptive Attribute, funktionale Kontexte). Semantische *cues* dieser Art führten zu einer Abnahme nicht-bezogener Antworten und einer Zunahme semantischer Paraphasien. Absichtlich falsch gegebene Anlauthilfen können semantische Paraphasien auslösen (zum Beispiel /l/ wie in *lion* beim Objekt beziehungsweise Zielwort *tiger*, vgl. Howard & Orchard-Lisle, 1984). Diese *cues* scheinen jedoch nur von Patienten mit semantischen Störungen akzeptiert zu werden (vgl. Kay & Ellis, 1987).

Wichtige gegenwärtig diskutierte Ansätze in der Aphasietherapieforschung thematisieren zum einen die notwendige Intensität der durchgeführten Übungen (vgl. »massed practice exercises«; Pulvermüller, Neininger, Elbert et al., 2001) und zum anderen die Optimierung der semantischen und/oder phonologischen Hilfen beziehungsweise Cues. Letzterer Ansatz verwendet auf systematische Weise sogenannte Cueing-Hierarchien (vgl. Hillis & Caramazza, 1994), das heißt nach Stärke gestaffelte semantische beziehungsweise phonologische Hilfen. Art und Erfolg der Hilfen können auf der Grundlage kognitiv-neurolinguistischer Diagnosen defizit-spezifisch an den Patienten evaluiert werden (vgl. Wambough, Linebaugh, Doyle et al., 2001; Wambaugh, 2003). Abel, Willmes und Huber (2007) verbanden die mit einer Cueing-Hierarchie arbeitende Therapiemethode mit einer computergestützten sogenannten »connectionist diagnosis« im Rahmen des interaktiven Netzwerkmodells von Gary Dell, wobei im Therapieverlauf sowohl zunehmend stärkere Cues als auch zunehmend schwächere Cues in systematischer Weise eingesetzt wurden (vgl. schon Abel, Schultz, Radermacher et al., 2005). Festgestellte Zusammenhänge zwischen tatsächlichem und vom Modell vorausgesagtem Übungserfolg verstärken die Hoffnung, daß eine testbare Theorie der Aphasiebehandlung möglich ist und schon in ihrer Entwicklung begriffen ist.

Literatur

Abel, S., Schultz, A., Radermacher, I., Willmes, K. & Huber, W. (2005) Decreasing and increasing cues in naming therapy for aphasia. *Aphasiology, 19,* 831-848.

Abel, S., Willmes, K. & Huber, W. (2007) Model-oriented naming therapy: Testing predictions of a connectionist model. *Aphasiology, 21,* 411-447.

Badecker, W., Miozzo, M. & Zanuttini, R. (1995) The two-stage model of lexical retrieval: Evidence from a case of anomia with selective preservation of grammatical gender. *Cognition, 57,* 193-216.

Best, W. (1996) When racquets are baskets but baskets are biscuits, where do the words come from? A single case study of formal paraphasic errors in aphasia. *Cognitive Neuropsychology, 13,* 443-480.

Biedermann, B., Blanken, G. & Nickels, L. (2002) The representation of homophones: Evidence from remediation. *Aphasiology, 16,* 1115-1136.

Biedermann, B. & Nickels, L. (2008a) The representation of homophones: More evidence from the remediation of anomia. *Cortex, 44,* 276-293.

Biedermann, B. & Nickels, L. (2008b) Homographic and heterographic homophones in speech production: Does orthography matter? *Cortex, 44,* 683-697.

Blanken, G. (1990) Formal paraphasias: A single case study. *Brain and Language, 38*, 534-554.

Blanken, G. (1996) Psycholinguistische Modelle der Sprachproduktion und neurolinguistische Diagnostik. *Neurolinguistik, 10,* 29-62.

Blanken, G. (1998) Lexicalisation in speech production: Evidence from form-related word substitutions in aphasia. *Cognitive Neuropsychology, 15,* 321-360.

Blanken, G. (1996) *Auditives/Visuelles Sprachverständnis: Wortbedeutungen.* Hofheim: NAT-Verlag.

Blanken, G. (1999) *Auditives Sprachverständnis: Wortformen.* Hofheim: NAT-Verlag.

Blanken, G., Dittmann, J. & Wallesch, C.-W. (2002) Parallel or serial activation of word forms in speech production? Neurolinguistic evidence from an aphasic patient. *Neuroscience Letters, 325,* 72-74.

Blanken, G., Döppler, R. & Schlenck, K.-J. (1999) *Wortproduktionsprüfung.* Hofheim: NAT Verlag.

Blomert, L., Kean, M.L., Koster, C. & Schokker, J. (1994) Amsterdam-Nijmegen Everyday Language Test: Construction, reliability and validity. *Aphasiology, 8,* 381-407.

Bormann, T., Blanken, G. & Wallesch, C.-W. (2007) Mechanisms of lexical access and the anomias. In: Ball, M. & Damico, S. (eds.) *Clinical Aphasiology: Future Directions. A Festschrift for Chris Code.* Hove: Psychology Press. 156-167).

Bormann, T., Kulke, F. & Blanken, G. (2008) The influence of word frequency on semantic word substitutions in aphasic naming. *Aphasiology, 22,* 1313-1320.

Bormann, T., Kulke, F., Wallesch, C. W. & Blanken, G. (2008) Omissions and semantic errors in aphasic naming: Is there a link? *Brain and Language, 104,* 24-32.

Bormann, T., Wallesch, C.-W. & Blanken, G. (2008) Verbal planning in a case of dynamic aphasia. *Neurocase, 14,* 431-450.

Buckingham, H. W. (1980) On correlating aphasic errors with slips-of-the-tongue. *Applied Psycholinguistics, 1,* 199-220.

Butterworth, B. (1992) Disorders of phonological encoding. *Cognition, 42,* 261-286.

Caramazza, A. (1984) The logic of neuropsychological research and the problem of patient classification in aphasia. *Brain and Language, 21,* 9-20.

Caramazza, A. (1986) On drawing inferences about the structure of normal cognitive systems from the analysis of patterns of impaired performance: The case for single-patient studies. *Brain and Cognition, 3,* 41-66.

Caramazza, A. (1997) How many levels of processing are there in lexical access? *Cognitive Neuropsychology, 14,* 177-208.

Caramazza, A. & Hillis, A. E. (1990) Where do semantic errors come from? *Cortex, 26,* 95-122.

Caramazza, A. & Hillis, A. E. (1991) The organization of nouns and verbs in the brain. *Nature, 349,* 788-790.

Caramazza, A. & Miozzo, M. (1997) The relation between syntactic and phonological knowledge in lexical access: Evidence from the ›tip-of-the-tongue‹ phenomenon. *Cognition 64,* 309-343.

Cohen, R., Engel, D., Kelter, S. & List, G. (1979) Kurz- und Langzeiteffekte von Benennhilfen bei Aphasikern. In: Peuser, G. (Hg.) *Studien zur Sprachtherapie. Patholinguistica 4.* München: Fink. 350-360.

De Bleser, R., Cholewa, J., Stadie, N. & Tabatabaie, S. (2004) *LeMo – Lexikon modellorientiert.* München: Urban & Fischer.

Dell, G. (1986) A spreading activation theory of retrieval in sentence production. *Psychological Review, 93,* 283-321.

Dell, G. S., Lawler, E. N., Harris, H. D. & Gordon, J. K. (2004) Models of errors of omission in aphasic naming. *Cognitive Neuropsychology, 21 (2/3/4),* 125-145.

Dell, G. S., Schwartz, M. F., Martin, N., Saffran, E. M. & Gagnon, D. A. (1997) Lexical access in aphasic and nonaphasic speakers. *Psychological Review, 104,* 801-838.

Doesborgh, S. J. C., van der Sandt-Koenderman, M. W. E., Dippel, D. W. J., van Harskamp, F., Koudstaal, P. J. & Visch-Brink, E. G. (2004) Effects of semantic treatment on verbal communication and linguistic processing in aphasia after stroke. A randomized controlled trial. *Stroke, 35,* 141-146.

Ellis, A. W., Miller, D. & Sin, G. (1983) Wernicke's aphasia and normal language processing: A case study in cognitive neuropsychology. *Cognition, 15,* 111-144.

Fodor, J. A. (1983) *The Modularity of Mind.* Cambridge: MIT Press.

Foygel, D. & Dell, G. S. (2000) Models of impaired lexical access in speech production. *Journal of Memory and Language, 43,* 182-216.

Franklin, S. (1989) Dissociations in auditory word comprehension: Evidence from nine fluent aphasic patients. *Aphasiology, 3,* 189-207.

Franklin, S., Howard, D. & Patterson, K. (1995) Abstract word anomia. *Cognitive Neuropsychology, 12,* 549-566.

Fromkin, V. (1971) The non-anomalous nature of anomalous utterances. *Language, 47,* 27-52.

Garrett, M. F. (1975). The analysis of sentence production. In G. Bowers (ed.), The Psychology of Learning and Motivation (pp. 133-177). New York: Academic Press.

Garrett, M. F. (1993) Errors and their relevance for models of language production. In: Blanken, G., Dittmann, J., Grimm, H., Marshall, J. C. & Wallesch, C.-W. (eds.) *Linguistic Disorders and Pathology.* Berlin: De Gruyter. 72-92.

Garrett, M. (1992) Disorders of lexical selection. *Cognition, 42,* 143-180.

Gerhand, S. & Barry, C. (2000) When does a deep dyslexic make a semantic error? The roles of age-of-acquisition, concreteness, and frequency. *Brain and Language, 74,* 26-47.

Genzel, S., Kerkhoff, G. & Scheffter, S. (1995) PC-gestützte Standardisierung des Bildmaterials von Snodgrass & Vanderwart (1980). *Neurolinguistik, 9,* 41-53.

Geschwind, N. (1967) The varieties of naming errors. *Cortex, 3,* 96-112.

Glindemann, R., Klintwort, D., Ziegler, W. & Goldenberg, G. (2002) *Die Bogenhausener Semantik-Untersuchung (BOSU).* München: Urban & Fischer.

Goodglass, H. & Baker (1976) Semantic field, naming and auditory comprehension in aphasia. *Brain and Language, 3,* 359-374.

Hillis, A. E. (2001) The organization of the lexical system. In: Rapp, B. (ed.) *The Handbook of Cognitive Neuropsychology. What Deficits Reveal About the Human Mind.* Philadelphia: Psychology Press. 185-210.

Hillis, A. E. & Caramazza, A. (1994) Theories of lexical processing and rehabilitation of lexical deficits. In: Riddoch, M. J. & Humphreys, G. W. (eds.) *Cognitive Neuropsychology and Cognitive Rehabilitation.* Hove: Erlbaum. 449-484.

Hillis, A. E., Rapp, B., Romani, C. & Caramazza, A. (1990) Selective impairment of semantics in lexical processing. *Cognitive Neuropsychology, 7,* 191-243.

Hirsh, K. W. & Ellis, A. W. (1994) Age of acquisition and lexical processing in aphasia: A case study. *Cognitive Neuropsychology, 11,* 435-458.

Hirsh, K. & Funnell, E. (1995) Those old, familiar things: Age of acquisition, familiarity and lexical access in progressive aphasia. *Journal of Neurolinguistics, 9,* 23-32.

Howard, D. (1995) Lexical anomia: Or the case of the missing lexical entries. *Quarterly Journal of Experimental Psychology, 48 A (4),* 999-1023.

Howard, D. & Orchard-Lisle, V. (1984) On the origin of semantic errors in naming: Evidence from the case of a global aphasic. *Cognitive Neuropsychology, 1,* 163-190.

Howard, D., Patterson, K., Franklin, S., Orchard-Lisle, V. & Morton, J. (1985a) Treatment of word retrieval deficits in aphasia. A comparison of two methods. *Brain, 108,* 817-829.

Howard, D., Patterson, K., Franklin, S., Orchard-Lisle, V. & Morton, J. (1985b) The facilitation of picture naming in aphasia. *Cognitive Neuropsychology, 2,* 49-80.

Huber, W., Poeck, K. & Springer, L. (2006) *Klinik und Rehabilitation der Aphasie.* Stuttgart: Thieme.

Huber, W., Poeck, K. & Weniger, D. (2002) Aphasie. In: Hartje, W. & Poeck, K. (Hgg.) *Klinische Neuropsychologie. 5. Auflage.* Stuttgart: Thieme. 93-160.

Humphreys, G. W., Riddoch, M. J. & Quinlan, P. T. (1988) Cascade processes in picture identification. *Cognitive Neuropsychology, 5,* 67-103.

Ingram, J. C. (2007) *Neurolinguistics. An Introduction to Spoken Language Processing and its Disorders.* Cambridge: University Press.

Jescheniak, J. & Levelt, W (1994) Word frequency effects in speech-production: Retrieval of syntactic information and of phonological form. *Journal of Experimental Psychology: Learning, Memory, and Cognition, 20,* 824-843.

Jescheniak, J. D. & Schriefers, H. (1998) Discrete serial versus cascaded processing in lexical access in speech production: Further evidence from the co-activation of near-synonyms. *Journal of Experimental Psychology: Learning, Memory, and Cognition, 24,* 1256-1274.

Kay, J. & Ellis, A. (1987) A cognitive neuropsychological case study of anomia. *Brain, 110,* 613-629.

Kittredge, A. K., Dell, G. ., Verkuilen, J. & Schwartz, M. F. (2008) Where is the effect of frequency in word production? Insights from aphasic picture-naming errors. *Cognitive Neuropsychology, 25,* 463-492.

Kotten, A. (1997) *Lexikalische Störungen bei Aphasie.* Stuttgart: Thieme.

Kremin, H., Lorenz, A., de Wilde, M., Perrier, D., Arabia, C., Labonde, E. & Buitoni, C.-L. (2003) The relative effects of imageability and age-of-acquisition on aphasic misnaming. *Brain and Language, 87,* 33-34.

Kulke, F. & Blanken, G. (2001) Phonological and syntactic influences on semantic misnamings in aphasia. *Aphasiology, 15,* 3-15.

de Langen, E. G. (2001) Kognitive und klinische Aspekte der Schriftsprache aus neurolinguistischer und neuropsychologischer Sicht. *Neurolinguistik, 15,* 7-195.

Levelt, W. J. M. (1989) *Speaking. From intention to articulation.* Cambridge: MIT Press.

Levelt, W. J. M., Roelofs, A. & Meyer, A. S. (1999) A theory of lexical access in speech production. *Behavioral and Brain Sciences, 22,* 1-75.

Li, E. C. & Canter, G. J. (1991) Varieties of errors produced by aphasic patients in phonemic cueing. *Aphasiology, 5,* 51-61.

Luria, A. (1970) *Traumatic Aphasia.* The Hague: Mouton.

Martin, N., Gagnon, D. A., Schwartz, M. F., Dell, G. S. & Saffran, E. M. (1996) Phonological facilitation of semantic errors in normal and aphasic speakers. *Language and Cognitive Processes, 11,* 257-282.

Martin, N. & Saffran, E. M. (1992) A computational account of deep dysphasia: Evidence from a single case study. *Brain and Language, 43,* 240-274.

Miceli, G., Amitrano, A., Capasso, R. & Caramazza, A. (1996) The treatment of anomia resulting from output lexical damage: Analysis of two cases. *Brain and Language, 52,* 150-174.

Miceli, G., Silveri, M.C., Villa, G. & Caramazza, C. (1984) On the basis for agrammatics' difficulty in producing main verbs. *Cortex, 20,* 207-220.

Miller, D. & Ellis, A. W. (1987) Speech and writing errors in »neologistic jargonaphasia«: A lexical activation hypothesis. In: Coltheart, M., Sartori, G. & Job, R. (eds.) *The Cognitive Neuropsychology of Language.* London: Erlbaum.

Morton. J. (1970) A functional model for memory. In: Norman, D. A. (ed.) *Models of the Human Memory.* New York: Academic Press.

Morton, J. (1980) The logogen model and orthographic structure. In: Frith, U. (ed.) *Cognitive Processes in Spelling.* London: Academic Press.

Morton, J. (1981) The status of information processing models of language. *Philosophical Transactions of the Royal Society of London, B 295,* 387-396.

Morton, J. (1984) Naming. In: Newman, S. & Epstein, R. (eds.) *Dysphasia.* Edinburgh: Churchill Livington.

Nickels, L. (1997) *Spoken Word Production and its Breakdown in Aphasia.* Hove: Psychology Press.

Nickels, L. (2002) Therapy for naming disorders: Revisiting, revising, and reviewing. *Aphasiology, 16,* 935-979.

Nickels, L. & Howard, D. (1994) A frequent occurrence? Factors affecting the production of semantic errors in aphasic naming. *Cognitive Neuropsychology, 11,* 289-320.

Pease, D. M. & Goodglass, H. (1978) The effects of cuing on picture naming in aphasia. *Cortex, 14,* 178-189.

Pulvermüller, F., Neininger, B., Elbert, T., Mohr, B., Rockstroh, B., Koebbel, P & Taub, E. (2001) Constraint-induced therapy of chronic aphasia after stroke. *Stroke, 32,* 1621-1626.

Rapp, B. & Caramazza, A. (1993) On the distinction between deficits of access and deficits of storage: A question of theory. *Cognitive Neuropsychology, 10,* 113-141.

Rapp, B. & Caramazza, A. (1997) The modality-specific organization of grammatical categories: Evidence from impaired spoken and written sentence production. *Brain and Language, 56,* 248-286.

Roelofs, A. (1992) A spreading-activation theory of lemma retrieval in speaking. *Cognition, 42,* 107-142.

Roelofs, A. (1997) The WEAVER model of word-form encoding in speech production. *Cognition, 64,* 249-286.

Romani, C., Olson, A., Ward, J. & Ercolani, M. G. (2002) Formal lexical paragraphias in a single case study: How »masterpiece« can become »misterpieman« and »curiosity« »suretoy«. *Brain and Language, 83,* 300-334.

Schwartz, M. F., Dell, G. S., Martin, N., Gahl, S. & Sobel, P. (2006) A case-series test of the interactive two-step model of lexical access: Evidence from picture naming. *Journal of Memory and Language, 54,* 228-264.

Seron, X., Deloche, G., Bastard, V., Chassin, G. & Hermand, N. (1979) Word-finding difficulties and learning transfer in aphasic patients. *Cortex, 15,* 149-155.

Shallice, T. (1988) *From Neuropsychology to Mental Structure.* Cambridge: University Press.

Stachowiak, F.-J. (1979) *Zur semantischen Struktur des subjektiven Lexikons.* München: Fink. [Patholinguistica 7]

Stimley, M. A. & Noll, J. D. (1991) The effects of semantic and phonemic prestimulation cues on picture naming in aphasia. *Brain and Language, 41,* 496-509.

Tesak, J. (1997) *Einführung in die Aphasiologie.* Stuttgart: Thieme.

Wambaugh, J. L. (2003). A comparison of the relative effects of phonologic and semantic cueing treatments. Aphasiology, 17, 433-441.

Wambaugh, J. L., Linebaugh, C. W., Doyle, P. J., Martinez, A. L., Kalinyak-Fliszar, M. & Spencer, K. A. (2001) Effects of two cueing treatments on lexical retrieval in aphasic speakers with different levels of deficit. *Aphasiology, 15,* 933-950.

Wiegel-Crump, C. & Koenigsknecht, R. A. (1973) Tapping the lexical store of the adult aphasic: Analysis of the improvement made in word retrieval skills. *Cortex, 9,* 411-418.

Wingfield, A., Goodglass, H. & Smith, K. L. (1990) Effects of word-onset cuing on picture naming in aphasia: A reconsideration. *Brain and Language, 39,* 373-390.

7. Syntaktische Störungen

Frank Burchert

Universität Potsdam
Institut für Linguistik

Symptomatik

Syntaktische Störungen bei Aphasie werden häufig mit Agrammatismus, dem Kardinalsyndrom der Broca-Aphasie, in Verbindung gebracht und stehen in der Tradition des syndrombasierten Ansatzes im Gegensatz zu den vorherrschenden semantischen Störungen bei der Wernicke-Aphasie. Syntaktische Störungen können sich in allen sprachlichen Modalitäten manifestieren. Am augenscheinlichsten ist jedoch die Spontansprache betroffen. Aber auch in anderen sprachlichen Modalitäten, wie dem Lesen, Schreiben oder Nachsprechen sind syntaktische Störungen zu beobachten.

Besonders betroffen ist der Satzbau, der durch Vereinfachungen, Auslassungen oder Ersetzungen entstellt wird. So werden fast ausschließlich Hauptsätze mit einer verkürzten Länge von drei bis fünf Wörtern pro Satz produziert. Satzeinbettungen, wie sie zum Beispiel in Relativsätzen vorkommen, werden so gut wie gar nicht verwendet. Ein weiterer Aspekt der agrammatischen Sprachproduktion ist die stark verlangsamte, nicht-flüssige Sprechweise. Saffran, Berndt und Schwartz (1989) analysierten die Spontansprache von Agrammatikern und beobachteten, daß die untersuchte Gruppe im Schnitt nur 30 Wörter pro Minute produzierte. Die Kontrollgruppe hingegen zeigte eine Rate von 130 Wörtern pro Minute.

Die Sätze selber werden wiederum auf die Verkettung vereinfachter Phrasen reduziert, in denen Funktionswörter oder morpheme, die eine rein grammatische Funktion im Satzgefüge haben und damit von bedeutungstragenden Inhaltswörtern zu unterscheiden sind, entweder nahezu gänzlich fehlen oder durch andere Formen ersetzt werden (sogenannter Telegrammstil). Ersetzungen findet man im deutschsprachigen Agrammatismus häufig bei flektierten Verben, die dann durch Infinitive substituiert werden. Hinsichtlich des Wortgefüges im Satzbau werden Subjekte und Objekte hauptsächlich in der kanonischen Abfolge, das heißt, das Subjekt steht an erster Position im Satz (SVO-Wortfolge), produziert, wie zum Beispiel in der Studie von Burchert, Swoboda-Moll und De Bleser (2005) gezeigt wurde. Eine Untersuchung der Spontansprache von acht agrammatischen Patienten in dieser Studie ergab, daß der Anteil produzierter kanonischer SVO-Sätze (vgl. 1a) im Schnitt deutlich höher lag (67 Prozent) als der von nicht-kanonischen Sätzen (32 Prozent), bei denen das Objekt (vgl. 1b) oder eine Adverbialphrase an der 1. Position (vgl. 1c) im Satz stand.

(1) a. *Die Frau besucht den Mann.*
b. *Den Mann besucht die Frau.*
c. *Heute besucht die Frau den Mann.*

Als vorherrschende Satzart werden zudem Deklarativsätze verwendet. Andere Satzarten wie Fragen werden daher oftmals alleine durch Intonation und nicht durch veränderte Wortstellung, wie etwa die Voranstellung eines Fragepronomens (zum Beispiel *wer, was, warum* etc.) kenntlich gemacht.

Ungrammatische Wortstellungen können allerdings nicht beobachtet werden. Dieser Umstand läßt sich leicht an der Positionierung des finiten Verbs in Haupt- und Nebensätzen illustrieren. In den meisten germanischen Sprachen steht das finite Verb in Hauptsätzen stets an zweiter Position im Satz (die sogenannte V2-Wortstellung), während es in Nebensätzen die satzfinale Position einnimmt (die sogenannte V-End-Wortstellung), vgl. (2a) für einen Hauptsatz und (2b) für einen Nebensatz.

(2) a. *Maria besucht Hans* (= V2) / **Maria Hans besucht* (= V-End)
b. *Peter glaubt, daß Maria Hans besucht* (= V-End) / **daß Maria besucht Hans* (= V2)

Bastiaanse und van Zonneveld (1998) konnten in einer Studie zum Holländischen, das ebenso eine V2-Sprache ist, zeigen, daß agrammatische Patienten finite Verben in Hauptsätzen zwar weniger oft als ungestörte Kontrollpersonen produzierten. Die Autoren konnten aber auch beobachten, daß das finite Verb in den Fällen, in denen es in einem Hauptsatz produziert wurde, korrekt an die zweite Position im Satz gestellt wurde. Wortstellungsfehler lagen also nicht vor. Ein ähnlicher Befund konnte auch in einer neueren Studie (Kok, Kolk & Haverkort, 2006) gezeigt werden.

Der folgende Ausschnitt aus der Spontansprache eines Patienten mit Broca-Aphasie (Patient RH aus Burchert & De Bleser, 2004) soll das Problem der Vereinfachung, Auslassung und Substitution bei Agrammatismus verdeutlichen.

U: (...) und vielleicht können Sie mir kurz erzählen, wie das gekommen ist mit Ihrer Krankheit.

P: einmal einmal sechsundneu sechsundneunzig se s Sonntag alles gut . ach herrlich und Montag ich weiß und umgefallen . Manfred und dann ähm ja umgefallen . einmal

U: Plötzlich sind Sie umgefallen?

P: ja einmal

U: Und was hat Ihr Mann dann gemacht?

P: anrufen und all äh Krankenwagen und alles

U: Und wie war es danach, als Sie wieder zu Hause waren?

P: alles . ah komplett . Rollstuhl und ähm (deutet Sprache an) ja ja ja

Das folgende Beispiel einer Patientin mit agrammatischer Sprachproduktion und Tiefendyslexie zeigt, daß sich ähnliche Symptome auch beim Lesen beobachten lassen (Patientin HJ aus De Bleser & Bayer, 1990):

Mir wird schlecht → Mir ... schlecht
Er schrie er sei blind → Er schreien er blind

Wir liebten diese Rose → Lieben ... Rose

In der aktuellen Literatur liegen eine Reihe von Berichten über syntaktische Störungen vor, die hauptsächlich in Elizitierungsaufgaben untersucht wurden. Die Störungen können dann sowohl auf der Satz- als auch auf der Wortebene beobachtet werden. Wie weiter unten gezeigt werden wird, zeigen sich syntaktische Störungen jedoch nicht nur in der Spontansprache oder bei elizitierter Produktion, sondern in sehr spezifischer Form auch beim Sprachverständnis. Dies widerspricht der traditionellen Annahme, es handele sich bei der Broca-Aphasie um eine rein motorische Störung.

Störungen auf der Wortebene

Auf der Wortebene wurden syntaktische Störungen bislang ausschließlich in der *Sprachproduktion* berichtet. Berichte hierzu kommen aus Hagiwara (1995) und später auch in Friedmann und Grodzinsky (1997), wo die Autoren verschiedene Funktionswörter beziehungsweise morpheme in Elizitierungsaufgaben mit agrammatischen Patienten untersuchten. Das Hauptergebnis der Untersuchungen war die auch schon in der klassischen Literatur gelegentlich gemachte Beobachtung (z.B. Goodglass, 1968), daß Funktionswörter, obgleich sie in der Spontansprache deutlich weniger auftreten als Inhaltswörter, nicht in gleichem Maße von der agrammatischen Störung betroffen sind, und löste die bis dahin gültige Auffassung ab, daß Funktionswörter bei Agrammatismus als Ganzes betroffen sind, während Inhaltswörter relativ gut erhalten sind. Die selektive Störbarkeit von Funktionswörtern soll am Beispiel von Flexionsendungen bei Verben demonstriert werden. Die ursprüngliche Annahme war, daß Flexion zu den gestörten Leistungen zählt, da Agrammatiker beim spontanen Sprechen flektierte Verben häufig durch den Infinitiv substituieren. Bei dem von Friedmann und Grodzinsky (1997) untersuchten Patienten zeigten sich jedoch dissoziierte Leistungen in einer Elizitierungsaufgabe. Die Produktion von Tempusmarkierungen (zum Beispiel das Morphem t- in dem Wort *zeigte*) fiel deutlich schlechter aus als die Produktion der korrekten Markierung der Kongruenz zwischen dem Subjekt und dem Verb (zum Beispiel die Endung e in *zeige*). Dieser Befund wurde von den Autoren als ein Hinweis für die selektive Störbarkeit von Funktionswörtern interpretiert. Als Erklärung für die oberflächlich vorliegende morphologische Störung wurde eine zugrundeliegende Störung syntaktischer Repräsentationen angenommen. Syntaktische Repräsentationen, die häufig auch als Baumstrukturen bezeichnet werden, sind abstrakte Darstellungen für die Derivationsschritte eines Satzes als Verkettung von Wörtern in einer bestimmten Ordnung auf einer Ebene, die zwischen dem Lexikon als dem Speicherplatz für Wörter angenommen wird, und den Schnittstellen dieser Ebene zum konzeptuell-intentionalen System und zum sensorisch-motorischen System. Störungen auf dieser syntaktischen Ebene führen zwangsläufig zu fehlerhaften Informationen auf den folgenden Ebenen und damit entweder zu Verständnis- oder zu Produktionsstörungen.

In der Studie von Friedmann und Grodzinsky (1997) bedienten sich die Autoren der in der theoretischen Linguistik zuvor gemachten Annahme der sogenannten *Split-Inflection*, einer Flexionsmorphologie, die in distinkten und hierarchisch angeordneten Positionen in Baumstrukturen angesiedelt ist (vgl. Pollock, 1989). Mit anderen Worten: Tempus und Kongruenz werden nicht nur durch unterschiedliche Morpheme repräsentiert, sondern sind auch an unterschiedlichen Stellen (Knoten) in der syntaktischen Repräsentation angesiedelt. Die hierarchische Baumstruktur wird in (3) verdeutlicht, wobei Kongruenzmorpheme in AgrP und Tempusmorpheme in TnsP angesiedelt sind.

Die Grundannahme war nun, daß die Störanfälligkeit der Knoten in der Baumstruktur mit ihrer hierarchischen Position zunimmt. Dies führte zur Formulierung der *Tree-Pruning-Hypothese* (TPH), die besagt, daß a) die Störbarkeit von Knoten von der jeweiligen Hierarchie abhängig ist und daß b) Knoten, die über einem gestörten Knoten im syntaktischen Baum liegen, nicht mehr projizieren können. Da Tempus höher im Baum angesiedelt ist als Kongruenz, ist der Tempusknoten somit auch störanfälliger. Die beobachtete Dissoziation zwischen Tempus- und Kongruenzmorphemen folgt aus a) damit unmittelbar. Aber nicht nur Tempus ist von der Störung betroffen, sondern auch der höchste Knoten CP, da dieser in einer ungestörten Repräsentation über Tempus projiziert. Nach b) umfaßt der gestörte Bereich im Baum also nicht nur TnsP, sondern auch CP, während AgrP und VP zum ungestörten Bereich gehören, vgl. (4).

Die Annahmen der TPH wurden in der Folgezeit aus verschiedenen Gründen kritisiert. Zum einen scheint die angenommene Aufspaltung der Flexionsmorpheme in separate Knoten aus cross-linguistischer Sicht nicht universell gültig zu sein. Für das Deutsche müßte beispielsweise die umgekehrte Anordnung angenommen werden, was zu anderen Vorhersagen führt (vgl. Penke, 2000). Zum anderen machten Wenzlaff und Clahsen (2004) darauf aufmerksam, daß auf der Grundlage neuester Entwicklungen in der theoretischen Linguistik (vgl. Chomsky, 2000) die *Split-inflection-Hypothese* nicht mehr haltbar ist. Sie untersuchten eine Gruppe von sieben agrammatischen Patienten und fanden eine ähnliche Dissoziation zwischen Tempus und Kongruenz für das Deutsche wie Friedmann & Grodzinsky (1997) für das Hebräische. Aufgrund der genannten Probleme mit der theoretischen Grundlage für

(3)

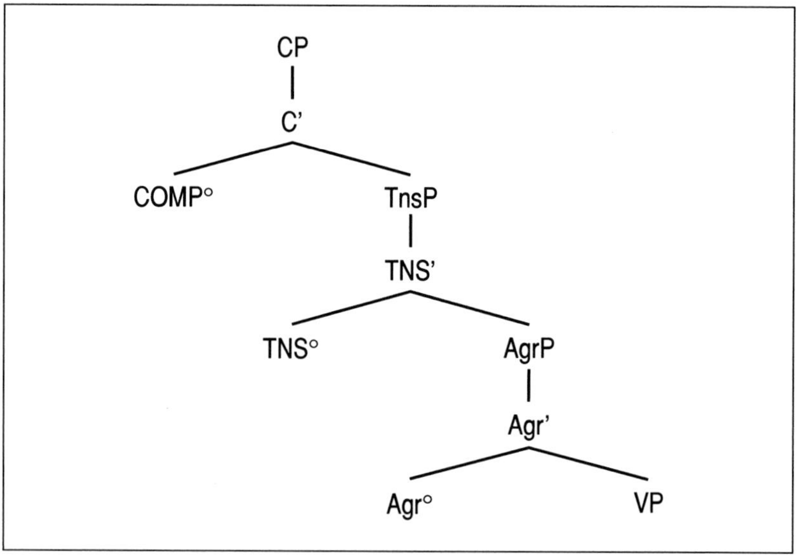

die Erklärung der Dissoziation verwarfen die Autoren jedoch die TPH und erklärten die Ergebnisse mit einer unterspezifizierten Merkmalsrepräsentation für Tempus, aber nicht für Kongruenz. Unterspezifizierte Merkmale, so die Annahme, führen dann zur selektiven Störbarkeit von Tempus. Es liegt aber auf der Hand, daß damit keine rein syntaktische Erklärung für die Störung mehr vorliegt.

Auch in Burchert et al. (2005) konnten die Vorhersagen der TPH nicht bestätigt werden. Insgesamt wurden neun agrammatische Patienten für die Produktion von Tempus- und Kongruenzmorphemen getestet. Für die Gruppe der Patienten ergab sich ein gestörtes Leistungsmuster sowohl für Tempusmorpheme (Mittelwert 68 Prozent korrekt, Verteilung: 35 bis 96 Prozent) als auch Kongruenzmorpheme (63 Prozent, Verteilung: 25 bis 96 Prozent). Bei der Auswertung der Einzelergebnisse zeigten sich jedoch doppelte Dissoziationen: Zwei Patienten zeigten eine starke Dissoziation (JR: Tempus > Kongruenz; JK: Kongruenz > Tempus) und ein Patient eine Trenddissoziation (UW: Tempus > Kon-

(4)

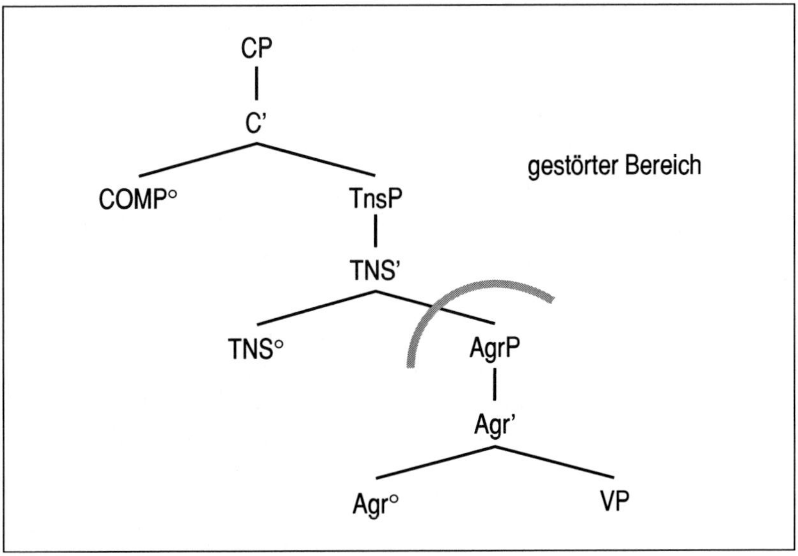

gruenz). Auch diese Befunde stellen die TPH in Frage, da lediglich einseitige Dissoziationen (Tempus stärker gestört als Kongruenz) und keine doppelten Dissoziationen von ihr vorhergesagt werden.

Störungen auf der Satzebene

Störungen auf der Satzebene wurden sowohl in der *Produktion* als auch im *Verständnis* beobachtet. Für die Erklärung von *Produktionsstörungen* muß zunächst festgestellt werden, daß nicht nur Funktionswörter wie oben demonstriert in einer hierarchischen Ordnung zueinander stehen, sondern auch verschiedene Satzstrukturen mit der in (3) dargestellten Baumstruktur beschrieben werden. In (5) werden Beispiele für sogenannte nicht-kanonische Sätze gegeben. Nicht-kanonische Sätze enthalten Konstituenten, die nicht in ihrer kanonischen Basisposition stehen. Zu diesen Satztypen zählen zum Beispiel Fragesätze (5a), Passivsätze (5b) oder Objektrelativsätze (5c).

(5) a. *Was hat Hans gelesen?*
b. *Das Buch wurde gelesen*
c. *Das ist das Buch, das Hans gelesen hat*

Den nicht-kanonischen Sätzen in (5) gemeinsam ist, daß sie alle den hierarchisch am höchsten stehenden Knoten CP in der in (3) dargestellten Baumstruktur involvieren. Überträgt man die Annahmen der *Tree-Pruning-Hypothese* auf die Produktion von Sätzen, ergibt sich also die Vorhersage, daß die Produktion dieser Satztypen gestört sein sollte, da die Strukturen die Präsenz eines Knotens voraussetzen, der aufgrund seiner exponierten Stellung im Baum jedoch nicht mehr projizieren kann. Stadie, Schröder, Postler, Lorenz, Swoboda-Moll, Burchert und De Bleser (2007) untersuchten in einer für eine Therapiestudie durchgeführten Baselineuntersuchung die Produktion von jeweils 40 Passiv , Objektfrage- und Objektrelativsätzen in einer Satzelizitierungsaufgabe. Wie das in Abbildung 1 dargestellte Ergebnis zeigt, waren die meisten der sieben getesteten Agrammatiker bei der Produktion dieser Satztypen stark gestört. Lediglich Patientin AF zeigte relativ gut erhaltene Leistungen bei Passivsätzen und JR bei Objektrelativsätzen.

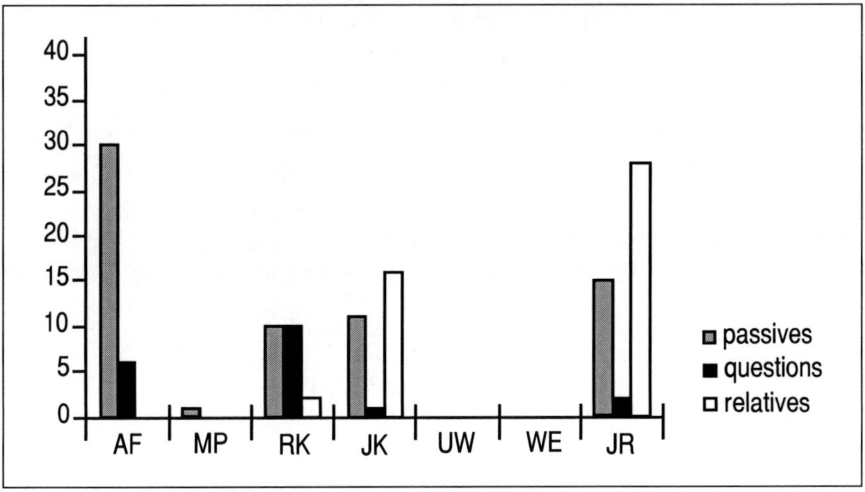

Abbildung 1 Agrammatische Patienten: korrekte Reaktionen (Stadie et al., 2007)

Diese Ergebnisse sind mit der TPH zunächst durchaus kompatibel. Die Datenlage ist jedoch weitaus komplizierter. In einer Elizitierungsaufgabe für Fragesätze (Burchert et al., 2005) zeigte sich, daß eine Gruppe von acht agrammatischen Patienten Informationsfragen im Mittel nur zu 48 Prozent (Verteilung: 4 bis 79 Prozent) und Entscheidungsfragen zu 38 Prozent (Verteilung: 0 bis 96 Prozent) korrekt produzieren konnte. Wie bereits an der Verteilung zu erkennen ist, zeigte die Analyse der individuellen Leistungen ein Ergebnis, das mit diesen Gruppenwerten nicht kompatibel war. Eine Patientin (MP) zeigte bei beiden Fragetypen relativ gute Leistungen (Informationsfragen: 79 Prozent korrekt, Entscheidungsfragen: 96 Prozent korrekt). Vier Patienten hatten zumindest bei einem der beiden Fragesatztypen einen relativ hohen Korrektheitsgrad (JK und JR jeweils 79 Prozent korrekt bei Informationsfragen; AF und WR 92 Prozent beziehungsweise 88 Prozent korrekt bei Entscheidungsfragen).

Die Ergebnisse zeigen also eine hohe Variabilität auf individueller Basis. Sie sind damit nicht ausnahmslos mit der Annahme unvollständig aufgebauter syntaktischer Repräsentationen bei Agrammatismus kompatibel, denn zumindest bei einer Subgruppe von fünf der acht Patienten zeigte die Fragesatzproduktion, daß der höchste Knoten (die CP) im syntaktischen Baum vollständig oder zumindest partiell erhalten war.

Aufgrund der geschilderten Probleme verwarfen viele Forscher den *repräsentationellen* Ansatz der Tree-Pruning-Hypothese und damit die Hypothese unvollständig repräsentierter Baumstrukturen für die Erklärung agrammatischer Störungen in der Sprachproduktion auf Wort- und Satzebene. Eine Alternative, die sich ebenfalls der Syntax für eine Erklärung bedient, ist die Annahme, daß syntaktische Repräsentationen zwar vollständig erhalten sind, Bewegungsoperationen bei Agrammatismus jedoch nicht richtig appliziert werden können. Bewegungen sind in der Syntax Voraussetzung dafür, daß Konstituenten an eine andere Position im Satz als ihre Basisposition plaziert werden können. So erscheinen im Deutschen direkte Objekte normalerweise unmittelbar links vom Verb und nach dem Subjekt, wie in an der Wortstellung in einem Nebensatz zu sehen ist, cf. (6).

(6) *(...) weil Hans das Buch gelesen hat*

In einigen Satzstrukturen, zum Beispiel in Objektfragen, erscheinen die Objekte jedoch an erster Position im Satz und vor dem Subjekt. Diese Veränderung einer zugrundeliegenden Wortstellung wird durch Bewegung erreicht, wobei an der ursprünglichen Position der bewegten Konstituente eine Spur *t* angenommen wird, die den gleichen Index trägt, wie das bewegte Element selbst. Damit ist die ursprüngliche Position des bewegten Elements, und damit auch seine grammatische Funktion, also die des direkten Objektes des Fragepronomens *was* in (5), in der syntaktischen Repräsentation sofort erkennbar.

(7) *Was*$_i$ *hat Hans* t_i *gelesen?*

Neben Fragesätzen wie in (7) involvieren auch andere nicht-kanonische Satzstrukturen Bewegungsoperationen, wie in (8) gezeigt.

(8) a. *Das Buch*$_i$ *wurde* t_i *gelesen*
b. *Das ist das Buch, das*$_i$ *Hans* t_i *gelesen hat*

Wie in Abbildung 1 bereits gezeigt wurde, sind diese nicht-kanonischen Sätze gerade die Satztypen, die den Agrammatikern in der Produktion die größten Schwierigkeiten bereiten, weil eben eine erfolgreiche Anwendung syntaktischer Regeln die Voraussetzung darstellt, diese Sätze zu produzieren. Dies führte zur Formulierung der *Hypothese gestörter derivierter Wortstellungen* (DOP, Bastiaanse & van Zonneveld, 2005). Diesem in seiner Natur *prozeduralem* Ansatz liegt die Annahme zugrunde, daß als Ursache für Produktionsstörungen nicht unvollständige syntaktische Repräsentationen, sondern eine eingeschränkte Anwendbarkeit von syntaktischen Regeln anzusehen ist. Mehrere Vorteile sind mit diesem prozeduralem Ansatz verbunden. Er bietet eine Erklärungsmöglichkeit für die starke Variabilität der Leistungen auf individueller Basis, wie sie zum Beispiel in Burchert et al. (2005) und anderen Studien beobachtet wurde. Der Ansatz kann zudem auch noch weiter verallgemeinert werden. Nach einer von Ullman (2001) aufgestellten Hypothese, wird regelmäßige Flexionsmorphologie, die ebenfalls die Anwendung von Regeln voraussetzt, vom prozeduralen Gedächtnissystem (im Gegensatz zum deklarativen Gedächtnissystem für die lexikalische Speicherung) unterstützt. Dieses Gedächtnissystem kann im frontalen Bereich des Cortex und im Bereich der Basalganglien anatomisch lokalisiert werden. Und genau in diesen Bereichen werden auch die Läsionen bei der Broca-Aphasie lokalisiert. Wenn der Zusammenhang zwischen prozeduralem Gedächtnis und Anwendbarkeit von Regeln (morphologische *und* syntaktische) also stimmt, bedeutet dies, daß die Störungen in der Satzproduktion keine Ursache in der Syntax selber haben können, sondern durch eine limitierte Anwendung von Regeln – verursacht durch Schädigung eines spezifischen Gedächtnissystems – ausgelöst werden.

Gescrambelte Sätze wie in (9) stellen übrigens einen interessanten Testfall dar, da damit die Vorhersagen der *Hypothese gestörter derivierter Wortstellungen* und der *Tree-Pruning-Hypothese* direkt getestet werden können.

(9) *Hans hat das Buch*$_i$ *gestern* t_i *gelesen.*

Beim *Scrambling* handelt es sich um eine syntaktische Operation, bei der das Objekt aus seiner Basisposition innerhalb der Verbalphrase in das sogenannte Mittelfeld des Satzes bewegt wird. Anders als bei den nicht-kanonischen Sätzen in (7) und (8) sind also nicht die linke Satzperipherie, das heißt in der Hierarchie am höchsten stehende Knoten involviert, sondern tiefer liegende Strukturbereiche im Baum. Die TPH würde nun vorhersagen, daß gescrambelte Strukturen für den Agrammatiker kein Problem darstellen sollten, da ja nur am höchsten stehende Strukturen von der Störung betroffen sind. Die DOP sagt andererseits genau hier gestörte Leistungen voraus, da eine Bewegungsoperation involviert ist. Zwei Studien (Holländisch: Bastiaanse, Koekkoek & van Zonneveld, 2003; Deutsch: Burchert, Meißner & De Bleser, 2007) haben die Produktion von gescrambelten und nicht-gescrambelten Sätzen in einer Satzelizitierungsaufgabe untersucht. Bei der Auswertung der Ergebnisse konnte gezeigt werden, daß gescrambelte Sätze bei Agrammatismus spezifisch gestört sind. Die *Hypothese gestörter derivierter Wortstellungen* ist damit erklärungsadequater als die *Tree-Pruning-Hypothese.*

Neben der hier dargestellten *Hypothese gestörter derivierter Wortstellungen* wurden in der Literatur auch andere prozedurale Ansätze vorgeschlagen. Zurif, Swinney, Prather, Solomon und Bushell (1993) vertraten die Ansicht, daß syntaktische Informationen, die in der lexikalischen Repräsentation enthalten sind, langsamer als im ungestörten Fall aktiviert werden können (*slow activation*). Für andere Autoren (Pinango 1999, Haarmann & Kolk 1991, Kolk 1995, 1998) können syntaktische Repräsentationen nur verlangsamt aufgebaut werden beziehungsweise verfallen schon nach sehr kurzer Zeit (*rapid decay*).

Zusammenfassend kann gesagt werden, daß für die Erklärung von Produktionsstörungen Hypothesen *repräsentationeller* und *prozeduraler* Natur vorgeschlagen wurden. Bei dem repräsentationellen Ansatz handelt es sich um die Annahme einer Störung in der Syntax selber, die sich in unvollständigen syntaktischen Repräsentationen, das heißt in nicht projizierten Knoten manifestiert. Sätze beziehungsweise Funktionsmorpheme, die genau die fehlenden Knoten voraussetzen, können dann nicht mehr produziert werden. Bei der prozeduralen *Hypothese gestörter derivierter Wortstellungen* hingegen wird die Erklärung aus der Syntax in ein gestörtes Gedächtnissystem verlagert. Das prozedurale Gedächtnis unterstützt die Anwendung von syntaktischen Regeln, die zum Beispiel für die Produktion nicht-kanonischer Sätze erforderlich sind. Liegen Störungen in diesem Gedächtnissystem vor, können diese Regeln nur noch sehr eingeschränkt angewendet werden und die Produktion nicht-kanonischer Satztypen erweist sich als erschwert. Außerdem wird über viele Patienten hinweg ein sehr heterogenes Leistungsmuster erwartet.

Für die Erklärung von *Verständnisstörungen* auf Satzebene liegen ebenfalls unterschiedliche Ansätze vor. Verständnisstörungen bei Broca-Aphasie wurden erstmals in einer Pionierstudie von Caramazza und Zurif (1976) demonstriert. In einer Satz-Bild-Zuordnungsaufgabe wurde gezeigt, daß Broca-Patienten in der Regel zwar keine Probleme mit der Aufgabe hatten, einem auditiv dargebotenen Satz das richtige Bild aus einem Set von Bildern zuzuordnen. Handelte es sich bei dem dargebotenen Satz jedoch um einen semantisch reversiblen Satz mit einer nicht-kanonischen Wortstellung konnte keine richtige Zuordnung mehr erfolgen und die Auswahl traf entweder das korrekte Zielbild oder das Ablenkerbild mit vertauschten thematischen Rollen. Die Leistung lag in diesem speziellen Fall im Zufallsbereich. Dies soll an einem Beispiel demonstriert werden. Ein Objektrelativsatz wie (10) ist semantisch reversibel in dem Sinne, daß die beiden Aktanten *Hans* und *Maria* aus semantischer Sicht sowohl die Rolle des Agens (Auslöser einer Handlung) als auch des Patiens (Empfänger einer Handlung) übernehmen können.

(10) *Hans, den Maria küßt, ist im Garten.*

Für die Interpretation eines semantisch reversiblen Satzes, so die Argumentation von Caramazza und Zurif, ist eine erfolgreiche syntaktische Analyse und damit die korrekte Zuweisung der Nominalphrase (NP) *Maria* als dem Subjekt und *Hans* als dem Objekt von *küssen* die Voraussetzung für eine Zuweisung der sogenannten thematischen Rollen, das heißt *Maria* als der Auslöserin der Handlung (thematische Rolle: Agens) und *Hans* als dem Geküßten (thematische Rolle: Thema). Kann die syntaktische Repräsentation nicht erfolgreich aufgebaut werden, ist auch keine thematische Interpretation möglich und der Patient kann nicht mehr das korrekte Bild auswählen. Das heißt, es wird in einigen Fällen auf das Bild gezeigt, auf dem Maria Hans küßt (= Zielbild), in einigen Fällen aber auch auf das umgekehrte Bild, auf dem Hans Maria küßt (= Ablenkerbild). Aufgrund dieser Datenlage stellten Caramazza & Zurif die Hypothese auf, daß syntaktische Verständnisstörungen bei Agrammatismus durch einen Totalverlust der Syntax ausgelöst werden. In Burchert et al. (2003) konnte für das Deutsche zudem gezeigt werden, daß auch die morphologische Information durch die Kasusmarkierung am Relativpronomen (*den* = Akkusativ) nicht genutzt werden kann. Das wäre immerhin möglich gewesen, denn in den meisten Fällen wird der Akkusativ mit der thematischen Rolle *Thema* assoziiert und die syntaktische Störung könnte durch die Nutzung von morphologischen Informationen ausgeglichen werden. Andere Arten von Informationen können allerdings sehr wohl genutzt werden. Irreversible Sätze enthalten mindestens eine NP, die nicht belebt ist, cf. (11).

(11) *Der Apfel, den Maria erntet, ist am Baum.*

Agrammatische Patienten sind in Fällen wie (11) trotz der syntaktischen Störung in der Lage, den Satz richtig zu interpretieren, da sie alleine aufgrund ihres erhaltenen Weltwissens (unbelebte Objekte können keine Handlungen auslösen) entscheiden können, auf welches Objekt die Ernte gerichtet ist.

Die Hypothese des Totalverlustes der Syntax mußte in der Folgezeit jedoch aufgegeben werden, da gezeigt werden konnte, daß einige syntaktische Fähigkeiten immer noch erhalten waren (vgl. zum Beispiel Aufgaben zur Beurteilung von Grammatikalität von Sätzen in Linebarger et al., 1983). Der wohl einflußreichste Alternativvorschlag ist die *Spurentilgungshypothese* (TDH, Grodzinsky, 2000). Diese nimmt an, daß die syntaktische Störung sehr spezifisch ist, indem nur die bei Bewegung entstandenen Spuren betroffen sind. Diese werden in der agrammatischen Satzrepräsentation getilgt. Wie weiter oben bereits gezeigt wurde, entstehen Spuren immer dann, wenn Konstituenten aus ihrer Basisposition in eine abgeleitete Position im Satz bewegt werden, vgl. (7). Spuren sind jedoch nach der Modellauffassung für die Satzinterpretation wichtig, denn nur durch sie kann die bewegte Konstituente aufgrund der Koindizierung mit ihrer Spur in der Basisposition die korrekte thematische Rolle erhalten.

Die TDH hat mehrere Vorteile. Sie trägt den Beobachtungen Rechnung, daß einige syntaktische Fähigkeiten erhalten sind. Und sie liefert auch eine theoretisch motivierte Erklärung dafür, daß in den klassischen Fällen, die Satzverständnisstörung a) auf nicht-kanonische, semantisch reversible Sätze beschränkt ist (der sogenannte Kanonizitätseffekt) und b) die Leistungen in den meisten Fällen im Zufallsbereich liegen. Bei einer inkorrekten Leistung wäre es immerhin auch möglich, daß der Patient immer auf das Ablenkerbild zeigt. Die Leistung wäre dann unterzufällig. Dieses Leistungsmuster wurde jedoch kaum in der Literatur berichtet.

Der Erklärungsansatz der TDH soll am folgenden Beispiel verdeutlich werden.

(12) *Hans*$_i$*, den Maria* t_i *küßt, ist im Garten.*

Der Relativsatz in (12) enthält eine Spur *t*, die nach der Hypothese in der agrammatischen Satzrepräsentation getilgt ist. Die bewegte NP *Hans* verliert damit ihren Index *i* und kann deshalb in ihrer derivierten Position nicht mehr als das Objekt von *küssen* und damit mit der thematischen Rolle *Thema* (das heißt das Objekt, auf das die Handlung gerichtet ist), verknüpft werden. Da aber jeder NP eine thematische Rolle zugewiesen werden muß, um zu einer sinnvollen semantischen Interpretation zu kommen, greift der Patient auf eine kognitive Strategie zurück, nach der die erste NP in einem Satz in der Regel das Subjekt und damit der *Agens* (das heißt der Auslöser einer Handlung) ist. Es gibt jedoch eine zweite NP im Satz, die ebenfalls den Agens zugewiesen bekommen hat (*Maria* als das Subjekt von *küssen*) und der Patient rät zwischen dann zwei möglichen Interpretationen. In einigen Fällen wird *Hans* als Verursacher der Handlung interpretiert und in anderen Fällen *Maria*. Leistungen im Zufallsbereich werden also vorhergesagt. Für kanonische Sätze hingegen werden überzufällige Leistungen vorhergesagt, da in diesen Sätzen entweder keine Bewegung stattfindet beziehungsweise das Subjekt bewegt wird, daß dann über die kognitive Strategie korrekt den Agens zugewiesen bekommt.

Obgleich die TDH viele Vorteile hat, wurde sie in der Literatur jedoch auch vielfach kritisiert. Ein wichtiger Kritikpunkt ist die empirische Datenlage. Berndt, Mitchum und Haendiges (1996) konnten in einer Metaanalyse zeigen, daß die Leistungsmuster agrammatischer Patienten nicht so homogen sind, wie es die *Spurentilgungshypothese* suggeriert. In 15 Studien mit 42 Patienten wurde das klassische Leistungsmuster mit überzufälligen Leistungen bei kanonischen Sätzen und zufälligen Leistungen bei nicht-kanonischen Sätzen in nur 33 Prozent der berichteten Fälle beobachtet. In den anderen Fällen wurden Leistungsmuster beobachtet, die mit der *Spurentilgungshypothese* nicht kompatibel waren. Obgleich es in der Folgezeit eine kontroverse Diskussion in der Literatur zwischen Anhängern und Gegnern der TDH mit verschiedenen Lösungsvorschlägen gegeben hat (vgl. Drai & Grodzinsky, 1999; Caramazza, Capitani, Rey & Berndt (2001); Caplan, 2001; Drai & Grodzinsky, 2006) und im Extremfall der Agrammatismus als ein klinisches Syndrom abgelehnt wurde, da die Patienten zu unterschiedlich seien (vgl. Caramazza 1986), bleiben die grundsätzlichen Probleme der Variabilität der Leistungsmuster weiterhin bestehen (vgl. De Bleser et al., 2006). Andere Einwände waren allgemeinerer Natur. Avrutin (2006) zum Beispiel stellte sich die Frage, inwiefern ein teilweiser Verlust syntaktischer Repräsentationen zu anderen Aspekten des Agrammatismus (Telegrammstil, Auslassungen, Substitutionen etc.) in Beziehung gesetzt werden kann.

Alternative syntaktische Theorien, wie etwa die *Hypothese doppelter Abhängigkeiten* (vgl. Mauner, Fromkin & Cornell, 1993), die zum Beispiel versuchte, ohne die Anwendung einer kognitiven Strategie auszukommen, fanden hingegen kaum Beachtung.

Zusammenfassend kann gesagt werden, daß syntaktische Verständnisstörungen Gegenstand einer kontrovers geführten Diskussion in der Literatur sind. Hauptgegenstand ist die Frage, ob sich die Leistungen im Satzverständnis auf ein homogenes Muster reduzieren lassen oder nicht. Wenngleich sich auch in vielen Studien mit einer Vielzahl von unterschiedlichen Sprachen gezeigt hat, daß dies nicht der Fall ist, so kann dies nicht bedeuten, daß der Agrammatismus als ein klinisches Syndrom für Forschung grundsätzlich abzulehnen ist. In gleichem Maße kann aber auch keine Theorie welcher Art auch immer von sich behaupten, daß sie eine universell explanatorische Adäquatheit besäße. Agrammatiker bilden genau deshalb eine Gruppe, weil ihre Spontansprache die typischen agrammatischen Merkmale aufweist. Nimmt man diese Merkmale als Auswahlkriterium für Studien, kann man Subgruppen unter ihnen identifizieren, die dann einer theoretischen Betrachtung unterzogen werden können, um somit einen Beitrag zur Theoriebildung insgesamt leisten zu können.

Therapie syntaktischer Störungen

Eines der grundlegenden Ziele von Therapiestudien ist es, neben der Therapie von gestörten Leistungen auch Generalisierungseffekte zu erzielen. Die Generalisierung sollte sich von trainierten auf nicht-trainierte Strukturen erstrecken, und der Effekt sollte möglichst umfassend sein, das heißt, sich nicht nur auf solche Satzstrukturen beschränken, die vorher trainiert wurden. In letzterem Fall spricht man von strukturspezifischen Effekten. Generalisierungs- und strukturspezifische Effekte sollen an einem Beispiel demonstriert werden. Trainiert man die Produktion von Fragesätzen, wird nicht nur erwartet, daß sich die Therapie auf die Produktion von Fragesätzen insgesamt, also auch auf untrainierte auswirkt (strukturspezifischer Effekt), sondern der Effekt auch über andere Satzarten, wie zum Beispiel Relativsätzen, hinaus zu beobachten ist (Generalisierungseffekt). Darüber hinaus möchte man natürlich auch erreichen, daß sich der Therapieeffekt bei den Patienten verstetigt und über die Therapiesitzungen hinaus anhält.

In der Literatur wurde über einige syntaktische Therapiestudien berichtet. Friedman, Wenkert-Olenik und Mali (2000) führten eine Studie mit einem agrammatischen Patienten im Hebräischen durch und definierten ihre Vorhersagen für Generalisierungseffekte auf der Grundlage der oben dargestellten *Tree-Pruning-Hypothese* (TPH). Nach den Autoren sollten sich Effekte in der Therapie dann zeigen, wenn sie zunächst auf Strukturen in der syntaktischen Repräsentation abzielt, die in der Hierarchie am höchsten stehen. Das Training dieses Teils des syntaktischen Baums, so die Argumentation der Autoren, sollte positive Auswirkungen auch auf tieferliegende Knoten im Baum beziehungsweise Strukturen haben, die auf diesen Knoten aufbauen, ohne daß diese direkt therapiert werden. Entsprechend dieser Vorhersagen konnte gezeigt werden, daß das Training von Fragesätzen, die sehr hoch im Baum in der CP (vgl. (3)) angesiedelt sind, nicht nur einen strukturspezifischen Effekt hatte, sondern darüber hinaus auch die Produktion von anderen Satzarten (das heißt Relativsätzen) mit einschloß. Darüber hinaus machte sich der Generalisierungseffekt auch auf Wortebene bei der Produktion von Tempusmorphemen bemerkbar. Eingebettete Relativsätze und Tempusmorpheme sind im Hebräischen allesamt tiefer im Baum angesiedelt als Fragesätze. Die Autoren schlossen daraus, daß das Training der CP die restlichen Knoten im Baum indirekt mit therapiert und daß die Therapie stets mit komplexeren und schwierigeren Strukturen beginnen sollte. Ein weiterer Modellansatz für syntaktische Therapie wird in Thompson, Shapiro, Kiran und Sobecks (2003) vertreten (*Complexity account of treatment efficacy* – CATE). Nach CATE zeigen sich Generalisierungseffekte ebenfalls von komplexen auf weniger komplexe Strukturen, aber nicht umgekehrt. Allerdings konnten die Autoren in verschiedenen Therapiestudien diese Effekte nur dann finden, wenn in allen Strukturen die Art der syntaktischen Bewegung identisch war. So zeigten sich zum Beispiel keine Generalisierungseffekte von Strukturen, die die sogenannte *wh*-Bewegung involvierten (eine Voraussetzung für die Bildung von Fragensätzen) auf weniger komplexe Strukturen, die die von der *wh*-Bewegung verschiedene sogenannte NP-Bewegung, die in Passivsätzen vorkommt, involvierten. Der beobachtete Generalisierungseffekt war also beschränkt und von bestimmten syntaktischen Parametern abhängig.

Eine umfangreiche Therapiestudie aus dem Deutschen zur Produktion nicht-kanonischer Sätze wird in Stadie et al. (2007) berichtet. Ziel der Untersuchung war es, Therapieeffekte bei nicht-kanonischen Satzarten zu erzielen. Insgesamt wurden sieben Patienten mit einer typischen agrammatischen Spontansprache in die Studie aufgenommen, bei denen nach dem Aachener Aphasietest AAT eine Broca-Aphasie diagnostiziert wurde. Als Therapiemethode wurde die in Thompson (2001) entwickelte Methode des *Treatment of Underlying Forms* (TUF) angewendet. Hierbei handelt es sich um eine Methode, bei der die Derivation einer Oberflächenstruktur aus einer zugrundeliegenden Struktur Schritt für Schritt nachvollzogen wird und somit für den Patienten als syntaktische Regel transparent gemacht wird. TUF sei am Beispiel eines Objektrelativsatzes wie in (13) verdeutlicht.

(13) *Ich sehe den Mann, den der Sohn umarmt.*

Die Herleitung der Regel erfolgt in vier Schritten. Zunächst werden gemeinsam mit dem Patienten die thematischen Rollen für die Aktion *umarmen* bestimmt, das heißt, der Patient identifiziert den *Sohn* als den Agens und den *Mann* als das Thema der Handlung. In einem zweiten Schritt werden die Konstituenten der beiden Teilsätze unabhängig voneinander als Satzkarten (unterstrichene Wörter) präsentiert, cf. (14).

(14) *Ich sehe den Mann. Der Sohn umarmt den Mann.*

Das Thema von *umarmen* wird anschließend durch das Relativpronomen *den* ersetzt und an die satzinitiale Position den Nebensatzes wie in (15) verdeutlicht bewegt.

(15) *Ich sehe den Mann, den der Sohn umarmt [den Mann]* → *den*

Während der Therapiesitzung wird der Patient aufgefordert, nichtkanonische Satzstrukturen nach diesem Muster zu bilden. Zu den untersuchten Satzstrukturen zählten Objektrelativsätze, Objektfragen und Passivsätze (jeweils n=40). Bei den Ergebnissen der Studie konnten sowohl strukturspezifische als auch Generalisierungseffekte bei der Therapie von Objektrelativsätzen auf die Produktion von Objektfragen beobachtet werden und somit die Annahmen sowohl von TPH als auch CATE bestätigt werden. Interessanterweise konnten die Autoren aber auch Generalisierungseffekte bei der Therapie von Fragesätzen auf die Produktion von Passivsätzen beobachten und somit zeigen, daß Generalisierungseffekte nicht unbedingt syntaktisch beschränkt sein müssen, wie es ursprünglich nach CATE angenommen wurde. Insgesamt konnte die Studie darüber hinaus zeigen, daß die Therapie selbst bei chronischen Patienten (fünf bis 13 Jahre nach dem Ereignis) erfolgreich sein kann und bereits eine geringe Anzahl von Therapiesitzungen zum Erfolg führt (fünf bis 12 Sitzungen). Außerdem konnte in der Studie für die meisten der Patienten ein Verstetigungseffekt nachgewiesen werden und damit der Erfolg der Therapiemethode gezeigt werden.

Zusammenfassend kann gesagt werden, daß die Therapie syntaktischer Störungen möglich ist und durchaus erfolgreich sein kann. Den verschiedenen Therapieansätzen gemeinsam ist, daß die Therapie stets mit komplexeren beziehungsweise hierarchisch am höchsten stehenden Strukturen beginnen sollte und sich dann Therapieeffekte in Form von Generalisierungseffekten auf einfachere Strukturen zeigen. Unterschiedlich sind allerdings die Befunde über die Art der Generalisierungseffekte.

Literatur

Avrutin, S. (2006). Weak syntax. In: Amunts, K. & Grodzinsky, Y. (eds.) *Broca's region*. New York: Oxford University Press. 49-62.

Bastiaanse, R. & van Zonneveld, R. (1998) On the relation between verb inflection and verb position in Dutch grammatic aphasics. *Brain and Language, 64,* 165–181.

Bastiaanse, R. & van Zonneveld, R. (2005) Sentence production with verbs of alternating transitivity in agrammatic Broca's aphasia. *Journal of Neurolinguistics, 18,* 59–66.

Bastiaanse, R., Koekkoek, J. & van Zonneveld, R. (2003) Object scrambling in Dutch Broca's aphasia. *Brain and Language, 86,* 287-299.

Berndt R., Mitchum, C. C. & Haendiges, A. N. (1996) Comprehension of reversible sentences in »agrammatism«: A meta-analysis. *Cognition, 58,* 289-308.

Burchert, F. & De Bleser, R. (2004) Passives in agrammatic sentence comprehension. A German study. *Aphasiology, 18,* 29-45.

Burchert, F., Meißner, N. & De Bleser, R. (2007) Production of non-canonical sentences in agrammatic aphasia: Limits in representation or rule application. *Brain and Language, 104,* 170-179.

Burchert, F., Swoboda-Moll, M. & De Bleser, R. (2005) The left periphery in agrammatic clausal representations: Evidence from German. *Journal of Neurolinguistics, 18,* 67-88.

Caplan, D. (2001) The measurement of chance performance in aphasia, with specific reference to the comprehension of semantically reversible passive sentences: a note on issues raised by Caramazza, Capitani, Rey, and Berndt

(2001) and Drai, Grodzinsky, and Zurif (2001). *Brain and Language, 76,* 193-201.

Caramazza, A. (1986) On drawing inferences about the structure of normal cognitive systems from the analysis of patterns of impaired performance: The case for single-patient studies. *Brain and Cognition, 5,* 41-66.

Caramazza, A., Capitani, E., Rey, A., & Berndt, R. S. (2001). Agrammatic Broca's aphasia is not associated with a single pattern of comprehension performance. *Brain and Language, 76,* 158-184.

Chomsky, N. (2000) Minimalist inquiries: the framework. In Martin, R., Michaelis, D. & Uriagereka, J. (eds.) *Step by step*. Cambridge: MIT Press. 89-155.

De Bleser, R., Schwarz, W. & Burchert, F. (2006) Quantitative neurosyntactic analyses: The final word? Commentary to Drai and Grodzinsky: A new empirical angle on the variability debate: Quantitative neurosyntactic analyses of a large data set from Broca's aphasia. *Brain and Language, 96,* 143-146.

Drai, D. & Grodzinsky, Y. (2006) A new empirical angle on the variability debate: Quantitative neurosyntactic analyses of a large data set from Broca's Aphasia. *Brain and Language, 96,* 117-128.

Drai, D. & Grodzinsky, Y. (1999) Comprehension regularity in Broca's aphasia? There's more of it than you ever imagined. *Brain and Language, 70,* 139-143.

Friedman, N., Wenkert-Olenik, D. & Mali, G. (2000) From theory to practice: treatment of agrammatic production in Hebrew based on the Tree Pruning Hypothesis. *Journal of Neurolinguistics, 13,* 250-254.

Friedmann, N. & Grodzinsky, Y. (1997) Tense and agreement in agrammatic production: pruning the syntactic tree. *Brain and Language, 56,* 397-425.

Goodglass, H. (1968) Studies on the grammar of aphasics. In: Rosenberg, S. & Koplin, J. (eds.) *Developments in applied psycholinguistics research*. New York: Macmillan. 177-208.

Grodzinsky, Y. (2000) The neurology of syntax: Language use without Broca's area. *Behavioral and Brain sciences, 23,* 1-71.

Haarmann, H. J. & Kolk, H. H. J. (1991) A computer model of the temporal course of agrammatic sentence understanding: the effects of variation in severity and sentence complexity. *Cognitive Science, 15,* 49-87.

Hagiwara, H. (1995) The breakdown of functional categories and the economy of derivation. *Brain and Language, 50,* 92-116.

Kok, P., Kolk, H. & Haverkort, M. (2006) Agrammatic sentence production: Is verb second impaired in Dutch? *Brain and Language, 96,* 243-254.

Kolk, H. H. J. (1995) A time-based approach to agrammatic production. *The Linguistic Review, 2,* 139-160.

Kolk, H. H. J. (1998) Disorders of syntax in aphasia: Linguistic-descriptive and processing approaches. In: Stemmer, B. & Whitaker, H. (eds.) *Handbook of neurolinguistics*. San Diego: Academic press. 250-260.

Linebarger, M., Schwartz, M. & Saffran, E. (1983) Sensitivity to grammatical structure in so-called agrammatic aphasics. *Cognition, 3,* 361-392.

Mauner, G., Fromkin, V. A. & Cornell, T. L. (1993) Comprehension and acceptability judgements in agrammatism: Disruption in the syntax of referential dependency. *Brain and Language, 45,* 340-370.

Penke, M. (2000) Unpruned trees in German Broca's aphasia. *Behavioral and Brain Sciences, 23,* 46-47.

Pinango, M. M. (1999) Syntactic displacement in Broca's aphasia comprehension. In: Grodzinsky, Y. & Bastiaanse, R. (eds.) *Grammatical disorders in aphasia: a neurolinguistic perspective*. London: Whurr. 75-87.

Pollock, J.-Y. (1989) Verb movement, Universal Grammar, and the structure of IP. *Linguistic Inquiry, 20,* 365-424.

Saffran, E. M., Berndt, R. S., & Schwartz, M. F. (1989). The quantitative analysis of agrammatic production: procedure and data. *Brain and Language, 37*, 440-479.

Stadie, N., Schröder, A., Postler, J., Lorenz, A., Swoboda-Moll, M., Burchert, F. & De Bleser, R. (2007) Unambiguous generalization effects after treatment of non-canonical sentence production in German agrammatism. *Brain and Language, 114,* 211-229.

Thompson, C. K. (2001) Treatment of underlying forms: A linguistic specific approach for sentence production deficits in agrammatic aphasia. In: Chapey, R. (ed.) *Language intervention strategies in aphasia and related neurogenic communication disorders (4th ed.)*. Baltimore: Lippincott Williams and Williams. 551-571.

Thompson, C. K, Shapiro, L. P., Kiran, S. & Sobecks, J. (2003) The role of syntactic complexity in treatment of sentence deficits in agrammatic aphasia: The complexity account of treatment efficacy (CATE). *Journal of Speech, Language, and Hearing Research, 46,* 591-607.

Ullman, M. T. (2001) The declarative/procedural model of lexicon and grammar. *Journal of Psycholinguistic Research, 30,* 37-69.

Wenzlaff, M. & Clahsen, H. (2004) Tense and agreement in German agrammatism. *Brain and Language, 89,* 57-68.

Zurif, E., Swinney, D., Prather, P., Solomon, J. & Bushell, C. (1993) An on-line analysis of syntactic processing in Broca's and Wernicke's aphasia. *Brain and Language, 45,* 448-464.

8. Morphologische Störungen

Antje Lorenz

Universität Potsdam
Institut für Linguistik

Einleitung

Morphologische Störungen können bei allen Aphasiesyndromen auftreten, sind jedoch vor allem mit dem Agrammatismus sowie mit einigen Dyslexie- und Dysgraphietypen assoziiert. Bei morphologischen Störungen ist die Verarbeitung von morphologisch komplexen Wörtern, das heißt von Wörtern, die aus mehr als einem Morphem bestehen, spezifisch beeinträchtigt. Morpheme sind die kleinsten bedeutungstragenden Einheiten einer Zielsprache. Während die sogenannten freien Morpheme auch als eigenständige Wörter in der Zielsprache vorkommen, treten die gebundenen Morpheme (Affixe) ausschließlich in Verbindung mit freien Morphemen auf (zum Beispiel *ver-schlaf-en:* gebundene Morpheme: *ver-; en;* freies Morphem: *schlaf-*).

In der linguistischen Morphologie werden drei Wortbildungstypen unterschieden: die Komposition, die Derivation und die Flexion (Selkirk, 1982). Bei der Komposition werden zwei oder mehr freie Morpheme zu einer Vollform zusammengesetzt (zum Beispiel *Apfel-baum*), während bei der Derivation und Flexion jeweils ein Wortstamm beziehungsweise ein freies Morphem mit einem oder mehreren Affixen zusammengesetzt wird (Affigierung). Die Derivation führt überwiegend zu einer Änderung der Wortart des Stammorphems, wie zum Beispiel in $\textit{Mal}_{\mathrm{V}}\textit{-er}_{\mathrm{N}}$ oder $\textit{Be-mal}_{\mathrm{V}}\textit{-ung}_{\mathrm{N}}$, wo der Verbstamm (*mal-*) nominalisiert wurde. Im Deutschen gibt es etliche unregelmäßige Flexionsformen, die nicht durch Anwendung von morphologischen Regeln generiert werden können. Eine regelmäßige Form im Bereich Verbflexion ist zum Beispiel das Imperfekt von *malen* (*mal-te*), unregelmäßig ist dagegen zum Beispiel *schwimm-en* → *schwamm*, wo eine formale Änderung am Wortstamm stattgefunden hat.

Eine zentrale Fragestellung in der psycho- und neurolinguistischen Forschung ist, wie polymorphematische Wörter, das heißt komponierte, derivierte oder flektierte Wörter, im mentalen Lexikon repräsentiert sind und wie sie verarbeitet werden. Während von Vertretern des starken Lexikalismus davon ausgegangen wird, daß alle Wortbildungstypen dem Lexikon zuzuordnen sind (z. B. Chomsky, 1970; Kiparsky, 1982), nehmen Anhänger der sogenannten Split-Morphology-Theorie an, daß die Komposition und Derivation auf lexikalischen Prozessen basieren, während die Flexion außerhalb des Lexikons in einer syntaktischen Komponente anzusiedeln ist (z. B. Anderson, 1982). Einige Vertreter dieser Theorie gehen darüber hinaus davon aus, daß unregelmäßig flektierte Formen im Lexikon repräsentiert sein müssen, während regelmäßig flektierte Formen post-lexikalisch erzeugt werden (z. B. Perlmutter, 1988). Außerdem wird diskutiert, ob die Art der Verarbeitung von der internen morphologischen Wortstruktur determiniert wird. Die beiden großen konkurrierenden Theorien zur Verarbeitung polymorphematischer Wörter sind die Dekompositionshypothese und die Auflistungshypothese. Nach der Dekompositionshypothese müssen polymorphematische Wörter bei der rezeptiven Worterkennung in ihre Einzelteile aufgespalten (dekomponiert) werden (»affix-stripping«), beim expressiven Wortabruf müssen die zugrundeliegenden Morpheme einzeln vom Lexikon abgerufen und zu einer Vollform zusammengesetzt (komponiert) werden (z. B. Taft & Forster, 1975, 1976). Im Unterschied dazu besagt die Auflistungshypothese, daß polymorphematische Wörter als Vollformen im Lexikon repräsentiert sind und abgerufen werden (Butterworth, 1983). Wortbildungsregeln kommen nach der Dekompositionshypothese also grundsätzlich zum Einsatz, während nach der Auflistungshypothese morphologische Prozesse nur bei der Verarbeitung von unbekannten Vollformen oder bei der Bildung neuer Vollformen ablaufen.

Vertreter der sogenannten Zwei-Routen-Theorie zur morphologischen Wortverarbeitung gehen im Unterschied dazu davon aus, daß sowohl ganzheitliche als auch (de-)komponierende Prozesse parallel ablaufen können, das heißt, daß im mentalen Lexikon sowohl komplexe Vollformen als auch einzelne Morpheme repräsentiert sind (vgl. Caramazza, Laudanna & Romani, 1988; Chialant & Caramazza, 1995). Die Art der Verarbeitung wird nach dieser Auffassung durch verschiedene linguistische Eigenschaften des zu verarbeitenden Zielwortes beeinflußt (vgl. Seite 192ff.).

Die empirischen Daten von aphasischen Patienten sowie von sprachgesunden Versuchsteilnehmern deuten insgesamt auf morphembasierte Prozesse hin. Allerdings scheint es so zu sein, daß die Art der Verarbeitung, also ob morphembasiert oder ganzheitlich, von etlichen Faktoren beeinflußbar ist (Zwei-Routen-Theorie; Caramazza, Laudanna & Romani, 1988).

Im Rahmen konnektionistischer Modelle wird im Unterschied zu den oben genannten Theorien gar keine explizite Repräsentation der morphologischen Wortstruktur angenommen. Die in der Literatur beschriebenen morphologischen Effekte mit Sprachgesunden und aphasischen Patienten werden im Rahmen solcher Modelle als das Zusammenspiel semantischer und formaler Einflüsse interpretiert (z. B. Plaut & Gonnermann, 2000).

Symptomatik

Morphologische Störungen können sich in der produktiven oder rezeptiven Modalität sowie bei der Verarbeitung gesprochener oder geschriebener Sprache unabhängig voneinander manifestieren. Außerdem können die verschiedenen Wortbildungstypen Komposition, Derivation sowie regelmäßige und unregelmäßige Flexion spezifisch beeinträchtigt sein (vgl. Cholewa & De Bleser, 1996). Beeinträchtigungen im Bereich Flexion können darüber hinaus entweder bereits auf Einzelwortebene

(Miceli & Caramazza, 1988) oder erst im Kontext komplexerer syntaktischer Strukturen vorliegen (z. B. De Bleser, Bayer & Luzzatti, 1995/96).

Eine morphologische Störung äußert sich durch morphembasierte Fehler bei der Verarbeitung von morphologisch komplexen Wörtern. Am markantesten sind morphologische Störungen in produktiven Aufgaben zum Abruf morphologisch komplexer Wörter, wie zum Beispiel Bildbenennen, lautes Lesen, Schreiben nach Diktat oder Elizitierungsaufgaben zur Verbal- und Nominalflexion (z. B. Blanken, 2000; Luzzatti, Mondini & Semenza, 2001; Hamilton & Coslett, 2007).

Unter morphembasierten Fehlern werden solche Fehlreaktionen verstanden, bei denen mindestens ein Morphem der Zielstruktur korrekt realisiert wurde, während das andere ausgelassen oder ersetzt wurde. Tabelle 1 zeigt einige Beispiele für morphologische Fehler beim lauten Lesen (Tiefendyslexie) und beim mündlichen Benennen (Aphasie).

Aufgabe		**Zielwort**	**Reaktion**	**Fehlersubtyp**
Lautes Lesen (Tiefendyslexie)	1a	[[Sprech][angst]]	Angst sprechen	Einzelabruf: Morphemvertauschung
	1b	[[Zahn][los]]	Zahn...ohne Zähne	Suffix-Elision, semantische Umschreibung des Suffixes
	1c	[[Kind][er]]	Kind	Suffix-Elision
	1d	[[ge][rett]et]]	retten	Präfix , Suffix-Elision: Infinitiv als Default-Form
Mündliches Benennen (Aphasie)	2a	[[Finger][hut]]	Hut...Fingerhut	Elaboration
	2b	[[Fahr][stuhl]]	Wanderstuhl	Morphem-Substitution
	2c	[[Feder][ball]]	Tennisball	Morphem-Substitution

Tabelle 1 *Beispiele für morphembasierte Fehler beim lauten Lesen komponierter, derivierter und flektierter Wörter sowie beim mündlichen Benennen von Nominalkomposita*[1]

1 Die Beispiele zum lauten Lesen stammen überwiegend von einer Patientin mit Tiefendyslexie (De Bleser & Bayer, 1988), die Beispiele zum Benennen von Nominalkomposita stammen von aphasischen Patienten unterschiedlicher Syndrome und funktionaler Störungsmuster (Lorenz, Heide, Hübner, De Bleser & Burchert, 2007).

Beim lauten Lesen oder Schreiben nach Diktat zeigen sich morphologische Fehlleistungen vor allem dann, wenn die segmentale Verarbeitung, also die Verarbeitung von Nichtwörtern, herausragend gestört ist, so daß über das lexikalische System verarbeitet werden muß. Wenn lexikalische Prozesse zusätzlich partiell gestört sind, kann es zu morphologischen Paralexien oder Paragraphien kommen. Vor allem bei Patienten mit Tiefendyslexie stellen morphologische Fehler, neben semantischen und visuellen Fehlern, ein Kardinalsymptom dar (vgl. Patterson, 1980; McEwen, Westbury, Buchanan & Libben, 2001; Rastle, Tyler & Marslen-Wilson, 2006). Zusätzlich können sich morphologische Fehler auch bei Patienten mit phonologischer Dyslexie oder Dysgraphie zeigen (z. B. Luzzatti et al., 2001; Hamilton & Coslett, 2007). Bei der phonologischen Dyslexie ist genauso wie bei der Tiefendyslexie das Lesen von Nichtwörtern beeinträchtigt. Allerdings ist bei phonologischer Dyslexie das Lesen von Wörtern generell weniger beeinträchtigt als bei der Tiefendyslexie, und es werden keine semantischen Paralexien produziert (z. B. Luzzatti et al., 2001).

Typischerweise ist bei Tiefendyslexie oder phonologischer Dyslexie vor allem die Realisation von gebundenen Morphemen gestört, während die freien Morpheme besser gelesen werden können (siehe Beispiele 1b-d). Allerdings können sich auch beim Lesen von komponierten Wörtern, also von Vollformen, die aus zwei oder mehr freien Morphemen bestehen, spezifische Beeinträchtigungen zeigen, die auf morphembasierte Abrufmechanismen hinweisen (siehe Beispiel 1a).

In den Beispielen 1b-d zeigen sich Auslassungen des Suffixes. Manchmal kann das Suffix beim lauten Lesen zwar nicht realisiert werden, während jedoch eine adäquate semantische Umschreibung des Suffixes produziert wird (siehe Beispiel 1b). Dieses Muster kann als Beleg dafür gewertet werden, daß die morphologische Störung primär die Output-Seite betrifft, da die Bedeutung des Suffixes ja offenbar abgerufen werden konnte, während es jedoch nicht expressiv-phonologisch realisiert wurde. Außerdem schließen solche Fehler eine rein visuelle Störung bei der Verarbeitung des geschriebenen Wortes aus (vgl. De Bleser & Bayer, 1988; Luzzatti et al., 2001).

Morphembasierte Fehler beim Benennen sind grundsätzlich mit einer (morpho-)lexikalischen Störung assoziiert. Bei einigen Patienten zeigt sich der gestörte Abruf von Komposita durch sogenannte Elaborationen (siehe Beispiel 2a) (z. B. Blanken, 1997; Badecker, 2001). Bei Elaborationen wird zunächst nur ein Morphem der komplexen Vollform abgerufen, bevor das Kompositum als Ganzes realisiert werden kann. Im Beispiel 2b ist es zu einem semantischen Neologismus gekommen (*Wanderstuhl*), da zwei existierende Morpheme zu einer nicht existenten Vollform zusammengesetzt worden sind. Hier wurde offenbar das linksseitige Morphem *fahr-* durch das semantisch verwandte Verb *wander-* ersetzt, während das rechtsseitige Morphem *Stuhl*, korrekt abgerufen werden konnte. Solche Fehler sind eigentlich kein Ausdruck einer morphologischen Verarbeitungsstörung, sondern resultieren aus gestörten lexikalischen Abrufprozessen, die zur Substitution einzelner Morpheme innerhalb des komplexen Zielwortes führen können. Die Tatsache, daß die komplexe Vollform korrekt gebildet werden konnte, deutet ja gerade auf erhaltene morphologische Leistungen hin. Andererseits sind solche Fehler aus theoretischer Sicht besonders interessant, da sie morphembasierte Mechanismen bei der Generierung von Komposita belegen. Allerdings ist es noch nicht vollständig geklärt, ob grundsätzlich, also auch im ungestörten Prozeß, eine Aufspaltung in die Basismorpheme beim Abruf von Komposita erfolgen muß oder ob teilweise auch ein ganzheitlicher Zugriff möglich ist. Wenn im Unterschied zu semantischen Neologismen die Morphemsubstitution zu einem anderen existierenden Kompositum führt, wie im Beispiel 2c (*Federball* → *Tennisball*), ist es auch möglich, daß auf eine andere Vollform direkt zugegriffen wurde, die nur zufällig ein Morphem mit dem Zielwort teilt. Einen Beleg für spezifische morphologische Prozesse kann zum Beispiel eine qualitative Fehleranalyse in Bezug auf die morphologische Struktur des Fehlers sowie des Zielwortes liefern. Wenn sich dabei zeigt, daß die morphologische Struktur der Zielwörter in den Fehlern bewahrt ist (zum Beispiel monomorphematisch versus komplex), kann davon ausgegangen werden, daß der gestörten Symptomatik morphologische Prozesse zugrunde lagen (z. B. Semenza, Luzzatti & Carabelli, 1997).

Morphologische Verarbeitungsstörungen können sich auch bei der Verarbeitung von monomorphematischen Wörtern zeigen, wenn morphologische Prozesse überschießend ablaufen, wie zum Beispiel bei Pluralisierungen von Nomen, deren Zielform eigentlich den Singular verlangt (zum Beispiel mündliches Bildbenennen, Zielwort: *Tomate*, Reaktion: *Tomaten*). Die morphologischen Regeln für die Pluralflexion stehen hier offenbar noch zur Verfügung, laufen jedoch automatisiert ab und können nicht mehr bewußt gesteuert werden (z. B. Biedermann & Nickels, 2007).

Morphologische Störungen können auch die rezeptive Modalität betreffen, das heißt, es können sich spezifische Störungen bei der lexikalischen Erkennung und somit auch dem Verständnis von gesprochenen und/oder geschriebenen morphologisch komplexen Wörtern beziehungsweise von einzelnen Morphemen in komplexen Wörtern zeigen. Rezeptive morphologische Leistungen können in Untersuchungen zum lexikalischen Entscheiden und zur Abgabe von Grammatikalitätsurteilen überprüft werden (z. B. Marslen-Wilson & Tyler, 1998; Ullman et al., 2005).

Abgrenzung von Begleitstörungen

In der Diagnostik morphologischer Störungen muß eine Abgrenzung zu begleitenden semantischen, phonologischen und visuellen Störungen vorgenommen werden. Problematisch hierbei ist, daß bei morphologischen Störungen in der Symptomatik häufig auch Aspekte semantischer und/oder phonologischer Störungen vorliegen, die nicht immer eindeutig von der morphologischen Störung zu unterscheiden sind (vgl. Funnell, 1987, Badecker & Caramazza, 1987, Miceli, Capasso & Caramazza, 2004; Lambon Ralph, Braber, McClelland & Patterson, 2005; Rastle et al., 2006).

Das folgende Beispiel eines Fehlers beim lauten Lesen einer Patientin mit Tiefendyslexie verdeutlicht diese Problematik: Zielwort: *Kind*, Reaktion: *Kinder*. Hier liegt neben einer morphologischen Relation gleichzeitig auch eine semantische und eine phonologische beziehungsweise visuelle Relation vor. Eine Möglichkeit zur Abgrenzung kann jedoch die Einbeziehung von monomorphematischen Kontrollwörtern sein, die mit den komplexen Zielwörtern in der Untersuchung verglichen werden. Dabei sollten die Kontrollwörter hinsichtlich verschiedener Faktoren, wie zum Beispiel Wortlänge, Frequenz oder phonologische Komplexität, mit den polymorphematischen Wörter vergleichbar sein. Wenn die komplexen Zielwörter schlechter oder qualitativ anders verarbeitet werden als die monomorphematischen Wörter, kann auf eine spezifische morphologische Beeinträchtigung geschlossen werden (z. B. Delazer & Semenza, 1998).

Außerdem liegt ein Hinweis auf eine morphologische Störung vor, wenn ein Wortbildungstyp im Vergleich zu den anderen Wortbildungstypen herausragend gestört ist (z. B. Miceli & Caramazza, 1988; Luzzatti & De Bleser, 1996; Cholewa & De Bleser, 1995).

Wortbildungsspezifische Störungen

Dissoziative Leistungsmuster bei der Verarbeitung der drei Wortbildungstypen Komposition, Derivation und Flexion wurden in verschiedenen neurolinguistischen Studien mit aphasischen und dyslektischen Patienten beschrieben (z. B. Cholewa & De Bleser, 1995). In den meisten Studien wurden derivierte und flektierte Wörter in der Verarbeitung miteinander verglichen, wobei häufig die Flexion im Vergleich zur Derivation herausragend beeinträchtigt war. Miceli und Caramazza (1988) haben über einen aphasischen Patienten mit Agrammatismus berichtet, der sowohl beim Nachsprechen von flektierten Wörtern als auch in der Spontansprache Beeinträchtigungen im Bereich der Flexionsmorphologie zeigte. Diese äußerten sich durch Ersetzungen oder Auslassungen der Flexionssuffixe. Im Unterschied dazu war das Nachsprechen von derivierten Wörtern fast unauffällig. Die Autoren führten die gestörte Symptomatik auf eine selektive Störung der Subkomponente Flexion innerhalb des Lexikons zurück (Miceli & Caramazza, 1988).

Bei anderen Patienten wiederum lagen Hinweise auf vergleichbare Beeinträchtigungen bei den beiden Wortbildungstypen Derivation und Flexion vor (z. B. in Studien zum lauten Lesen bei phonologischer Dyslexie, Badecker & Caramazza, 1991; Luzzatti et al., 2001).

Eine herausragende Beeinträchtigung für den Wortbildungstyp Derivation wurde bei einem deutschen Patienten mit Broca-Aphasie und Agrammatismus beschrieben (vgl. Cholewa & De Bleser, 1995). In einer Untersuchung zum Abruf des definiten Artikels (Nachsprechen mit Artikel) zeigten sich bei den derivierten Zielwörtern (zum Beispiel *Mal-er* → *der Mal-er*) schlechtere Leistungen als bei den komponierten Zielwörtern (zum Beispiel *Sanduhr* → *die Sanduhr*). Im Unterschied dazu zeigte ein anderer Versuchsteilnehmer der Studie (ebenfalls Broca-Aphasie) in der gleichen Aufgabe mit den Komposita schlechtere Leistungen, was eine grundsätzlich höhere Schwierigkeitsanforderung der Aufgabe mit derivierten Wörtern ausschließt. Allerdings lagen bei den Patienten subnormale Leistungen mit beiden Stimulustypen vor (Cholewa & De Bleser, 1995).

Darüber hinaus zeigten sich in der Studie von Luzzatti und De Bleser (1996) in einer ähnlichen Untersuchung zum Abruf des Artikels im Italienischen herausragende Störungen bei der Kompositaverarbeitung, während die gleiche Aufgabe mit derivierten Zielwörtern von den beiden Versuchsteilnehmern (ebenfalls Agrammatismus) besser gelöst werden konnte. Probleme beim Abruf des Artikels können mit einer spezifischen Störung bei der Anwendung morphologischen Regelwissens interpretiert werden. Der morphologische Kopf, das im Deutschen am weitesten rechts stehende Morphem, determiniert neben der Wortart unter anderem das Genus der komplexen Vollform. Die drei Genera Maskulinum, Femininum und Neutrum sind im Deutschen durch die drei definiten Artikel *der, die, das* gekennzeichnet. Um zu entscheiden, welches grammatikalische Geschlecht vorliegt, muß das Genus des morphologischen Kopfes abgerufen und auf die komplexe Vollform übertragen werden, eine Leistung, die im ungestörten Prozeß automatisiert abläuft (zum Beispiel *das* [[*Vogel*][*haus*]]; *die* [[*Mal*][*er*][*in*]]), die bei Aphasie jedoch spezifisch gestört sein kann. Offenbar ist die Anwendung dieses morphologischen Regelwissens für die beiden Stimulustypen Komposition und Derivation bei Aphasie selektiv störbar.

Einflußfaktoren bei der Verarbeitung polymorphematischer Wörter

Zu den wichtigsten Einflußfaktoren gehören die Wortfrequenz, die semantische Transparenz, die Wortart der zugrundeliegenden Morpheme sowie die Regelmäßigkeit des morphologischen Paradigmas. Die Wortfrequenz ist für alle Subtypen polymorphematischer Wörter relevant, da sich Effekte der Vollform- und Morphemfrequenzen sowohl bei flektierten als auch bei komponierten oder derivierten Wörtern zeigen. Im Unterschied dazu bezieht sich die semantische Transparenz und die Wortart der zugrundeliegenden Morpheme speziell auf Eigenschaften von komponierten und derivierten Wörtern. Effekte der Regelmäßigkeit des morphologischen Paradigmas werden im Deutschen vor allem für die Nominal- und Verbalflexion beschrieben.

Wortfrequenz: Komposition, Derivation und Flexion

Die Wortfrequenz oder auch Vorkommenshäufigkeit von Wörtern ist einer der einflußreichsten Parameter auf lexikalischer Ebene (Goodglass, Hyde & Blumstein, 1969). Frequenzeffekte äußern sich dadurch, daß häufig vorkommende Wörter besser und/oder schneller vom Lexikon abgerufen werden können als seltene Wörter. Frequenzeffekte wurden sowohl für die rezeptive als auch für die produktive lexikalische Wortverarbeitung beschrieben (z. B. Wingfield, 1968). Auch in Bezug auf die Verarbeitung polymorphematischer Wörter wurde in verschiedenen Studien über morphembasierte Frequenzeffekte berichtet (z. B. Roelofs, 1996; Blanken, 2000). Es hat sich gezeigt, daß hier neben der Frequenz einer komplexen Vollform, also zum Beispiel der Vorkommenshäufigkeit des Nominalkompositums [*Apfelbaum*], auch die Frequenzen der morphologischen Einzelglieder, also von [*Apfel*] und [*Baum*], einen Einfluß auf die Verarbeitung nehmen können.

In einer Gruppenstudie mit 20 aphasischen Patienten zum mündlichen Benennen von Objektabbildungen hat Blanken (2000) berichtet, daß trotz gleicher Vollformfrequenz, Nominalkomposita mit niedrigfrequenten Einzelgliedern schlechter abgerufen werden konnten als Komposita mit hochfrequenten Einzelgliedern. Zusätzlich hat sich gezeigt, daß die beiden Einzelkonstituenten unterschiedlich sensitiv für Frequenzeffekte waren, da stärkere Effekte für die linksseitige Konstituente nachgewiesen wurden als für das rechtsseitige Morphem (den morphologischen Kopf) (vgl. Blanken, 2000; siehe auch Rochford & Williams, 1965). Morphembasierte Frequenzeffekte beim Abruf polymorphematischer Wörter deuten darauf hin, daß auf die zugrundeliegenden Morpheme der komplexen Vollform zugegriffen wird (z. B. Taft & Forster, 1976).

Darüber hinaus gibt es verschiedene Hinweise darauf, daß auch die Oberflächenfrequenz, das heißt die Frequenz der komplexen Vollform, die Art der Verarbeitung determinieren kann. So berichten zum Beispiel Luzzatti und Kollegen (2001) über einen Patienten mit phonologischer Dyslexie, der beim Lesen von numerusflektierten Nomen (Plural) durch die Vollformfrequenzen der Zielwörter beeinflußt wurde. Das Stimulusmaterial bestand aus pluraldominanten und singulardominanten Nomen (zum Beispiel pluraldominant: *Augen* versus singulardominant: *Nase*). Wenn die Pluralform der Zielwörter realisiert werden sollte, zeigten sich signifikant bessere Leistungen bei den pluraldominanten als bei den singulardominanten Nomen. Dieser Befund zusammen mit verschiedenen Studien aus der Psycholinguistik unterstützt die Annahme, daß auch auf komplexe Vollformen zumindest teilweise im Verarbeitungsprozeß direkt zugegriffen werden kann, was die Zwei-Routen-Theorie vorhersagt (z. B. Baayen, Dijkstra & Schreuder, 1997; siehe jedoch Taft, 2004 und Taft & Ardasinski, 2006).

Semantische Transparenz: Komposition und Derivation

Die semantische Transparenz derivierter oder komponierter Wörter bezieht sich auf den Zusammenhang zwischen der Wortbedeutung und den Bedeutungen der Einzelglieder der komplexen Vollform. Als semantisch transparent werden solche Vollformen bezeichnet, deren Bedeutung aus den Bedeutungen der Einzelglieder direkt herleitbar ist, wie zum Beispiel *Heiz-ung* → *zum heizen*, *Vogel-haus* → *Haus für Vögel*. Im Unterschied dazu werden Wörter wie zum Beispiel *Schnee-besen* (Küchenutensil) als semantisch opak bezeichnet, da hier keine enge semantische Relation zwischen Einzelgliedern und Vollform besteht. Außerdem gelten derivierte Wörter mit neologistischem Stamm, wie zum Beispiel *ver-geud-en*, als semantisch opak, da der Stamm (*-geud-*) keine eigene Bedeutung trägt. Eine dritte Gruppe umfaßt Wörter, die weder vollständig transparent noch vollständig opak sind. Solche Wörter werden auch als semi-transparent bezeichnet. Dazu gehören einerseits Komposita, bei denen eine Teilkonstituente relativ transparent ist, während die andere relativ opak ist (zum Beispiel *Handschuh, Sonnenblume*) (vgl. Libben, 1998). Andererseits gelten als semi-transparent auch präfigierte Wörter, wie *ent-schlüsseln*. Hier ist die Bedeutung der Vollform (*entschlüsseln*) nur im übertragenden Sinne aus der Wortbedeutung des Stammorphems (*Schlüssel*) ableitbar.

Über Effekte der semantischen Transparenz auf die Leseleistungen eines italienischen Patienten mit phonologischer Dyslexie haben Luzzatti und Kollegen berichtet (Luzzatti et al., 2001). Das Stimulusmaterial bestand aus semantisch transparenten und opaken derivierten Nomen. In den Ergebnissen zeigte sich, daß beim Lesen der transparenten Nomen signifikant mehr Fehler produziert wurden als beim Lesen der opaken Zielwörter, die genauso gut gelesen werden konnten wie die monomorphematischen Kontrollwörter. Die Autoren schlußfolgerten, daß die Art der Verarbeitung beim Lesen komplexer Wörter von ihrer semantischen Transparenz determiniert wird, das heißt, daß opake Wörter als Vollformen verarbeitet werden, während die Verarbeitung semantisch transparenter Wörter einen morphembasierten Abruf erfordert (Luzzatti et al., 2001; siehe auch Chialant & Caramazza, 1995).

Allerdings gibt es einige Studien zum mündlichen Benennen bei Aphasie, die auf morphembasierte Mechanismen auch beim Abruf opaker Zielwörter hinweisen (z. B. Blanken, 1997, 2000; Badecker, 2001). In einer Untersuchung zum mündlichen Benennen von Objektabbildungen produzierte eine Gruppe aphasischer Patienten insgesamt weniger morphembasierte Fehler bei opaken als bei transparenten Nominalkomposita (Blanken, 2000). Die Tatsache, daß selbst bei opaken Komposita morphembasierte Fehler produziert wurden (zum Beispiel *Eselsohr* → *Eselsfalte*)[2] zeigt jedoch, daß es auch bei opaken Vollformen eine Verarbeitungsebene gibt, auf der die zugrundeliegenden Morpheme als getrennte Einheiten vorliegen (siehe auch Blanken, 1997; Badecker, 2001). Dieser Befund wurde in verschiedenen psycholinguistischen Studien zum Einfluß der semantischen Transparenz auf den produktiven Abruf von Komposita bestätigt (Roelofs & Baayen, 2002; Dohmes, Zwitserlood & Bölte, 2004).

Wortart: Komposition und Derivation

Wortartenspezifische Abrufstörungen bei Aphasie wurden zum Beispiel für monomorphematische Nomen und Verben beschrieben (Druks, 2002; Luzzatti, Raggi, Zonca, Pistarini, Contardi & Pinna, 2002). Insgesamt existieren deutlich mehr Fallstudien, in denen über eine herausragende Störung beim Abruf von Verben berichtet wurde (vgl. Mitchum & Berndt, 1994; Luzzatti et al., 2002), es gibt jedoch auch einige Fallbeschreibungen von aphasischen Patienten, die herausragende Störungen beim Abruf von Nomen zeigten, während Verben besser abgerufen werden konnten (vgl. Zingeser & Berndt, 1998). Unterschiedliche Leistungsmuster bei der Verarbeitung von Nomen und Verben können als Beleg für eigenständige zugrundeliegende lexikalische Repräsentationen und/oder spezifische Verarbeitungsmechanismen gedeutet werden, sofern sich die Leistungsdissoziation nicht durch andere Faktoren, wie zum Beispiel Unterschiede in der Wortfrequenz oder Vorstellbarkeit der Zielwörter, erklären läßt (z. B. Bird, Howard & Franklin, 2000).

Derivierten oder komponierten Wörtern können unterschiedliche Wortarten zugrunde liegen, die von der Wortart der Vollform abweichen können, wie zum Beispiel Nominalkomposita, die aus einem Verb und einem Nomen oder aus zwei Nomen zusammengesetzt sein können

2 Beispiel aus Blanken, 1997

(zum Beispiel [*Roll-*]$_V$[*schuh*]$_N$]$_N$ versus [[*Leder*]$_N$[*schuh*]$_N$]$_N$). In der neurolinguistischen Forschung zur Verarbeitung morphologisch komplexer Wörter ist unter anderem die Frage aufgekommen, ob bei komplexen Vollformen die Wortart der zugrundeliegenden Morpheme einen Einfluß auf die Verarbeitung bei aphasischen und/oder dyslektischen Störungen haben kann.

In einer multiplen Einzelfallstudie mit 30 aphasischen Patienten haben Mondini und Kollegen untersucht, ob sich bei aphasischen Patienten mit spezifischen Abrufstörungen für Verben auch Unterschiede zwischen dem Abruf von Verb-Nomen- und Nomen-Nomen-Komposita zeigen. In einer Untersuchung zum mündlichen Benennen hat sich diese Vermutung zumindest bei einigen Patienten mit spezifischen Abrufstörungen für Verben bestätigt (vgl. Mondini, Luzzatti, Zonca, Pistarini & Semenza, 2004). Diese einfache Leistungsdissoziation deutet auf morphembasierte Zugriffsmechanismen beim lexikalischen Zugriff auf komponierte Wörter hin. Das umgekehrte Muster, also schlechtere Leistungen mit Nomen-Nomen-Komposita als mit Verb-Nomen-Komposita, wurde allerdings bisher nicht beschrieben.

Regelmäßigkeit des morphologischen Paradigmas: Flexion

Die Regelmäßigkeit des Flexionsparadigmas innerhalb der Verbal- oder Nominalflexion kann einen Einfluß auf die Art der Verarbeitung bei Aphasie beziehungsweise Dyslexie haben. Während einige aphasische Patienten bessere Leistungen bei unregelmäßiger als bei regelmäßiger Flexion zeigen, wurde bei anderen Patienten das umgekehrte Muster beschrieben. Im Deutschen gibt es etliche unregelmäßige Formen. So ist zum Beispiel das Paradigma der Pluralflexion von Nomina im Deutschen überwiegend unregelmäßig beziehungsweise ambig (zum Beispiel *die Bank – die Bänke* (Parkbank) versus *die Bank-en* (Geldinstitut) versus *das Kind → die Kind-er*). Auch innerhalb des Verbflexionsparadigmas gibt es im Deutschen mehrere Ausnahmen, wie zum Beispiel die irreguläre Imperfektform des Verbs lesen: *ich les-e*, *ich <u>las</u>*.

Über spezifische Störungen, die die regelmäßige Flexion betreffen, haben zum Beispiel Badecker & Caramazza (1991) im Rahmen einer

Fallstudie mit einer englischsprachigen Patientin mit phonologischer Dyslexie berichtet. Beim Lesen irregulärer Verbformen (zum Beispiel *knew*) war die Patientin fast unbeeinträchtigt, während beim Lesen regulärer Formen (zum Beispiel *walked*) das Flexionssuffix *ed* zu fast 50 Prozent ausgelassen oder durch ein anderes Suffix ersetzt wurde. Umgekehrt hat Miozzo (2003) über eine aphasische Patientin mit Wortabrufstörungen berichtet, die deutlich bessere Leistungen bei der Generierung regelmäßig flektierter Verben und Nomen zeigte, während unregelmäßige Flexionsformen schlechter abgerufen werden konnten. In der durchgeführten Untersuchung wurden unflektierte Formen einzeln vorgegeben, die von der Patientin flektiert werden sollten, indem bei Verben die Past-Tense-Form generiert und Nomen pluralisiert werden sollten. Auch Ullman und Kollegen (vgl. Ullman, Corkin, Coppola, Hickok, Growdon, Koroshetz & Pinker, 1997; Ullman, Pancheva, Love, Yee, Swinney & Hickok 2005) berichten über doppelte Leistungsdissoziationen bei aphasischen Patienten bezüglich der Regelmäßigkeit des Flexionsparadigmas von Verben im englischen Past Tense.

Auch für die Rezeption wurde diese Dissoziation zwischen dem regelmäßigen und unregelmäßigen Flexionsparadigma zum Beispiel in einer Untersuchung zur Abgabe von Grammatikalitätsurteilen zu flektierten Verben mit aphasischen Patienten nachgewiesen (vgl. Ullman et al., 2005).

Außerdem gibt es Hinweise auf unterschiedliche neuroanatomische Areale im Gehirn, die der Verarbeitung regelmäßiger und unregelmäßiger Flexionsformen zugrunde liegen (z. B. Ullman et al., 2005).

Das erweiterte Logogen-Modell

In der kognitiven Neurolinguistik hat sich das Logogen-Modell als sehr einflußreich erwiesen und dient auch im klinischen Bereich zunehmend als Grundlage für die Diagnostik und Therapie von Wortverarbeitungsstörungen bei Aphasie, Dyslexie und/oder Dysgraphie (z. B. Patterson, 1988; Kremin & Ohlendorf, 1988; Kotten, 1997). Die Originalversion des Logogen-Modells kann jedoch ausschließlich die Verarbeitung von

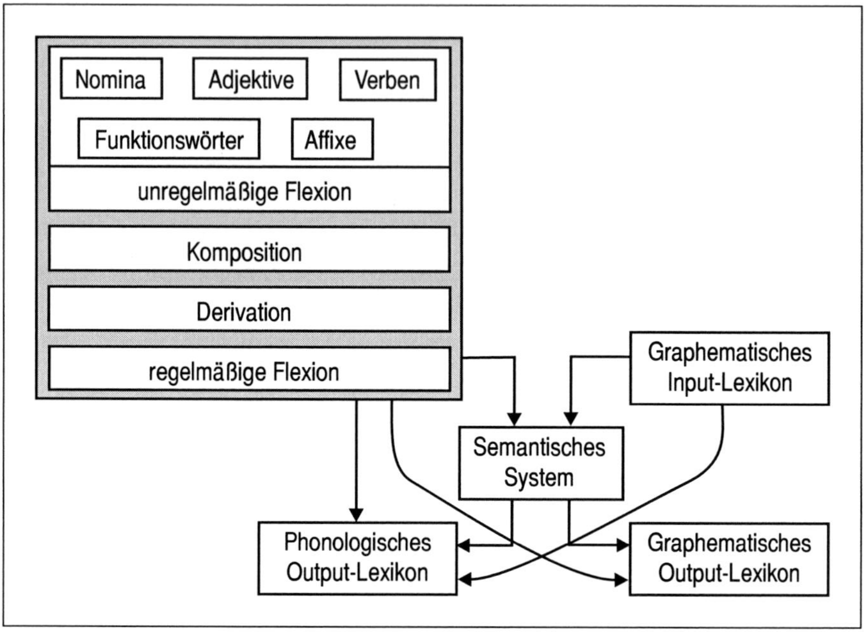

Abbildung 1 Erweitertes Logogen-Modell (vgl. Cholewa & De Bleser, 1995)

monomorphematischen Wörtern erklären. Im sogenannten erweiterten Logogen-Modell wurde dagegen die lexikalische Repräsentation polymorphematischer Wörter berücksichtigt (vgl. Cholewa & De Bleser, 1995) (vgl. Abbildung 1). Das erweiterte Logogen-Modell basiert auf der Annahme, daß die Wortbildung grundsätzlich im Lexikon stattfindet beziehungsweise durch lexikalische Regeln determiniert wird (»lexical morphology«, z. B. Kiparsky, 1982), das heißt, daß neben der Komposition und Derivation auch die Flexion im Lexikon angesiedelt wird. Abbildung 1 zeigt die lexikalische Fraktionierung für das Phonologische Input-Lexikon. Diese Substruktur wird jedoch entsprechend für alle vier Lexika angenommen.

Das Lexikon enthält lexikalische Einträge für einzelne Morpheme, das heißt neben den freien Morphemen (Stammorphemen) gibt es auch lexikalische Einträge für alle gebundenen Morpheme (Affixe). Zusätzlich werden lexikalische Subkomponenten für die verschiedenen Wortklassen angenommen. Es wird davon ausgegangen, daß spezifische lexikalische Regeln die Bildung morphologisch komplexer Wörter steuern und daß es getrennte Verarbeitungskomponenten bei die drei Wortbildungstypen gibt.

Die zugrundeliegende Annahme der (De-)Komposition im erweiterten Logogen-Modell ist durch verschiedene psycholinguistische und neurolinguistische Studien belegt, das heißt, es wird davon ausgegangen, daß sowohl bei der Rezeption als auch bei der Produktion von komplexen Wörtern die einzelnen Morpheme abgerufen und dann durch die Anwendung von Wortbildungsregeln zusammengefügt werden (vgl. Taft & Forster, 1976). Es kann jedoch nicht ausgeschlossen werden, daß parallel auch komplexe Vollformen als lexikalische Einträge vorliegen, wie es von der bereits erläuterten Zwei-Routen-Theorie (Caramazza et al., 1988; Chialant & Caramazza, 1995) vorhergesagt wird.

Analog zur Originalversion des Logogen-Modells wird auch für polymorphematische Wörter von modalitätsspezifischen lexikalischen Repräsentationen ausgegangen, so daß modalitätsspezifische Störungen bei der Verarbeitung von gesprochenen oder geschriebenen Wörtern sowie beim rezeptiven und expressiven lexikalischen Wortabruf auch für morphologisch komplexe Formen zu erwarten sind. Diese Struktur ist für polymorphematische Wörter allerdings noch nicht genauso wie für monomorphematische Wörter durch doppelte Leistungsdissoziationen abgesichert (siehe jedoch Job & Sartori, 1984; Miceli & Caramazza, 1988; Cholewa & De Bleser, 1995).

Die Verarbeitung polymorphematischer Wörter im erweiterten Logogen-Modell erfordert funktionstüchtige Lexika sowie unbeeinträchtigte lexikalische Zugriffsmechanismen. Speziell für das laute Lesen wurde der segmentalen Route (Graphem-Phonem-Konversion) ursprünglich eine wesentliche Bedeutung bei der Realisation von gebundenen Affixen beigemessen, da eine Funktionsstörung dieser Route häufig mit morphologischen Paralexien einherging (Patterson, 1982). Da jedoch auch Patienten beschrieben wurden, die trotz einer funktionalen Störung der segmentalen Route beim Lesen keine morphologischen Fehler produzierten, wurde diese Annahme wieder zurückgewiesen (Funnell, 1983; Caramazza, Miceli, Silveri & Laudanna, 1985). Grundsätzlich muß also zusätzlich zu der Störung der segmentalen Leseroute eine Funktionsstörung auf lexikalischer Ebene vorliegen, die zu morphologischen Paralexien führt. Allerdings können bei Patienten mit einer partiell erhaltenen segmentalen Leseroute die gestörten lexikalischen Prozesse möglicherweise unterstützt werden. Sowohl beim lauten Lesen als auch beim Nachsprechen oder Schreiben nach Diktat sind morphologische Fehler daher vor allem bei solchen Patienten zu erwarten, die zum einen eine funktionale Störung der segmentalen Route(n) aufweisen und zum anderen eine lexikalische Störung haben, wobei entweder das Input- oder das Output-Lexikon von der Störung betroffen sein kann. Wenn in Aufgaben zum Bildbenennen morphologische Fehler produziert werden, die von begleitenden semantischen oder phonologischen Störungen abgrenzbar sind, kann auf eine morpho-lexikalische Störung des phonologischen Output-Lexikons beim mündlichen Benennen oder des graphematischen Output-Lexikons beim schriftlichen Benennen geschlossen werden.

Diagnostik und Therapie

Neben morphologischen Auffälligkeiten in der Spontansprache können produktive morphologische Störungen in Untersuchungen zum Bildbenennen, lauten Lesen, Schreiben nach Diktat oder Nachsprechen morphologisch komplexer Zielwörter aufgedeckt werden. Außerdem können Elizitierungsaufgaben zur Nominal- und Verbalflexion auf Einzelwortebene oder im Rahmen von Satzergänzungsaufgaben durchgeführt werden (siehe Beispiele in Tabelle 2). Auch das Nachsprechen mit Ergänzung des definiten Artikels ist eine mögliche Methode, mit der der Abruf morphologischen Regelwissens bei komplexen Wörtern gezielt überprüft werden kann.

Im rezeptiven Bereich können entsprechende Störungen zum Beispiel beim lexikalischen Entscheiden vorliegen, wenn die Zielwörter morphologisch komplex sind. In der lexikalischen Entscheidungsaufgabe wird die Fähigkeit überprüft, zwischen einem existierenden Wort und einem Nichtwort zu unterscheiden, wobei die Zielitems auditiv oder visuell vorgegeben werden können. Die Aufgabe kann auch so variiert werden, daß über das grammatikalische Geschlecht des komplexen Zielwortes entschieden werden soll (zum Beispiel **der Vogelhaus* versus *das Vogelhaus*) (z. B. Cholewa & De Bleser, 1995). Zusätzlich können rezeptive Verarbeitungsleistungen in Untersuchungen zur Ab-

Wortbildungstyp	**Aufgabenform mit Beispiel**	**Beispiele für mögliche Hilfen in der Therapie**
Komposition	Benennen von Objektabbildungen (Nominalkomposita), z. B. *Vogelhaus*	Vorgabe der links- oder rechtsseitigen Teilkonstituente, z. B. *Vogel___* *___haus*
Derivation	Benennen von Objektabbildungen (derivierte Verben, z. B. *Maler*)	□ Elizitation des Verbs: *Was macht der? malen Das ist ein...?* □ Vorgabe des Stammorphems ohne Derivationssuffix: z. B. *mal__* Derivationssuffix ergänzen lassen (evtl. Auswahlmenge an Suffixen vorgeben, z .B. *-ung; -lich; -er*)
Komposition, Derivation	Lautes Lesen, Schreiben nach Diktat von komponierten, derivierten Wörtern	
	mögliche Variation: Ergänzung des bestimmten Artikels in Aufgaben zum Benennen, Nachsprechen, lauten Lesen, z.B. *das Vogelhaus, die Malerin*	Artikel in Auswahlmenge: *der, die, das*
Verbalflexion	Satzergänzungsaufgaben: Ergänzung von flektierten Verben in Lückensätzen, z. B. Beispiele (lesen): *Hans_____Zeitung.*	Vorgabe des Verbs im Infinitiv, auditiv oder visuell
	Benennen von Tätigkeitsabbildungen, Verb im Infinitiv oder flektiert	wenn flektiert werden soll: Vorgabe des Verbs im Infinitiv; Vorgabe des Subjekts
Nominalflexion	Elizitation des Plurals unter Vorlage von Bildkarten, z. B. *das ist ein Auto und das sind zwei....*	Vorgabe der geschriebenen Wörter im Singular; Auswahl an Flexionssuffixen, visuell

Tabelle 2

gabe von Grammatikalitätsurteilen auf Wort- oder Satzebene überprüft werden (zum Beispiel fehlerhafte Subjekt-Verb-Kongruenz: *Hans und Maria *schwimmt im See.*).

Bis jetzt ist für das Deutsche noch kein standardisiertes Diagnostikverfahren zur Untersuchung morphologischer Störungen bei Aphasie, Dyslexie oder Dysgraphie verfügbar. Der Aachener Aphasie-Test (AAT, Huber, Poeck, Weniger & Willmes, 1983) ermöglicht eine erste Einschätzung der morphologischen Fähigkeiten auf der Grundlage der Oberflächensymptomatik des Patienten in der Spontansprache und einigen AAT-Untertests. Die Verarbeitung polymorphematischer Wörter wird sowohl in dem Untertest zum Nachsprechen, zum lauten Lesen und zum mündlichen Benennen (Nomina Komposita) in je einer Item-Subgruppe geprüft. Allerdings sind Modalitätenvergleiche aufgrund der geringen Itemanzahlen und aufgrund der Verwendung unterschiedlicher Items hier nicht möglich. Eine weiterführende Diagnostik, die auch die Rezeption morphologisch komplexer Wörter sowie das schriftliche Benennen umfaßt, wird empfohlen.

Tabelle 2 zeigt eine Auswahl an möglichen diagnostischen und/oder therapeutischen Aufgaben bei der Behandlung morphologischer Störungen.

Literatur

Badecker, W. & Caramazza, A. (1987) The analysis of morphological errors in a case of acquired dyslexia. *Brain and Language, 32,* 278-305.

Badecker, W. & Caramazza, A. (1991) Morphological decomposition in the lexical output system. *Cognitive Neuropsychology, 8,* 335-367.

Biedermann, B. & Nickels, L. (2007) *Representation of Plural Information in Our Mental Lexicon: A Research Proposal.* Power-Point Präsentation, Macquarie Centre for Cognitive Science (MACCS), Macquarie University, Sydney.

Bird, H., Howard, D. & Franklin, S. (2000) Why is a verb like an inanimate object? Grammatical category and semantic category deficits. *Brain and Language, 72,* 246-309.

Blanken, G. (1997) Simplizia – Ja! Komposita – Nein! Aphasische Fehler bei der Produktion von Nomina Komposita. Eine Einzelfallstudie. In: Rickheit, G. (Hg.) *Studien zur Klinischen Linguistik. Modelle, Methoden, Intervention.* Opladen: Westdeutscher Verlag.

Blanken, G. (2000) The production of nominal compounds in aphasia. *Brain and Language, 74,* 84-102.

Butterworth, B. (1983) Lexical Representation. In: Butterworth, B. (ed.) *Language Production: Vol. 2. Development, Writing and Other Language Processes.* London: Academic Press.

Caramazza, A., Laudanna, A. & Romani, C. (1988) Lexical access and inflectional morphology. *Cognition, 28,* 297-332.

Chialant, D. & Caramazza, A. (1995) Where is morphology and how is it processed? The case of written word recognition. In: Feldman, L. B. (ed.) *Morphological Aspects of Language Processing.* Hillsdale: Erlbaum.

Cholewa, J. & De Bleser, R. (1995) Neurolinguistische Evidenz für die Unterscheidung morphologischer Wortbildungsprozesse: Dissoziationen zwischen Flexion, Derivation und Komposition. *Linguistische Berichte, 158,* 259-297.

Chomsky, N. (1970) Remarks on nominalization. In: Jacobs, R. & Rosenbaum, P. (eds.) *Readings in English Transformational Grammar.* Waltham: Ginn.

Coltheart M., Patterson K. E. & Marshall J. (1980) *Deep Dyslexia.* London: Routledge & Kegan Paul.

De Bleser, R. & Bayer, J. (1988) Morphological reading errors in a German case of deep dyslexia. In: Nespoulous, J. L. & Villiard, P. (eds.) *Morphology, Phonology, and Aphasia.* New York: Springer.

De Bleser, R., Bayer, J. & Luzzatti, C. (1995/96) Linguistic theory and morphosyntactic impairments in German and Italian aphasics. *Journal of Neurolinguistics, 9,* 175-185.

Dohmes, P., Boelte, J. & Zwitserlood, P. (2004) The impact of semantic transparency of morphologically complex words on picture naming. *Brain and Language, 90,* 203-212;

Funnell, E. (1983) Phonological processes in reading: New evidence from acquired dyslexia. *British Journal of Psychology, 74,* 159-180.

Funnell, E. (1987) Morphological errors in acquired dyslexia: A case of mistaken identity. *The Quarterly Journal of Experimental Psychology, 39A,* 497-539.

Goodglass, H., Hyde, M. R. & Blumstein, S. E. (1969) Frequency, pictureability and availability of nouns in aphasia. *Cortex, 5,* 104-119.

Hamilton, A. C. & Coslett, H. B. (2007) Impairment in writing, but not reading, morphologically complex words. *Neuropsychologia, 45,* 1586-1590.

Huber W., Poeck K., Weniger D. & Willmes K. (1983) *Aachener Aphasie Test (AAT).* Göttingen: Hogrefe.

Kiparksky, P. (1982) Lexical morphology and phonology. In: The Linguistic Society of Korea (ed.) *Linguistics in the Morning Calm.* Seoul: Hansin.

Kotten, A. (1997) *Lexikalische Störungen bei Aphasie.* Stuttgart; New York: Thieme.

Kremin, H. & Ohlendorf, I. (1988) Einzelwortverarbeitung im Logogen-Modell. *Neurolinguistik, 2,* 67-100.

Libben, G. (1998) Semantic transparency in the processing of compounds: Consequences for representation, processing, and impairment. *Brain and Language, 61,* 30-44.

Lorenz, A., Heide, J., Hübner, J., De Bleser, R. & Burchert, F. (2007) Processing of nominal compounds in aphasia. *Poster, 4th International Workshop on Language Production*, 3.-5. Sept., Münster.

Luzzatti, C., Mondini, S. & Semenza, C. (2001) Lexical representation and processing of morphologically complex words: Evidence from the reading performance of an Italian agrammatic patient. *Brain and Language, 79,* 345-359.

Luzzatti, C., Raggi, R., Zonca, G., Pistarini, C., Contardi, A. & Pinna, G. D. (2002) Verb-noun double dissociation in aphasic lexical impairments: The role of word frequency and of imageability. *Brain and Language, 81,* 432-444.

Luzzatti, C. & De Bleser, R. (1996) Morphological processing in Italian agrammatic speakers: Eight experiments in lexical morphology. *Brain and Language, 54,* 26-74.

McEwen, S., Westbury, C., Buchanan, L. & Libben, G. (2001) Semantic information is used by a deep dyslexic to parse compounds. *Brain and Cognition, 46,* 201-206.

Miceli, G. & Caramazza, A. (1988) Dissociation of inflectional and derivational morphology. *Brain and Language, 35,* 24-65.

Miceli, G., Capasso, R. & Caramazza, A. (2004) The relationship between morphological and phonological errors in aphasic speech: Data from a word repetition task. *Neuropsychologia, 42,* 273-287.

Mondini, S., Luzzatti, C., Zonca, G., Pistarini, C. & Semenza, C. (2004) The mental representation of verb-noun compounds in Italian: Evidence from a multiple single-case study in aphasia. *Brain and Language, 90,* 470-477.

Perlmutter, D. M. (1988) The split morphology hypothesis: Evidence from Yiddish. In: Hammond, M. & Noonan, M. (eds.) *Theoretical Morphology: Approaches in Modern Linguistics.* Orlando: Academic Press.

Plaut, D. & Gonnermann, L. M. (2000) Are non-semantic morphological effects incompatible with a distributed connectionist approach to lexical processing? *Language and Cognitive Processes, 15,* 445-485.

Rastle, K., Tyler, L. K. & Marslen-Wilson, W. (2006) New evidence for morphological errors in deep dyslexia. *Brain & Language, 97,* 189-199.

Rochford, G. & Williams, M. (1965) Studies in the development and breakdown of the use of names. *Journal of Neurosurgery and Psychiatry, 28,* 407-413.

Roelofs, A. (1996) Morpheme frequency in speech production: Testing WEAVER. *Yearbook of Morphology,* 135-154.

Semenza, C., Luzzatti, C. & Carabelli, S. (1997) Morphological representation of nouns: A study on Italian aphasic patients. *Journal of Neurolinguistics, 10,* 33-43.

Selkirk, E. O. (1982) *The Syntax of Words.* Cambridge: MIT Press.

Taft, M. & Forster, K. I. (1975) Lexical storage and retrieval of prefixed words. *Journal of Verbal Learning and Verbal Behaviour, 14,* 638-647.

Taft, M. & Forster, K. I. (1976) Lexical storage and retrieval of polymorphemic and polysyllabic words. *Journal of Verbal Learning and Verbal Behaviour, 15,* 607-620.

Taft, M. (2004) Morphological decomposition and the reverse base frequency effect. *Quarterly Journal of Experimental Psychology, 57A,* 745-765.

Taft, M. & Ardasinski, S. (2006) Obligatory decomposition in reading prefixed words. *The Mental Lexicon, 1,* 183-199.

Ullman, M. T., Pancheva, R., Love, T., Yee, E., Swinney, D. & Hickok, G. (2005) Neural correlates of lexicon and grammar: Evidence from the production, reading, and judgement of inflection in aphasia. *Brain and Language, 93,* 185-238.

Wingfield, A. (1968) Effects of frequency on identification and naming of objects. *American Journal of Psychology, 81,* 226-234.

9. Phonologische Störungen

Jürgen Cholewa* & Sabine Corsten**

* *Pädagogische Hochschule Heidelberg*
Institut für Sonderpädagogik
** *RWTH Aachen*
Neurologische Klinik

Einleitung

Unter der Bezeichnung *phonologische Störungen* werden einerseits verschiedene unmittelbar beobachtbare Fehlleistungen bei der Rezeption oder Produktion phonologischer Aspekte von Wörtern und Pseudowörtern subsumiert, andererseits meint der Begriff die zugrundeliegenden kognitiven Defizite. Die Symptome von phonologischen Störungen lassen sich teilweise bereits in der spontansprachlichen Kommunikation beobachten, werden aber oft auch erst bei gezielter sprachlicher beziehungsweise metasprachlicher Anforderung (zum Beispiel Nachsprechen, auditives Diskriminieren) erkennbar. Verschiedene linguistische Merkmale der Ziel- beziehungsweise Stimulusformen können einen Einfluß auf Art und Ausmaß der Fehlleistungen haben (zum Beispiel Wortfrequenz, phonologische Komplexität, Wortlänge, Lexikalität, phonologische Nachbarschaftsdichte, Ähnlichkeit gleichzeitig oder sukzessiv dargebotener Stimuli). Differentialdiagnostisch sind phonologische Störungen insbesondere von phonetischen aber auch von semantischen, morphologischen, syntaktischen, dyslektischen und dysgraphischen Störungen abzugrenzen.

Die Symptomatik der phonologischen Störungen

Expressiv (zum Beispiel beim spontanen Sprechen, mündlichen Benennen, Nachsprechen oder Vorlesen) erscheinen phonologische Störungen häufig als formale Abweichungen der produzierten Fehlerformen von den Zielformen, die meist als Ersetzungen, Auslassungen, Hinzufügungen oder Umstellungen einzelner oder mehrerer Phoneme beschreibbar sind. Diese phonologischen Fehlerprozesse können an unterschiedlichen Positionen auftreten (zum Beispiel An , In- und Auslautfehler; Schwartz et al., 2004). Nach dem Grad der Abweichung von der Zielform werden die Fehlerformen als *phonologische Paraphasien* (zum Beispiel Zielform: /kase/ Fehlerform: /kane/ beziehungsweise /kade/) oder als *phonologische Neologismen* (zum Beispiel Zielform: /kase/ Fehlerform: /mox/) bezeichnet. Von vielen Autoren wird eine fünfzigprozentige Übereinstimmung zwischen Ziel- und Fehlerform zur Unterscheidung dieser beiden Kategorien akzeptiert (z. B. Whitworth, Webster & Howard, 2005). Phonologische Paraphasien, die einer lexikalisierten Form entsprechen (zum Beispiel Zielform: /Schrank/ Fehlerform /Strand/; Blanken 1990), werden als *formale Paraphasien* subklassifiziert. Weiterhin können sich expressiv-phonologische Störungen auch in verschiedenen Formen von phonologischem *Such , Kontroll-* beziehungsweise *Selbstkorrekturverhalten* äußern (Butterworth, 1992; Kohn, 1989; Nickels & Howard, 2004). Mehrmals wiederholte, unmittelbar aufeinander folgende Selbstkorrekturversuche (zum Beispiel /kwie wiesel kwitzel zwiesel twietel zwiefel zwietel zwiebel/) werden als *conduite d'approche* bezeichnet (Kohn & Goodglass, 1985; Valdois, Joanette & Nespoulous, 1984). Äußerungen, die überwiegend aus phonologischen Neologismen bestehen, nennt man *phonologischen Jargon* (Marshall, 2006). Expressive phonologische Störungen können auch in Form von fehlerhaften Betonungsmustern insbesondere bei Wörtern mit unregelmäßigem Wortakzent auftreten (zum Beispiel fa'zaːn → 'faːsan; vgl. Cappa et al. 1997; Laganaro, Vacheresse & Frauenfelder, 2002).

Rezeptiv können sich phonologische Störungen beim Erkennen oder Verstehen von Wortformen manifestieren (zum Beispiel beim auditiven

Sprachverstehen, lexikalischen Entscheiden oder auch beim Schreiben nach Diktat). Rezeptiv-phonologische Defizite werden in der spontansprachlichen Kommunikation häufig durch Rückgriff auf den situativen oder sprachlichen Kontext mehr oder weniger erfolgreich kompensiert beziehungsweise überspielt, so daß sie oftmals erst bei einer gezielten Überprüfung erkennbar sind (Martin & Saffran, 2002).

Die Einordnung phonologischer Störungen in ein Verarbeitungsmodell

Abbildung 1 zeigt ein Modell der phonologischen Verarbeitung, das in der abgebildeten oder in ähnlicher Form sowohl in der Grundlagenforschung (Martin, Schwartz & Kohen, 2006) als auch in der klinischen Anwendung (z. B. Whitworth et al., 2005) als relativ gut etabliert gilt – wenn es auch noch kontroverse Aspekte gibt. In dem Modell wurden Ergebnisse der aphasiologischen Forschung mit Modellierungsvorschlägen aus der Psycholinguistik zusammengeführt. Das phonologische Verarbeitungssystem im engeren Sinne umfaßt die dunkelgrau unterlegten Modellkomponenten. In den hellgrau unterlegten Komponenten erfolgen phonetische Verarbeitungsprozesse. Weiterhin sind auch graphematische und semantische Verarbeitungsmechanismen dargestellt, um die Einbindung des phonologischen Systems in ein umfassenderes Modell der Wortverarbeitung zu verdeutlichen.

Das phonologische System ist in ein rezeptives und ein expressives Subsystem fraktioniert (z. B. Martin et al. 2006). Das rezeptive System ist für die Dekodierung gesprochener Stimuli erforderlich, das expressive System ist an sprachlichen Enkodierungsprozessen beteiligt. Die Annahme einer Fraktionierung des phonologischen Systems in ein Input- und ein Output-System wird aus aphasiologischer Perspektive unter anderem durch die Beobachtung nahegelegt, daß phonologische Störungen der Sprachrezeption und der produktion auch unabhängig voneinander auftreten können (Allport, 1984; Caramazza et al., 1981).

Ausgehend von dieser modalitätsspezifischen Fraktionierung müssen Verbindungen zwischen den beiden Subsystemen angenommen

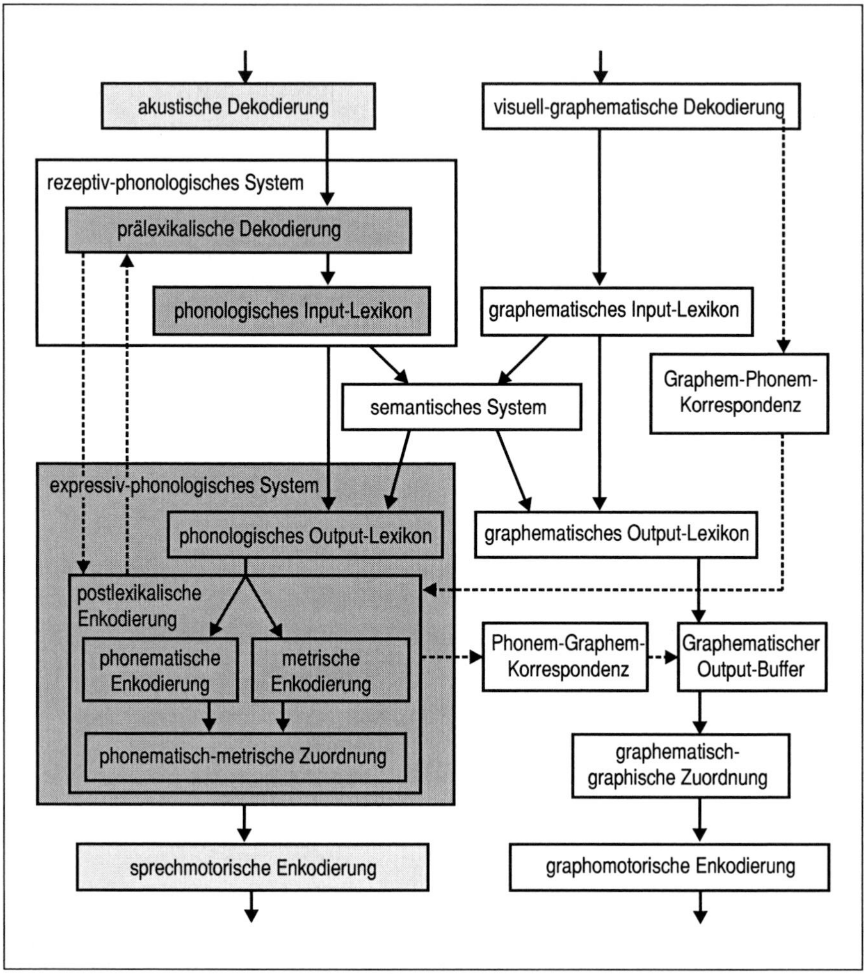

Abbildung 1 *Modell der Einzelwortverarbeitung (in Anlehnung an Levelt, Roelofs & Meyer, 1999; Content, Kearns & Frauenfelder, 2001; Cutler & Clifton, 1999; McClelland & Elman, 1986; Norris, 1994; Slowiaczek et al., 2000; Patterson & Shewell, 1987). Die dunkelgrau markierten Komponenten werden dem phonologischen System zugeordnet, hellgrau unterlegt sind Komponenten der akustisch-phonetischen Verarbeitung und der Planung beziehungsweise Ausführung von Sprechbewegungen.*

werden. Nur so können sprachliche Leistungen abgebildet werden, die eine Verknüpfung von rezeptiv- und expressiv-phonologischer Verarbeitung erfordern (zum Beispiel Nachsprechen von Wörtern oder Pseudowörtern, vgl. Jacquemot, Dupoux & Bachoud-Lévi, 2007). Auch phonologische Monitoring-Prozesse, die dem Sprecher eine Überwachung seiner eigenen Äußerungen erlauben, können auf die Existenz solcher Verbindungen zurückgeführt werden (z. B. Weeldon & Levelt, 1995).

Akustische Dekodierung

Wie durch die hellgraue Unterlegung in Abbildung 1 erkennbar, ist die akustische Dekodierung nicht dem phonologischen System zuzuordnen. Die hier erfolgenden akustisch-phonetischen Analyseprozesse liefern jedoch den Input für die phonologische Dekodierung und werden deshalb hier kurz erläutert. Das akustische Sprachsignal wird zunächst einer zeitlichen und spektralen Analyse unterzogen (vgl. Cutler & Clifton, 1999). Danach werden phonetische Merkmale extrahiert (Fitzpatrick & Wheeldon, 2000; Gaskell & Marslen-Wilson, 1997). Wörter mit unterschiedlichen phonetischen Codes können bereits auf dieser Verarbeitungsebene als ungleich wahrgenommen werden, wobei jedoch noch keine Identifikation beziehungsweise Klassifikation einzelner phonologischer Segmente stattfindet (vgl. Cutler & Clifton, 1999).

In der Aphasieliteratur werden insbesondere Beeinträchtigungen beim auditiven Diskriminieren von phonetisch minimal kontrastierenden Wort- oder Pseudowortpaaren (zum Beispiel *Topf–Kopf; Pach–Kach*) auf Defizite der akustischen Dekodierung zurückgeführt (vgl. Ravizza, 2001, für einen Überblick). Es wurden auch Diskriminierungsstörungen für spezifische distinktive Merkmale (zum Beispiel stimmhaft/stimmlos; Artikulationsart oder ort) beschrieben (z. B. Gow & Caplan, 1996; Csepe et al., 2001). Es wird angenommen, daß phonetische Dekodierungsstörungen sekundär auch Störungen der phonologischen Dekodierung und der lexikalischen Verarbeitung nach sich ziehen können (Gow & Caplan 1996; Caplan & Utman 1994). Jedoch müssen sich phonetisch bedingte Diskriminierungsstörungen nicht immer vollständig auf höheren Verarbeitungsebenen auswirken. So kann akustisches Dekodieren zum Beispiel durch lexikalische Aktivierung auf dem Wege der Rückkopplung[1] unterstützt werden, wodurch Wörter (insbesondere hochfrequente) besser diskriminierbar sein können als Pseudowörter (z. B. Varney 1984). Gow und Caplan (1996) konnten weiterhin unterschiedliche Diskriminierungsleistungen je nach Kontrastposition beobachten, wobei Onsetkontraste leichter zu diskriminieren waren als Kodakontraste.

Prälexikalische Dekodierung

Auf dieser Ebene wird der phonetische Code in eine Repräsentation überführt, die aus diskreten phonologischen Einheiten besteht (Silben, Silbenkonstituenten, Phoneme; vgl. Slowiaczek et al., 2000; Meinschaefer, 2003). Hier wird unter anderem die phonologische Verarbeitung von Pseudowörtern ermöglicht (vgl. Martin & Saffran, 2002) sowie der Umgang mit der durch Koartikulation und wechselnde Sprecher hervorgerufenen Variabilität des akustischen Signals (McLennan, Luce & Charles-Luce, 2003). Das Identifizieren von Phonemen oder das Erkennen von Reimpaaren kann auf dieser Ebene erfolgen (Martin & Saffran, 2002). In vielen aphasiologischen Modellen werden die prälexikalischen Prozesse nicht einer separaten Verarbeitungsebene zugeordnet. So fassen zum Beispiel Franklin (1989) und Whitworth et al. (2005) Beeinträchtigungen der prälexikalischen und der akustischen Dekodierung als sogenante »word *sound* deafness« zusammen. Die Annahme einer eigenständigen prälexikalischen Verarbeitungsebene ermöglicht jedoch die Einordnung von Fällen, bei denen die Fähigkeit zur Identifikation von Phonemen oder Reimpaaren stärker beeinträchtigt ist als das auditive Diskriminieren (Blumstein et al.,1977; Gow & Caplan, 1996). Aufgrund von lexikalischen Rückkopplungen können auch bei der prälexikalischen Dekodierung Wörter leichter verarbeitbar sein als Pseudowörter (vgl. Blumstein et al. 1994). Weiterhin ist die Verarbeitung wort-

1 Rückkopplungsmechanismen, die an verschiedenen Stellen in dem Modell in Abbildung 1 angenommen werden können beziehungsweise müssen, wurden aus Gründen der Übersichtlichkeit graphisch nicht explizit dargestellt.

finaler Phoneme eine komplexere Anforderung als die wortinitialer Segmente (Gordon & Baum, 1994). Die herausragende Fehleranfälligkeit der Koda wird auf den sequentiellen Verarbeitungsmodus der prälexikalischen Dekodierung zurückgeführt, durch den eine Aktivationsabnahme zum Wortende hin bedingt ist (Marslen-Wilson, Moss & van Halen, 1996).

Phonologisches Input-Lexikon

Nach der prälexikalischen erfolgt die lexikalische Dekodierung durch die Aktivierung desjenigen Eintrags im phonologischen Input-Lexikon, der mit dem prälexikalischen Code optimal übereinstimmt. Es wird angenommen, daß hier ein Aktivierungswettbewerb zwischen phonologisch ähnlichen Einträgen (phonologischen Nachbarn) stattfindet, die in Abhängigkeit von ihrer Ähnlichkeit mit dem prälexikalischen Code in unterschiedlichem Ausmaß aktiviert werden (Dell & Gordon, 2003; Marslen-Wilson et al., 1996). Aufgrund des sequentiellen Verarbeitungsmodus tragen initiale Segmente stärker zur Aktivierung von Wortformen bei als finale (vgl. Luce & McLennan, 2005; siehe auch Allopenna, Magnuson & Tanenhaus, 1998).

Störungen des phonologischen Input-Lexikons werden häufig mit Aufgaben zum lexikalischen Entscheiden untersucht. Hierbei gilt die Leistung für Pseudowortstimuli als besonders aussagekräftig für die Funktionsfähigkeit des Input-Lexikons, da die Identifizierung von Wörtern durch Rückkopplung semantischer Informationen zum phonologischen Lexikon unterstützt werden kann. Eine Patientin, die in Entscheidungsaufgaben häufig Pseudowörter als Wörter klassifizierte, beim auditiven Diskriminieren wie beim auditiven Beurteilen von Reimen jedoch nahezu unauffällig war, wurde beispielsweise von Martin und Saffran (2002) beschrieben. Solche Störungsmuster werden als Beleg für die diskrete Störbarkeit der lexikalischen Ebene beziehungsweise der Verbindung zwischen der prälexikalischen und der lexikalischen Ebene gewertet (vgl. auch Allport, 1984). Für einige Patienten mit Störungen des phonologischen Input-Lexikons wurde ein paradoxer Längeneffekt beobachtet, das heißt, lange Wörter konnten besser erkannt werden als kurze. Dies kann auf die bei längeren Wörtern vorliegende geringere Anzahl phonologischer Nachbarn zurückgeführt werden (Howard & Franklin, 1988). Manche Patienten mit Störungen des phonologischen Input-Lexikons können hochfrequente Wörter besser lexikalisch dekodieren als niedrigfrequente (Dell & Gordon, 2003, vgl. jedoch Howard & Franklin, 1988).

Störungen des Input-Lexikons können sich sekundär auch auf Aufgaben zum Wortverstehen auswirken, die ja eine Zuordnung lexikalischer Einträge zu den korrespondierenden Repräsentationen im semantischen System erfordern. Nachsprechen von Wörtern und Pseudowörtern kann jedoch möglich sein, da dies unter Umgehung des Input-Lexikons auch durch die direkte Verbindung zwischen prälexikalischer Dekodierung und postlexikalischer Enkodierung erfolgen kann.

Phonologisches Output-Lexikon

Während bei der Sprachrezeption der Informationsfluß von der akustischen Verarbeitung hin zur Semantik verläuft, kann dieser Verlauf bei der expressiven Verarbeitung umgekehrt gedacht werden. Zwitserlood (2003:82) beschreibt dies so: »The speaker thus starts where a listener ends up, and the directionality of processing in speaking is from concepts to articulation«. Nach der Aktivierung einer semantischen Repräsentation erfolgt also die Selektion der hiermit korrespondierenden Wortform im phonologischen Output-Lexikon. Dadurch werden unter anderem die Phoneme der Wortform in ihrer Abfolge und parallel auch metrische Aspekte der Wortstruktur, das heißt die Anzahl der Silben sowie bei Wörtern mit unregelmäßiger Betonung der Wortakzent zugänglich (vgl. Levelt et al., 1999). Eine Zuordnung der einzelnen Phoneme zur silbisch-metrischen Struktur erfolgt allerdings noch nicht, sondern wird erst im Zuge der postlexikalischen Enkodierung ausgeführt (siehe unten). Analog zu den Vorgängen im Input-Lexikon wird auch für das Output-Lexikon ein Aktivierungswettbewerb phonologisch ähnlicher Formen angenommen. Während eine hohe Nachbarschaftsdichte im Input-Lexikon jedoch den lexikalischen Zugriff erschwert (siehe oben), so wird im Output-Lexikon hierdurch die Selektion der Zielform erleichtert. Dieser Effekt wird auf Rückkopplungsmechanismen von der postlexikalischen Komponente zum Output-Lexikon zurückgeführt (vgl. Dell & Gordon, 2003). Die Annahme ist hier, daß durch den Lexikoneintrag die korrespondierenden Segmente auf der postlexikalischen Ebene aktiviert werden und durch diese wiederum rückwirkend im Output-Lexikon sowohl die phonologischen Nachbarn des Zielwortes als auch das Zielwort selbst aktiviert werden. Dabei erhält der Zieleintrag die stärkste Aktivierung. Verschiedene psycholinguistische Studien legen nahe, daß auch im phonologischen Output-Lexikon der Anlaut eine exponierte Stellung einnimmt (vgl. Meyer & Bock, 1992; Sevald & Dell, 1994).

Als ein typisches Symptom bei Störungen des phonologischen Output-Lexikons werden formale Paraphasien aufgefaßt (z. B. Berg, 2005; Blanken, 1990; Butterworth, 1992; Wilshire & Fisher, 2004), deren Entstehung durch den irrtümlichen Zugriff auf phonologisch-lexikalische Nachbarn erklärt wird[2] (vgl. Roelofs, 2004). Formale Paraphasien gehen häufig mit einem Frequenzeffekt einher (z. B. Nickels & Howard, 2004). Der Wortanfang kann außerdem oftmals korrekt realisiert werden (z. B. Martin & Saffran, 1992; Wilshire & Fisher, 2004). Aphasische Patienten mit lexikalischen Störungen profitieren zudem besonders von der Vorgabe des Onsets (Wilshire & Saffran, 2004). Aichert und Ziegler (2004) beschrieben weiterhin einen aphasischen Patienten mit Störungen des phonologischen Output-Lexikons, dessen phonologische Paraphasien auf eine Störung beim Zugriff zu metrischen Repräsentationen im phonologischen Output-Lexikon zurückführbar waren (vgl. auch Cappa et al., 1997; Laganaro et al., 2002). Des weiteren können auch Nullreaktionen und semantische Umschreibungen Ausdruck einer lexikalisch-phonologischen Enkodierungsstörung sein. Letztere können beispielsweise zur Defizit-Kompensation bei unterschwelliger Aktivierung lexikalischer Einträge auftreten (z. B. Dell et al., 2004; Schwartz et al., Sobel, 2006; Wilshire & McCarthy, 2002).

2 Nickels und Howard (2004) weisen jedoch darauf hin, daß formale Paraphasien insbesondere bei kurzen Wörtern auch zufällig postlexikalisch durch Substitutionen, Additionen oder Elisionen von Phonemen entstehen können.

Als Störungsmechanismen auf der lexikalischen Ebene werden Speicher- beziehungsweise Repräsentationsstörungen oder Zugriffsstörungen diskutiert (vgl. Butterworth, 1992; Moses, Nickels & Sheard, 2004). Sofern eine korrekte Produktion der Zielform elizitierbar ist (zum Beispiel durch die Vorgabe des Anlautes oder des Anfangsbuchstabens), kann davon ausgegangen werden, daß die lexikalische Information nicht zerstört ist.

Postlexikalische Enkodierung

Auf der Ebene der postlexikalischen Enkodierung erfolgt die serielle Einsetzung der Phoneme in silbisch-metrische Konstituentenrahmen. Diese Formschablonen, die unter Beachtung von teilweise universellen und teilweise sprachspezifischen Silbifizierungsregeln ebenfalls auf der postlexikalischen Ebene generiert werden (vgl. Sevald & Dell, 1994; Levelt et al., 1999; siehe auch Schiller & Costa, 2006), bestehen aus Platzhaltern für die Konstituenten der Silbenstruktur (Onset, Reim, Nukleus und Koda) und sind auch hinsichtlich regelmäßiger Akzentmerkmale gekennzeichnet. Die Silbifizierung der Wortform erfolgt, indem die Phoneme von links nach rechts den Platzhaltern zugeordnet werden. Als Ergebnis dieser phonematisch-metrischen Zuordnung liegt also eine silbifizierte und mit Akzentmerkmalen versehene phonologische Struktur vor, die den Input für die nachfolgende phonetische Enkodierung bildet. Pseudowortstimuli werden im Unterschied zu Wortstimuli nicht erst lexikalisch verarbeitet, sondern dem Input wird hier unmittelbar eine segmental-phonologische silbisch-metrische Repräsentation zugeordnet (Martin & Saffran, 2002).

Aphasiologisch liegt allerdings bisher kaum Evidenz für die in Abbildung 1 angenommene, psycholinguistisch motivierte Fraktionierung des postlexikalischen Systems vor. Als typische Symptome von Verarbeitungsstörungen auf dieser Ebene gelten phonematische Paraphasien sowie phonematisches Such- beziehungsweise Selbstkorrekturverhalten (Butterworth, 1992; Kohn, 1989; Nickels & Howard, 2004; Schwartz et al., 2006). Es wird angenommen, daß diese Symptome bei der Auswahl und/oder der Sequenzierung der Phoneme entstehen. Da

Störungsebene	Symptome	Einflußparameter
Rezeptive Störungen		
akustische Dekodierung	□ Diskriminationsstörung für Wörter und Pseudowörter	□ phonetische Ähnlichkeit □ Position (Kodakontraste besonders schwer) □ Lexikalität
prälexikalische Dekodierung	□ Identifikationsstörung für Phoneme (in Wörtern und Pseudowörtern) □ Störung bei Reimbeurteilungen	□ Position (Fehlerzunahme wortfinal) □ Lexikalität
phonologisches Input-Lexikon	□ Störung beim auditiven Wort-Bild-Zuordnen mit phonologischen Ablenkern □ Störung beim lexikalischen Entscheiden	□ Nachbarschaftsdichte (Items mit hoher Nachbarschaftsdichte sind besonders schwer) □ Wortfrequenz □ Lexikalität (beim lexikalischen Entscheiden ist insbesondere das Zurückweisen von Pseudowörtern aufschlußreich) □ Wortlänge (paradox)
Expressive Störungen		
phonologisches Outputlexikon	□ formale Paraphasien □ Nullreaktionen □ Umschreibungen	□ Nachbarschaftsdichte (Items mit niedriger Nachbarschaftsdichte sind besonders schwer) □ Wortfrequenz □ Lexikalität
postlexikalische Enkodierung	□ phonematische Paraphasien (vor allem Nichtwort-Reaktionen) □ phonemisches Suchverhalten und Selbstkorrekturen, conduite d'approche □ Qualitativ ähnliche Fehler in allen expressiven Modalitäten □ phonologischer Jargon	□ Position (Fehlerzunahme wortfinal) □ Wortlänge □ Lexikalität

Tabelle 1 Störungsebenen, Symptome und Einflußparameter

die postlexikalische Enkodierung in allen phonologisch expressiven Aufgabenstellungen unabhängig vom sprachlichen Input unumgänglich ist, kann sich ein modalitätsunabhängiges Fehlermuster zeigen, das sich beispielsweise beim mündlichen Benennen, Nachsprechen und lauten Lesen in ähnlicher Ausprägung manifestiert und das sich sowohl bei Wörtern als auch bei Pseudowörtern zeigt (vgl. Shallice, Rumiati & Zadini, 2000).

Weiterhin wurde in zahlreichen Fällen von postlexikalischen Enkodierungsstörungen ein ebenfalls multimodal wirksamer Einfluß des Parameters Wortlänge auf die Verarbeitungsleistung beobachtet (z. B. Berg, 2005; Wilshire & Saffran, 2004; Nickels & Howard, 2004). Dieser Effekt kann auf die segmentale Arbeitsweise der postlexikalischen Enkodierung zurückgeführt werden, wodurch die Wahrscheinlichkeit einer fehlerhaften Auswahl oder Sequenzierung von Segmenten mit deren zunehmender Anzahl steigt. Schließlich wurde für Patienten mit postlexikalischem Defizit in verschiedenen Studien eine signifikante Fehlerzunahme wortfinal beschrieben (vgl. Kohn, 1989; Wilshire & McCarthy, 1996). Dieser Positionseffekt wird mit der seriellen Verarbeitung der Phoneme erklärt, wobei ein Abfall der Aktivierung von später zu verarbeitenden Phonemen angenommen wird (siehe oben; vgl. Wilshire & Saffran, 2004).

Therapie phonologischer Störungen

Nachfolgend werden ausgewählte Therapiemethoden skizziert, die in der Literatur zur Behandlung von phonologischen Störungen vorgeschlagen beziehungsweise bereits empirisch erprobt wurden. Dem kognitiven Ansatz in der Aphasietherapieforschung folgend werden hier nur Vorschläge berücksichtigt, die ausgehend von einer modellbezogenen Interpretation des individuellen Leistungsmusters eine Modifikation der als gestört angenommenen Komponente(n) des phonologischen Systems anstreben. Damit soll aber natürlich die klinische Bedeutung von Therapiemethoden, die unmittelbar an der Ebene der kommunikativen Partizipation ansetzen, nicht in Frage gestellt werden. Es sei auch an dieser Stelle auch nochmals darauf hingewiesen, daß bei Aphasien selten isolierte Störungen einzelner Verarbeitungskomponenten vorliegen, und daß selbst Störungen derselben Komponente aufgrund von Unterschieden des Schweregrads sowie wegen variierender Verfügbarkeit von Kompensationsmöglichkeiten variable Störungsbilder hervorbringen können. Bei der Konzeption von Therapiemaßnahmen können deshalb keine universell angemessenen »komponenten-spezifischen Rezepte« vorgegeben werden. Vielmehr versprechen Anpassungen an die individuelle Gesamtsymptomatik beziehungsweise -problematik am ehesten Erfolg (vgl. Cicerone et al., 2005). Schließlich sei auch noch vorweggeschickt, daß der aktuelle Stand der modellorientierten Aphasietherapieforschung auch im Hinblick auf phonologische Störungen immer noch erhebliche Lücken aufweist, so daß für manche Erscheinungsformen gegenwärtig (noch) keine konsequent modell-bezogen konzipierten und empirisch erprobten Methoden zur Verfügung stehen. Eine Übersicht über die verschiedenen Ansätze findet sich in Tabelle 2.

Therapie von Störungen der akustischen Dekodierung

Die Therapie von Störungen der akustischen Dekodierung zielt vor allem darauf ab, die Fähigkeit zur Unterscheidung von klangähnlichen phonologischen Formen zu verbessern. Hierbei kommen häufig Diskriminationsübungen zur Anwendung, in denen hinsichtlich zweier Stimuli eine Gleich-ungleich-Entscheidung verlangt wird. In einer Einzelfallstudie haben Morris und Mitarbeiter (1996) den erfolgreichen Einsatz solcher Übungen dokumentiert. Durch die Verwendung von Pseudowortpaaren können semantisch-lexikalische Kompensationsmöglichkeiten ausgeschlossen und dadurch die Anforderungen an die Diskriminierungsleistung erhöht werden. Eine Variation der Aufgabenschwierigkeit ist außerdem bezüglich der Anzahl der kontrastbildenden phonetischen Merkmale möglich sowie bezüglich der Kontrastposition, da häufig Onsetkontraste leichter zu diskriminieren sind als Kodakontraste (vgl. Gow & Caplan, 1996). Weiterhin kann die Diskriminierungsleistung je nach individueller Ausprägung für spezifische phonetische Merkmale (zum Beispiel stimmhaft versus stimmlos) trainiert werden.

Therapie von Störungen der prälexikalischen Dekodierung

Das Ziel in der Therapie von Störungen der prälexikalischen Dekodierung ist es, die Fähigkeit zur sublexikalischen Durchgliederung von phonologischen Wortformen während des rezeptiven Verarbeitens zu verbessern. Hierzu können unter anderem Mehrfachwahlaufgaben eingesetzt werden, bei denen auditiv vorgegebene Stimuli in einem phonologischen Kontext, das heißt in einer Auswahlmenge bestehend aus dem Zielitem und mehreren phonologischen Ablenkern, wiedererkannt werden müssen. Um allerdings hierbei eine prälexikalische Verarbeitung notwendig zu machen, muß die Aufgabenstellung so formuliert sein, daß zur Identifizierung der Zielform(en) sublexikalische Einheiten zu erfassen sind (zum Beispiel Identifizieren von Reimpaaren oder Items mit gleichem An- oder Auslaut, vgl. Grayson, Hilton & Franklin, 1997). Je nach individuellen Voraussetzungen können solche Aufgaben auch mit schriftlichen Stimuli oder mit Bildstimuli durchgeführt werden.

Des weiteren könnten Übungen zum sogenannten Phonem-Monitoring zum Einsatz kommen, in denen angegeben werden muß, ob ein Stimulus ein bestimmtes Phonem enthält oder an welcher Position sich das Phonem innerhalb des Items befindet. Darüber hinaus könnten auch Übungen zur Reimbeurteilung verwendet werden. Die Fokussierung auf die prälexikalische Ebene kann auch hierbei durch die Verwendung von Pseudowörtern unterstützt werden. Weiterhin kann die Kontrastposition (bei Aufgaben im phonologischen Kontext) beziehungsweise die Position des Zielsegments (in Monitoringaufgaben) variiert werden, wobei Kontraste beziehungsweise Zielphoneme in der finalen Position als besonders große Anforderung einzustufen sind.

Therapie von Störungen des phonologischen Input-Lexikons

Das Ziel der Behandlung von Störungen des phonologischen Lexikons ist es, den Zugriff zu den lexikalischen Einträgen zu erleichtern beziehungsweise zerstörte lexikalische Repräsentationen neu aufzubauen.

Störungsebene	Therapieaufgabe	Materialparameter
	rezeptive Störungen	
akustische Dekodierung	□ auditives Diskriminieren	□ Lexikalität □ phonetische Merkmale □ Kontrastort
prälexikalische Dekodierung	□ Zuordnungsaufgaben im phonologischen Kontext □ Durchgliederungsaufgaben: Identifizieren von Phonemen Positionsbestimmung Aufgaben zur Reimbeurteilung	□ Lexikalität (bevorzugt Pseudowörter) □ Position des Zielsegments beziehungsweise des Kontrastortes bei Aufgaben im phonologischen Kontext (bevorzugt in der Koda)
phonologisches Input-Lexikon	□ Mehrfachwahlaufgaben im phonologischen Kontext □ Aufgaben mit Pseudohomophonen	□ Lexikalität (Wörter) □ Position des Kontrastortes bei Aufgaben im phonologischen Kontext (bevorzugt in der Koda) □ Wortfrequenz
	expressive Störungen	
phonologisches Outputlexikon	□ multimodale Aufgaben zum Nachsprechen, Lesen und Benennen □ Cueing-Aufgaben (auditiv oder orthographisch) □ Benennaufgaben nach Vorgabe von Strukturmerkmalen (Betonung, Silbenzahl, Anlaut) □ Aufgaben zur Bestimmung von Strukturmerkmalen	□ Lexikalität (Wörter) □ Position des Kontrastortes bei Aufgaben im phonologischen Kontext (bevorzugt im Onset) □ Wortfrequenz
postlexikalische Enkodierung	□ multimodale Aufgaben zum Nachsprechen, Lesen und Benennen □ Synthetisierungsaufgaben (auditiv o. orthographisch): Anagramme, Lückenstimuli □ Durchgliederungsaufgaben	□ Lexikalität (bevorzugt Pseudowörter) □ Position des Kontrastortes bei Aufgaben im phonologischen Kontext (bevorzugt in der Koda) □ Wortlänge

Tabelle 2 Zusammenfassung der therapeutischen Ansätze

Die isolierte Behandlung von Störungen des Input-Lexikons wurde bislang nicht in experimentellen Therapiestudien evaluiert, was womöglich darauf zurückzuführen ist, daß lexikalische Störungen fast immer mit Verstehensstörungen assoziiert sind (z. B. Raymer & Gonzales Rothi, 2001).

Um auf das phonologische Input-Lexikon zu fokussieren, sind zum Beispiel Zuordnungsaufgaben theoretisch angemessen, bei denen angegeben werden muß, ob ein auditiv oder graphematisch dargebotener Stimulus einer phonologischen Wortform entspricht. Mehrfachwahlaufgaben im phonologischen Kontext, wie sie für die Therapie prälexikalischer Störungen beschrieben wurden (siehe oben), können ebenfalls Anwendung finden, wobei der Patient ein bestimmtes Zielwort in einem Kontext von phonologisch ähnlichen Ablenkerwörtern wiedererkennen muß (zum Beispiel Zielwort: /loːb/; Ablenker: /loːs/, /loːt/, /loːn/). Zur Fokussierung auf das Lexikon sollten allerdings ausschließlich Wortstimuli verwendet werden. Anforderungen, die auf eine sublexikalische Durchgliederung zielen, sind in diesem Fall nicht adäquat. Der Einsatz von Wortgruppen mit initialer Kongruenz bei der Arbeit im phonologischen Kontext (siehe obengenanntes Beispiel) kann den lexikalischen Wettbewerb forcieren und somit eine komplexere Anforderung darstellen als phonologische Kontexte mit Auslautkongruenz. Weiterhin kann der Schwierigkeitsgrad auch durch die Auswahl von Zielwörtern mit unterschiedlicher Wortfrequenz variiert werden.

Therapie von Störungen des phonologischen Output-Lexikons

Zur Therapie von Störungen des phonologischen Output-Lexikons liegt eine Vielzahl von experimentellen Arbeiten vor, wobei allerdings auch hier häufig unter dem Stichwort »Therapie von Benennstörungen« keine rein lexikalischen, sondern kombinierte semantisch-lexikalische Vorgehensweisen zum Einsatz kommen (vgl. Whitworth et al., 2005). Um für eine optimale lexikalische Aktivierung auch hier möglichst vielfältige (beziehungsweise die am besten verfügbaren) Input-Kanäle nutzbar zu machen, sind die Behandlungsansätze meist multimodal und vereinen Übungen zum Nachsprechen, Lesen und Benennen derselben Zielwörter (z. B. Miceli et al. 1996). In der Regel wird dieses multimodale Vorgehen in Aufgaben zum Erkennen von Zielwörtern in phonologischen Kontexten eingebettet beziehungsweise mit Cueing-Techniken (zum Beispiel Vorgabe des Anlautes, des Anfangsbuchstabens etc.) kombiniert. Durch die Variation der phonologischen Kontextmerkmale beziehungsweise der selbstinitiierten oder therapeutisch vorgegebenen Cues kann die Anforderung an den Zugriff zum phonologische Output-Lexikon beziehungsweise Art und Ausmaß der therapeutischen Unterstützung unter Berücksichtigung der individuellen Symptomatik beziehungsweise des Therapieverlaufs angepaßt werden. Von Erfolgen eines Benenn- und Nachsprechtrainings im phonologischen Kontext unter Verwendung von Items mit Kongruenz der initialen Segmente (zum Beispiel Zielwort: /alp/; Kontext: /amt/, /akt/, /akst/) berichten beispielsweise Renvall und Mitarbeiter (2003). Der erfolgreiche Einsatz von Cueing-Techniken durch verschiedene auditive und/oder orthographische formbasierte Cues (zum Beispiel den Anlaut, die erste Silbe oder die komplette Zielform) wird in einigen neueren Studien beschrieben (Abel, Willmes & Huber, 2007; Basso et al., 2001). Lange wurde bezweifelt, daß Anlauthilfen zu Langzeiteffekten führen. Dies konnte mittlerweile widerlegt werden (vgl. Miceli et al., 1996). Bei der Verwendung von orthographischen Cues, die Basso et al. (2001) für effektiver als auditive Hilfen hinsichtlich des generalisierten Einsatzes im Alltag halten, muß wiederum geklärt werden, ob entsprechende Fähigkeiten zur Graphem-Phonem-Korrespondenz vorliegen (Nickels, 2002).

Während die oben beschriebenen Methoden bei Zugriffsstörungen eingesetzt werden, kann bei Repräsentationsstörungen über Aufgaben zum Benennen nach Vorgabe von Strukturmerkmalen hinsichtlich Betonung, Silbenzahl und Anlaut ein Aufbau lexikalischen Wissens angestrebt werden.

Therapie von Störungen der postlexikalischen Enkodierung

Ziel der Behandlung von postlexikalischen Störungen ist es, den Fokus während der expressiven Wortverarbeitung auf die segmentale Sprachstruktur zu richten. Auch hier können je nach individuellen Voraussetzungen Aufgaben zum Nachsprechen, Lesen und/oder Benennen eingesetzt werden, um die Zielkomponente durch unterschiedliche beziehungsweise durch den optimal verfügbaren Zugang zu erreichen. Dieser multimodale Ansatz kann mit Synthetisierungsaufgaben verbunden werden, in denen nach Vorgabe von Bildern das Zusammensetzen von Anagrammen der Zielform aus auditiv oder orthographisch dargebotenen Einzellauten, Silben oder Anlaut-Reim-Kombinationen verlangt wird. Cubelli, Foresti und Consolini (1988) beschreiben den erfolgreichen Einsatz eines derartigen Vorgehens, das durch den Einsatz phonologischer Kontexte erweitert wurde. Hierbei wurde beim Bild-Benennen eine Auswahlmenge angeboten, die neben dem Zielitem einen phonologischen Ablenker enthielt. Ähnliche Aufgaben sind auch zum Nachsprechen und Lesen möglich. Corsten und Mitarbeiter (2007) konnten für einen Patienten mit postlexikalischem Defizit Leistungszunahmen nach einer multimodalen Stimulation mit auditiver und orthographischer Präsentation der Stimuli im phonologischen Kontext (zum Beispiel Zielitem: /pöʃ/; Kontext: /pöf/, /pört/, /pörp/) beobachten.

Bei der Behandlung postlexikalischer Störungen können sich auch Übungen zur Selbstkontrolle phonologischer Produktionen positiv auswirken (vgl. Franklin, Buerk & Howard, 2002). Die Kontrollkompetenz kann dabei stufenweise aufgebaut werden, indem während der Behandlung zunächst eine Fremdkontrolle durch den Therapeuten erfolgt, der Patient danach eine Off-line-Selbstkontrolle von Tonaufnahmen einübt, um schließlich die On-line-Selbstkontrolle unmittelbar nach beziehungsweise während der Produktion zur Fehlerüberwachung und verbesserung zu trainieren (siehe Franklin et al., 2002). Selbstkontroll-Aufgaben bieten in Verbindung mit Nachsprechen, Lesen oder Benennen außerdem das Potential, Auswahl und Sequenzierung von Phonemen bereits während der Sprachplanung zu stimulieren, Fehlrealisierungen bereits im Vorfeld der Realisierung zu vermeiden und nicht erst im Nachhinein zu korrigieren (vgl. Nickels, 2002). Zur Fokussierung der postlexikalischen Ebene sollte vorwiegend mit Pseudowörtern gearbeitet werden. Bei der Arbeit mit phonologischen Kontexten kann die Aufgabenschwierigkeit durch die Verwendung von Kodakontrasten erhöht werden. Weiterhin kann die Komplexität der Anforderung durch die Verwendung von Stimuli mit zunehmender Phonem- oder Silbenzahl erhöht werden (vgl. Boyle, 1988).

Literatur

Abel, S., Willmes, K. & Huber, W. (2007) Model-oriented naming therapy: Testing predictions of a connectionist model. *Aphasiology, 21(5),* 411-447.

Aichert, I. & Ziegler, W. (2004) Segmental and metrical encoding in aphasia: Two case reports. *Aphasiology, 18 (12),* 1201-1211.

Allopenna, P. D., Magnuson, J. S. & Tanenhaus, M. K. (1998) Tracking the time course of spoken word recognition using eye movements: Evidents for continuous mapping models. *Journal of Memory and Language, 38,* 419-439.

Allport, D. A. (1984) Speech production and comprehension: One lexicon or two? In: Prinz, W. & Sanders, A. F. (eds.) *Cognitive and Motor Processes.* Berlin: Springer. 209-228.

Basso, A., Marangolo, P., Piras, F. & Galluzzi, C. (2001) Acquisition of new »words« in normal subjects: A suggestion for treatment of anomia. *Brain and Language, 77,* 45-59.

Berg, A. (2005) A structural account of phonological paraphasia. *Brain and Language, 94,* 104-129.

Blanken, G. (1990) Formal paraphasias: A single case study. *Brain and Language, 38,* 534-554.

Blumstein, S. E., Cooper, W. E., Zurif, E. B. & Caramazza, A. (1977) The perception and production of voice-onset time in aphasia. *Brain and Language, 9,* 153-170.

Blumstein S. E., Burton, M., Baum, S., Waldstein, R. & Katz, D. (1994) The role of lexical status on the phonetic categorization of speech in aphasia. *Brain and Language, 46 (2),* 181-197.

Boyle, M. (1988) Reducing phonemic paraphasias in the connected speech of a conduction aphasic subject. In: Prescott, T. (ed.) *Clinical Aphasiology Conference (Vol. 18).* Boston: College Hill. 379-393.

Butterworth, B. (1992) Disorders of phonological encoding. *Cognition, 42,* 261-286.

Caplan, D. & Utman, J. A. (1994) Selective acoustic phonetic impairment and lexical access in an aphasic patient. *Journal of the Acoustic Society of America, 95 (1),* 512-517.

Cappa, S. S., Nespor, M., Lelasi, W. & Miozzo, A. (1997) The representation of stress: Evidence from an aphasic patient. *Cognition, 65,* 1-13.

Caramazza, A., Basili, A. G, Koller, J. J. & Berndt, R. J. (1981) An investigation of repetition and language processing in a case of conduction aphasia. *Brain and Language, 14,* 235-271.

Cicerone, K. D., Dahlberg, C., Kalmar, K., Langenbahn, D. M., Malec, J. F. & Bergquist, T. F. (2005) Evidence-based cognitive rehabilitation: Recommendations for clinical practice. *Archives of Physical Medicine and Rehabilitation, 81,* 1596-1615.

Content, A., Kearns, R. K. & Frauenfelder, U. H. (2001) Boundaries versus onsets in syllabic segmentation. *Journal of Memory and Language, 45,* 177-199.

Corsten, S., Mende, M., Cholewa, J. & Huber, W. (2007) Treatment of input and output phonology in aphasia: A single case study. *Aphasiology, 21(6),* 587-603.

Csepe, V., Osman-Sági, J., Mólnar, M. & Gósy, M. (2001) Impaired speech perception in aphasic patients: Event-related potential and neuropsychological assessment. *Neuropsychologia, 39(11),* 1194-1208.

Cubelli, R., Foresti, A. & Consolini, T. (1988) Reeducation strategies in conduction aphasia. *Journal of Communication Disorders, 21,* 239-249.

Cutler, A. & Clifton, C. jr. (1999) Comprehending spoken language: A blueprint for the listener. In: Brown, C. & Hagoort, P. (eds.) *The Neurocognition of Language.* Oxford: University Press. 123-166.

Dell, G. S. & Gordon, J. K. (2003) Neighbors in the lexicon: Friends or foes? In: Schiller, N. O. & Meyer, A. S. (eds.) *Phonetics and Phonology in Language Comprehension and Production.* Berlin: Mouton de Gruyter. 39-78.

Dell, G. S., Lawler, E. N., Harris, H. D. & Gordon, J. K. (2004) Models of errors of omission in aphasic naming. *Cognitive Neuropsychology, 21,* 125-145.

Fitzpatrick, J. & Wheeldon, L. R. (2000) Phonology and phonetics in psycholinguistic models of speech perception. In: Burton-Roberts, N., Carr, P. & Docherty, G. (eds.) *Phonological Knowledge: Conceptual and Empirical Issues.* Oxford: University Press. 131-160.

Franklin, S. (1989) Dissociations in auditory word comprehension: Evidence from nine fluent aphasic patients. *Aphasiology, 3,* 189-207.

Franklin, S., Buerk, F. & Howard, D. (2002) Generalized improvement in speech production for a subject with reproduction conduction aphasia. *Aphasiology, 16,* 1087-1114.

Gaskell, M. G. & Marslen-Wilson, W. D. (1997) Integrating form and meaning: A distributed model of speech perception. *Language and Cognitive Processes, 5/6,* 613-656.

Gordon, J. K. & Baum, S. R. (1994) Rhyme priming in aphasia: The role of phonology in lexical access. *Brain and Language, 47(4),* 661-683.

Gow, D. W. jr. & Caplan, D. (1996) An examination of impaired acoustic-phonetic processing in aphasia. *Brain and Language. 52 (2),* 386-407.

Grayson, E., Hilton, R. & Franklin, S. (1997) Early intervention in a case of jargon aphasia: Efficacy of language comprehension therapy. *European Journal of Disorders of Communication, 32,* 257-276.

Howard, D. & Franklin, S. (1988) *Missing the Meaning? A Cognitive Neuropsychological Study of the Processing of Words by an Aphasic Patient.* Cambridge: MIT Press.

Jacquemot, C., Dupoux, E. & Bachoud-Lévi, A.-C. (2007) Breaking the mirror: Asymmetrical disconnection between the phonological input and output codes. *Cognitive Neuropsychology, 24 (1),* 3-22.

Kohn, S. E. (1989) The nature of the phonemic string deficit in conduction aphasia. *Aphasiology, 3,* 209-239.

Kohn, S. E. & Goodglass, H. (1985) Picture-naming in aphasia. *Brain and Language, 24,* 266-283.

Laganaro, M., Vacheresse, F. & Frauenfelder, U. H. (2002) Selective impairment of lexical stress assignment in an Italian-speaking aphasic patient. *Brain and Language, 81,* 601-609.

Levelt W. J. M., Roelofs, A. & Meyer A. S. (1999) A theory of lexical access in speech production. *Behavioral and Brain Sciences, 22,* 1-38; discussion 38-75.

Luce, P. A. & McLennan, C. T. (2005) Spoken word recognition: The challenge of variation. In: Pisoni, D. B. & Remez, R. E. (eds.) *The Handbook of Speech Perception.* Malden: Blackwell. 591-610

Marshall, J. (2006) Jargon aphasia: What have we learned? *Aphasiology, 20 (5),* 387-410.

Marslen-Wilson, W. D., Moss, H. & van Halen, S. (1996) Perceptual distance and competition in lexical access. *Journal of Experimental Psychology: Human Perception and Performance, 22,* 1376-1392.

Martin, N. & Saffran, E. M. (2002) The relationship of input and output phonological processing: An evaluation of models and evidence to support them. *Aphasiology, 16,* 107–150.

Martin, N., Schwartz, M. F. & Kohen, F. P. (2006) Assessment of the ability to process semantic and phonological aspects of words in aphasia: A multi-measurement approach. *Aphasiology, 20,* 154-166.

McClelland, J. L. & Elman, J. L. (1986) The TRACE model of speech perception. *Cognitive Psychology, 18,* 1-86.

McLennan, C., Luce, P. A. & Charles-Luce, J. (2003) Representation of lexical form. *Journal of Experimental Psychology: Learning, Memory, & Cognition, 29,* 529-553.

Meinschaefer, J. (2003) *Sonorität – Sprachstruktur und Sprachverstehen.* Tübingen: Narr.

Meyer, A. S. & Bock, K. (1992) The tip-of-the-tongue phenomenon: Blocking or partial activation? *Memory and Cognition, 20 (6),* 715-726.

Miceli, G., Amitrano, A., Capasso, R. & Caramazza, A. (1996) The remediation of anomia resulting from output lexical damage: Analysis of two cases. *Brain and Language, 52,* 150-174.

Morris, J., Franklin, S., Ellis, A. W., Turner, J. & Bailey, P. J. (1996) Remediating a speech perception deficit in an aphasic patient. *Aphasiology, 10,* 137-158.

Moses, M. S., Nickels, L. A. & Sheard, C. (2004) Disentangling the web: Neologistic perseverative errors in jargon aphasia. *Neurocase, 10 (6),* 452-461.

Nickels, L. (2002) Therapy for naming disorders: Revisiting, revising, and reviewing. *Aphasiology, 16,* 935-979.

Nickels, L. & Howard, D. (2004) Dissociating effects of number of phonemes, number of syllables, and syllabic complexity on word production in aphasia: It's the number of phonemes that counts. *Cognitive Neuropsychology, 21 (1),* 57-78.

Norris, D. (1994) Shortlist: A connectionist model of continuous speech recognition. *Cognition, 52,* 189-234.

Patterson, K. E. & Shewell, C. (1987) Speak and spell: Dissociations and word-class effects. In: Coltheart, M., Job, R. & Sartori, G. (eds.) *The Cognitive Neuropsychology of Language.* Hillsdale: Erlbaum.

Ravizza, S. M. (2001) Relating selective brain damage to impairments with voicing contrasts. *Brain and Language, 77,* 95-118.

Raymer, A. M. & Gonzalez Rothi, L. J. (2001) Cognitive approaches to impairments of word comprehension and production. In: Capey, R. (ed.) *Language Intervention Strategies in Aphasia and Related Neurogenic Communication Disorders (4th edition).* Philadelphia: Williams & Wilkins. 524-550.

Renvall, K., Laine, M., Laakso, M. & Martin, N. (2003) Anomia treatment with contextual priming: A case study. *Aphasiology, 17,* 305-328.

Roelofs, A. (2004) Error biases in spoken word planning and monitoring by aphasic and nonaphasic speakers: Comment on Rapp and Goldrick (2000). *Psychological Review, 111(2),* 561-572.

Schiller, N. O. & Costa, A. (2006) Activating segments, not syllables, during phonological encoding in speech production. *The Mental Lexicon 1:2,* 231-250.

Schwartz, M. F., Dell, G. S., Martin, N., Gahl, S. & Sobel, P. (2006) A case-series test of the interactive two-step model of lexical access: Evidence from picture naming. *Journal of Memory and Language, 54,* 228-264.

Schwartz, M. F., Wilshire, C. E., Gagnon, D. A. & Polansky, M. (2004) Origins of nonword phonological errors in aphasic picture naming. *Cognitive Neuropsychology, 21 (2/3/4),* 159-186.

Sevald, C. A. & Dell, G. S. (1994) The sequential cuing effect in speech production. *Cognition, 53,* 91-127.

Shallice, T., Rumiati, R. I. & Zadini, A. (2000) The selective impairment of the phonological output buffer. *Cognitive Neuropsychology, 17 (6),* 517-546.

Slowiaczek, L. M., McQueen, J. M., Soltano, E. G. & Lynch, M. (2000) Phonological representations in prelexical speech processing: Evidence from form-based priming. *Journal of Memory and Language, 43,* 530-560.

Valdois, S., Joanette, Y. & Nespoulous, J.-L. (1989) Intrinsic organization of phonemic approximation: A preliminary study. *Aphasiology, 3,* 55-73.

Varney, N. R. (1984) Phonemic imperception in aphasia. *Brain and Language, 21(1),* 85-94.

Weeldon, L. & Levelt, W. J. M. (1995) Monitoring the time course of phonological encoding. *Journal of Memory and Language, 34,* 311-334.

Wilshire, C. E. & Fisher, C. A. (2004) »Phonological« dysphasia: A cross-modal phonological impairment affecting repetition, production, and comprehension. *Cognitive Neuropsychology, 21 (2/3/4),* 187-210.

Wilshire, C. E. & McCarthy, R. A. (1996) Experimental investigations of an impairment in phonological encoding. *Cognitive Neuropsychology, 13,* 1059-1098.

Wilshire, C. E. & McCarthy, R. A. (2002) Evidence for a context-sensitive word retrieval disorder in a case of nonfluent aphasia. *Cognitive Neuropsychology, 19,* 165-186.

Wilshire, C. E. & Saffran, E. M. (2004) Contrasting effects of phonological priming in aphasic word production. *Cognition, 95,* 31-71.

Whitworth, A. B., Webster; J. & Howard, D. (2005) A Cognitive Neuropsychological Approach to Assessment and Intervention in Aphasia: A Clinician›s Guide. Hove: Psychology Press.

Zwitserlood, P. (2003) The internal structure of words: Consequences for listening and speaking. In: Schiller, N. O. & Meyer, A. S. (eds.) *Phonetics and phonology in language comprehension and production.* Berlin: Mouton de Gruyter. 79- 114.

10. Sprechapraxie

Ingrid Aichert & Anja Staiger

EKN – Entwicklungsgruppe Klinische Neuropsychologie, Klinik für Neuropsychologie, Klinikum Bogenhausen, Städtisches Klinikum München GmbH

Einleitung

Die Fähigkeit, flüssig zu artikulieren, erfordert ein koordiniertes Zusammenspiel von respiratorischer, laryngealer und supralaryngealer Muskulatur unter äußerst restriktiven Zeitbedingungen. Sie kann als die wohl komplexeste motorische Leistung des Menschen angesehen werden. Daß unser Sprechen in der Regel dennoch so effizient, das heißt anstrengungs- und störungsfrei abläuft, ist auf einen hohen Grad an Automatisiertheit zurückzuführen. Es wird angenommen, daß diese Automatisiertheit durch einen Rückgriff auf sprechmotorische Programme gelingt, die bei der Transformation von phonologischen Wortformen in Sprechbewegungen abgerufen werden. Eine Beeinträchtigung dieser Programmierungsprozesse bezeichnet man als Sprechapraxie (Code, 1998). Die Störung wird damit von sprachsystematischen Störungen, den Aphasien, sowie von elementar-motorischen Beeinträchtigungen, den Dysarthrien, abgegrenzt.

Broca beschrieb diese Störung, die er als Aphémie bezeichnete, bereits 1861 recht genau als einen Verlust der Fähigkeit, Bewegungen zu koordinieren, die für die Produktion von Sprache nötig sind. In der Folge wurde der Sprechapraxie der Status eines eigenständigen Syndroms jedoch häufig abgesprochen. Nicht selten wurde die Störung im Rahmen einer dysarthrischen oder aphasischen Beeinträchtigung interpretiert. Erst 1975 hat sich mit einer einflußreichen Arbeit von Darley, Aronson und Brown die Definition der Sprechapraxie als eigenständiges Störungsbild durchgesetzt. Demnach ist die Sprechapraxie

> eine artikulatorische Störung, die durch eine Hirnschädigung entsteht. Es ist die Fähigkeit beeinträchtigt, die Positionen der Sprechmuskulatur für die willentliche Produktion von Phonemen und die Sequenzierung von Bewegungen zu programmieren.[1]

Das vorliegende Kapitel gibt einen Überblick über Ätiologie und Symptomatik der Sprechapraxie sowie ihre Abgrenzung zu anderen Störungsbildern. Nach einer Einführung in die theoretischen Grundlagen zum Verständnis der Störung werden Möglichkeiten der Rehabilitation sprechapraktischer Patienten dargestellt.

Ätiologie und Lokalisation

Eine Sprechapraxie tritt meist als Folge zerebro-vaskulärer Erkrankungen (Hirninfarkte oder Hirnblutungen) im Versorgungsgebiet der Arteria cerebri media der linken (sprachdominanten) Hemisphäre auf. Vereinzelt wurde die Störung auch bei anderen Ätiologien, zum Beispiel nach Schädel-Hirn-Traumata, bei Tumoren oder neurodegenerativen Erkrankungen sowie als »gekreuzte« Sprechapraxie nach rechtshemisphärischer Läsion beschrieben (für einen Überblick siehe Ziegler, 2008). Welches Hirnareal genau mit dem Auftreten einer Sprechapraxie in Verbindung steht, ist bislang nicht zweifelsfrei geklärt. Sicher läßt sich nur eine Zuordnung zur vorderen perisylvischen Sprachregion treffen. Innerhalb dieser Region werden der primär-motorische Gesichtskortex (Tanji et al., 2001) sowie die vordere Insel (Dronkers, 1996) diskutiert. Studien der letzten Jahre haben insbesondere die Bedeutung des Broca-Areals für das Entstehen einer Sprechapraxie hervorgehoben (Hillis et al., 2004). Offenbar ist eine Zuordnung zu einem umgrenzten Areal nicht leicht zu treffen. Divergierende Befunde hinsichtlich der Lokalisation sind jedoch nicht gänzlich unerwartbar. So weist Ziegler

---

1 übersetzt aus Darley et al., 1975:255

(2008) darauf hin, daß während des sprechmotorischen Lernens im Rahmen des Spracherwerbs ein neuronales Netzwerk entsteht, das sich über weite perisylvische und subsylvische Areale der linken Großhirnrinde erstreckt und der Planung und Programmierung von Sprechbewegungen dient. Demnach könnten auch Schädigungen einzelner Subsysteme sowie ihrer verbindenden Fasern die sprechmotorische Kontrolle stören.

Symptomatik

Die Symptomatik der Sprechapraxie kann drei Störungsbereichen zugeordnet werden (vgl. Ziegler, 1991): Neben Störungen der Lautbildung (segmentale Ebene) und Beeinträchtigungen der Prosodie (suprasegmentale Ebene) finden sich Auffälligkeiten des Sprechverhaltens. In jedem dieser Bereiche können die Symptome je nach Schweregrad und Störungsschwerpunkt unterschiedlich stark ausgeprägt sein. So kann bei schweren Störungen bereits die Produktion einzelner Laute und einfacher Silben betroffen sein, während sich leichte Beeinträchtigungen möglicherweise nur noch in dezenten prosodischen Abweichungen äußern[2]. Auch das Fehlermuster jedes einzelnen Patienten wird häufig als variabel beschrieben. Die gleiche sprachliche Äußerung kann dabei zu einem Zeitpunkt fehlerhaft, zu einem anderen Zeitpunkt korrekt produziert werden (*Fehlerinkonstanz*). Zudem kann es bei mehrmaliger Produktion der gleichen Äußerung zu unterschiedlichen Fehlern kommen (*Fehlerinkonsistenz*). Zum Eindruck der Variabilität der sprechapraktischen Symptomatik trägt auch das Auftreten von *Inseln intakter Sprachproduktion* bei (zum Beispiel symptomfreie Produktion von hochautomatisierten Äußerungen wie Grußformeln).

Häufig lassen sich Überschneidungen sowie Abhängigkeiten der Symptome auf den unterschiedlichen Ebenen beobachten. Beispielsweise kann es aufgrund von Störungen der Lautbildung zu artikulatorischen Suchbewegungen (Ebene des Sprechverhaltens) kommen, die

2 Leichte segmentale und prosodische Abweichungen können auch zum Eindruck eines fremdsprachigen Akzents führen (z. B. Moen, 2000).

Störungen der Lautbildung	Störungen der Prosodie	Auffälligkeiten im Sprechverhalten
□ phonetische Entstellungen (z. B. Nasalierung oraler Laute) □ phonematische Paraphasien (z. B. Substitution, Elision) □ entstellte phonematische Paraphasien □ gestörte Lautübergänge	□ silbisches Sprechen (intersilbische Pausen, Reduktion von Akzentkontrasten) □ Dehnungen einzelner Laute und Lautübergänge □ Reduktion der Sprechgeschwindigkeit / Unterbrechung des Redeflusses	□ artikulatorisches Suchverhalten □ Sprechanstrengung (Anspannung der Gesichts- und Halsmuskulatur, erhöhte Stimmlage und Sprechlautstärke, gepreßte Phonation) □ erkennbare Unzufriedenheit mit der eigenen Leistung

Tabelle 1: Symptome der Sprechapraxie

wiederum zu Sprechpausen und somit zu einer beeinträchtigten prosodischen Struktur einer Äußerung führen können. Im Folgenden werden die Oberflächensymptome dieser Störungsbereiche unabhängig voneinander beschrieben (vgl. Tabelle 1).

Störungen der Lautbildung

Zu den Kernsymptomen der Sprechapraxie zählen Abweichungen in der Lautbildung, die zu phonetischen Entstellungen und phonematischen Paraphasien führen. Während es sich bei *phonematischen Paraphasien* um kategoriale Lautabweichungen handelt, sind *phonetische Entstellungen* als graduell abweichende Realisierungen eines Ziellauts definiert. Phonematische Paraphasien, die zusätzlich phonetisch entstellt sind, werden als *entstellte phonematische Paraphasien* bezeichnet.

Beispiele für phonetische Entstellungen sind eine Nasalierung oraler Laute (*Kanne* → [kãnə]) oder eine zu starke Aspiration stimmloser Plosive (*Tisch* → [tʰɪʃ]). Bei den phonematischen Paraphasien werden Substitutionen (*Bett* → [gɛt]), Elisionen (*Schmuck* → [mʊk]) und Additionen von Phonemen (*Bus* → [bʊst]) beobachtet. Bei Substitutionen ist häufig nur ein phonetisches Merkmal verändert (zum Beispiel Stimmhaftigkeit: *Gast* → [kast]), so daß eine hohe artikulatorische Nähe zum Ziellaut besteht (z. B. Odell et al., 1990). Läßt sich ein Einfluß des phonetisch-phonologischen Kontexts beobachten, unterscheidet man Antizipationen (Vorwegnahme nachfolgender Laute; *Tomate* → [moːmaːtə]), Perseverationen (Wiederholung vorangegangener Laute; *Knecht* → [knɛkt]) und Metathesen (Vertauschung von Lauten; *Melone* → [meːnoːlə])[3]. Segmentale Fehler können auch dadurch bedingt sein, daß koartikulatorische Prozesse zwischen benachbarten Lauten beeinträchtigt sind (z. B. Ziegler & von Cramon, 1986). So gelingt es den Patienten unter Umständen nicht, in der zweiten Silbe des Wortes *Kino* die Lippenrundung des Vokals /o/ schon bei der Produktion des vorherigen Nasals /n/ vorwegzunehmen. Eine Zuordnung des Fehlers zu einem Laut ist in diesen Fällen oft nicht möglich, die Beeinträchtigung wird im Übergang zwischen den Lauten wahrgenommen.

Auch wenn innerhalb der segmentalen Fehler zwischen Lautentstellungen und phonematischen Paraphasien unterschieden wird, handelt es sich doch jeweils nur um Oberflächensymptome, die durch den gleichen »sprechapraktischen« Störungsmechanismus bedingt sind. Beispielsweise kann es aufgrund einer Störung der Kontrolle laryngealer und supralaryngealer Bewegungen bei Sprechapraxie zu Stimmhaftigkeitsfehlern bei der Produktion von Plosivlauten kommen (Abweichungen der Voice-Onset-Time, vgl. Itoh & Sasanuma, 1984). Obwohl es sich hierbei um zeitlich-graduelle Abweichungen in der Artikulation handelt, nimmt der Hörer unter Umständen wohlartikulierte phonematische Substitutionen und damit kategoriale Lautfehler wahr. Ebenso handelt es sich bei kontextuellen Phonemfehlern im Rahmen der Sprechapraxie nicht um eine Störung der Sequenzierung von Phonemen, sondern von *sprechmotorischen Gesten*.

Störungen der Prosodie

Bei der Beurteilung der prosodischen Struktur der Äußerungen sprechapraktischer Patienten fällt häufig eine *silbische Sprechweise* (auch: skandierendes Sprechen) auf. Der Eindruck silbischen Sprechens kann

3 Obwohl Sequenzierungsfehler in der Sprechapraxieliteratur häufig beschrieben werden (z. B. Darley et al., 1975), zählen einige Autoren diese nicht zum Symptombereich der Sprechapraxie (z. B. McNeil et al., 2004).

aus der *Produktion intersilbischer Pausen* sowie einer *Reduktion der Akzentkontraste benachbarter Silben* resultieren. Bei einer starken Ausprägung dieser Symptome kann das Sprechen äußerst monoton klingen (*Silbenisochronie*, Itoh & Sasanuma, 1984). Häufig ist die zeitliche Struktur von Äußerungen zusätzlich durch *Dehnungen einzelner Laute und Lautübergänge* (intersegmentale Pausen und Schwa-Einfügungen) verändert (vgl. McNeil et al., 2004).

Die suprasegmentalen Abweichungen können zu einer stark reduzierten Sprechgeschwindigkeit führen. Zusätzlich kommt es zu *Unterbrechungen des Redeflusses*, die durch unterschiedliche Symptome wie die Produktion von Fehlversuchen, Selbstkorrekturen, häufige Sprechpausen oder durch artikulatorisches Suchverhalten zustande kommen können.

Es wird diskutiert, ob die prosodischen Abweichungen primär bedingt sind (vgl. Boutsen & Christman, 2002), oder ob es sich eher um kompensatorische Mechanismen (wie eine bewußte Reduktion der Sprechgeschwindigkeit zur Kontrolle der Artikulation) handelt (z. B. Darley et al., 1975).

Auffälligkeiten im Sprechverhalten

Das Sprechen ist häufig von *Suchbewegungen* gekennzeichnet, die meist bei der Äußerungsinitiierung auftreten und von Lautphonation begleitet sein können. Des Weiteren ist bei vielen Patienten eine deutliche *Sprechanstrengung* zu beobachten, welche sich in einer Anspannung der Gesichts- und Halsmuskulatur, einer erhöhten Stimmlage und Sprechlautstärke sowie in gepreßter Phonation äußern kann (z. B. Wertz et al., 1984).

Diese Merkmale sind Ausdruck einer bewußten Kontrolle der eigenen Sprachproduktion und spiegeln zudem die meist erhaltene Fähigkeit der Patienten wider, ihre Fehler wahrzunehmen. Dies zeigt sich nicht selten in einer *erkennbaren Unzufriedenheit mit der eigenen Leistung*.

Beeinflussende Faktoren

Obwohl das Störungsmuster bei Sprechapraxie eingangs als variabel beschrieben wurde, wird das Auftreten von Fehlern dennoch durch verschiedene Faktoren beeinflußt, die sowohl in der klinischen Diagnostik als auch bei der Materialauswahl in der Therapie Berücksichtigung finden sollten (siehe unten). Diese Faktoren können sich jedoch bei den Patienten unterschiedlich auswirken, so daß keine Voraussagen im Einzelfall möglich sind.

Im Vordergrund stehen Einflußfaktoren, die die phonetische Struktur der Äußerungen betreffen. Hinsichtlich der Artikulationsart wird häufig folgende Hierarchie zunehmender Schwierigkeit beschrieben: Vokale < Nasale < Plosive < Frikative < Affrikate (vgl. Wertz et al, 1984). Bei den Plosiven und Frikativen sind zudem vermehrt die stimmhaften Laute von Fehlern betroffen (Odell et al., 1990). Ein weiterer Faktor ist die Silbenstruktur, wobei Silben mit Einzelkonsonanten besser produziert werden als Silben mit Konsonantenverbindungen (z. B. Romani & Galluzzi, 2005). Auch die Auftretenshäufigkeit von Silben hat einen Einfluß: niedrigfrequente Silben sind fehleranfälliger als hochfrequente Silben (z. B. Aichert & Ziegler, 2004). Des weiteren kann sich die Lautposition im Wort auf die Fehlerproduktion sprechapraktischer Patienten auswirken. In der Regel wird eine erhöhte Fehleranfälligkeit der initialen Laute beobachtet (vgl. Wertz et al., 1984). Darüber hinaus zeigen sich häufig vermehrt Schwierigkeiten bei zunehmender Äußerungslänge (Wortlängeneffekt; McNeil et al., 1997; siehe aber Ziegler, 2005). Als weitere Einflußfaktoren werden lexikalische Parameter wie die Wortfrequenz (hochfrequente Wörter besser als niedrigfrequente) oder die Lexikalität (Wörter besser als Neologismen) genannt (vgl. Hough et al, 1994). Nicht zuletzt kann die Stimulusmodalität die Sprachproduktion der Patienten beeinflussen, wobei hier divergierende Muster beschrieben werden (vgl. Wertz et al., 1984). Häufig ist die Symptomatik in der Spontansprache stärker ausgeprägt als beim Nachsprechen oder lauten Lesen. Diese Beobachtungen lassen sich vermutlich mit erhöhten Anforderungen bei der linguistischen Planung, zum Beispiel von grammatikalischen oder lexikalischen Aspekten, erklären, wodurch weniger

Kapazitäten für die sprechmotorische Programmierung einer Äußerung zur Verfügung stehen. Linguistische Faktoren können sich somit sekundär auf den sprechapraktischen Störungsmechanismus auswirken.

Abgrenzung zu anderen Störungsbildern

Eine Vielzahl von (Oberflächen-)Symptomen und Einflußfaktoren, die zum Störungsbild der Sprechapraxie zählen, lassen sich auch bei Patienten mit dysarthrischen Störungen und aphasisch-phonologischen Beeinträchtigungen beobachten (vgl. McNeil et al., 2004). Dies betrifft zum Beispiel die sprechapraktischen Kernsymptome auf der Ebene der Lautbildung: So sind Lautentstellungen das vorherrschende Symptom bei Dysarthrien und phonematische Paraphasien ein Charakteristikum phonologischer Störungen. Zudem sind manche Symptome an der Oberfläche aufgrund einer qualitativ ähnlichen Ausprägung nicht leicht zu unterscheiden (zum Beispiel artikulatorisches Suchverhalten bei Sprechapraxie versus phonematisches Suchverhalten bei Aphasie). Vor diesem Hintergrund stellt sich die Frage, welche Merkmale sich exklusiv der Sprechapraxie zuordnen lassen und somit als Kriterien zur Abgrenzung von dysarthrischen sowie aphasisch-phonologischen Störungen herangezogen werden können. Die klinische Differenzierung wird zusätzlich dadurch erschwert, daß Patienten selten isolierte, reine Sprechapraxien aufweisen, sondern die Störung fast immer gemeinsam mit einer aphasischen Beeinträchtigung, häufig auch mit einer Dysarthrie, auftritt. Da unter den Begriffen »Dysarthrie« und »phonologische Störung« unterschiedliche Störungsformen zusammengefaßt werden (siehe die Kapitel 9 und 11), kann die folgende Beschreibung von möglichen differentialdiagnostischen Kriterien jedoch nur als Annäherung verstanden werden.

Abgrenzung zu den Dysarthrien

Während bei einer Dysarthrie eine Störung elementar-motorischer Aspekte des Sprechens vorliegt (zum Beispiel durch Tonusveränderungen), ist die *Ausführung* der Sprechbewegungen bei Sprechapraxie nicht beeinträchtigt (vgl. Darley et al., 1975). Zudem handelt es sich bei der Sprechapraxie um eine spezifisch artikulatorische Störung, während bei Dysarthrien häufig auch primäre Störungen der Phonation und Respiration vorliegen. Wenngleich Störungen nichtsprachlicher Bewegungen häufig als differentialdiagnostisches Kriterium herangezogen werden, sollte berücksichtigt werden, daß auch bei Patienten mit Dysarthrien die Ausführung nichtsprachlicher orofazialer Bewegungen intakt sein kann (vgl. Ziegler, 2003). Ist die Sprechapraxie außerdem mit einer bukkofazialen Apraxie assoziiert, so sind auch hier Beeinträchtigungen der willkürlichen, nichtsprachlichen Bewegungen der orofazialen Muskulatur die Folge. Ein Kriterium, das zwischen den Störungen differenzieren kann, betrifft die Konstanz und Konsistenz der Fehler. Während bei Dysarthrien in der Regel ein konsistentes Fehlermuster vorliegt, sind die Fehler bei Sprechapraxie eher variabel. Neben artikulatorischem Suchverhalten und Selbstkorrekturen sind auch Inseln störungsfreier Produktionen nur bei Bestehen einer Sprechapraxie zu erwarten. Obwohl bei Dysarthrien eine allgemein verlangsamte Sprechgeschwindigkeit vorliegen kann, werden Dehnungen einzelner Laute und Lautübergänge sowie eine silbische Sprechweise vor allem bei sprechapraktischen Patienten beobachtet. Für eine detaillierte Auflistung von Kriterien für die Abgrenzung zu den verschiedenen Dysarthrieformen sei auf Duffy (1995) verwiesen.

Abgrenzung zu aphasisch-phonologischen Störungen

Hinsichtlich aphasischer Beeinträchtigungen ist aufgrund von Symptomüberschneidungen besonders die Abgrenzung zu postlexikalisch-phonologischen Störungen problematisch. Ein typisches Merkmal beider Störungen ist die Produktion phonematischer Paraphasien wie zum Beispiel Substitutionen. Differentialdiagnostisch relevant sind jedoch phonetische Entstellungen, silbisches Sprechen sowie Lautdehnungen und intersegmentale Pausen beziehungsweise Schwa-Einfügungen, da diese Symptome speziell auf die Sprechapraxie hinweisen (vgl. McNeil et al., 1997). Ein Einfluß der Wortposition wird ebenfalls als differentialdiagnostisches Merkmal aufgeführt: Während bei der Sprechapraxie häufig vermehrt Fehler am Äußerungsbeginn beobachtet werden,

Symptome	Sprechapraxie	Phonologische Störung	Dysarthrie
phonematische Paraphasien	+	+	
phonetische Entstellungen	+		+
Dehnung einzelner Laute und Lautübergänge	+		
silbisches Sprechen	+		
Fehlerinkonstanz/-inkonsistenz	+	+	
Inseln störungsfreier Produktion	+		
artikulatorisches Suchverhalten	+		
Selbstkorrekturen	+	+	

Tabelle 2: Kriterien zur Abgrenzung der Sprechapraxie von phonologischen Störungen und Dysarthrien

nimmt die Fehlerzahl bei postlexikalisch-phonologischen Störungen zum Wortende hin zu (Wilshire & McCarthy, 1996).

Tabelle 2 gibt einen Überblick über die Symptome, die besonders charakteristisch bei Sprechapraxien sind und die als mögliche differentialdiagnostische Kriterien zur Abgrenzung von phonologischen Störungen und Dysarthrien fungieren können.

Theoretische Aspekte

Wie eingangs beschrieben, wird die Sprechapraxie als eine Störung der sprechmotorischen Programmierung definiert (Code, 1998). Grundsätzlich wird davon ausgegangen, daß die Kontrolle sprechmotorischer Bewegungsmuster unabhängig von der Planung nichtsprachlicher oraler Bewegungen erfolgt (vgl. Ziegler, 2003). Bei Patienten mit Sprechapraxie wirkt sich die Störung somit ausschließlich auf Artikulationsbewegungen aus, die Ausführung nichtsprachlicher orofazialer Bewegungen ist dagegen intakt. Folglich wird die Sprechapraxie auch als eine spezifisch sprechmotorische Programmierungsstörung angesehen. Im klinischen Alltag muß jedoch berücksichtigt werden, daß Sprechapraxien häufig mit einer bukkofazialen Apraxie assoziiert sind, was zu zusätzlichen Beeinträchtigungen nichtsprachlicher Bewegungen führt.

Noch heute ist man bei der Einordnung der Sprechapraxie in Sprachverarbeitungsmodelle jedoch mit dem Problem konfrontiert, daß in psycholinguistischen Modellen meist Aussagen über die Transformation abstrakter phonologischer Repräsentationen in Bewegungsmuster fehlen oder unterspezifiziert sind (wie zum Beispiel im Logogenmodell, vgl. Morton & Patterson, 1980). Eine Ausnahme ist das Modell von Levelt et al. (1999), das den Sprachproduktionsprozeß detailliert beschreibt und in den letzten Jahren vermehrt zur Erklärung des sprechapraktischen Störungsmechanismus herangezogen wurde (für die Lokalisation der Sprechapraxie in dem Modell vgl. Abbildung 1).

Sprechmotorische Planungsprozesse werden in dem Modell der Ebene der phonetischen Enkodierung zugeordnet. Sie nehmen somit eine Stellung zwischen der phonologischen Planung einer Äußerung und der sprechmotorischen Ausführung ein. Auf der Ebene der phonetischen Enkodierung postulieren Levelt et al. (1999) zwei Verarbeitungswege: eine silbische und eine subsilbische Route. Von zentraler Bedeutung ist die silbische Route, bei der ein Zugriff auf sprechmotorische Program-

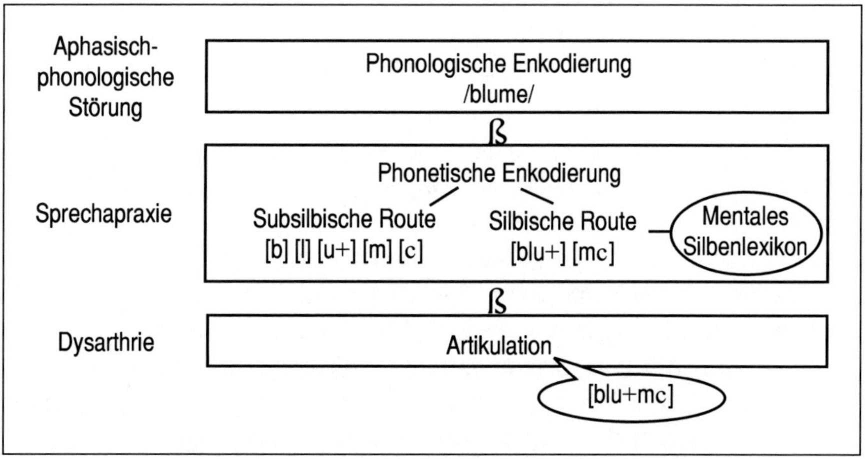

Abbildung 1 Lokalisation der Sprechapraxie im Sprachproduktionsmodell von Levelt et al. (1999)

me für häufig vorkommende, hochfrequente Silben erfolgt. Diese Programme sind in einem »mentalen Silbenlexikon« ganzheitlich gespeichert. Unterschiedliche Evidenzen sprechen für die Silbe als sprechmotorische Grundeinheit, die optimale artikulatorische Abläufe ermöglicht (für einen Überblick siehe Ziegler & Maassen, 2004; Cholin, im Druck). Parallel zum Abruf kompletter Silbenprogramme wird in dem Sprachproduktionsmodell eine subsilbische Enkodierungsroute angenommen, über die selten vorkommende, niedrigfrequente Silben aus kleineren Programmierungseinheiten wie zum Beispiel einzelnen Segmenten zusammengefügt werden. Dies ist jedoch weit weniger effizient als der Abruf größerer automatisierter Muster aus dem mentalen Silbenlexikon.

Varley & Whiteside (2001) vertreten die Ansicht, daß Patienten mit Sprechapraxie keinen Zugriff mehr auf die hochüberlernten Silbenprogramme haben, sondern statt dessen auf die subsilbische Route ausweichen müssen. Auch diese Route wird zusätzlich als gestört angenommen. Diese Annahme wurde jedoch durch Studien, die einen Einfluß der Silbenstruktur und der Silbenfrequenz auf die Sprachproduktion sprechapraktischer Patienten gezeigt haben, widerlegt (z. B. Aichert & Ziegler, 2004; Staiger & Ziegler, im Druck). Statt dessen wird angenommen, daß die Patienten auch weiterhin auf das mentale Silbenlexikon zugreifen können, die dort gespeicherten sprechmotorischen Programme aber teilweise zerstört sind.

Hinsichtlich der Frage, welche Informationen in den sprechmotorischen Programmen gespeichert sind, ist das Modell von Levelt et al. (1999) nicht näher spezifiziert. Allgemein wird jedoch davon ausgegangen, daß es sich nicht um invariante artikulatorische Repräsentationen handelt. So müssen Laute und Silben in Abhängigkeit von aktuellen Bedingungen wie beispielsweise dem phonologischen Kontext oder dem Sprechtempo artikulatorisch unterschiedlich ausgeführt werden können (z. B. Kent, 1983). Die sprechmotorischen Programme müssen somit flexibel genug sein, um sich an verschiedene Bedingungen anzupassen. Allerdings darf eine Artikulationsbewegung nur so variabel sein, daß das Ergebnis verständlich bleibt. Somit ist die auditive Form einer Äußerung das eigentliche Ziel einer Sprechbewegung. Diese auditorischen Ziele werden mit räumlichen Repräsentationen einer Bewegung verbunden (vgl. Guenther, 2006). Zudem müssen zeitliche Parameter, wie die Abfolge von Artikulationsbewegungen, geplant werden. Für die Sprechapraxie wird angenommen, daß die Repräsentationen auditiver Ziele intakt sind. Die Planung und Kontrolle räumlicher und zeitlicher Parameter sind dagegen beeinträchtigt (z. B. Bartle et al., 2007; van Lieshout et al., 2007). Ausdruck der Störung räumlicher Aspekte können Fehler der Artikulationsstelle (zum Beispiel *Tisch* → /kɪʃ/) oder artikulatorisches Suchverhalten sein. Störungen der zeitlichen Kontrolle zeigen sich zum Beispiel in Stimmhaftigkeitsfehlern (siehe oben).

Eine zentrale Rolle für die sprechmotorische Programmierung spielen darüber hinaus afferente sensorische Prozesse. Während die *auditive* Wahrnehmung vor allem für den Spracherwerb von Bedeutung ist, um die internen Bewegungsmodelle der Artikulation zu entwickeln, sind *orosensorische* Wahrnehmungsprozesse auch nach vollendetem Spracherwerb von zentraler Bedeutung, um die sprechmotorische Planung an aktuelle Bedingungen (zum Beispiel Sprechen während des Essens) anpassen zu können (Guenther, 2006). Es gibt jedoch keine Hinweise darauf, daß solche sensorischen Prozesse bei Patienten mit Sprechapraxie beeinträchtigt sind (vgl. McNeil et al., 1997).

Klinische Diagnostik

Die klinische Diagnostik der Sprechapraxie, die sich stets als Teil einer umfassenderen Beurteilung sprachlich-kommunikativer Leistungen versteht, dient der Feststellung einer sprechapraktischen Symptomatik sowie der Abgrenzung zu anderen Störungsbildern, insbesondere zu aphasisch-phonologischen Störungen der Sprachproduktion und zu dysarthrischen Beeinträchtigungen (siehe oben). Dabei erfolgt eine genauere Charakterisierung der Störung hinsichtlich qualitativer und quantitativer Aspekte (Störungsmuster und schwerpunkt, Einflußfaktoren sowie Schweregrad). Das so erhaltene individuelle Störungsprofil bildet die Grundlage für die Therapieplanung. Nicht zuletzt dient die klinische Diagnostik der Verlaufskontrolle im Rahmen der therapeutischen Intervention.

Erste Hinweise auf das Vorliegen einer Sprechapraxie ergeben sich häufig bereits aus Befunden zu expressiv-sprachlichen Leistungen, wie sie im Zuge der Aphasiediagnostik überprüft werden. Liepold et al. (2003) stellen eine »Zehn-Punkte-Checkliste« relevanter Kriterien vor, die häufig, wenn auch nicht zwingend mit dem Vorliegen einer Sprechapraxie assoziiert sind. Je mehr dieser Kriterien erfüllt sind, desto wahrscheinlicher wird die Diagnose einer Sprechapraxie.

1. Es besteht ein Infarkt / eine Blutung der mittleren Hirnarterie links.
2. Die Artikulation ist durch phonetische und phonematische Störungen gekennzeichnet.[4]
3. Die Lautentstellungen sind inkonstant und inkonsistent.[4]
4. Es treten »Inseln« intakter Sprachproduktion auf.
5. Es sind Suchbewegungen zu beobachten.
6. Sprechstimme und atmung sind vergleichsweise wenig oder nicht beeinträchtigt.
7. Der Redefluß ist durch Fehlversuche, Iterationen, Selbstkorrekturen unterbrochen.
8. Sprechanstrengung ist sicht- oder hörbar.
9. Die Störung betrifft alle Modalitäten mündlicher Sprachproduktion in ähnlichem Ausmaß.
10. Es besteht eine bukkofaziale Apraxie.

Zur Erhebung von Sprechproben stehen dem Untersucher zwei generelle Vorgehensweisen zur Verfügung, wobei sich beide in ihren Aussagen ergänzen. So können für die Analyse zum einen *Spontansprachproben* herangezogen werden, zum anderen können *systematische Prüfverfahren* angewendet werden. In beiden Fällen werden die sprachlichen Äußerungen hinsichtlich segmentaler und prosodischer Störungsmerkmale untersucht. Des weiteren werden Auffälligkeiten des Sprechverhaltens beschrieben.

---

4 Nach Liepold et al. sind dies obligatorische Störungsmerkmale bei Sprechapraxie.

Analyse der Spontansprache

Eine Analyse der Spontansprache (zum Beispiel Gespräch über Alltagsthemen) erlaubt eine Beschreibung der sprechmotorischen Fähigkeiten und ihrer Störungsmerkmale auf allen Symptomebenen unter recht natürlichen Bedingungen, womit sie wohl am ehesten geeignet ist, alltags- beziehungsweise konversationsrelevante Leistungen abzubilden. Bislang finden sich in der Literatur keine Methodenbeschreibungen zur systematischen Auswertung von Spontansprache bei Sprechapraxie. Um jedoch Schweregrad und Störungsschwerpunkt einschätzen zu können, sollten die Symptome der verschiedenen Störungsebenen quantitativ erfaßt werden (zum Beispiel bezogen auf Phrasen oder Wörter).

Mit der Produktion freier Sprachäußerungen sind jedoch zwangsläufig hohe Anforderungen an die sprechmotorische Kontrolle verbunden, so daß die Methode insbesondere bei Patienten mit schweren Beeinträchtigungen nur begrenzt anwendbar ist. Wenn man außerdem bedenkt, daß die Sprechapraxie in den meisten Fällen mit einer aphasischen Beeinträchtigung assoziiert ist, können in der Spontansprache sprechapraktisch bedingte Störungsanteile leicht von anderen Symptomen (zum Beispiel Wortabrufstörungen) »überlagert« werden, so daß sie sich einer isolierten Beurteilung entziehen. Ein grundlegendes Problem, das mit der Erhebung von freien Sprachproben einhergeht, liegt des weiteren in der fehlenden Kontrollierbarkeit des sprachlichen Materials. Aussagen über Fehlermuster und Einflußfaktoren sind also davon abhängig, welche sprachlichen Formen beziehungsweise Strukturen von den Patienten überhaupt produziert werden. Die Diagnostik sollte sich daher nicht auf die alleinige Beschreibung spontansprachlicher Äußerungen stützen, sondern linguistisch beziehungsweise phonetisch kontrolliertes Material miteinbeziehen.

Systematische Prüfverfahren

Mit Hilfe systematischer Prüfverfahren kann das Auftreten von Fehlern in Abhängigkeit von spezifischen Einflußfaktoren erfaßt werden. Im deutschsprachigen Raum steht mit den »Hierarchischen Wortlisten« (Liepold et al., 2003) ein Nachsprechtest für die Sprechapraxie-Diagnostik zur Verfügung. Es handelt sich um ein Screening-Verfahren mit jeweils 48 Wörtern und Nichtwörtern. Die Aufgaben decken das deutsche Lautinventar ab und ermöglichen eine systematische Erfassung der Einflußfaktoren *Wortlänge* (ein- bis viersilbige Items), *Silbenkomplexität* (Items mit und ohne Konsonantenverbindungen) und *Lexikalität* (Wörter versus Neologismen). Auf diese Weise wird ein individuelles Störungsprofil für jeden Patienten erstellt. Darüber hinaus können durch vom Therapeuten selbst entwickeltes Untersuchungsmaterial auch weitere Einflußfaktoren (zum Beispiel Stimmhaftigkeit) ermittelt werden. Fällt bei einem Patienten beispielsweise eine Neigung zu Stimmhaftigkeitsfehlern bei der Plosivbildung auf (zum Beispiel häufige Ersetzung stimmhafter durch stimmlose Plosive), so kann diese Beobachtung mittels strukturierter Wortlisten genauer überprüft werden. Eine solche Wortliste könnte Items mit stimmhaften Plosiven enthalten, welche kontrastierend zu Wörtern mit stimmlosen Plosiven in silbeninitialer Position abgeprüft werden (zum Beispiel *Gasse* versus *Kasse*). Das Wortmaterial kann außerdem so zusammengestellt werden, daß die kritischen Laute in unterschiedlichen Wortpositionen (zum Beispiel *__B__eere* versus *Re__b__e*) und Konsonant-Vokal-Strukturen vorkommen (zum Beispiel *Ru__d__er* versus *Run__d__e*). Zudem ist es sinnvoll, die sprachlichen Stimuli mehrfach abzuprüfen, um Aussagen zur Konstanz beziehungsweise Konsistenz der Fehler abzuleiten.

Neben der Überprüfung der Leistungen auf Einzelwortebene ist es besonders vor dem Hintergrund der Therapieplanung und der Auswahl geeigneten Stimulusmaterials jedoch unumgänglich, Äußerungen unterschiedlicher Länge in die Diagnostik miteinzubeziehen. Neben Wörtern sollten daher, wenn möglich, auch kurze Phrasen und Sätze abgeprüft werden, die hinsichtlich ihrer sprechmotorischen Anforderungen variiert werden können. Bei sehr schwer beeinträchtigten Patienten ist es oft sinnvoll, auch kleinere Einheiten als das Wort zu wählen und auf die Produktion von Silben mit einfachen Konsonant-Vokal-Folgen auszuweichen. Unter Umständen kann sogar ein Rückgriff auf die Lautebene erforderlich sein, um diagnostische Hinweise zu erhalten.

Therapie

Die Sprechapraxie stellt ein sehr heterogenes Störungsbild dar, dessen Symptomkomplex von Patient zu Patient erheblich variieren kann. Einen für alle behandlungsbedürftigen Patienten gleichermaßen geeigneten Therapieansatz kann es aus diesem Grund nicht geben. Die Auswahl von Therapiemethode und Stimulusmaterial sollte sich immer an den individuell unterschiedlichen Ausprägungsformen und Schweregraden sowie den begleitenden aphasischen und neuropsychologischen Defiziten orientieren. Die Frage, welchen Stellenwert die Behandlung der Sprechapraxie im Rahmen der therapeutischen Intervention bei einer Kombination von Störungen (das heißt Sprechapraxie mit Aphasie und / oder Dysarthrie) einnehmen sollte, läßt sich ebenso wenig »eindimensional« beantworten. Der Therapeut sollte sich bei seiner Entscheidung insbesondere davon leiten lassen, welches der Defizite die Kommunikationsfähigkeit des Patienten am stärksten beeinträchtigt (z. B. Tonkovich & Peach, 1989). Weitere Entscheidungshilfen finden sich in Engl-Kasper (1993).

Vorrangige Ziele der spezifischen Sprechapraxietherapie sind die Verbesserung artikulatorischer und prosodischer Fähigkeiten[5]. Um diese Ziele zu erreichen, stehen eine Vielzahl von Methoden zur Verfügung (vgl. Wambaugh et al., 2006). Die hier vorgestellten Ansätze verstehen sich als Komponenten, die patientenspezifisch ausgewählt, variabel eingesetzt und sinnvoll kombiniert werden sollten.

Abbildung 2 gibt einen Überblick über die Aspekte, aus denen sich die Therapie konstituiert. Aus Gründen der Übersichtlichkeit erfolgt die Beschreibung der einzelnen Therapiekomponenten gesondert.

Aufgabenstellungen

Therapeuten können aus einer Vielzahl an Aufgabenstellungen wählen. Beispiele für Aufgaben, die in der Sprechapraxietherapie Anwendung

---

5 Auf die Darstellung kommunikationsbezogener Ansätze (*Unterstützte Kommunikation*), die bei schwerster Sprechapraxie Anwendung finden, wird an dieser Stelle verzichtet (für einen Überblick siehe z. B. Yorkston & Waugh, 1989).

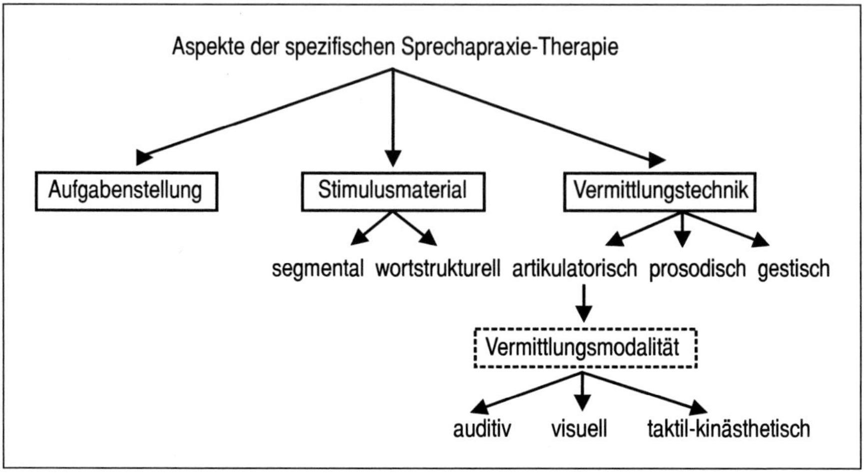

Abbildung 2 Aspekte der spezifischen Sprechapraxie-Therapie

finden, sind *Nachsprechen, lautes Lesen, mündliches Benennen, Lükkensatzergänzung* oder *Dialoge*. Die Auswahl einer Aufgabenstellung sollte stets davon abhängen, ob der Patient von der jeweiligen Übungssituation profitieren kann, da jede Aufgabenstellung über inhärente Hilfestellungen verfügt, zugleich aber auch spezifische Anforderungen stellt. Beispielsweise wirkt die multimodale Stimulation beim Nachsprechen – auditive Vorgabe bei gleichzeitiger Darbietung visueller (Mundbild-)Information – in der Regel fazilitierend (z. B. Johns & Darley, 1970). Die Verarbeitung eines solchen multiplen Inputs kann aber auch zu einer Überforderung und damit Leistungsverschlechterung führen (vgl. Rosenbek, 1978). Generell wird angestrebt, die Patienten möglichst unabhängig von den Hilfestellungen des Therapeuten zu machen und zur selbständigen Produktion von Sprachäußerungen zu befähigen. Dieses Prinzip berücksichtigt der Ansatz von Rosenbek et al. (1973). In ihrer Methode der *Integralen Stimulation* (»watch me, listen to me, do what I do«) wird eine mehrstufige Aufgabenhierarchie (*Acht-Stufen-Kontinuum*) beschrieben, mit deren Hilfe sprechapraktische Patienten zur selbständigen Produktion einiger Äußerungen gelangen sollen. Dabei werden die durch die Aufgabenstellungen vermittelten Hilfestellungen systematisch über acht Stufen reduziert: von der maximalen Unterstützung durch den Therapeuten (auditive Vorgabe plus Mundbildinformation und anschließend gemeinsames Sprechen der Äußerung) bis zu gelenkten Sprachäußerungen im Rollenspiel.

Stimulusmaterial

Die Auswahl des Stimulusmaterials erfolgt in Abhängigkeit vom Schweregrad und dem individuellen Störungsprofil des Patienten, das heißt unter Berücksichtigung der Faktoren, die die Leistungen der sprechapraktischen Patienten beeinflussen. Grundsätzlich werden zwei Vorgehensweisen, *segmentale* und *wortstrukturelle Verfahren*, unterschieden. An der Vermittlung einzelner Sprachlaute orientierte Vorgehensweisen werden unter dem Begriff der *segmentalen Verfahren* zusammengefaßt (für einen Überblick siehe Square-Storer, 1989). Die sprechmotorische Übungseinheit ist hier das Phonem. Die Verfahren basieren auf der Annahme, daß bei der Sprechapraxie die Repräsentationen der Bewegungsprogramme für einzelne Laute betroffen sind. Die korrekte Produktion der Einzellaute wird dementsprechend als eine Voraussetzung für die Bildung von Phonemsequenzen angesehen (z. B. Dabul & Bollier, 1976)[6]. Drei bekannte Techniken, die der Anbahnung von Einzellauten dienen, sind 1) die *Phonetische Ableitung*, bei der Sprachlaute von nichtsprachlichen, orofazialen Bewegungen abgeleitet werden, zum Beispiel der Frikativ /f/ aus der Bewegung des Ausblasens,

---

6 Einige Autoren empfehlen, in der Therapie der Sprechapraxie sogar mit nichtsprachlichen motorischen Übungen zu beginnen, bevor Bewegungsmuster für Laute angebahnt werden (z. B. Springer, 1995). Wie im Theorieteil dieses Aufsatzes beschrieben, liegen der Kontrolle von Artikulationsbewegungen und der Kontrolle nichtsprachlicher orofazialer Bewegungen vermutlich jedoch unterschiedliche Verarbeitungsmechanismen zugrunde. So verwundert es nicht, wenn bislang kein Nachweis über die Effektivität nichtsprachlicher Übungen in Form von Transfereffekten auf sprachliche Leistungen erbracht werden konnte (vgl. Yorkston et al., 1999). Bei sicherem Ausschluß einer bukkofazialen Apraxie kann die Nutzung nichtsprachlicher Bewegungen (insbesondere bei Patienten mit schwerer Sprechapraxie) jedoch ein möglicher Weg sein, einfache sprechmotorische Muster innerhalb einer Übungssequenz abzuleiten (vgl. Methode der *Phonetischen Ableitung*).

2) die *Progressive Lautannäherung*, bei der die Ableitung von kritischen Sprachlauten aus Lauten erfolgt, die bereits sicher artikuliert werden können, zum Beispiel der alveolare Frikativ /s/ aus dem Plosiv /t/, sowie 3) die *Phonetic-Placement*-Technik, bei der die Einzellaute mittels visueller Hilfestellungen (zum Beispiel schematische Mundbilder), verbaler Beschreibungen der artikulatorischen Abläufe oder taktil-kinästhetischer Hilfen erarbeitet werden (siehe unten).

Das Training von Einzellauten ist jedoch mit Nachteilen behaftet. In der gesprochenen Sprache werden Phoneme in der Regel nicht isoliert produziert – in dieser Form stellen sie höchst artifizielle Einheiten dar, die überdies kaum kommunikative Relevanz besitzen. Zudem ist der Transfer in größere sprachliche Einheiten (zum Beispiel Silben) nicht ohne weiteres möglich, da Phoneme in Abhängigkeit vom phonetischen Kontext eine hohe artikulatorische Variabilität aufweisen (Koartikulation). Nichtsdestotrotz kann das Üben von Einzellauten bei manchen Patienten einen sinnvollen Einstieg in die Therapie bedeuten, sofern sich die Einbettung in größere (und damit natürlichere) sprachliche Einheiten innerhalb einer Übungssequenz unmittelbar anschließt.

Im Unterschied zu den segmentalen Verfahren gehen *wortstrukturelle Verfahren* vom Wortganzen, also von mehr oder weniger komplexen Bewegungs*folgen* aus. Bei der Methode der *phonetischen Kontrastierung* werden die Zielphoneme (zum Beispiel /z/) in unterschiedlichen Lautkontexten gefestigt (zum Beispiel *sie – so*) und mit Hilfe von Minimalpaaren kontrastiert (zum Beispiel *See – Tee*), wobei der Schwierigkeitsgrad nach phonetischen Faktoren variiert werden kann (vgl. Wertz et al., 1984). Bei der *Schlüsselworttechnik* wird ein Laut, der in einem bestimmten Lautkontext korrekt realisiert werden kann, systematisch in andere Wörter eingebettet. Gelingt die Produktion des Frikativs /v/ beispielsweise beim Nennen des eigenen Vornamens ***W**erner*, wird dieser Laut in Wörtern wie ***W**iese* oder ***W**agen* beübt (Wertz et al., 1984). Beim *metrischen Ansatz* (Ziegler & Jaeger, 1993; Jaeger & Ziegler, 1993) werden komplexe Bewegungsabläufe von Wörtern über vereinfachte Wortformen (unter Umständen auch über Pseudowörter) erarbeitet. Während die metrische Grundstruktur (Silbenanzahl und Akzentstruktur) des Zielworts beibehalten wird, werden die Anforderungen an die Koordination sprechmotorischer Subsysteme zunächst systematisch reduziert. Ein artikulatorisch einfaches Muster zu dem komplexen Zielwort *Stamm* wäre zum Beispiel *Schall*, bei welchem weder ein Oral-nasal-Wechsel noch ein Wechsel des artikulierenden Organs erforderlich ist und überdies keine Konsonantenverbindung realisiert werden muß. Das Wort wird dann schrittweise wieder mit entsprechenden Bewegungskomponenten angereichert (zum Beispiel *Schall* → *Stall* [plus Konsonantenverbindung] → *Stann* [plus Oral-nasal-Wechsel] → *Stamm* [plus Wechsel des artikulierenden Organs]).

Um das übergeordnete Ziel – eine Verbesserung der kommunikativen Fähigkeiten – zu erreichen, sollte stets ein Transfer der beübten Strukturen in größere sprachliche Einheiten (Phrasen, Sätze, Texte) angestrebt werden. Auch sollten generelle Aspekte sprechmotorischen Lernens berücksichtigt werden: Zum einen gilt *häufiges Wiederholen* als ein wichtiger Faktor für den Erwerb und die Automatisierung sprechmotorischer Abläufe (vgl. Yorkston et al., 1999). Zum anderen konnten bessere Transferleistungen und Langzeitergebnisse nachgewiesen werden, wenn *variabel*, das heißt mit einem kleinen Set verschiedener Stimuli geübt wurde (vgl. Yorkston et al., 1999).

Vermittlungstechniken

Um die Leistungen des Patienten bei der Produktion von Artikulationsbewegungen therapeutisch zu unterstützen, kommen verschiedene *Vermittlungstechniken* zum Einsatz. Wir unterscheiden artikulatorische, gestische und prosodische Vermittlungstechniken.

Artikulatorische Techniken kamen bereits bei der Beschreibung der segmentalen Verfahren zur Sprache (siehe *Phonetic-Placement*-Technik). Sie nutzen unterschiedliche Sinnesmodalitäten, über welche die Hilfen vermittelt werden können (auditive, visuelle und taktil-kinästhetische Modalität). Die Techniken sind zwar häufig auf einen Sinneskanal fokussiert, jedoch erfolgt die Stimulation in der Regel multimodal.

Auditive Vermittlungstechniken beruhen auf dem Postulat neuronaler Verbindungen zwischen den auditiven Repräsentationen sprachlicher Einheiten und den entsprechenden Bewegungskonzepten (z. B. Guenther, 2006). Folglich wird angenommen, daß das auditive Modell (Vorsprechen) fazilitierend auf die Produktion von Artikulationsbewegungen wirkt. Auch für explizite Erklärungen von Artikulationsabläufen sowie für das therapeutische Feedback wird die auditive Modalität genutzt.

Eine natürliche und häufig wirksame Form *visueller Stimulation* ist die Darbietung des Mundbilds des Therapeuten (z. B. Rosenbek, 1978). Mittels Spiegeleinsatz wird dem Patienten eine visuelle Kontrolle über die *eigene* Produktion ermöglicht. Des weiteren kommen schematische Mundbilder (zum Beispiel Sagittalschnitte des Vokaltrakts) zum Einsatz, mit deren Hilfe artikulatorische Zielpositionen angebahnt werden sollen. Solch explizite visuelle Hilfen sind jedoch mit diversen Nachteilen verbunden. Unter anderem erfordern die Verfahren eine Übertragung der komplexen, abstrakten Darstellungen auf den eigenen Vokaltrakt, was vielen Patienten nicht möglich ist.

Bei *taktil-kinästhetischen Vermittlungstechniken* werden Artikulationsbewegungen durch Berührungsreize an spezifischen Stellen, intraoral und im Gesichtbereich, stimuliert (zum Beispiel Berührung des Zahndamms mit dem Spatel zur Verdeutlichung der alveolaren Artikulationsstelle). Ein Therapieprogramm, welches auf einem differenzierten System taktil-kinästhetischer Hinweisreize aufbaut und dessen Wirksamkeit in Studien bestätigt wurde, ist TAKTKIN (Birner-Janusch, 2001).

Prosodische Vermittlungstechniken nutzen das Prinzip rhythmisch-melodischer Strukturierung zur Fazilitierung von Artikulationsbewegungen. Zu den prosodischen Verfahren zählen beispielsweise *extern und intern gesteuerte Taktgeber. Externe Taktgeber* werden als gleichbleibender oder als ein dem Stimulusmaterial angepaßter Takt vorgegeben, an welchen die sprachlichen Reaktionen gekoppelt werden sollen (z. B. *Metrical Pacing Therapy (MPT)*; Brendel & Ziegler, 2008). Bei *Internen Taktgebern* generieren die Patienten die rhythmische Struktur selbst, zum Beispiel durch rhythmische Fingerbewegungen (Square et al., 2001) oder Einsatz eines Pacing Boards (Wertz, 1984). Beim Verfahren der *Kontrastiven Akzentuierung* werden Äußerungen (zum Beispiel in einem Frage-Antwort-Dialog) mit unterschiedlichen Fokussierungen realisiert, wobei die rhythmische Struktur und die Akzentuierung (Tonhöhe, Lautstärke) besonders verstärkt werden (zum Beispiel *Ich trinke **Kaffee*** versus ***Ich** trinke Kaffee*). Die prosodische Hervorhebung von Satzelementen dient nicht nur der Steigerung der artikulatorischen Präzision. Bei Patienten mit monotoner Sprechweise fördert sie darüber hinaus die prosodische Fähigkeiten und damit die Natürlichkeit des Sprechens.

Gestische Vermittlungstechniken nutzen Gesten, um artikulatorische Bewegungsprogramme anzubahnen beziehungsweise zu fazilitieren (für einen Überblick siehe Engl-Kasper, 1993). In der Sprechapraxietherapie kommen dabei *Handgesten für Einzellaute* sowie *bedeutungstragende Gesten* zum Einsatz. *Handgesten,* wie sie sich beispielsweise bei der *Erweiterten Mediationstechnik für Sprechapraxie* (EMS; Shell, 2001) finden, werden mit der Artikulation einzelner Laute verbunden. In den meisten Fällen spiegeln die Gesten dabei Bildungsmerkmale der jeweiligen Laute wider (zum Beispiel Artikulationsart oder Vokaltraktkonfiguration). Die Gesten für Einzellaute eignen sich insbesondere als Mittel zur Deblockierung bei Patienten mit Wortinitiierungsstörungen.

Literatur

Aichert, I. & Ziegler, W. (2004) Syllable frequency and syllable structure in apraxia of speech. *Brain and Language, 88,* 148-159.

Bartle, C. J., Goozée, J. V. & Murdoch, B. E. (2007) An EMA analysis of the effect of increasing word length on consonant production in apraxia of speech. *Clinical Linguistics and Phonetics*, 21, 189-210.

Birner-Janusch, B. (2001) Die Anwendung des PROMPT Systems im Deutschen – eine Pilotstudie. *Sprache, Stimme, Gehör, 25,* 174-179.

Boutsen, F. R. & Christman, S. S. (2002) Prosody in apraxia of speech. *Seminars in Speech and Language, 23,* 245-255.

Brendel, B. & Ziegler, W. (2008) Effectiveness of metrical pacing in the treatment of apraxia of speech. *Aphasiology, 22,* 77-102.

Broca, P. (1861) Remarques sur le siège de la faculté du langage articulé; suivies d‹une observation d'aphémie (perte de la parole). *Bulletins et mémoires de la Société Anatomique de Paris, XXXVI,* 330-357.

Cholin, J. (im Druck) The mental syllabary in speech production: An integration of different approaches and domains. *Aphasiology.*

Code, C. (1998) Major review: models, theories and heuristics in apraxia of speech. *Clinical Linguistics and Phonetics, 12,* 47-65.

Dabul, B. & Bollier, B. (1976) Therapeutic approaches to apraxia. *Journal of Speech and Hearing Disorders, 41,* 268-276.

Darley, F. L., Aronson, A. E. & Brown, J. R. (1975) *Motor Speech Disorders.* Philadelphia: Saunders.

Dronkers, N. F. (1996) A new brain region for coordinating speech articulation. *Nature, 384,* 159-161.

Duffy, J. R. (1995) *Motor Speech Disorders. Substrates, Differential Diagnosis, and Management.* Mosby: Elsevier.

Engl-Kasper, E. M. (1993) Verfahren zur Therapie der Sprechapraxie bei aphasisch-apraktischen Patienten. *Neurolinguistik, 7,* 69-89.

Guenther, F. H. (2006) Cortical interactions underlying the production of speech sounds. *Journal of Communication Disorders, 39,* 350-365.

Hillis, A. E., Work, M., Barker, P. B., Jacobs, M. A., Breese, E. L. & Maurer, K. (2004) Re-examining the brain regions crucial for orchestrating speech articulation. *Brain, 127,* 1479-1487.

Hough, M. S., DeMarco, S. & Farler, D. (1994) Phonemic retrieval in conduction aphasia and Broca‹s aphasia with apraxia of speech: underlying processes. *Journal of Neurolinguistics, 8,* 235-246.

Itoh, M. & Sasanuma, S. (1984) Articulatory movements in apraxia of speech. In: Rosenbek, J. C., McNeil, M. R. & Aronson, A. E. (eds.) *Apraxia of Speech: Physiology, Acoustics, Linguistics, Management..* San Diego: College-Hill Press. 135-165.

Jaeger, M. & Ziegler, W. (1993) Der metrische Übungsansatz in der Sprechapraxiebehandlung: Ein Fallbericht. *Neurolinguistik, 7,* 31-41.

Johns, D. F. & Darley, F. L. (1970) Phonemic variability in apraxia of speech. *Journal of Speech and Hearing Research, 13,* 556-583.

Liepold, M., Ziegler, W. & Brendel, B. (2003) *Hierarchische Wortlisten. Ein Nachsprechtest für die Sprechapraxiediagnostik.* Dortmund: Borgmann.

Kent, R. D. (1983) The segmental organization of speech. In: MacNeilage, P. F. (ed.) *The Production of Speech.* New York: Springer. 57-89.

Levelt, W. J. M., Roelofs, A. & Meyer, A. S. (1999) A theory of lexical access in speech production. *Behavioral and Brain Sciences, 22,* 1-75.

van Lieshout, P. H., Bose, A., Square, P. A. & Steele, C. M. (2007) Speech motor control in fluent and dysfluent speech production of an individual with apraxia of speech and Broca‹s aphasia. *Clinical Linguistics and Phonetics, 21,* 159-188.

MacNeilage, P. F. (1998) The frame/content theory of evolution of speech production. *Behavioral and Brain Sciences, 21,* 499-511.

McNeil, M. R., Robin, D. A. & Schmidt, R. A. (1997) Apraxia of speech: definition, differentiation and treatment. In: McNeil, M. R. (ed.) *Clinical Management of Sensorimotor Speech Disorders*. New York, Stuttgart: Thieme. 311-344.

McNeil, M. R., Pratt, S. R. & Fossett, T. R. D. (2004) The differential diagnosis of apraxia of speech. In: Maassen, B., Kent, R. D., Peters, H. F. M., van Lieshout, P. H. & Hulstijn, W. (eds.) *Speech Motor Control in Normal and Disordered Speech*. Oxford: University Press. 389-413.

Moen, I. (2000) Foreign accent syndrome: A review of contemporary explanations. *Aphasiology, 14,* 5–15.

Morton, J. & Patterson, K. (1980) A new attempt at an interpretation, or, an attempt at a new interpretation. In: Coltheart, K. E., Patterson, K. E. & Marshall, J. S. (eds.) *Deep Dyslexia*. London: Routledge & Kegan Paul. 91-118.

Odell, K., McNeil, M., Rosenbek, J. C. & Hunter, L. (1990) Perceptual characteristics of consonant production by apraxic speakers. *Journal of Speech and Hearing Disorders, 55,* 345-359.

Romani, C. & Galluzzi, C. (2005) Effects of syllabic complexity in predicting accuracy of repetition and direction of errors in patients with articulatory and phonological difficulties. *Cognitive Neuropsychology, 22,* 817-850.

Rosenbek, J. C., Lemme, M. L., Ahern, M. B., Harris, E. H. & Wertz, R. T. (1973) A treatment for apraxia of speech in adults. *Journal of Speech and Hearing Disorders, 38,* 462-472.

Rosenbek, J. C. (1978) Treating Apraxia of Speech. In: Johns, D. F. (ed.) *Clinical Management of Neurogenic Communicative Disorders.*. Boston: Little, Brown & Company. 191-241.

Shell, K. (2001) *E.M.S. Therapiebox zur Wiederherstellung der Lautsprache. Erweiterte Mediationstechnik für Sprechapraxie.* Stuttgart: Gustav Fischer.

Springer, L. (1995) Erklärungsansätze und Behandlung sprechapraktischer Störungen. *Forum Logopädie, 3,* 3-7.

Square, P. A., Martin, R. E. & Bose, A. (2001) Nature and treatment of neuromotor speech disorders in aphasia. In: Chapey, R. (ed.) *Language Intervention Strategies in Aphasia and Related Neurogenic Communication Disorders*. Philadelphia: Lippincott Williams & Wilkins. 847-884

Square-Storer, P. A. (1989) Traditional therapies for apraxia of speech reviewed and rationalized. In: Square-Storer, P. A. (ed.) *Acquired Apraxia of Speech in Aphasic Adults*. London: Taylor & Francis. 145-161

Staiger, A. & Ziegler, W. (im Druck) Syllable frequency and syllable structure in the spontaneous speech production of patients with apraxia of speech. *Aphasiology.*

Tanji, K., Suzuki, K., Yamadori, A., Tabuchi, M., Endo, K., Fujii, T. & Itoyama, Y. (2001) Pure anarthria with predominantly sequencing errors in phoneme articulation: a case report. *Cortex, 37,* 671-678.

Tonkovich, J. D. & Peach, R. K. (1989) What to treat: apraxia of speech, aphasia, or both. In: Square-Storer, P. A. (ed.) *Acquired Apraxia of Speech in Aphasic Adults*. London: Taylor & Francis. 115-144.

Varley, R. & Whiteside, S. P. (2001) What is the underlying impairment in acquired apraxia of speech. *Aphasiology, 15,* 39-49.

Wambaugh, J. L., Duffy, J. R., McNeil, M. R., Robin, D. A. & Rogers, M. A. (2006) Treatment guidelines for acquired apraxia of speech: A synthesis and evaluation of the evidence. *Journal of Medical Speech-Language Pathology, 14,* XV-XXXIII.

Wertz, R. T., La Pointe, L. L. & Rosenbek, J. C. (1984) *Apraxia of Speech in Adults: The Disorder and its Management.* Orlando: Grune & Stratton.

Wilshire, C. E. & McCarthy, R. A. (1996) Experimental investigations of an impairment in phonological encoding. *Cognitive Neuropsychology, 13,* 1059-1098.

Yorkston, K. M. & Waugh, P. F. (1989) Use of Augmentative Communication Devices with Apractic Individuals. In: Square-Storer, P. A. (ed.) *Acquired Apraxia of Speech in Aphasic Adults*. London: Taylor & Francis. 267-283

Yorkston, K. M., Beukelman, D. R., Strand, E. A. & Bell, K. R. (1999) *Management of Motor Speech Disorders in Children and Adults.* Austin: Pro-ed.

Ziegler, W. & Cramon, D. von (1986) Disturbed coarticulation in apraxia of speech: acoustic evidence. *Brain and Language, 29,* 34-47.

Ziegler, W. (1991) Sprechapraktische Störungen bei Aphasie. In: Blanken, G. (Hg.) *Einführung in die linguistische Aphasiologie*. Freiburg: HochschulVerlag. 89-119.

Ziegler, W. & Jaeger, M. (1993) Aufgabenhierarchien in der Sprechapraxie-Therapie und der »metrische« Übungsansatz. *Neurolinguistik, 7,* 17-29.

Ziegler, W. (2003) Zur Autonomie sprechmotorischer Kontrollfunktionen. *Forum Logopädie, 17,* 6-13.

Ziegler, W. & Maassen, B. (2004) The role of the syllable in disorders of spoken language production. In: Maassen, B., Kent, R. D., Peters, H. F. M., Van Lieshout, P. H. H. M. & Hulstijn, W. (eds.) *Speech Motor Control in Normal and Disordered Speech*. Oxford: University Press. 415-447

Ziegler, W. (2005) A nonlinear model of word length effects in apraxia of speech. *Cognitive Neuropsychology, 22,* 603-623.

Ziegler, W. (2008) Apraxia of Speech. In: Miller, B. & Goldenberg, G. (eds.) *Handbook of Clinical Neurology*. London: Elsevier. 269-285

11. Dysarthrie

Wolfram Ziegler

EKN – Entwicklungsgruppe Klinische Neuropsychologie
Klinik für Neuropsychologie, Klinikum Bogenhausen
Städtisches Klinikum München GmbH

Einleitung

Dysarthrien sind neurologisch bedingte motorische Störungen des Sprechens. Sie betreffen Bewegungsvorgänge, an denen eine große Anzahl von Muskelgruppen beteiligt ist:

- die Atmungsmuskulatur,
- die inneren und äußeren Kehlkopfmuskeln,
- die pharyngale Muskulatur inklusive des weichen Gaumens,
- die Zunge,
- die Kiefermuskulatur und
- die periorale Muskulatur.

Die Sprechbewegungsstörungen werden durch Pathomechanismen wie Lähmung, Ataxie, Akinesie, Tremor etc. verursacht, also durch pathophysiologische Mechanismen, wie sie auch den bekannten neurologischen Bewegungsstörungen der Extremitäten zugrunde liegen. Diese Störungsmechanismen beeinträchtigen motorische Prozesse, die man mit dem Begriff der »Bewegungs*ausführung*« kennzeichnet. Darin unterscheiden sich die Dysarthrien von den (expressiven) *phonologischen Störungen* (Kapitel 9) und der *Sprechapraxie* (Kapitel 10), die als Störungen von Prozessen der Handlungs- und Bewegungs*planung* des Sprechens verstanden werden.

Dysarthrische Störungen zählen zu den Symptomen einer großen Anzahl von neurologischen Erkrankungen, insbesondere derjenigen Erkrankungen, die mit einer Schädigung motorischer Zentren des zentralen und des peripheren Nervensystems einhergehen. Die Dysarthrien sind daher auch die häufigsten neurologisch bedingten Kommunikationsstörungen (Duffy, 2005). Nach einer groben Schätzung leben in Deutschland mehr als 250.000 Menschen mit einer Dysarthrie. Unter den Ursachen sind hervorzuheben:

- zerebrovaskuläre Erkrankungen,
- entzündliche Erkrankungen des zentralen Nervensystems (zum Beispiel Multiple Sklerose),
- Schädel-Hirn-Traumen,
- degenerative Erkrankungen der Basalganglien oder des Kleinhirns (zum Beispiel die Parkinson-Syndrome, die spino-zerebellären Ataxien),
- Erkrankungen des motorischen Neurons (zum Beispiel Amyotrophe Lateralsklerose),
- Erkrankungen des neuromuskulären Übergangs (zum Beispiel Myasthenia gravis),

(Ziegler, 2002b).

Die Dysarthrien sind *Sprech*störungen. Ein wichtiges Kriterium für das Vorliegen einer Dysarthrie ist demnach, daß *Sprech*funktionen der genannten Muskelgruppen betroffen sind. Diese Einschränkung ist wichtig, da Störungen nichtsprachlicher und sprachlicher Bewegungsfunktionen der Vokaltraktmuskulatur nicht assoziiert sein müssen. Oft sind bei dysarthrischen Patienten die motorischen Funktionen des emotionalen Ausdrucks (zum Beispiel mimische und laryngeale Bewegungen beim Lachen oder Weinen) oder motorische Vitalfunktionen (Atmen, Schlucken) relativ oder komplett erhalten, und auch die Kontrolle nichtsprachlicher Willkürbewegungen (Mund öffnen, Zunge herausstrecken, schnelle Wechselbewegungen ausführen etc.) muß nicht im gleichen Ausmaß beeinträchtigt sein wie das Sprechen. Umgekehrt können Schädigungen des zentralen Nervensystems zu Störungen nichtsprachlicher Bewegungsfunktionen der respiratorischen, laryngealen oder supralaryngealen Muskulatur führen, ohne daß gleichzeitig auch eine Sprechstörung vorliegen muß (Ziegler, 2003).

Symptomatik und Syndrome

Dysarthrische Symptome lassen sich aus verschiedenen Perspektiven betrachten und klassifizieren: aus einer bewegungsphysiologischen, einer akustisch-auditiven und einer funktionell-kommunikativen.

Physiologische und auditive Beschreibungsebene

Die am häufigsten verwendete Einteilung der Dysarthriesyndrome orientiert sich am Modell der Pathomechanismen motorischer Erkrankungen der Gliedmaßen (Tabelle 1). Aus den Störungen von Tonus und Bewegungssteuerung resultieren charakteristische Veränderungen des Sprachschalles, die sich nach auditiven Kriterien klassifizieren und den Dysarthriesyndromen zuordnen lassen (Tabelle 2).

Paretische Dysarthrien

Schlaffe Paresen resultieren meist aus Läsionen des zweiten (peripheren) motorischen Neurons oder der motorischen Hirnnervenkerne, also aus einer Schädigung der »gemeinsamen motorischen Endstrecke« aller absteigenden motorischen Bahnen. Daher sind alle Bewegungsfunktionen der betroffenen Muskulatur beeinträchtigt, also die emotionalen Ausdrucksbewegungen ebenso wie die reflektorisch vermittelten Bewegungen, etwa das Schlucken oder Husten, und die Willkürbewegungen einschließlich des Sprechens. Dies ist ein wichtiges Merkmal, durch das sich die peripheren von den zentralen Bewegungsstörungen unterscheiden.

Aus einer isolierten Schädigung einzelner Hirnnerven, zum Beispiel einer Durchtrennung des Nervus recurrens, resultieren entsprechend umschriebene Störungen, zum Beispiel eine einseitige Stimmlippenparese. Diffusere Schädigungsmuster können aber auch mehrere Hirnnervenkerne des Hirnstamms betreffen, zum Beispiel im Rahmen einer Motorneuronerkrankung, und damit zu einer die gesamte Sprechmuskulatur umfassenden Störung und einer schweren Dysarthrie führen. Die Muskulatur ist schwach, schlaff und leicht ermüdbar. Daraus resultiert eine Bewegungsverlangsamung und eine eingeschränkte oder sogar aufgehobene Beweglichkeit der Sprechorgane, also etwa eine verminderte Adduktionsfähigkeit der Stimmlippen, fehlende Gaumensegelanhebung oder reduzierte Zungen- und Lippenbewegungen (Tabelle 1). Eine Schwäche der Inspirationsmuskeln führt zu verringerter Einatmungstiefe, geringem Anblasedruck und raschem Luftverlust, mit der Folge einer leisen Stimme und einer erhöhten Einatmungshäufigkeit. Schlaffe Lähmungen der intrinsischen Kehlkopfmuskeln verursachen eine behauchte Stimme, im Extremfall eine komplette Unfähigkeit zu stimmhafter Phonation. Eine prosodische Variation der Tonhöhe ist nur eingeschränkt möglich, mit der Folge einer monotonen Sprechweise. Eine Schwäche des Gaumensegels und der pharyngalen Muskulatur resultiert in einem hypernasalen Stimmklang oder einem nasalen Entweichen der Luft bei der Plosivartikulation. Die Artikulation kann durch unvollständige oder schwache Verschluß- oder Friktionsbildung und eine geringe Differenzierung der Vokale beeinträchtigt sein. Patienten mit schweren Störungen zeigen oft ein durchwegs »offenes« Artikulieren. Das Sprechen ist wegen der reduzierten Bewegungsgeschwindigkeit der Artikulatoren und der häufigen Einatmungspausen oft stark verlangsamt (Tabelle 2). Ein wichtiges Kennzeichen – vor allem bei Patienten mit Myasthenia gravis – ist die rasche Ermüdbarkeit der Muskulatur, etwa beim lauten Lesen eines längeren Textes.

Spastische Paresen der Sprechmuskulatur resultieren gewöhnlich aus Läsionen der Mund- und Larynxregion des motorischen Kortex und/oder der zum Hirnstamm absteigenden Fasern des ersten motorischen Neurons, zum Beispiel in Folge von Infarkten der inneren Kapsel. Einseitige Läsionen dieses Systems werden nach wenigen Wochen kompensiert, da die erhaltenen motorischen Bahnen der nicht betroffenen Hemisphäre nicht nur die kontralateralen motorischen Hirnnervenkerne versorgen, sondern auch auf die ipsilaterale Seite des Hirnstamms projizieren (Muellbacher, Artner & Mamoli, 1999). Eine Ausnahme bildet dabei die vom Nervus facialis versorgte Muskulatur der unteren Gesichtshälfte – hier bleiben einseitige zentrale Paresen meist anhaltend bestehen, da nur ein geringer Teil der Nervenfasern auf den ipsilateralen Fazialiskern projiziert und daher eine wirksame Kompensation nicht stattfinden kann. Bei beidseitigen Läsionen des zentralen motorischen Neurons, wie sie beispielsweise bei einer Pseudobulbärparalyse vorliegen, entsteht dagegen eine anhaltende und schwere *spastische* Dysarthrie. Als Kennzeichen einer spastischen Parese der Sprechmuskulatur gilt ein erhöhter Muskeltonus, der sich beispielsweise in einer Hyperadduktion der Stimmlippen oder einer Retraktion der Zunge zeigt. Die Beweglichkeit der Sprechorgane ist verlangsamt und eingeschränkt, beispielsweise kann es zu einer Aufhebung der Gaumensegelfunktion kommen. Die feinmotorische Verformung von Zunge und Lippen bei der Artikulation ist ebenfalls beeinträchtigt.

Ein wichtiges Kennzeichen dieses supranukleären Pathomechanismus ist, daß er – im Unterschied zu den peripher bedingten Störungen – häufig auf die Kontrolle *willkürlicher* Bewegungen der Sprechmuskulatur beschränkt ist. Da die motorischen Hirnnervenkerne auch Input von anderen Kortexarealen erhalten, zum Beispiel dem vorderen zingulären Kortex, sind emotionale Ausdrucksbewegungen (zum Beispiel Lachen und Weinen) bei Patienten mit einer spastischen Dysarthrie oft erhalten, es kann zu extremen Dissoziationen zwischen nahezu völlig aufgehobener Willkürmotorik und manchmal sogar übersteigerten emotionalen Ausdrucksbewegungen kommen (Ackermann & Ziegler, 2009). Auch bei Patienten mit einer einseitigen (zentralen) Fazialisparese kann man oft feststellen, daß der beim Sprechen gelähmte Mundast bei spontanem Lachen seitengleich mit dem nicht betroffenen Mundast abduziert wird.

Ataktische Dysarthrie

Durch Läsionen des Kleinhirns und der afferenten oder efferenten Kleinhirnprojektionen können ataktische Bewegungsstörungen verursacht werden. Unter dem Begriff der Ataxie werden Symptome wie Bewegungsunsicherheit, Zielungenauigkeit von Bewegungen, Instabilität bei der Aufrechterhaltung einer Körperposition oder Beeinträchtigun-

Pathomechanismus		Schädigungsort[1]	Ätiologien[2]	Merkmale[3]
Parese	schlaff	Hirnnervenkerne zweites motorisches Neuron neuromuskulärer Übergang	Trauma, ALS, Myasthenia gravis	verlangsamte, eingeschränkte, undifferenzierte Bewegungen in Folge einer schlaffen Lähmung; alle Funktionen sind betroffen, inkl. emotionaler Ausdruck, Reflexe etc.
	spastisch	Motorischer Kortex erstes motorisches Neuron	Infarkte / Blutungen, Multiple Sklerose	verlangsamte, eingeschränkte, undifferenzierte Bewegungen in Folge einer spastischen Lähmung; emotionale Ausdrucksfunktionen sind oft erhalten, Reflexe zum Teil übersteigert
Ataxie		Kleinhirn, efferente und afferente Kleinhirnprojektionen	Infarkte, degenerative Erkrankungen, Intoxikationen	Zielungenaue Bewegungen, instabile Haltephasen
Akinesie / Rigidität		Basalganglien	Parkinson-Syndrome	Verzögerte Initiierung und eingeschränkter Umfang von Sprechbewegungen, Steifigkeit der Muskulatur
Tremor		Basalganglien, Kleinhirn	Morbus Parkinson, zerebelläre Ataxien, spasmodische Dysphonie, essentieller Tremor	Muskelzittern mit 2-3 Hz (zerebellärer Tremor) oder mit 5-8 Hz (andere Tremorformen)
Dyskinesie / Dystonie	Choreatische Hyperkinesie	Nucl. caudatus, Putamen, diffuse kortikale Läsionen	Morbus Huntington	Unkontrollierte, überschießende Bewegungen
	Fokale Dystonien	unbekannt	unbekannt	Erhöhter Muskeltonus der Stimmlippenad- oder abduktoren (spasmodische Dysphonie) oder der oro-mandibulären Muskulatur (oro-mandibuläre Dystonie)

1 Es werden die wichtigsten Schädigungsorte genannt. Einige Syndrome können auch durch Läsionen anderer Hirnstrukturen verursacht werden.

2 Es werden nur die wichtigsten Beispiele neurologischer Erkrankungen genannt.

3 Es werden nur ausgewählte prototypische Merkmale aufgezählt.

Tabelle 1 Pathophysiologische Klassifikation der Dysarthrien

gen der zeitlichen Kontrolle rhythmischer Bewegungen zusammengefaßt. Auch die Sprechbewegungen können von solchen Symptomen betroffen sein. So wurden beispielsweise Koordinationsstörungen zwischen abdominalen und thorakalen Atmungsbewegungen gemessen, aus akustischen Daten auf eine Instabilität der Spannung der Kehlkopfmuskulatur bei der Phonation geschlossen oder veränderte und sehr variable Zeitmuster artikulatorischer Ereignisse festgestellt (Tabelle 1; z. B. Duffy, 2005).

Zu den prototypischen Merkmalen der ataktischen Dysarthrie zählen unkontrollierte Schwankungen der Tonhöhe und Lautstärke, eine variable Stimmqualität und ein Wechsel zwischen über- und unterartikulierten konsonantischen Segmenten. Ist die Sprechatmung involviert, kann es – als Folge einer mangelnden Koordination der Funktionskreise – zu unkontrollierten Einatmungen, gelegentlich inspiratorischem Sprechen oder Überziehen der Atemmittelage kommen (Tabelle 2).

Wie auch bei einer Ataxie der Gliedmaßen kommt es bei ataktischen Sprechstörungen häufig zu kompensatorischen Symptomen. Beispielsweise versuchen ataktische Patienten meist, den bei einer Zielbewegung auftretenden Tremor durch eine erhöhte Tonisierung der Muskulatur zu reduzieren. An der Kehlkopfmuskulatur kann dies zu einer kompensatorischen Hyperadduktion und einer daraus resultierenden gepreßten Stimme führen. Auch das häufig »skandierende Sprechen« dieser Patienten kann einen solchen Kompensationsvorgang widerspiegeln. Nichtsprachliche Aufgaben wie das Produzieren gehaltener Vokale ([aːːː], [iːːː] etc.) oder schneller Silbenfolgen ([bababa …], [badabada…] etc.) sind sehr sensitiv für ataktische Bewegungsstörungen und können selbst bei Patienten, die nicht oder nur geringfügig dysarthrisch sind, Tonhöhenschwankungen, Stimmzittern oder eine Dysdiadochokinese anzeigen (Ackermann & Ziegler, 1994; Ziegler & Wessel, 1996).

Hypokinetische Dysarthrie

Bei Patienten mit einem idiopathischen Parkinson-Syndrom können die mit dieser Erkrankung einhergehende Akinesie und der Rigor zu einer (rigid-)hypokinetischen Dysarthrie führen (Deuschl, 2008). Auch bei

Syndrom	Sprechatmung	Stimme	Artikulation	Prosodie	Bemerkungen
Schlaff	verkürzte Exspirationsphasen, erhöhte Einatmungsfrequenz, Überziehen der Atemmittellage, hörbar angestrengte Einatmung	behaucht, leise, manchmal zu tief	Artikulationsunschärfe eingeschränkter Vokalraum Hypernasalität	verlangsamt monoton	Bei isolierten Hirnnervenläsionen sind nur Teilsysteme beeinträchtigt (z.B. Stimme). Rasche Ermüdbarkeit.
Spastisch	verkürzte Exspirationsphasen, erhöhte Einatmungsfrequenz, Überziehen der Atemmittellage, hörbar angestrengte Einatmung	gepreßt und rauh, manchmal zu hoch, manchmal zu laut	Artikulationsunschärfe eingeschränkter Vokalraum Hypernasalität	verlangsamt monoton	Die verschiedenen Funktionskreise können in unterschiedlichem Ausmaß betroffen sein. Hörbare Anstrengung.
Ataktisch	paradoxe Atmung, unkontrollierte Einatmungen	rauh-gepreßt; Tonhöhen- und Lautstärkeschwankungen; Stimmzittern	wechselnde Artikulationsschärfe; manchmal »explosive« Artikulation	verlangsamt skandierend	Vokalhalten und Diadochokinese sind überproportional beeinträchtigt.
Hypokinetisch	verkürzte Exspirationsphasen erhöhte Einatmungsfrequenz	rauh-behaucht manchmal Stimmzittern leise (vor allem am Äußerungsende)	reduzierte Kieferbeweglichkeit, Artikulationsunschärfe (vor allem am Äußerungsende)	normales, manchmal beschleunigt wirkendes Tempo; Iterationen monoton	Das einzige Dysarthriesyndrom, das nicht durch verlangsamtes Sprechen charakterisiert ist!
Hyperkinetisch[1]	unkontrollierte Einatmungen Überziehen der Atemmittellage	unwillkürliche Vokalisationen, bizarre Tonhöhen-/Lautstärkevariationen, wechselnde Stimmqualität	wechselnde Artikulationsschärfe, unwillkürliche Schnalz- und Mundöffnungsgeräusche	verlangsamt Sprechpausen, Blockaden, bizarre Intonation	Die Symptome fügen sich in das Bild der Körpermotorik ein: motorische Unruhe, unkontrolliertes Grimassieren etc.

1 Es wird nur der choreastische Typ beschrieben.

Tabelle 2 *Prototypische auditive Merkmale unterschiedlicher Dysarthriesyndrome (Duffy, 2005; Ziegler, 2003; Darley et al., 1975)*

Stammganglienschädigungen anderer Ätiologien kann diese Dysarthrieform auftreten. Akinesie und Rigor führen beide zu einer Bewegungsverarmung und einer Einschränkung der Beweglichkeit der am Sprechen beteiligten Organe, ohne die Anzeichen einer Parese (Tabelle 1). Das Initiieren einer Äußerung kann erschwert und verzögert sein, zum Ende einer längeren Äußerung »versiegen« Stimme und Artikulationsschärfe. Die Atmungsbewegungen sind flach, die Stimmlippenadduktion ist unvollständig, die Bewegungen von Unterkiefer, Zunge und Lippen sind in ihrem Umfang stark eingeschränkt. Dies führt zu erhöhter Einatmungsfrequenz, Hypophonie (leise, behaucht-rauhe, manchmal zu hohe Stimme), Artikulationsunschärfe und monotoner Intonation. Meist liegt ein normales Zeitmuster der Silbenfolge vor, was bei der gleichzeitigen Artikulationsunschärfe oft den Eindruck eines überhasteten Sprechens hervorruft (Tabelle 2). Bisweilen treten auch tatsächlich beschleunigte Silbensequenzen und Silbeniterationen auf, was mit dem Symptom des Parkinson-Tremors in Verbindung gebracht wird (Ackermann & Hertrich, 2008; Ziegler, 2008).

Hyperkinetische Dysarthrie

Erkrankungen der Basalganglien können auch Störungsbilder hervorrufen, die völlig gegensätzlich zur hypokinetischen Dysarthrie sind, nämlich hyperkinetische Dysarthrieformen. Ein wichtiges klinisches Beispiel ist die Dysarthrie bei Morbus Huntington, einer autosomal-dominant vererbten degenerativen Erkrankung, die mit einer Degeneration hauptsächlich des Nucleus caudatus einhergeht und im Verlauf auch andere Teile der Basalganglien und zunehmend auch die Rinde des Frontallappens einbezieht. Bei voller Ausprägung des choreatischen Syndroms leiden die Patienten unter nicht-unterdrückbaren Bewegungen des Rumpfes, der Gliedmaßen und der oralen und mimischen Muskulatur, die sich auf die Atmungsbewegungen beim Sprechen, auf die laryngeale Motorik und die Artikulation auswirken. Es kommt zu kurzzeitigen Blockaden der Atmungstätigkeit oder zu unwillkürlichen Einatmungsbewegungen, zum Teil mit inspiratorischem Sprechen, zu spontanen Vokalisationen, Lautstärke- und Tonhöhenschwankungen, zu plötzlichen Entstimmungen stimmhafter Segmente, zu oralen Schnalzgeräuschen, verlangsamter Artikulation und wechselnder Artikulationsschärfe (Duffy, 2005). Bei fortschreitender Erkrankung können die Patienten aphon oder völlig mutistisch werden.

Funktionell-kommunikative Beschreibungsebene

Die Dysarthrien sind *Sprech*störungen. Als solche sind sie auch Störungen der Fähigkeit, sprachlich zu *kommunizieren*, was zu einer Einschränkung der Beteiligung am sozialen Leben und der Berufsausübung führen kann. Es ist wichtig, diese Konsequenzen als eigenständige Beschreibungsebene dysarthrischer Störungen zu berücksichtigen.

Eine wichtige Rolle spielt dabei der Begriff der *Verständlichkeit*. Kommunikation kann nur dann reibungslos funktionieren, wenn die Äußerungen eines Sprechers verständlich sind. Ist die Verständlichkeit eingeschränkt, bestehen zwar noch verschiedene Möglichkeiten, eine rudimentäre Kommunikation aufrecht zu erhalten (zum Beispiel durch Kompensationsmaßnahmen des Patienten, durch kooperatives Verhalten des Gesprächspartners oder durch Einsatz alternativer Kommunikationsmittel), allerdings geschieht dies immer auf Kosten der Alltagstauglichkeit einer solchen Kommunikationsweise.

Störungen sprechmotorischer Steuerungsfunktionen, wie sie bei einer Dysarthrie vorliegen, führen ab einem gewissen Schweregrad immer zu einem Verlust der Verständlichkeit (Ziegler, 2002a). Ob die Äußerungen eines Patienten verstanden werden, hängt jedoch nicht nur von artikulatorischen, stimmlichen oder prosodischen Symptomen ab, sondern zusätzlich auch von vielen weiteren Faktoren: von (dysarthrieunabhängigen) Sprecherfaktoren, von Hörerfaktoren und von äußerungsbezogenen Faktoren wie zum Beispiel dem Kontext. Empirische Untersuchungen und detailliertere Beschreibungen dieser Einflußfaktoren finden sich in Ziegler (2002a: Abschnitt 3.3).

Aber auch gut verständliche Patienten können durch ihre Sprechstörung massiv beeinträchtigt sein, und zwar dann, wenn ihre Sprechweise so durch stimmliche oder durch prosodische Auffälligkeiten geprägt ist, daß sie im Alltag aufgrund ihres unnatürlichen, bizarren Sprechens auffallen. Laien schreiben solchen Patienten oft fälschlicherweise Attribute wie *betrunken, kognitiv beeinträchtigt, depressiv* oder *aggressiv* zu (Ziegler, 2002a: Abschnitt 3.4). Auch diese Merkmale können, wie die Verständlichkeitsminderung, zu Einschränkungen in der Beteiligung an sozialen Aktivitäten, zu familiären und Partnerproblemen oder zu einem Verlust des Arbeitsplatzes führen.

Modelleinordnung

Entsprechend der üblichen Dreigliederung der an der mündlichen Sprachproduktion beteiligten phonologisch-motorischen Prozesse werden die Dysarthrien der Ebene der Bewegungs*ausführung* zugeordnet (Abbildung 1). Sie werden dabei modelltheoretisch insbesondere von der *Sprechapraxie* unterschieden, die als Störung der phonetischen Enkodierung oder der motorischen Programmierung verstanden wird (vgl. Kapitel 10).

Die theoretischen und die empirischen Grundlagen einer scharfen Trennlinie zwischen phonetischer Enkodierung / motorischer Programmierung einerseits und Bewegungsausführung andererseits sind jedoch wenig erforscht. Die konzeptuelle Unterscheidung der drei in Abbildung 1 dargestellten Komponenten entspringt der Annahme, daß die im phonologischen Lexikon dauerhaft gespeicherten Wortformrepräsentationen relativ abstrakt sind und die in ihnen

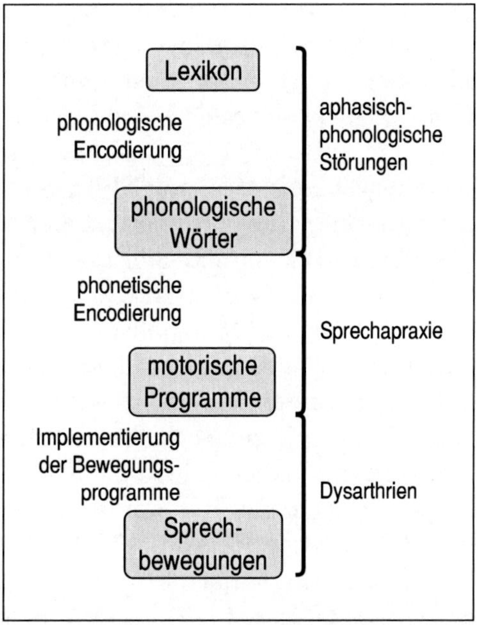

Abbildung 1 Dreigliedriges Modell der phonologisch-motorischen Komponente der mündlichen Sprachproduktion und ihrer Störungen

enthaltene Bewegungsinformation für die Sprachproduktion schrittweise entfaltet und mit den für die Bewegungskontrolle erforderlichen Details angereichert werden muß. Welche Schritte dafür im einzelnen erforderlich sind, ist allerdings nicht bekannt. Der Komponente der *phonetischen Encodierung* wird eine wichtige Rolle bei diesem Übersetzungsprozeß zugeschrieben. Sie aktiviert die motorischen Routinen, die eine weitgehend automatisierte Steuerung der Sprechbewegungen – beispielsweise für ganze Silben – in Gang setzen (Kapitel 10).

Nach konventionellen Vorstellungen ist das neuro-motorische Ausführungsorgan des Sprechens selbst nicht Teil des Sprachsystems, sondern Teil eines universellen Bewegungsapparates, der – außer Sprechen – auch alle anderen Bewegungsabläufe der Vokaltraktmuskulatur erledigt. Daher werden dysarthrische Störungen oft mit Störungen nichtsprachlicher Vokaltraktbewegungen in eins gesetzt (Rosenbek, Kent & Lapointe, 1984). Diese Vorstellung läßt sich jedoch aus verschiedenen Gründen nicht aufrechterhalten: 1) Die Steuerung von Sprechbewegungen ist zum Beispiel von der Steuerung *emotionaler Ausdrucksbewegungen* weitgehend (nämlich bis zur Ebene der Hirnnervenkerne) unabhängig – daher die bereits erwähnten Dissoziationen zwischen Störungen des Sprechens und Störungen emotionaler Ausdrucksfunktionen (Ackermann & Ziegler, 2009). 2) Motorische Vorgänge, die der Aufrechterhaltung des Metabolismus dienen (Atmen, Schlucken), werden durch weitgehend autonome »Schrittmachersysteme« im Hirnstamm kontrolliert, die für willkürliche Bewegungsvorgänge wie das Sprechen keine Rolle spielen. So ist es zu erklären, daß Sprech- und Schluckstörungen dissoziiert sein können oder Störungen der Sprechatmung in den seltensten Fällen mit Störungen der Sauerstoffversorgung einhergehen. 3) Die Kontrolle von Vokaltraktbewegungen wird – wie alle willkürmotorischen Vorgänge – durch motorische Lernprozesse geformt und verändert (»übungsinduzierte Plastizität« (Ungerleider, Doyon & Karni, 2002)). Daraus läßt sich ableiten, daß der ausgedehnte Prozeß des Sprechenlernens im Verlauf des kindlichen Spracherwerbs zur Entwicklung eines eigenständigen sprechmotorischen Netzwerks führt, das darauf spezialisiert ist, die für eine Sprache charakteristischen lautlichen und rhythmischen Muster hervorzubringen. Motorische Plastizität betrifft, wie man weiß, nicht nur *kortikale* motorische Areale, sondern auch die Stammganglien, das Kleinhirn und sogar die zum Hirnstamm und Rückenmark absteigenden Faserverbindungen (Davidson, Chan, O'Dell & Schieber, 2007), also (in unterschiedlichem Ausmaß) alle Systeme, die zu den Schädigungsorten zentraler Sprechstörungen zählen. Die Vokaltraktmuskulatur ist von diesem Prinzip nicht ausgenommen (Svensson, Romaniello, Wang, Arendt-Nielsen & Sessle, 2006). Bei Erwachsenen werden diese motorischen Subsysteme daher für das Sprechen vermutlich in anderer Weise orchestriert als für Bewegungsfunktionen wie *Zunge herausstrecken, pfeifen, Lippen breitziehen, schnelles /pataka/* etc. So ist es auch zu erklären, daß Störungen der (nichtsprachlichen) willkürlichen Mundmotorik nicht immer mit Sprechstörungen einhergehen (Ziegler, 2003; Ziegler, 2006).

Was bedeutet das für das dreigliedrige Modell der Sprachproduktion aus Abbildung 1? Die Artikulationskomponente dieses Modells kann bei Erwachsenen wohl nicht als sprachunabhängiges »Werkzeugsystem« gesehen werden – sie ist durch jahrelanges motorisches Lernen zu einem integrativen Bestandteil in der Kette von Sprachproduktionsprozessen geworden. Damit wird die Bedeutung der im Modell geforderten »Übersetzung« zwischen zwei als völlig fremd postulierten Repräsentationsdomänen, einer abstrakt-phonologischen und einer universell-motorischen, geschmälert und die strenge Abgrenzung zwischen einer Programmierungs- und einer Ausführungskomponente erschwert.

Trotz dieser Bedenken gibt es immer noch gute Gründe, die Dysarthrien von der Sprechapraxie abzugrenzen. Einer der Gründe liegt darin, daß die Sprechapraxie eine streng lateralisierte motorische Störung ist, was für die Dysarthrien nicht gilt. Dies deutet auf eine Störung hierarchisch übergeordneter motorischer Funktionen hin. Außerdem sind die Merkmale der Dysarthrien durch Pathomechanismen erklärbar, die wir auch von anderen motorischen Erkrankungen kennen, wie zum Beispiel Spastizität, Hypokinesie, Dystonie etc. (siehe oben). Die Symptome der Sprechapraxie sind durch keinen dieser Mechanismen plausibel zu erklären (vgl. Kapitel 10).

Diagnostik

Wir haben die Symptomatik der Dysarthrien auf zwei unterschiedlichen Ebenen beschrieben, einer physiologischen und einer funktionell-kommunikativen. Dem entsprechend lassen sich auch die diagnostischen Verfahren unterteilen in solche, die auf eine Erfassung der physiologischen Grundlagen der Störung abzielen, und andere, die die daraus resultierende Einschränkung auf den Ebenen der »Fähigkeiten« und der »Partizipation« beschreiben (www.who.int/classifications/icfbrowser/).

Physiologisch orientierte Diagnostikverfahren

In strikter Auffassung versteht man unter physiologisch orientierten Diagnostikverfahren nur solche, die auf eine *direkte* Analyse der myoelektrischen, dynamischen oder kinematischen Aspekte der Bewegungsstörung abzielen, also Elektromyographie (EMG), Kraftmessung, und Messung von Bewegungsparametern (Hixon, Weismer & Hoit, 2008). Mit Ausnahme der Elektromyographie spielen diese Methoden in der klinischen Diagnostik bislang keine nennenswerte Rolle. Dies liegt zum einen daran, daß die Messung von Zungen- oder Lippenkräften oder die Aufzeichnung der Bewegungspfade dieser Organe methodisch sehr anspruchsvoll und für die Patienten belastend ist. Zum andern gibt es bislang noch wenig Erfahrung mit der Interpretation solcher Daten: Die anatomischen Verhältnisse des Vokaltrakts sind von Sprecher zu Sprecher sehr unterschiedlich, und ebenso unterschiedlich sind die Bewegungsverläufe der Artikulationsorgane beim Sprechen (Prinzip der »motorischen Äquivalenz«). Es ist daher nicht einfach, aus Beobachtungen von Sprechbewegungen zu erschließen, ob eine vermeintlich »abweichende« Bewegung tatsächlich als pathologisch zu bewerten ist und wie der Grad der Abweichung einzuschätzen ist.

Einige apparative Meßverfahren geben nur *indirekt* Aufschluß über Störungen der Sprechmotorik, indem sie die mechanischen oder aerodynamischen Auswirkungen von Bewegungsvorgängen messen. Dazu zählen beispielsweise die Messung thorakaler und abdominaler Atmungsbewegungen mit Atemgürteln, *elektroglottographische* Messungen der Stimmlippenoszillationen, die *elektropalatographische* Erfassung von Kontaktmustern der Zunge am harten Gaumen bei der Artikulation alveolarer und palataler Konsonanten, oder *aerodynamische* Methoden zur Messung von Anblasedruck, Glottiswiderstand oder Luftstromsteuerung (transnasal oder transoral) (Hixon et al., 2008). Keines dieser Verfahren zählt derzeit zum klinischen Standard in der Diagnostik dysarthrischer Störungen. Wie die oben beschriebenen »direkten« Methoden sind sie mit einem hohen Untersuchungsaufwand verbunden und erfordern eine hochspezifische apparative Ausstattung und ein fundiertes Wissen über deren Kalibrierung und Anwendung, über mögliche Fehlerquellen und die Interpretation der erhobenen Daten.

Akustische Analyse des Sprachsignals.

Bei diesen Verfahren wird das Sprachsignal aufgezeichnet und mit Methoden der Signalverarbeitung analysiert. In den meisten Anwendungen zielen auch diese Methoden darauf ab, aus den Daten Schlußfolgerungen über die Störungen des Sprechbewegungsablaufs abzuleiten, allerdings sind diese Schlüsse noch weniger direkt als bei den oben erwähnten Methoden. Andererseits beschreiben akustische Parameter die wichtigste »Zielgröße« aller sprechmotorischen Aktivität, nämlich die Qualität des Sprachschalles (Guenther, Hampson & Johnson, 1998). Abweichende akustische Meßgrößen zeigen daher verläßlich an, daß die Artikulationsbewegungen des Patienten nicht den Zielvorgaben entsprochen haben.

Die akustischen Analyseverfahren haben mit den bisher beschriebenen apparativen Verfahren gemeinsam, daß sie *objektive* Meßdaten liefern. Damit ist es beispielsweise möglich, leichte (zum Beispiel therapeutisch bedingte) Veränderungen von Sprechparametern im Verlauf zu objektivieren.

Die akustische Dysarthriediagnostik verwendet das Oszillogramm und das Sonagramm des Sprachsignals, um die Dauern von phonetischen Ereignissen zu messen und Aussagen über Stimmlage, Stimmqualität und die Artikulation von Vokalen oder Konsonanten zu treffen (vgl. Hixon et al., 2008: Kap. 9). Akustische Daten dysarthrischer Patienten sind allerdings ungleich schwerer zu interpretieren als die von

Probanden ohne Sprechstörung, da sich verschiedene Störungsaspekte in ihrer Beeinflussung akustischer Parameter überlagern. Der Parameter der *voice onset time* (VOT) beispielsweise, in der Phonetik häufig als Index für die artikulatorisch-laryngeale Koordination bei der Plosivartikulation verwendet, ist bei vielen Patienten wegen des Fehlens eines Plosionsgeräusches gar nicht meßbar, und in den Fällen, in denen eine VOT dennoch ablesbar ist, können die Meßwerte durch Veränderungen des Anblasedrucks, des Glottismechanismus und der artikulatorischen Verschlußkraft so kontaminiert sein, daß eine direkte Interpretation nicht mehr möglich und ein Vergleich zwischen verschiedenen Patienten nicht mehr sinnvoll ist. Ein anderes Beispiel sind die Formantfrequenzen der Vokale, die in der Phonetik zur Beschreibung von Vokalhöhe, Lage, und Rundung herangezogen werden: Bei Patienten mit hypernasaler Vokalartikulation verändern sich die Resonanzverhältnisse des Vokaltraktes so, daß die Formantfrequenzen nicht mehr in der üblichen Weise interpretierbar sind.

Robuste akustische Parameter, die sich für einen Einsatz in der klinischen Diagnostik dysarthrischer Patienten eignen, sind beispielsweise die Silbendauern (zur Beschreibung des Sprechtempos und des Sprechrhythmus vgl. Ziegler, Hartmann & Hoole, 1993; Ziegler & Wessel, 1996), die Grundfrequenz der Sprechstimme (zur Beschreibung von Stimmlage und Intonation) und einige Stimmqualitätsparameter. Zwei dieser Parameter, das Sprechtempo und die Sprechstimmlage, sind Bestandteil des weiter unten beschriebenen *MVP-Online* (z. B. Hinterberger et al., 2008).

Auditive neurophonetische Analyse

Das phonetisch geschulte Ohr der Sprachtherapeuten ist trotz aller technischen Neuerungen immer noch das wichtigste Analyseinstrument in der Dysarthriediagnostik. Mittels auditiver Verfahren wird versucht, das Störungsmuster eines Patienten durch Merkmale wie die in Tabelle 2 aufgelisteten zu beschreiben und so ein Störungsprofil zu erstellen. Dieses Profil kann Hinweise auf das vorliegende Dysarthriesyndrom geben, den Schweregrad der Dysarthrie abbilden und die Vorgehensweise in der Therapie steuern. Die Methode der systematischen Analyse auditiver Dysarthriemerkmale geht auf die Arbeiten von Darley, Aronson und Brown (1975) zurück.

Die *Frenchay-Dysarthrieuntersuchung* (Enderby, 1991) greift in einigen Untertests in stark vereinfachter Form auf diesen Ansatz zurück. In sechs von insgesamt 28 Testaufgaben beurteilt der Untersucher die Funktion verschiedener Organe *beim Sprechen* (Atmung, Lippen, Kiefer, Gaumensegel, Kehlkopf, Zunge), die übrigen Skalen sind der Beurteilung dieser Organe in Ruhe, bei schnellen Wechselbewegungen oder bei Halteaufgaben und der Beurteilung von Speichelfluß, Räuspern und Schluckfunktionen gewidmet. Drei Skalen dienen der Erfassung der Verständlichkeit. Jede der 28 achtstufigen Skalen wird durch ein einziges Urteil bewertet.

Die von Nicola, Ziegler und Vogel (2004) beschriebenen *Bogenhausener Dysarthrieskalen* (Bodys) unterscheiden sich von der Frenchay-Methode vor allem dadurch, daß sie ausschließlich auf einer Beurteilung von *Sprechproben* beruhen, also keine nichtsprachlichen Aufgaben einbeziehen. Die Patienten produzieren Äußerungen in vier verschiedenen Modalitäten: in einem halbstandardisierten Interview, in einer Satz-Nachsprechaufgabe, in einer Leseaufgabe und in der Beschreibung einer Bildergeschichte. Für jede dieser Modalitäten werden drei Aufgaben abgeprüft, die auditiven Urteile beruhen demnach auf insgesamt 12 Sprechproben. Jede Sprechprobe wird auf neun Skalen mit den Skalenwerten 0 (schwere Ausprägung) bis 4 (keine Störung bemerkbar) bewertet (Tabelle 3).

Die in der rechten Spalte von Tabelle 3 gelisteten Merkmale dienen der Orientierung bei der Bewertung. Außerdem kann jede Beobachtung eines dieser Merkmale in einer Merkmalsliste auch angekreuzt werden, so daß häufig auftretende Merkmale bis zu zwölf Mal markiert werden können. Das so entstandene Merkmalsprofil liefert zusätzliche Informationen darüber, welche konkreten Beobachtungen zur Bewertung der neun Body-Skalen geführt haben.

Die *Bogenhausener Dysarthrieskalen* sind inzwischen mehrfach klinisch erprobt worden. Es gibt unter anderem Untersuchungen zur

Skala		Bewertete Merkmale
ATM	Sprechatmung	häufige Einatmungen Überziehen der Atemmittellage hör- oder sichtbar angestrengte Einatmung/Hochatmung
STL	Sprechstimmlage	zu hoch / zu tief zu laut / zu leise
STQ	Stimmqualität	rauh-behaucht rauh-gepreßt
STS	Stimmstabilität	Tonhöhen- /Lautstärkeschwankungen Stimmabbrüche/Entstimmungen Stimmzittern
ART	Artikulation	verringerter / erhöhter Öffnungsgrad reduziertes / übersteigertes Artikulieren
RES	Resonanz	hypernasal / hyponasal
TEM	Sprechtempo	reduziert / erhöht
RDF	Redefluss	Sprechpausen Iterationen
MOD	Modulation	monotones Sprechen / übersteigert - bizarre Prosodie silbisches Sprechen

Tabelle 3 Die neun Bogenhausener Dysarthrieskalen.

Hörerübereinstimmung und zur Validität und Erfahrungen mit verschiedenen Patientengruppen (Nicola et al., 2004; Hinterberger et al., 2008).

Verständlichkeitsmessung

Die Verständlichkeit dysarthrischer Patienten läßt sich weder aus apparativ-physiologischen noch aus akustischen oder auditiv-neurophonetischen Daten vorhersagen. Daher ist eine eigenständige Verständlichkeitsuntersuchung erforderlich. Da die Verständlichkeit durch eine Vielzahl von Faktoren beeinflußt werden kann, ist die klinische Verständlichkeitsmessung ein methodisch schwieriges Unterfangen. Bei der Beurteilung der Verständlichkeit von *Spontansprache* beispielsweise sind Kontexteinflüsse kaum zu kontrollieren. Bei der Verwendung fester Listen von Wörtern oder Sätzen wiederum sind Lerneffekte bei den Hörern nicht zu vermeiden. Wird die Verständlichkeit auf Skalen beurteilt, besteht die Gefahr, daß Hörer andere Aspekte der Sprechstörung in ihr Urteil einfließen lassen und so das Kriterium der Verständlichkeit nicht valide erfaßt wird. Verständlichkeitsmessungen mit automatischen Spracherkennungsmethoden stellen – zumindest bislang – keine sinnvolle Alternative dar, da die derzeit kommerziell verfügbaren Spracherkenner sehr sensitiv auf dysarthrische Symptome reagieren, die das menschliche Ohr vernachlässigt, wie zum Beispiel Mundöffnungsgeräusche, hörbare Einatmungen, verlängerte Transitionen oder phonatorische Instabilität. Eine ausführliche Diskussion dieser Probleme findet sich in Weismer und Martin (1992), Ziegler (2002a) oder Nowack, Zwartyes, Zierdt und Ziegler (2008).

Das *Münchner Verständlichkeitsprofil (MVP)* beruht auf der Methode der Wortidentifikation. Dabei müssen Hörer die von einem Patienten gesprochenen Wörter innerhalb eines »Ensembles« phonetisch ähnlicher Wörter identifizieren. Die Anzahl der korrekt identifizierten Items ist ein Maß für die Verständlichkeit des Patienten. Bei der Konstruktion solcher Verfahren ist darauf zu achten, daß die Sprechproben nicht vorhersagbar sind und bei den Testhörern keine Lerneffekte auftreten. Aus diesem Grund wurde das *Münchner Verständlichkeitsprofil* auf einem Computer implementiert. Ein großer Pool möglicher Teststimuli (fast 3.000 Wörter) wird in einer Datenbank verwaltet, und bei jeder Testung wird eine neue Stichprobe pseudo-zufällig ausgewählt und in ihrer Darbietungsreihenfolge randomisiert. Dennoch genügen die ausgewählten Sprechproben einer phonetischen Systematik, so daß aus den Hörerurteilen abgeleitet werden kann, welche Lautklassen am meisten zur Verständlichkeitseinschränkung eines Patienten beitragen. Um die Sensitivität des Verfahrens zu erhöhen, wird die Hälfte der insgesamt 72 Testwörter in Trägersätze unterschiedlicher Länge eingebettet. Auch dies besorgt der Computer, der aus mehr als 2.000 semantisch und syntaktisch neutralen Trägersätzen Sätze zufällig auswählt und die Testwörter zur Präsentation für den Patienten einbettet. Das Verfahren ist valide und reliabel (Ziegler, Hartmann & Wiesner, 1992; Ziegler & Hartmann, 1993; Ziegler, 2002a), seit einiger Zeit ist es als Online-Anwendung verfügbar (MVP-Online; Ziegler & Zierdt, 2008;).

Wortidentifikationsverfahren wie das MVP sind in ihrer Sensitivität notwendigerweise eingeschränkt, da sie auf kurzen Teststimuli beruhen und die Patienten ihre Aufmerksamkeit auf diese kurzen Äußerungen fokussieren können. Die Trägersatzmethode, die MVP-Online benutzt, kann diesen Nachteil nur teilweise kompensieren. Dies stellt vor allem bei Patienten mit Morbus Parkinson ein Problem dar, da diese Patienten oft die Fähigkeit besitzen, ihre verbliebenen Ressourcen für die Produktion der Teststimuli zu rekrutieren und bei der MVP-Testung oft deutlich besser abschneiden, als man es aufgrund ihrer Verständlichkeit im Alltagsgespräch vorhersagen würde.

Therapie

Die in der Dysarthrietherapie verwendeten Methoden lassen sich in drei verschiedene Ansätze unterteilen: 1) Medizinische Verfahren, 2) Übungstherapie (einschließlich prothetischer Maßnahmen) und 3) augmentative oder alternative Kommunikationsmittel.

Medizinische Verfahren

Dazu zählen die neurologischen Verfahren zur Behandlung der jeweiligen Grunderkrankung, an die sich meist die Erwartung knüpft, daß sich die Dysarthrie als Krankheitssymptom zusammen mit den anderen neurologischen Symptomen bessert. Hier sind vor allem pharmakologische Ansätze zu nennen und dabei in erster Linie die Dopaminsubstitutionstherapie bei Patienten mit Morbus Parkinson. Die dazu vorliegenden Studien belegen, daß der Einfluß dopaminerger und nicht-dopaminerger Substanzen auf die Dysarthrie weit weniger zuverlässig ist als auf die Körpermotorik (Pinto et al., 2004). Ähnliches gilt auch für die tiefe Hirnstimulation, überwiegend des Nucleus subthalamicus, deren Auswirkungen auf die Sprechfähigkeit von Parkinson-Kranken ebenfalls als höchstens gering, in manchen Fällen sogar als negativ beschrieben werden (Krack et al., 2003).

Unter den pharmakologischen Behandlungsmethoden ist ferner die Behandlung der spasmodischen Dysphonie mit Botulinum-Toxin-Injektionen in den Musculus thyroarytaenoideus zu nennen, die in vielen Fällen zu einer (wenn auch nur transienten) Besserung der Symptome führt (Simpson et al., 2008).

Übungsverfahren

Die sprechmotorische Übungsbehandlung ist einerseits mit der Erwartung verbunden, durch intensives Üben von Sprechbewegungsmustern die nach der Hirnschädigung verbliebenen Ressourcen zu optimieren oder neue Ressourcen zu erschließen, andererseits können mit übenden Verfahren Fehlanpassungen reduziert oder kompensatorische Strategien angebahnt werden. Dabei wird gezielt an Körperhaltung, Atmung, Phonation, Kieferöffnung und der selektiven Beweglichkeit von Zunge und Lippen gearbeitet (Vogel, 2002). Als wichtiges Prinzip scheint dabei zu gelten, daß funktionsspezifische Übungen (also *Sprech*übungen) wirksamer sind, als unspezifisches Üben (z. B. nonverbale Kräftigungsübungen; Ludlow et al., 2008).

Zu den Übungsverfahren zählen auch apparativ unterstützte Methoden, beispielsweise Biofeedback-Training. So läßt sich etwa die Elektropalatographie in einem Feedback-Modus dazu verwenden, mit Patienten gezielt linguale Kontaktmuster für die Produktion alveolarer und palataler Konsonanten zu trainieren (Goldstein, Ziegler, Vogel & Hoole, 1994). Bei Patienten mit schweren Gaumensegelfunktionsstörungen kann es auch sinnvoll sein, durch eine Gaumensegelprothese den nasalen Luftstromverlust zu blockieren und auf diesem Weg die für eine regelrechte Artikulation erforderlichen Luftstromverhältnisse herzustellen (Vogel, 2002). Eine andere korrigierende Maßnahme kann darin bestehen, die Freiheitsgrade der Artikulation mit einem Beißblock zu reduzieren, um Probleme der Koordination von Kiefer- und Zungen- oder Lippenbewegungen zu vermeiden.

Randomisierte kontrollierte Therapiestudien existieren bislang ausschließlich für *ein* übungstherapeutisches Verfahren, nämlich die *Lee Silverman Voice Therapy* (*LSVT*), eine Methode zur Behandlung der Parkinson-Dysarthrie (vgl. die Übersicht von Benecke & Penner, 2008).

Unterstützte Kommunikation

Der Begriff der *augmentativen und alternativen Kommunikation* (im englischen Sprachraum abgekürzt AAC) bezeichnet den Einsatz von Hilfsmitteln, die bei Patienten mit schwersten sprechmotorischen Beeinträchtigungen begleitend und unterstützend zur Lautsprache eingesetzt werden. Dies umfaßt ein breites Spektrum von Maßnahmen, von sprachersetzenden oder sprachbegleitenden Gesten über den Einsatz von Symbolsystemen, zum Beispiel Piktogrammen oder Buchstabentafeln, bis hin zu komplexen Kommunikationshilfen, zum Beispiel Kommunikationsbüchern oder technisch ausgereiften elektronischen Hilfen (Glennen & DeCost, 1997). Die Entwicklung von Geräten mit konfigurierbaren dynamischen Displays und elektronischer Sprachausgabe verläuft wegen der raschen Veränderungen in der Sprachtechnologie, der schnell wachsenden Speicherkapazitäten und der ständig verbesserten Grafikmöglichkeiten sehr dynamisch (Bünk, Sesterhenn & Liesen, 2003). Diese Geräte erlauben eine Anpassung an die individuellen motorischen, perzeptiven und kognitiven Fähigkeiten und die alltäglichen Bedürfnisse eines Patienten und bedürfen daher einer intensiven therapeutischen Begleitung, meist auch unter Einbeziehung der Angehörigen.

Eine amerikanische Konsensgruppe erarbeitet derzeit Grundlagen und Empfehlungen für den Einsatz verschiedener Verfahren zur optimalen Nutzung neuronaler Plastizitätsmechanismen in der Dysarthrietherapie (Ludlow et al., 2008). Eine neuere Übersicht über Wirksamkeitsstudien findet sich in der Leitlinie zur *Therapie neurogener Sprech- und Stimmstörungen* der *Deutschen Gesellschaft für Neurologie* (federführend: Ackermann, 2008).

Literatur

Ackermann, H. & Hertrich, I. (2008) Dysarthrie des Parkinson-Syndroms – klinische Befunde, instrumentelle Daten. In: Nebel, A. & Deuschl, G. (Hgg.) *Dysarthrie und Dysphagie bei Morbus Parkinson*. Stuttgart: Thieme. 34-51.

Ackermann, H. & Ziegler, W. (1994) Acoustic analysis of vocal instability in cerebellar dysfunction. *Annals of Otology, Rhinology, and Laryngology, 103,* 98-104.

Ackermann, H. & Ziegler, W. (2009) Brain mechanisms underlying speech. In: Hardcastle, W. J. (ed.) *The Handbook of Phonetic Sciences*. (2nd ed.). Oxford: Blackwell.

Ackermann, H. [federführend] (2008) Therapie neurogener Sprech- und Stimmstörungen (Dysarthrie/Dysarthrophonie). In: Diener, H. C., Putzki, N. & Kommission »Leitlinien in der DGN« (Hgg.) *Leitlinien für Diagnostik und Therapie in der Neurologie* (4. Aufl.). Stuttgart: Thieme. 903-907.

Benecke, P. & Penner, H. (2008) Behandlung nach dem Lee-Silverman-Voice-Treatment. In: Nebel, A. & Deuschl, G. (Hgg.) *Dysarthrie und Dysphagie bei Morbus Parkinson*. Stuttgart: Thieme. 94-106.

Bünk, C., Sesterhenn, C. & Liesen, I. (2003) Elektronische Kommunikationshilfen mit dynamischen Displays im Vergleich. In: Boenisch, J. & Bünk, C. (Hgg.) *Methoden der Unterstützten Kommunikation*. Karlsruhe: von Loeper.

Darley, F. L., Aronson, A. E. & Brown, J. R. (1975) *Motor Speech Disorders*. Philadelphia: Saunders.

Davidson, A. G., Chan, V., O'Dell, R. & Schieber, M. H. (2007) Rapid changes in throughput from single motor cortex neurons to muscle activity. *Science, 318,* 1934-1937.

Deuschl, G. (2008) Klinik, Pathophysiologie und Therapie des Morbus Parkinson. In: Nebel, A. & Deuschl, G. (Hgg.), *Dysarthrie und Dysphagie bei Morbus Parkinson*. Stuttgart: Thieme. 2-11

Duffy, J. R. (2005) *Motor Speech Disorders: Substrates, Differential Diagnosis, and Management*. (2nd ed.) St. Louis: Elsevier Mosby.

Enderby, P. (1991) *Die Frenchay Dysarthrie-Untersuchung*. Stuttgart: Gustav Fischer.

Glennen, S., DeCost, D. C. (1997) *The Handbook of Augmentative and Alternative Communication*. San Diego: Singular.

Goldstein, P., Ziegler, W., Vogel, M. & Hoole, P. (1994) Combined palatal-lift and EPG-feedback therapy in dysarthria: A case study. *Clinical Linguistics and Phonetics, 8,* 201-218.

Guenther, F. H., Hampson, M. & Johnson, D. (1998) A theoretical investigation of reference frames for the planning of speech movements. *Psychological Review, 105,* 611-633.

Hinterberger, K., Ostwald, A., Löper, M. L., Levin, J., Lorenzl, S. & Ziegler, W. (2008) Verlauf und Schweregrad der Dysarthrie bei Patienten mit progressiver supranukleärer Blickparese (PSP) und idiopathischem Parkinson-Syndrom (IPS). *Neurologie und Rehabilitation, 14,* 247-253.

Hixon, T. J., Weismer, G. & Hoit, J. D. (2008) *Preclinical Speech Science: Anatomy, Physiology, Acoustics, and Perception: Preparation for Clinical Study and Praxis*. San Diego: Plural.

Krack, P., Batir, A., Van Blercom, N., Chabardes, S., Fraix, V., Ardouin, C. et al. (2003) Five-year follow-up of bilateral stimulation of the subthalamic nucleus in advanced Parkinson's disease. *The New England Journal of Medicine, 349,* 1925-1934.

Ludlow, C. L., Hoit, J., Kent, R., Ramig, L. O., Shrivastav, R., Strand, E. et al. (2008) Translating principles of neural plasticity into research on speech motor control recovery and rehabilitation. *Journal of Speech, Language, and Hearing Research, 51,* 240-258.

Muellbacher, W., Artner, C. & Mamoli, B. (1999) The role of the intact hemisphere in recovery of midline muscles after recent monohemispheric stroke. *Journal of Neurology, 246,* 250-256.

Nicola, F., Ziegler, W. & Vogel, M. (2004) Die Bogenhausener Dysarthrieskalen (BODYS): Ein Instrument für die klinische Dysarthriediagnostik. *Forum Logopädie, 2,* 14-22.

Nowack, N., Zwartyes, D., Zierdt, A. & Ziegler, W. (2008) Verständlichkeitsmessung mit MVP-Online: Einflußfaktoren und Validitätsaspekte. *Sprache, Stimme, Gehör, 32,* 1-7.

Pinto, S., Ozsancak, C., Tripoliti, E., Thobois, S., Limousin-Dowsey, P. & Auzou, P. (2004) Treatments for dysarthria in Parkinson's disease. *Lancet Neurology, 3,* 547-556.

Rosenbek, J. C., Kent, R. D. & Lapointe, L. L. (1984) Apraxia of speech: An overview and some perspectives. In: Rosenbek, J. C., McNeil, M. R. & Aronson, A. E. (eds.) *Apraxia of Speech: Physiology, Acoustics, Linguistics, Management*. San Diego: College-Hill. 1-72.

Simpson, D. M., Blitzer, A., Brashear, A., Comella, C., Dubinsky, R., Hallett, M. et al. (2008) Assessment: Botulinum neurotoxin for the treatment of movement disorders (an evidence-based review): Report of the Therapeutics and Technology Assessment Subcommittee of the American Academy of Neurology. *Neurology, 70,* 1699-1706.

Svensson, P., Romaniello, A., Wang, K., Arendt-Nielsen, L. & Sessle, B. J. (2006) One hour of tongue-task training is associated with plasticity in corticomotor control of the human tongue musculature. *Experimental Brain Research, 173,* 165-173.

Ungerleider, L. G., Doyon, J. & Karni, A. (2002) Imaging brain plasticity during motor skill learning. *Neurobiology of Learning and Memory, 78,* 553-564.

Vogel, M. (2002) Behandlung der Dysarthrien. In: Ziegler, W., Vogel, M., Gröne, B. & Schröter-Morasch, H. (Hgg.) *Dysarthrie. Grundlagen, Diagnostik, Therapie.* 2. Aufl. Stuttgart: Thieme.

Weismer, G. & Martin, R. E. (1992) Acoustic and perceptual approaches to the study of intelligibility. In: Kent, R. D. (ed.) *Intelligibility in Speech Disorders. Theory, Measurement and Management*. 1 ed. Amsterdam: Benjamins. 66-118.

Ziegler, W. (2002a) Auditive Methoden in der Neurophonetik. *Neurolinguistik, 16,* 5-190.

Ziegler, W. (2002b) Grundlagen der Dysarthrien. In: Ziegler, W., Vogel, M., Gröne, B. & Schröter-Morasch, H. (Hgg.) *Dysarthrie. Grundlagen, Diagnostik, Behandlungsverfahren.* 2. Aufl. Stuttgart: Thieme.

Ziegler, W. (2003) Speech motor control is task specific. Evidence from dysarthria and apraxia of speech *Aphasiology, 17,* 3-36.

Ziegler, W. (2006) Distinctions between speech and nonspeech motor control. A neurophonetic view. In: Tabain, M. & Harrington, J. (eds.) *Speech Production: Models, Phonetic Processes, and Techniques*. New York: Psychology Press. 41-54.

Ziegler, W. (2008) Physiologie und zentralnervöse Organisation des Sprechens und deren Veränderung unter Morbus Parkinson. In: Nebel, A. & Deuschl, G. (Hgg.) *Dysarthrie und Dysphagie bei Morbus Parkinson*. Stuttgart: Thieme. 52-65.

Ziegler, W. & Hartmann, E. (1993) Das Münchner Verständlichkeits-Profil (MVP): Untersuchungen zur Reliabilität und Validität. *Der Nervenarzt, 64,* 653-658.

Ziegler, W., Hartmann, E. & Hoole, P. (1993) Syllabic timing in dysarthria. *Journal of Speech and Hearing Research, 36,* 683-693.

Ziegler, W., Hartmann, E. & Wiesner, I. (1992) Dysarthriediagnostik mit dem »Münchner Verständlichkeits-Profil« (MVP) – Konstruktion des Verfahrens und Anwendungen. *Der Nervenarzt, 63,* 602-608.

Ziegler, W. & Wessel, K. (1996) Speech timing in ataxic disorders: Sentence production and rapid repetitive articulation. *Neurology, 47,* 208-214.

Ziegler, W. & Zierdt, A. (2008) Clinical assessment of intelligibility in dysarthria: MVP-online. *Journal of Communication Disorders, 41,* 553-577.

12. Dyslexien

Prisca Stenneken[1]

Universität Bielefeld
Klinische Linguistik

Die komplexe Fertigkeit des Lesens beruht auf dem Zusammenspiel verschiedener sprachlicher und nicht-sprachlicher Teilleistungen. Diese umfassen beispielsweise die basale visuelle und räumliche Verarbeitung des geschriebenen Stimulus, das Erkennen von Buchstaben und Wörtern und deren Identifizierung als sprachliche Einheiten, die Verarbeitung von Wortformen und größeren sprachlichen Einheiten in ihren semantischen und syntaktischen Aspekten als Grundlage des Lesesinnverständnisses sowie den Zugriff auf die phonologische Repräsentation schriftsprachlicher Einheiten als Grundlage des lauten Lesens. Entsprechend können durch Beeinträchtigungen von einzelnen Komponenten, die beim normalen Lesen miteinander interagieren, Lesestörungen mit unterschiedlichen Störungsmustern und schwerpunkten entstehen. Im Fokus dieses Kapitels stehen erworbene Lesestörungen, die hirnorganisch bedingt sind und nach erfolgreichem Schriftspracherwerb auftreten, und damit von entwicklungsbedingten Lese- und Rechtschreibstörungen sowie von funktionalem Analphabetismus abzugrenzen sind. Die Terminologie im Bereich dieser erworbenen neurogenen Lesestörungen ist mit der im deutschen Sprachraum oft synonymen Verwendung von *Dyslexie* und *Alexie* recht uneinheitlich. Eine mögliche Unterscheidung in der Begrifflichkeit findet sich in der historisch bedingten Verwendung von Alexie für totale Ausfälle der Lesefähigkeit, wäh-

1 Dank geht an Silke Kiesel für Unterstützung bei der Erstellung des Manuskripts.

rend mit Dyslexie subtotale Störungen bezeichnet werden. Nach einer alternativen Unterscheidung wird die Vorsilbe *Dys-* oft für entwicklungsbedingte Störungen und *A-* für erworbene Störungen verwendet (vgl. jedoch im Gegensatz dazu, englisch *developmental dyslexia, acquired dyslexia*). Zur Vereinheitlichung soll im Folgenden der Begriff *Dyslexie* verwendet werden; für einzelne Störungsformen werden wo möglich alternative Bezeichnungen mit aufgeführt.

In empirischen sowie in theoretischen Arbeiten zu Lesestörungen hat das Lesen von Einzelwörtern (häufig sogar nur einsilbigen mono-morphemischen Wörtern) und damit die zugrundeliegende lexikalische und sublexikalische Verarbeitung einen vergleichsweise großen Stellenwert. Dies zeigt sich in einer starken Fokussierung auf die Wortverarbeitung in der Beschreibung von Symptomen, der Klassifikation von Störungsformen sowie in der Zuordnung von Lesestörungen zu Modellen der Schriftsprachverarbeitung. Auf diese Bereiche sowie auf Ansätze zur Therapie von Lesestörungen soll in den folgenden Abschnitten genauer eingegangen werden.

Symptomatik

Viele Symptombeschreibungen in der klinischen Diagnostik von Lesestörungen richten sich auf das laute Lesen von Wörtern beziehungsweise das lautsprachliche Benennen von visuellem Buchstaben-Material. Hier besteht zwar ein geringerer Alltagsbezug der Diagnostik, jedoch erleichtert der direkte Vergleich der produzierten Äußerung mit der Vorgabe den Rückschluß auf mögliche Störungsebenen. Generell bestehen für die Symptome beim lauten Lesen verschiedene Klassifikationssysteme, die zum Teil mit denen bei lautsprachlichen Störungen oder Störungen des Schreibens vergleichbar sind (siehe Kapitel 9 und 13). Diese sollen in den folgenden Abschnitten kurz dargestellt werden: Die Symptomklassifikationen richten sich a) auf die linguistischen Beschreibungsebenen, b) auf die dem Fehler zugrundeliegenden Verarbeitungsprozesse, c) auf den Schweregrad der sprachlichen Entstellung oder d) auf das beobachtbare Verhalten der Patienten beim Lesen.

Die Klassifikation nach den *linguistischen Beschreibungsebenen* ordnet Fehler im Wortlesen der semantischen, morphologischen oder phonematischen Verarbeitung zu. Damit verbunden ist die Bestimmung der jeweiligen sprachlichen Einheit, die von den Fehlern betroffen ist: Worte, Wortbestandteile wie Morpheme oder Silben und Segmente wie Grapheme beziehungsweise Phoneme. Als *semantische Paralexie* gilt ein Lesefehler, der ein Wort der Standardsprache darstellt, das mit dem Zielwort bedeutungsverwandt ist, zum Beispiel *Kuh* statt *Rind* (vgl. hierzu die formale Paralexie (*verbal paralexia*) als nicht notwendig bedeutungsverwandte Ganzwortfehler). *Morphematische Fehler* (morphologische Paralexie, derivationelle Paralexie) zeigen eine veränderte morphosyntaktische Struktur der Antwort im Vergleich zum Zielwort, zum Beispiel *Verhältlich* statt *Verhältnis*. Dagegen beschreiben *phonematische Paralexien* eine lautliche Veränderung des Zielwortes auf der Ebene der einzelnen Segmente (Phoneme).

Phonematische Fehler ermöglichen zudem eine Unterscheidung nach den *angenommenen Prozessen,* die zu der fehlerhaften Antwort geführt haben (in Anlehnung an die Spezifikation phonematischer Paraphasien). Durch Veränderung eines Zielwortes in einem oder mehreren Segmenten (Phoneme beim lauten Lesen) ergeben sich beispielsweise für das Zielwort *Rüben* die folgenden möglichen Fehlertypen: *drüben* Hinzufügung (Addition), *üben* Auslassung (Elision, vgl. auch Omission), *Rücken* Ersetzung (Substitution). Weiterhin kann eine Vertauschung von Segmenten an unterschiedlichen Positionen im Wort unterschieden werden, zum Beispiel *Laufen* statt *Faulen* (Transposition). In diesem Zusammenhang bezieht sich die englische Bezeichnung der *environment errors* allgemeiner auf segmentale Ersetzungen, die einen Einfluß des umgebenden Inhalts zeigen und danach spezifiziert werden können, ob es sich um den Einfluß vorangehender oder nachfolgender Segmente (progressive/perseverative versus regressive/antizipative Prozesse) handelt.

Nicht selten zeigen segmentale Lesefehler eine visuelle Ähnlichkeit zum Zielwort (*visuelle Paralexien*). Ein Beispiel für eine visuelle (aber nicht gleichermaßen phonologische) Ähnlichkeit der produzierten

Form zum Zielwort ist *sicher* statt *schier*. Auch können segmentale Ersetzungen bei visuellen Paralexien, abhängig von der Störungsebene, formähnliche Buchstaben (wie *m, n*), in spiegelbildlichen Modifikationen vorkommende Buchstabenformen (wie *p, d, p, q*), oder schwach markierte Buchstaben (wie *l* oder *I*) betreffen.

Als weitere fehlerhafte Veränderungen eines Zielworts auf segmentaler Ebene können spezifisch für die Schriftsprache *Regularisierungsfehler* auftreten. Hier wird eine regelbasierte Graphem-Phonem-Konvertierung fälschlicherweise auch auf irreguläre Wörter beziehungsweise sogenannte Ausnahmewörter angewendet, zum Beispiel wird die letzte Silbe in *Garage* gelesen als [gə] anstatt [ʒə].

Während Paralexien ihrer Definition nach Ähnlichkeit zum Zielwort zeigen, werden *starke Entstellungen*, die das Zielwort nicht mehr sicher identifizieren lassen, als *Neologismen* bezeichnet. In Anlehnung an die Klassifikation bei lautsprachlichen Störungen werden phonematische und semantische Neologismen unterschieden als Wörter, die in der Standardsprache aus lautlichen beziehungsweise semantischen Gründen nicht vorkommen (Huber, Poeck, & Weniger, 2006). Beispiele für Neologismenproduktionen beim lauten Lesen des Zielworts *Turnschuhe* sind *Schnellgummi* (semantischer Neologismus) oder [diveːnənfaxt] (phonematischer Neologismus). Die Zuordnung zu den Kategorien Paralexie oder Neologismus ist in der Schriftsprache wie auch in der Lautsprache nicht immer eindeutig; bei phonematischen Fehlern wird die Zuordnung häufig über den Anteil gemeinsamer Phoneme von Antwort und Zielwort definiert (vgl. die phonematische Paralexie [tunʃu] für das Zielwort *Turnschuhe*). Weiterhin findet sich zur Bezeichnung von schwersten Beeinträchtigungen der Lesefähigkeit der Begriff der Globalen Dyslexie, der jedoch keine Zuordnung der Symptome zu möglichen Störungsebenen beinhaltet.

Neben den linguistischen Beschreibungsebenen oder Produktionsprozessen bezieht sich eine weitere Form der Symptombeschreibung auf das *sprachliche Verhalten*. Hier lassen sich wie auch in der lautsprachlichen Diagnostik folgende Aspekte unterscheiden:

Ratefehler. Fehlerhafte Ergänzung des Zielwortes oder größerer Einheiten (zum Beispiel *Maschinenschlosser → Ma ... schin ... nen ... koffer*).

Abbruch beim Lesen eines Wortes oder größerer Einheiten (zum Beispiel *Lampe → La, und dann ..., La ..., nein, ich weiß nicht*).

Auslassungsfehler. In der gelesenen Antwort fehlen einzelne Segmente (vgl. Elision), Wortbestandteile oder Wörter (zum Beispiel Auslassung von einzelnen Funktionswörtern in *Das Kleid hat keine Knöpfe aber Taschen → Das Kleid ... hat Knöpfe ... Taschen*).

Nullreaktion. Die Vorlage kann nicht gelesen werden. Der weniger gebräuchliche Begriff der Globalen Dyslexie bezeichnet ebenfalls einen fast vollständigen Ausfall der Leseleistung mit der Annahme, daß sowohl Buchstabenidentifikation (vgl. literale Dyslexie) als auch Wortlesen (vgl. verbale Dyslexie) stark beeinträchtigt sind.

Selbstkorrekturen (zum Beispiel *Blume → Bum, äh nein, Blu, Blume*) können danach beurteilt werden, ob Fehler spontan korrigiert werden beziehungsweise wie erfolgreich die Korrekturen sind.

Inhaltliche Umschreibung des Zielwortes (auch syntagmatische Paralexie) oder Kommentierung (zum Beispiel *Eichhörnchen → Wie Kaninchen, nur auf Bäumen*).

Perseveration. Unangemessenes Wiederholen zuvor gelesener Wortbestandteile, Wörter oder größerer sprachlicher Einheiten.

Spezifisch für die schriftsprachliche Verarbeitung sind zudem mögliche Symptome wie das *lautierende beziehungsweise buchstabierende Lesen* als ein an der lautsprachlichen Umsetzung einzelner schriftsprachlicher Zeichen orientiertes Lesen oder ein *unangemessenes Lesetempo.*

Über die Verhaltensbeobachtung oder die Fehleranalyse hinaus kann die Symptomatik der Lesestörung in indirekten (häufig experimentell basierten) Untersuchungen erfaßt werden, die keine explizite Sprachproduktion erfordern und eine quantitative Symptombeschreibung ermöglichen. Um Hinweise auf die mögliche Störungsebene zu erhalten, kann überprüft werden, ob bestimmte Eigenschaften des Zielwortes die

Verarbeitungsleistung (beispielsweise operationalisiert als Reaktionszeit oder Fehlerhäufigkeit) beeinflussen (vgl. folgender Abschnitt, Tabelle 1 für Beispiele von Stimuluseigenschaften).

Zudem relevant für eine vollständige Erfassung der Lesefertigkeit sind Überprüfungen des Lesesinnverständnisses und der Textverarbeitung, die ebenfalls ohne explizite Sprachproduktion durchgeführt werden können. Beispiele sind Aufgaben zur Zuordnung von Bildvorlagen und geschriebenen Wörtern, die Sortierung von Textpassagen oder die Beurteilung von Aussagen (vgl. hierzu Kapitel 14). Schließlich sind in der Differentialdiagnostik von Lesestörungen mögliche Beeinflussungen oder Überlagerungen der Symptomatik durch nicht-sprachliche kognitive Faktoren zu berücksichtigen, wie beispielsweise Störungen der visuellen Wahrnehmung, der visuell-räumlichen Verarbeitung sowie der visuellen Aufmerksamkeit und der Gedächtnisleistung.

Modelle der visuellen Wortverarbeitung

Eine Grundlage für die Klassifikation von Störungsformen bieten Modelle des normalen Lesens, die die komplexe Leistung des Lesens in (hierarchisch abgrenzbare beziehungsweise sequentielle) Teilprozesse zerlegen. Entsprechend den Annahmen der kognitiven Neuropsychologie sind diese Teilprozesse isoliert störbar, und eine Beeinträchtigung der Leseleistung kann auf den Ausfall einer oder mehrer Komponenten (oder Module) oder Verarbeitungsprozesse des normalen Lesens zurückgeführt werden (vgl. *Box-and-Arrow*-Modelle, Kapitel 3). Diese modulare Sichtweise liegt auch einigen Varianten der sogenannten *Dual-Route*-Modelle des Lesens zugrunde, die traditionell großen Einfluß auf die klinische Theoriebildung haben (z. B. Morton & Patterson, 1980; Ellis & Young, 1988).

Der *Dual-Route*-Ansatz des Lesens unterscheidet zwei Verarbeitungsrouten (-strategien) für ein geschriebenes Wort: die lexikalische und die sublexikalische Verarbeitung (vgl. Marshall & Newcombe, 1973). Der lexikalischen Verarbeitung mit der Ganzwortform als relevanter Verarbeitungseinheit liegt ein schneller Zugriff auf die gespeicherte Wortform zugrunde (vgl. Abbildung 1, visuelles Input-Lexikon, alternativ: graphematisches oder orthographisches Input-Lexikon), der die nachfolgende Aktivierung der Wortbedeutung (semantisches System) ermöglicht. Typische Aufgaben, um diese Verarbeitungsschritte, insbesondere den Zugriff auf das visuelle Input-Lexikon, zu überprüfen, sind das visuelle lexikalische Entscheiden (Wort-Nichtwort-Entscheidung für Buchstabenfolgen) und das Erkennen beziehungsweise Lesen unregelmäßiger Wörter. Als teilweise synonyme Bezeichnungen zur lexikalischen Verarbeitung im *Dual-Route*-Modell finden sich Ganzwort-Route, direktes Lesen oder semantisch-lexikalisches Lesen (je nach Einbezug semantischer Prozesse), globale Verarbeitungsroutine oder ganzheitliche Verarbeitung (vgl. auch Sichtwortschatz).

Für die zweite Verarbeitungsroute, die der sublexikalischen Verarbeitung, sind Einheiten unterhalb der Wortebene, das heißt einzelne Segmente wie Grapheme und Phoneme, relevant. Diese Verarbeitungsform beruht auf der Umsetzung einzelner schriftsprachlicher Einheiten in ihre lautsprachliche Entsprechung (mittels Graphem-Phonem-Korrespondenzen, Abbildung 1). Eine typische Aufgabe zur Überprüfung dieser sublexikalischen Verarbeitung ist das Lesen von Nichtwörtern, das nach dem modularen *Dual-Route*-Ansatz ausschließlich über die Graphem-Phonem-Korrespondenzen erfolgen kann. Hier ist kein direkter Zugriff auf die Wortbedeutung vorgesehen; dies kann erst nach der Synthese der Segmente zu einer phonologischen Wortform erfolgen. Als alternative Bezeichnungen finden sich Subwort-Route, indirektes, regelbasiertes oder phonologisches Lesen, analytische beziehungsweise segmentale Verarbeitungsroutine oder einzelheitliche Verarbeitung.

Zusammenfassend unterscheiden sich die beiden Verarbeitungsrouten in der Zahl und Größe der repräsentierten schriftsprachlichen Einheiten, auf die zurückgegriffen wird, und damit auch in den zeitlichen Verarbeitungscharakteristika (für eine spezifischere Beschreibung der einzelnen Module, vgl. Kapitel 3). Beide Routen werden als Bestandteil des normalen Lesens angenommen, um sowohl schnelle als auch korrekte Identifikation geschriebener Wörter zu ermöglichen. Es wird eine Abhängigkeit der Lesestrategie von den Eigenschaften des zu lesenden

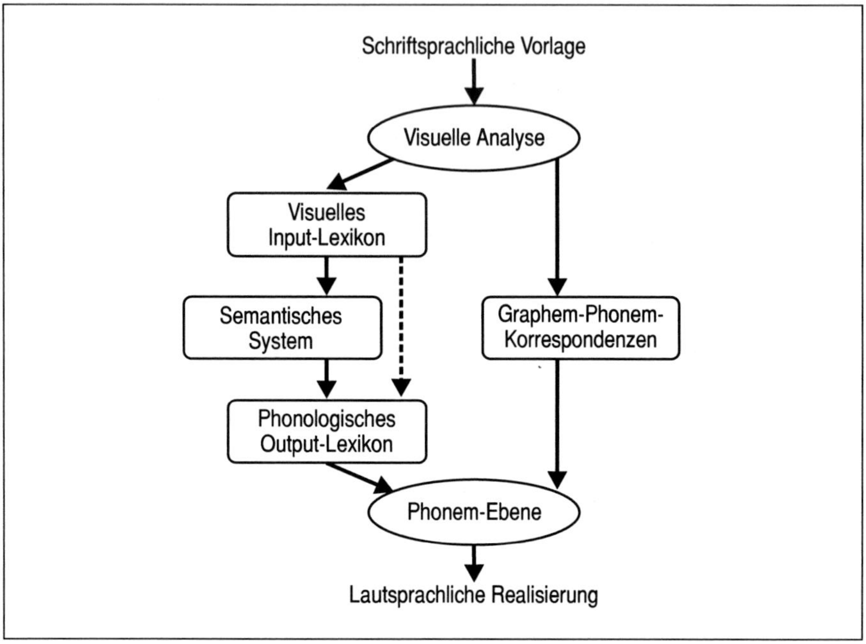

Abbildung 1 *Modulare Darstellung des Dual-Route-Ansatzes des Lesens. Im Verlauf des Diagramms von links nach rechts sind in den Modulen (rechteckige Formen) die Repräsentations- ebenen sprachlichen Wissens (semantisch, lexikalisch, graphematisch/phonematisch) dargestellt.*

Materials angenommen, wie beispielsweise eine relativ stärkere Gewichtung der lexikalischen Strategie bei vertrauten beziehungsweise hochfrequenten Wörtern sowie bei irregulären Wörtern (die mittels Graphem-Phonem-Korrespondenzen nicht korrekt gelesen werden können).

Die Annahmen des hier beschriebenen Modellansatzes sind jedoch nicht universell akzeptiert. Kritik betrifft beispielsweise die Zweiteilung in lexikalische und segmentale Verarbeitung. Zum einen können die Verarbeitung größerer schriftsprachlicher Einheiten oberhalb der Wortebene (wie Phrasen, Sätze, Texte) und die entsprechenden Prozesse des Lesesinnverständnisses in den gängigen *Dual-Route*-Modellen nicht abgebildet werden. Zum anderen sind weitere sublexikalische Verarbeitungseinheiten, wie sie in theoretischen und empirischen Arbeiten zur visuellen Worterkennung diskutiert werden, in diesen Modellansatz nicht integriert. Mögliche relevante sublexikalische Einheiten in der visuellen Wortverarbeitung sind beispielsweise Verbindungen von zwei, drei oder mehreren Graphemen (Bigramme, Trigramme, ...), Silben und Silbenbestandteile (Onset, Rhyme), abstrakte Silbenstrukturen, Morpheme und andere Wortbestandteile.

Eine weitere Kontroverse bezüglich der modularen Modelle betrifft die Frage, ob für die lexikalische Verarbeitungsroutine zwei Varianten angenommen werden sollen, das heißt neben der lexikalisch-semantischen Route eine direkt-lexikalische Route (vgl. Abbildung 1). Einige Ergebnisse aus der Leseforschung sprechen für die Annahme einer direkt-lexikalischen Route, die es ermöglicht, die visuelle Wortform ohne Einbezug der semantischen Verarbeitung direkt in eine phonologische Wortform zu überführen. Als empirische Belege für eine direkt-lexikalische Verarbeitungsroute gelten Fälle von Patienten, die auch irreguläre Wortformen laut lesen können (das heißt ganzheitlich verarbeiten), aber scheinbar keinen Zugriff auf die entsprechenden Wortbedeutungen haben. Weiterhin sprechen Befunde beim normalen Lesen dafür, daß ausgehend von der visuellen Wortform die phonologische und die semantische Information parallel aktiviert werden kann.

Viele der genannten Kritikpunkte treffen auf eine weitere Klasse von Modellen, die konnektionistischen Netzwerkmodelle, nicht zu (vgl. Coltheart, Curtis, Atkins & Haller, 1993, für eine Gegenüberstellung der Modelltypen). Hier ist sprachliches Wissen nicht in Modulen repräsentiert, sondern in Form eines hierarchischen Netzwerks aus interagierenden Einheiten (Knoten) und deren Verbindungen. Die Netzwerkorganisation erlaubt es, Leseprozesse und deren Störungen zu simulieren und beteiligte Verarbeitungsschritte zu spezifizieren. Die Aktivierungsausbreitung zwischen den Knoten erfolgt über verstärkende (exzitatorische) oder hemmende (inhibitorische) Verbindungen, so daß auch eine parallele Aktivierung von sprachlichen Repräsentationen (Plaut &

Shallice, 1993) oder eine kaskadierende Verarbeitung (Humphreys, Riddoch, & Quinlan, 1988) angenommen werden kann.

Obwohl konnektionistische Modellvorstellungen sehr einflußreichen Arbeiten, unter anderem zur Diagnostik und Behandlung von Lesestörungen, zugrunde liegen, hatten sie für die reine Klassifikation von Lesestörungen eine eher geringere Bedeutung. Die folgenden Abschnitte geben daher die im klinischen Kontext vorherrschende Zuordnung von Störungsformen zu modularen *Dual-Route*-Modellen wieder (für Beispiele für die Modellzuordnung von Einzelfällen vgl. z. B. Ellis & Young, 1988).

Zuordnungen von zentralen Dyslexien zum Dual Route Modell

Zentrale Lesestörungen betreffen die sprachsystematische (nicht die periphere visuell-räumliche) Verarbeitung der schriftlichen Information. Üblicherweise treten die verschiedenen Formen zentraler Dyslexien gemeinsam mit einer Aphasie auf; eine Zuordnung von Dyslexie-Formen zu Aphasie-Syndromen ist jedoch nicht eindeutig möglich. In der Klassifikation von zentralen Dyslexien nimmt die gut etablierte Unterscheidung in Oberflächen- und Tiefendyslexie Bezug zur *Dual-Route*-Annahme. Bei der Oberflächendyslexie wird die beobachtbare Leseleistung zurückgeführt auf eine bevorzugte oder ausschließliche Verwendung der sublexikalischen (»oberflächlichen«) Route. Dagegen wird das Lesen bei Tiefendyslexie der lexikalischen (»tiefen«) Verarbeitung zugeordnet. Für die jeweils andere Verarbeitungsroute wird bei diesen beiden Störungsformen angenommen, daß sie nicht oder nur sehr eingeschränkt für das Lesen genutzt werden kann. Entsprechend spiegeln die Leseleistung und damit die *typischerweise* auftretenden Fehler die Charakteristika der noch zur Verfügung stehenden beziehungsweise der pathologisch bevorzugten Leseroutine wider. Diese Störungsformen implizieren eine Modellvorstellung des Lesens, wonach beide Leserouten beim normalen Lesen flexibel verwendet werden können, aber auch der selektive Ausfall einer Route ein – zumindest rudimentäres – Lesen ermöglicht.

Oberflächen-Dyslexie (surface dyslexia): Fehler lassen sich der sublexikalischen Verarbeitung beziehungsweise der Graphem-Phonem-Konvertierung zuordnen. Charakteristische Symptome sind phonematische Paralexien oder Neologismen, visuelle Paralexien beziehungsweise orthographische Fehler, Regularisierungs- und Betonungsfehler. Während der Begriff Oberflächen-Dyslexie die erhaltene Lesestrategie in den Vordergrund stellt, betont die alternative Bezeichnung *Lexikalische Dyslexie* die als beeinträchtigt angenommene lexikalische Lesestrategie.

Tiefen-Dyslexie (deep dyslexia): Nach einer etablierten Klassifikation, spricht man von Tiefen-Dyslexie im eigentlichen Sinne, wenn sich die Fehler der lexikalisch-semantischen Verarbeitungsroute zuordnen lassen, das heißt wenn ganzheitlich unter Einbezug des semantischen Systems gelesen wird (vgl. Abbildung 1). Charakteristische Symptome sind semantische Paralexien, das Auftreten von Konkretheits- und Wortklasseneffekten und Wortfehler mit morphologischer oder visueller Ähnlichkeit zum Zielwort.

Neben dieser Zweiteilung in Oberflächen- und Tiefendyslexie sind auf der Grundlage des *Dual-Route*-Modells weitere Störungsformen konzipierbar, die auf unterschiedlichen Kombinationen von intakten und beeinträchtigten Verarbeitungsrouten beruhen. Die Bezeichnung *Direkte Dyslexie* wird verwendet, wenn die Fehler der ausschließlichen Verwendung der direkt-lexikalischen Verarbeitungsroute zugeordnet werden können. Hier werden sowohl die semantisch-lexikalische als auch die segmentale Verarbeitung als beeinträchtigt angenommen. Damit kann die Bedeutung des geschriebenen Wortes nur über die rezeptiv-phonologische Verarbeitung (zum Beispiel über das laute Lesen) erfaßt werden.

Darüber hinaus findet sich die Bezeichnung *Phonologische Dyslexie (phonological dyslexia)* für eine Störungsform, bei der die Fehler sowohl der Route mit Semantik als auch der Route ohne Semantik zugeordnet werden können, während die sublexikalische Route als beeinträchtigt angenommen wird. Das Lesen von Nichtwörtern ist (wie auch bei der Tiefendyslexie) beeinträchtigt, jedoch kann das Störungsbild durch das Fehlen von semantischen Paraphasien von der Tiefendyslexie abgegrenzt werden. Im Unterschied zur Direkten Dyslexie ist das Lesesinnverständnis für Wörter bei Patienten mit phonologischer Dyslexie erhalten. Mit der Bezeichnung Phonologische Dyslexie wird hier die beeinträchtigte Verarbeitungsroute (phonologisches Lesen) betont.

Auch ohne eine Klassifikation der Lesestörung vorzunehmen, beruht die modellorientierte Diagnostik auf der Frage, welche Teilleistungen des Lesens beziehungsweise welche entsprechenden Komponenten im Modell als selektiv gestört oder erhalten angenommen werden können. Eine Grundlage hierfür bieten Untersuchungen, welche Stimuluseigenschaften die Leseleistung bei unbeeinträchtigten Lesern beeinflussen. Sind Effekte auf die Leseleistung in ähnlicher Form bei Patienten wie bei normalen Lesern nachweisbar, werden die zugeordneten Verarbeitungskomponenten bei den Patienten als weitgehend intakt angenommen. Im Hinblick auf die Diagnostik und Therapie von Lesestörungen ermöglicht die Bestimmung der Einflußgrößen zudem die hierarchische Ordnung des Stimulusmaterials nach dem Schwierigkeitsgrad für den jeweiligen Patienten. Die folgende Auflistung (Tabelle 1) gibt Beispiele für Einflüsse von linguistischen Stimuluseigenschaften auf die Leseleistung.

Es können weitere, überwiegend experimentell untersuchte Einflüsse auf die Wortverarbeitung unterschieden werden, die entweder auf eine Manipulation der lexikalischen oder der sublexikalischen Stimuluseigenschaften zurückgehen. Diese Effekte haben einen geringeren Wert für die klinische Diagnostik, können aber möglicherweise zur Erklärung von Fehlermustern beitragen. Die lexikalische Verarbeitung betreffen beispielsweise Nachbarschaftseffekte (vgl. orthographische lexikalische Nachbarn, definiert als Wörter, die sich nur in einem Buchstaben unterscheiden), Wortähnlichkeitseffekt (bei Nichtwörtern, die in ihrer Graphemstruktur einem bestehenden Wort ähneln), Pseudohomophon-Effekt (Nichtwörter, deren phonologische Form einem bestehenden Wort entspricht, führen zu schnelleren Antworten im lauten Lesen und zu langsameren Antworten im lexikalischen Entscheiden als nichtpseudohomophone Nichtwörter).

Lexikalisch-semantische Verarbeitung:
□ Lexikalität (z.B. bessere Leseleistung für Wörter als Nichtwörter; vgl. auch Wortüberlegenheitseffekt als schnellere Verarbeitung von Buchstaben in Wörtern als in Nichtwörtern)
□ Wortfrequenz (z.B. bessere Leseleistung für häufig als für selten verwendete Wörter; vgl. *Age of Acquisition Effect* / Effekt des Erwerbsalters)
□ Vorstellbarkeit beziehungsweise Konkretheit (z.B. bessere Leseleistung für Wörter, die Inhalte mit hoher Bildhaftigkeit und hohem Konkretheitsgrad bezeichnen)
□ Wortklasse (z.B. relativ bessere Leseleistung für Nomen als für Verben)

Sublexikalische (segmentale) Verarbeitung:
□ Wortlänge (z.B. bessere Leseleistung für Buchstabenfolgen mit geringer Graphemanzahl)
□ strukturelle Komplexität (z.B. bessere Leseleistung für Silben mit nur einem Konsonanten als für Silben mit Konsonantenclustern)
□ Regularität (bessere Leseleistung für Wörter mit hohem Grad an regelhafterGraphem-Phonem-Entsprechung)

Tabelle 1 *Beispiele für häufig untersuchte Stimuluseigenschaften mit Einfluß auf die visuelle Wortverarbeitung.*

Für die sublexikalische Verarbeitung sind unter anderem die folgenden Effekte untersucht worden: Frequenzeffekte für sublexikalische Einheiten (wie häufige Kombinationen von zwei oder mehr Graphemen, Silben beziehungsweise Onset- oder Rhyme-Einheiten, Morpheme und andere Wortbestandteile), Effekte der Konsistenz (bei Wörtern, für die es in der jeweiligen Sprache viele weitere Wörter mit übereinstimmender orthographischer Form gibt, deren phonologische Realisierung ebenfalls übereinstimmt; vgl. Bezeichnung als *Freunde (friends)* in Abgrenzung von *Feinden (enemies)* bei fehlender phonologischer Übereinstimmung).

Generell kann die Richtung der Effekte, das heißt, ob es zu einer Leistungsverbesserung oder verschlechterung kommt, stark von der gewählten Aufgabe abhängen. Beispielsweise zeigt sich für Wörter mit hochfrequenter erster Silbe (im Vergleich zu solchen mit niedrigfrequenter erster Silbe) ein schnelleres Lesen des Wortes, jedoch eine verlangsamte lexikalische Entscheidung. Überdies ist die Relevanz der möglichen Einflußfaktoren stark von der Orthographie der jeweils untersuchten Sprache abhängig. Das Deutsche zeigt beispielsweise eine vergleichsweise hohe Konsistenz beim Lesen (vgl. *Feedforward*-Konsistenz): Für sprachliche Einheiten mit gleicher orthographischer Form bestehen viele Einheiten mit gleicher phonologischer Form). Dagegen läßt sich die geringere Konsistenz im Englischen (vgl. Ziegler, Stone & Jacobs, 1997) veranschaulichen am Beispiel der Graphemfolge <int> für die unterschiedliche phonologische Realisierungen wie /int/ (zum Beispiel in <hint>) versus /aint/ (zum Beispiel in <pint>) bestehen. Obwohl viele der hier aufgeführten Effekte aus experimentellen Untersuchungen stammen, weisen Ergebnisse jüngerer Studien auf die Relevanz hin, sublexikalische Stimulusmerkmale nicht nur in der lautsprachlichen Diagnostik (Aichert & Ziegler, 2005), sondern auch in der schriftsprachlichen Diagnostik zu kontrollieren (Hofmann, Stenneken, Conrad & Jacobs, 2007).

Periphere Dyslexien und Störungen der visuellen und räumlichen Verarbeitung

Von zentralen Lesestörungen abgegrenzt wird die Gruppe der peripheren Störungen, die sich auf frühe Prozesse der visuellen Informationsverarbeitung beziehen (vgl. Shallice & Warrington, 1980). Periphere Lesestörungen lassen sich zurückführen auf Defizite in der Verarbeitung visueller Stimulus-Merkmale, die dazu führen, daß graphematische Repräsentationen oder gespeicherte visuelle Wortformen nicht zuverlässig aktiviert werden können. Die Worterkennensleistung ist hier typischerweise beeinflußt von der Art des visuellen Inputs (zum Beispiel Realisierung der Schriftart, Groß- und Kleinschreibung oder nonverbalen visuell-räumlichen Eigenschaften). Die Störungen können prinzipiell unabhängig von sprachsystematischen Störungen der Schrift- und Lautsprache auftreten. Die Unterscheidung von »peripher« und »zentral« bezieht sich also auf die betroffenen Verarbeitungsebenen (und nicht auf neuronale Strukturen).

Die peripheren Prozesse der visuellen Wortverarbeitung umfassen beispielsweise die visuelle Wahrnehmung lokaler Kontraste und Konturen (als Buchstabenfragmente), das Erkennen von Buchstaben und-

Buchstabenkombinationen (zum Beispiel Bigrammen), die perzeptuelle Gruppierung von Buchstaben als gemeinsame Bestandteile eines Wortes, das Bestimmen der Buchstabenposition im Wort sowie das Identifizieren von Buchstaben in orthographischen Wortformen oder in Buchstabenfolgen. In Modellen des Einzelwortlesens werden die entsprechenden Verarbeitungsschritte typischerweise der prä-lexikalischen Mustererkennung oder der visuellen Analyse zugeordnet. In einigen Modellen findet sich die Erweiterung um einen visuellen *Input-Buffer*, der als Arbeitsspeichersystem das kurzfristige Halten der visuellen Information ermöglicht und damit von den als Langzeitspeicher konzipierten modularen Repräsentationen abgegrenzt ist.

Um die Übertragung eines Bildes auf der Retina in eine abstrakte Repräsentation für die Buchstaben- und Wortverarbeitung zu spezifizieren, wurden verschiedene Ebenen visuell-räumlicher Repräsentationen vorgeschlagen. Eine detaillierte Darstellung von Repräsentationsformaten und deren neuronalen Korrelaten in der visuellen Worterkennung geben Dehaene und Kollegen (Dehaene, Cohen, Sigman & Vinckier, 2005). Die Stufen bis zur invarianten Worterkennung werden anhand der Verarbeitung von zunehmend komplexen und abstrakten Einheiten illustriert (vgl. Abbildung 2).

Eine Darstellung der Ebenen visueller Wortverarbeitung, die die jeweiligen Repräsentationsformate in den Vordergrund stellt, bietet die Unterscheidung von beobachter-zentrierter, stimulus-zentrierter und objekt-zentrierter Repräsentation (Cararmazza & Hillis, 1990; Hillis &

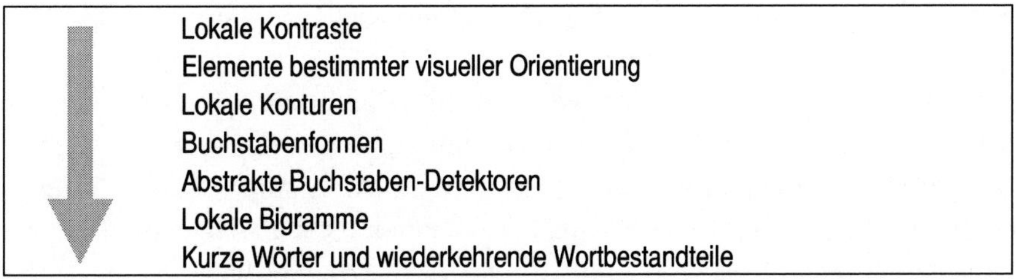

Abbildung 2 Hierarchische Abfolge möglicher Verarbeitungseinheiten bis zur visuellen Worterkennung

Caramaza, 1991; vgl. Marr, 1980). In der visuellen Wortverarbeitung wird zunächst, basierend auf Linien, Kanten und anderen graphischen Formen, eine räumliche Repräsentation mit beobachter-zentrierten Koordinaten erstellt *(feature map)*. Diese wird in eine stimulus-zentrierte Repräsentation überführt, die die Form-Eigenschaften und die räumliche Relation der Buchstaben berücksichtigt *(letter shape map)*. Darauf aufbauend erfolgt die Übersetzung in eine abstrakte objekt- beziehungsweise wortzentrierte Repräsentation, die nicht mehr von der räumlichen Anordnung beziehungsweise Orientierung der Stimuli abhängig ist *(grapheme map)*. Empirische Hinweise für diese Unterscheidung sind noch unzureichend und beruhen auf wenigen Einzelfällen.

Diese Repräsentationsebenen wurden von Hillis und Caramazza (1991) auf periphere Lesenstörungen, die durch Vernachlässigungen räumlicher Information gekennzeichnet sind, bezogen. Nimmt man beispielsweise als Störungsebene die beobachter-zentrierte Repräsentation an, sollte überwiegend Information vernachlässigt werden, die sich jeweils auf einer Raumseite des Beobachters (zum Beispiel linkes Gesichtsfeld) befindet. Dagegen wird bei einer Zuordnung der Störung zur stimulus-zentrierten Repräsentation erwartet, daß die Fehler stärker eine Stimulusseite (zum Beispiel den Wortanfang) betreffen, unabhängig von der Position des Wortes im Raum beziehungsweise zum Beobachter. Bei einer Zuordnung der Störung zur Ebene der objektzentrierten Repräsentation sollte auch dann immer der Wortanfang betroffen sein, wenn das Wort regulär-horizontal, vertikal spiegelbildlich visuell präsentiert wird oder auditiv buchstabierend vorgegeben wird. Die Vernachlässigung von räumlicher Information ist Kernsymptom der *Neglect-Dyslexie (neglect dyslexia)*. Patienten mit visuellem Neglect, einer komplexen neurologischen Störung, zeigen häufig Schwierigkeiten, Stimuli zu beachten, zu verarbeiten oder angemessen auf sie zu reagieren. Diese Symptomatik zeigt sich für die kontraläsionale Raumseite, das heißt, bei typischerweise vorliegenden rechtshemisphärischen Läsionen sind linksseitige Stimuli betroffen. Die Neglect-Dyslexie, als eine Form der peripheren Lesestörung, kann aus der Vernachlässigung von Buchstaben- oder Wortinformation resultieren. Beispielsweise kommt es beim Wortlesen zu Auslassungen von Buchstaben am Wortanfang (*Steinstraße* statt *Einsteinstraße*) oder zu Ersetzungen oder Hinzufügungen von Buchstaben und Wortbestandteilen. Beim Textlesen zeigen sich häufig Auslassungen von Wörtern am Zeilenanfang oder Schwierigkeiten beim Zeilenwechsel. Es konnte jedoch gezeigt werden, daß dieselben Stimuli, die fehlerhaft gelesen wurden, in lexikalischen oder semantischen Entscheidungsaufgaben oft korrekt beurteilt werden (Arduino et al., 2003; Làdavas et al., 1997; Stenneken et al., 2008). Im Hinblick auf die unterschiedlichen Symptomschwerpunkte und Störungsformen ist die Annahme einer einzigen Störungsursache für Neglect-Dyslexie jedoch unwahrscheinlich; diskutiert werden Beeinträchtigungen in der räumlichen Ausrichtung der Aufmerksamkeit und der visuell-räumlichen Repräsentation der geschriebenen Stimuli.

Eine weitere Lesestörung, die den peripheren Störungsformen zugeordnet wird, ist die *Aufmerksamkeitsdyslexie (attentional dyslexia,* Shallice & Warrington, 1977). Unter dieser Bezeichnung werden Lesebeeinträchtigungen zusammengefaßt, die auf Beeinträchtigungen der visuellen Aufmerksamkeit zurückgeführt werden. Als typisches Symptom gilt der Verlust der positionalen Reihenfolge-Information der Buchstaben. Weiterhin zeigen sich häufig Fehler beim Identifizieren von einzelnen Buchstaben in Wörtern, während die Patienten das Wort als Ganzes lesen und isolierte Buchstaben korrekt benennen können. Experimentelle Untersuchungen zeigen ebenfalls Beeinträchtigungen, wenn mehrfache Exemplare eines Stimulus-Typs oder flankierende Stimuli derselben Kategorie dargeboten werden. Probleme bei der perzeptuellen Gruppierung visueller Einheiten können zu Migrationsfehlern beziehungsweise Intrusionen führen, so daß das fehlerhaft produzierte Wort Buchstaben aus benachbarten Wörtern enthält (Saffran & Coslett, 1996; Shallice & Warrington, 1977).

Während für die Neglect-Dyslexie und die Aufmerksamkeitsdyslexie weitgehend Konsens über die Zuordnung zu den peripheren Störungen besteht, wird der Stellenwert der *Reinen Alexie (pure alexia)* oder Varianten dieser Störungsform kontrovers diskutiert (vgl. Alexie ohne Agraphie, Wortform-Alexie). Die Reine Alexie ist gekennzeichnet durch ein unverhältnismäßig langsames Lesen bereits bei kurzen Einzelwörtern. Kernsymptom dieser Lesestörung ist der Wortlängeneffekt, ein Anstieg der Lesezeiten mit Zunahme der Buchstabenanzahl im Wort oder in einer Buchstabenkette. Der beobachtete lineare Zusammenhang zwischen Wortlänge und Lesezeit wurde darauf zurückgeführt, daß die Buchstaben eines Wortes sequentiell verarbeitet werden *(Letter by Letter Reading, LBL Reading)*. Dagegen ist das Verständnis buchstabierend vorgesprochenener Wörter häufig intakt. Üblicherweise wird die Reine Alexie prä-lexikalischen Verarbeitungsprozessen zugeordnet. Dafür sprechen das Auftreten visueller Fehler und der Einfluß der visuellen Qualität der Stimuli auf die Leseleistung. Bei einer Zuordnung der Störung zu zentralen Mechanismen der visuellen Wortverarbeitung werden unterschiedliche Störungsorte diskutiert, wie beispielsweise das visuelle Wortform-System (Warrington & Shallice, 1980), der Zugriff auf phonologische Information (Arguin, Bub, & Bowers, 1998) oder rechtshemisphärische Verarbeitungsprozesse (Coslett & Saffran, 1998). Für die alternative Annahme einer weiter peripher angesiedelten Störungsebene spricht, daß bei Patienten mit Reiner Alexie auch Beeinträchtigungen in der Verarbeitung nicht-sprachlicher visueller Stimuli nachgewiesen wurden (Überblick in Behrmann, Plaut & Nelson, 1998).

Das Symptom des *Letter by Letter Reading* ist zudem charakteristisch für eine Form der *Simultanagnosie* (simultan agnosia). Bei der sogenannten ventralen *Simultanagnosie* nach linkshemisphärischen Läsionen in inferioren temporo-okzipitalen Arealen können Beeinträchtigungen auftreten, mehr als nur ein Objekt gleichzeitig wahrzunehmen. Während die Patienten einzelne Buchstaben richtig identifizieren können, ist die ganzheitliche Verarbeitung auch von kurzen Wörtern oft schwer beeinträchtigt (in Abgrenzung zur sogenannten dorsalen Simultanagnosie wie beim Bálint-Holmes-Syndrom, vgl. Farah, 1990).

Spezifische Relevanz in der Differentialdiagnostik haben weiterhin mögliche neurovisuelle Defizite, die als zusätzliche Folge der Hirnschädigung auftreten können. Beeinträchtigungen, die eine eigene, neurovisuelle Rehabilitation erfordern und möglicherweise vorrangig zu behandeln sind, sind beispielsweise Störungen der Sehschärfe, der Kontrastsensitivität, der Adaptation, des Fusionssehens, des Stereosehens und der Tiefenwahrnehmung (vgl., Kerkhoff, 2000). Weitere relevante Beeinträchtigungen der Lesefähigkeit können entstehen durch homonyme Gesichtsfeldausfälle (vgl. hemianope Lesestörung), Störungen der visuellen Objekterkennung, das Bálint-Holmes-Syndrom oder Störungen der Okulomotorik.

Therapie

Für die Therapie von Lesestörungen lassen sich aus den vorangegangenen Abschnitten folgende Ausgangspunkte zusammenfassen: Die Bestimmung von typischen beziehungsweise häufigen Fehlerarten und Symptomen (Abschnitt ›Symptomatik‹) sowie von Faktoren, die die Leseleistung beeinflussen (Tabelle 1), die Zuordnung der beobachtbaren Symptomatik zu Verarbeitungsschritten in Modellen beziehungsweise zu Ebenen der visuell-räumlichen Verarbeitung. Insbesondere bei zentralen Störungsformen ist die Einordnung der Lesedefizite in das gesamte sprachsystematische Störungsbild relevant: Sind Lesen und Schreiben gleichermaßen betroffen (das heißt gleich stark beeinträchtigt beziehungsweise durch vergleichbare Fehlertypen charakterisiert)? Sind Schrift- und Lautsprache gleichermaßen betroffen? Auf welcher linguistischen Ebene treten gehäuft Fehler auf, beziehungsweise was sind die betroffenen sprachlichen Einheiten?

Darüber hinaus berücksichtigt die Therapieplanung ebenfalls die alltagsrelevanten Aspekte der Lesestörung: Welche Anforderungen an das Lesen müssen in Beruf und Freizeit erfüllt werden? Welche Relevanz hat die Lesestörung für die Geschäftsfähigkeit des Patienten? Welche Bereiche der Schriftsprache sind dem Patienten persönlich wichtig? Wie ist für das Therapieziel der kommunikative Einsatz von Schriftsprache im Verhältnis zu möglichst fehlerfreiem Lesen zu gewichten? Und, in Hinblick auf die vergleichsweise großen interindividuellen Unterschiede in der Lesefertigkeit: Wie waren die Fertigkeiten und die Geübtheit im Lesen bei dem jeweiligen Patienten (prämorbides Leistungsniveau)? Dabei ist für die detaillierte Planung der Therapie-Inhalte ebenfalls das Störungsbewußtsein und das Selbstkorrekturverhalten des Patienten relevant.

Insgesamt können die Interventionsansätze bei Dyslexien grob den Konzepten der Restitution und der Kompensation zugeordnet werden, abhängig davon ob die Funktionswiederherstellung beziehungsweise -verbesserung oder die Nutzung von intakten Fähigkeiten und der Strategieeinsatz im Vordergrund stehen. Im Folgenden sollen für beide Konzepte beispielhaft einige Ansätze und Verfahren der Therapie von Lesestörungen aufgeführt werden.

Restitutionsorientierte Ansätze. Die Therapieinhalte vieler Ansätze zur Funktionswiederherstellung oder verbesserung des Lesens orientieren sich an postulierten Verarbeitungsschritten in Modellen des normalen Lesens. Generell überwiegen in der Literatur die spezifischen Therapiedokumentationen zu Einzelfällen oder Gruppen von Einzelfällen mit Lesestörungen gegenüber der Darstellung umfassender Therapie-Programme und konzepte des Lesens, worin sich möglicherweise die Heterogenität der Dyslexien widerspiegelt (Überblick z. B. in Hillis & Heidler, 2005; Friedman, 2002; Beeson & Hillis, 2001). Eine gut dokumentierte Gruppe von Interventionsansätzen richtet sich auf die Aktivierung sublexikalischer und lexikalischer orthographischer Repräsentationen beziehungsweise auf den Zugang zum visuellen Input-Lexikon ausgehend von visueller Information. Im Folgenden sollen einzelne Übungsformen exemplarisch dargestellt werden:

- □ Verfahren zur visuellen Diskrimination, Klassifikation und Identifikation von isolierten Buchstaben, zum Beispiel mit Übungen zum Kopieren von Buchstaben, zur Bestimmung der Buchstabenposition im Wort und zur Beurteilung von orthographischer Ähnlichkeit (eventuell bei Variation der visuellen Stimuluseigenschaften); mögliche Erweiterung der buchstaben-basierten Übungen um taktil-kinästhetische Unterstützung (Kopieren der Buchstabenform auf dem Tisch oder der eigenen Handfläche); darauf aufbauend Übungen zur Buchstabe-Laut-Zuordnung (siehe folgender Abschnitt) und Übungen zu größeren orthographischen Einheiten sowie Wörtern
- □ Übungen zur schnellen Ganzworterkennung durch kurzfristige Darbietung von (Pseudo-)Wörtern, häufig kombiniert mit Entscheidungsaufgaben (zum Beispiel lexikalische Entscheidung, semanti-

sche Entscheidung beziehungsweise Kategorisierung) oder kombiniert mit der Aufgabe, Buchstaben an bestimmten Positionen im Wort zu benennen oder das ganze Wort laut zu lesen

- Item-spezifische Übungen mit multimodalem Cueing, um den Zugriff auf die orthographische Repräsentation zu erleichtern, zum Beispiel Präsentation des Zielworts zusammen mit bildlicher oder symbolische Darstellung oder in einem reichhaltigen Satzkontext

Eine zweite Gruppe von restitutionsorientierten Interventionsansätzen bei Lesestörungen richtet sich auf die Aktivierung phonologischer Information ausgehend von schriftsprachlichem Material. Eine große Zahl gut dokumentierter Therapieansätze bezieht sich auf die englische Orthographie (als sogenannte *deep orthography*) und berücksichtigt das Lesen irregulärer Wörter vergleichsweise stark, so daß die Ansätze nicht uneingeschränkt für das Deutsche *(shallow orthography)* übernommen werden können. Beispiele für Übungsformen sind die folgenden:

- Training einzelner Graphem-Phonem-Zuordnungen, zum Beispiel mit Hilfe von Anker- oder Merkwörtern *(B wie Blume)* für den Lautwert des Buchstaben (/b/), nicht die Benennung (/be/); erfordert gute Fähigkeiten in der Segmentierung und Synthese (Zerlegen der visuellen Wortform in einzelne Segmente sowie Verbinden der Laute zu einer Silbe oder einem Wort); gegebenenfalls Einsatz der Methode als Cue für das Initialphonem
- Training von (häufigen) Graphemkombinationen oder Funktionswörtern (zum Beispiel durch Auskopplung aus Ankerwörtern wie *ST* aus *Stuhl* oder *SIE* aus *sieben*), erfordert jedoch eine große Anzahl zu trainierender Kombinationen
- Kombination mit item-spezifischen Therapieansätzen (siehe oben) sowie Erweiterung um Übungen zur Steigerung der Lesegeschwindigkeit (vgl. *Multiple-oral-rereading*-Technik als wiederholtes lautes Lesen des gleichen Stimulusmaterials)

Kompensatorische Ansätze. Für den Einsatz der verfügbaren Lesefertigkeiten im Alltag und den spontanen Einsatz von Umwegstrategien bei nicht ausreichender Leseleistung sind insbesondere kompensatorische Prinzipien relevant. Diese umfassen beispielsweise das Nutzen anderer Modalitäten, die Reduzierung der Anforderung, den Einsatz von Hilfsmitteln, das Verändern von Zielen und das Anpassen der Situation. Einen Überblick über Ziele und Vorgehen dieser Interventionsansätze und Erfahrungen mit der Umsetzung im deutschsprachigen Raum bieten beispielsweise Götze und Höfer (1999; vgl. auch Evaluationsstudie in Götze, Pössl & Ziegler, 2005) sowie Fries, Lössl und Wagenhäuser (2007).

Steht bei schwereren Störungen nicht das fehlerfreie Lesen im Vordergrund, richtet sich die Therapie häufig auf das Verständnis für eine begrenzte Anzahl von persönlich relevanten Wörtern (zum Beispiel Lesen von wichtigen Namen, von Information zur Bedienung von Geräten, von Informationen für Notfall-Situationen). Zum Einsatz von Strategien und Umwegleistungen gehören beispielsweise, jemanden zu bitten, eine Information vorzulesen, sowie der Einsatz technischer Hilfen (wie Vorlesegeräte und die Verwendung von Audio- oder Video-Material). Ein alltagsrelevantes Beispiel für den Einsatz bildlicher Informationen zur Umgehung oder Erleichterung des Lesens ist die Nutzung von Abbildungen oder Produkt-Logos auf einer Einkaufsliste. Bei weniger starken Beeinträchtigungen im Lesesinnverständnis und Lesetempo steht der erfolgreiche Einsatz der verfügbaren Lesefertigkeiten im Vordergrund. Strategien, die im Alltag sowie in der Therapiesituation eingesetzt werden können, umfassen das Nutzen eines Referenz-Alphabets, einer Alphabettafel zum bildunterstützten Identifizieren von Buchstaben sowie das Nutzen von Kontextinformation (zum Beispiel beim Erschließen von Wörtern aus dem Satz- oder Situationszusammenhang).

Generell finden sich auch in der Dyslexietherapie häufig Kombinationen von restitutiven und kompensatorischen Verfahren, die sowohl störungsspezifische und modellorientierte als auch allgemeine therapeutische und lerntheoretische Prinzipien verbinden. Wie in anderen sprachtherapeutischen Bereichen ist das Ziel die Generalisierung auf untrainiertes Material sowie auf untrainierte Aufgaben, wobei die bedingenden Faktoren für eine erfolgreiche Therapie der visuellen Worterkennung und der Lesefertigkeiten noch nicht ausreichend untersucht sind.

Literatur

Aichert, I. & Ziegler, W. (2005) Is there a need to control for sublexical frequencies? *Brain and Language, 95,* 170-171.

Arguin, M., Bub, D. & Bowers, J. (1998) Extent and limits of covert lexical activation in letter-by-letter reading. *Cognitive Neuropsychology, 15,* 53-92.

Beeson, P. M. & Hillis, A. E. (2001) Comprehension and production of written words. In: Chapey, R. (ed.) *Language Intervention Strategies in Adult Aphasia.* Baltimore: Lippencott, Williams, & Williams. 572–595.

Behrmann, M., Plaut, D. C. & Nelson, J. (1998) A literature review and new data supporting an interactive account of letter-by-letter reading. *Cognitive Neuropsychology, 15,* 7-51.

Caramazza, A. & Hillis, A. E. (1990) Levels of representation, co-ordinate frames, and unilateral neglect. *Cognitive Neuropsychology, 7,* 391-445.

Coltheart, M., Curtis, B., Atkins, P. & Haller, M. (1993) Models of reading aloud: Dual-route and parallel-distributed-processing approaches. *Psychological Review, 100,* 589-608.

Coslett, H. B. & Saffran, E. M. (1998) Reading and the right hemisphere: Evidence from acquired dyslexia. In: Beeman, M. & Chiarello, C. (eds.) *Right Hemisphere Language Comprehension.* Mahway: Erlbaum. 105–132.

Dehaene, S., Cohen, L., Sigman, M. & Vinckier, F. (2005) The neural code for written words: a proposal. *Trends in Cognitive Sciences, 9,* 335-341.

Ellis, A. W. & Young, A. W. (1988) *Human Cognitive Neuropsychology.* Hove: Erlbaum.

Farah, M. J. (1990) *Visual Agnosia. Disorders of Object Recognition and what they tell Us about Normal vision.* Cambridge: MIT Press.

Friedman, R. B. (2002) Clinical diagnosis and treatment of reading disorders. In: Hillis, A. E. (ed.) *The handbook of adult language disorders.* New York: Psychology Press. 27-43.

Fries, W., Lössl, H. & Wagenhäuser, S. (2007) *Teilhaben! Neue Konzepte der NeuroRehabilitation für eine erfolgreiche Rückkehr in Alltag und Beruf.* Stuttgart: Thieme.

Götze, R. & Höfer, B. (1999) *Alltagsorientierte Therapie bei Patienten mit erworbener Hirnschädigung.* Stuttgart: Thieme.

Götze, R., Pössl, J. & Ziegler, W. (2005) Überprüfung der Wirksamkeit der Alltagsorientierten Therapie (AOT) bei Patienten mit erworbener Hirnschädigung. *Neurologische Rehabilitation, 11,* 13-20.

Hillis, A. E. & Caramazza, A. (1991) Deficit to stimulus-centered, letter shape representations in a case of »unilateral neglect«. *Neuropsychologia, 29,* 1223-1240.

Hillis, A. E. & Heidler, J. (2005) Contributions and limitations of the cognitive neuropsychological approach to treatment: Illustrations from studies of reading and spelling therapy. *Aphasiology, 19,* 985-993.

Hofmann, M. J., Stenneken, P., Conrad, M., & Jacobs, A. M. (2007) Sublexical frequency measures for orthographic and phonological units in German. *Behavior Research Methods, 39,* 620-629.

Humphreys, G. W., Riddoch, M. J. & Quinlan, P. T. (1988) Cascade processes in picture identification. *Cognitive Neuropsychology, 5,* 67-104.

Kerkhoff, G. (2000) Neurovisual rehabilitation: Recent developments and future directions. *Journal of Neurology, Neurosurgery, and Psychiatry, 68,* 691-706.

Marr, D. (1982) *Vision: A Computational Investigation into the Human Representation and Processing of Visual Information.* San Francisco: Freeman.

Marshall, J. C. & Newcombe, F. (1973) Patterns of paralexia: A psycholinguistic approach. *Journal of Psycholinguistic Research, 2,* 175-199.

Morton, J. & Patterson, K. (1980) A new attempt at an interpretation, or, an attempt at a new interpretation. In: Coltheart, M., Patterson, K. & Marshall, J. C. (eds.) *Deep Dyslexia.* London: Routledge & Kegan Paul. 91-118.

Plaut, D. C. & Shallice, T. (1993) Deep dyslexia: A case study of connectionist neuropsychology. *Cognitive Neuropsychology, 10,* 377–500.

Saffran, E. M. & Coslett, H. B. (1996) Attentional dyslexia in Alzheimer's disease: A case study. *Cognitive Neuropsychology, 13,* 205–228.

Shallice, T. & Warrington, E. K. (1977) The possible role of selective attention in acquired dyslexia. *Neuropsychologia, 15,* 31-41.

Shallice, T. & Warrington, E. K. (1980) Single and multiple component central dyslexic syndromes. In: Coltheart, M., Patterson, K. & Marshall, J. C. (eds.) *Deep Dyslexia.* London: Routledge and Kegan Paul. 119-145.

Warrington, E. K. & Shallice, T. (1980) Word-form dyslexia. *Brain, 103,* 99–112.

Ziegler, J. C., Stone, G. O. & Jacobs, A. M. (1997) What is the pronunciation for ough and the spelling for /lu/? A database for computing feedforward and feedback consistency in English. *Behavior Research Methods, Instruments, & Computers, 29,* 600-618.

13. Dysgraphien

Tobias Bormann

Universitätsklinikum Freiburg
Neurologische Klinik

Einleitung: Neuropsychologie der Schreibstörungen

Die kognitive Neuropsychologie hat zum Ziel, aus der Untersuchung von hirngeschädigten Patienten und ihren spezifischen funktionalen Beeinträchtigungen ein Modell der gesunden Informationsverarbeitung herzuleiten (vgl. Kapitel 1). Das Schreiben ist ein Bereich, in dem die Ergebnisse kognitiver Patientenstudien bei der Herleitung der zugrundeliegenden kognitiven Architektur besonders einflußreich waren und noch sind, da hier, anders als beim Lesen oder lexikalischen Zugriff, weniger Studien gesunder Probanden existieren. Andererseits wurde die schriftliche Sprachproduktion von der Forschung längere Zeit vernachlässigt, weil sich die therapeutischen Anstrengungen bei einer Aphasie zuerst auf die Wiederherstellung der mündlichen Ausdrucksmöglichkeiten konzentrieren.

In diesem Kapitel werden erworbene Störungen des Schreibens diskutiert und keine Verzögerungen oder Abweichungen beim Erwerb der Lese- oder Schreibfähigkeit im Rahmen einer Legasthenie oder Lese-Rechtschreib-Schwäche (englisch: »developmental dyslexia« und »dysgraphia«). Patienten, die das Schreiben zunächst hinreichend beherrschten und in Folge einer plötzlichen oder langsam fortschreitenden Hirnschädigung spezifische Beeinträchtigungen beim Schreiben zeigen, leiden an einer »erworbenen Agraphie« oder »Dysgraphie« (englisch: »acquired agraphia« oder »dysgraphia«). In diesem Kapitel werden die Begriffe der »Agraphie« und »Dysgraphie« als synonym betrachtet und der Begriff »Dysgraphie« verwendet. Es werden zunächst die auftretenden Fehler dargestellt, die anschließend in einem Modell des Schreibens eingeordnet werden sollen. Zum Schluß sollen Verfahren zur Therapie von erworbenen Schreibstörungen diskutiert werden.

Symptomatik

Auftretende Fehler

Schreibstörungen im Rahmen einer Aphasie (oder Demenz) können sich sehr unterschiedlich äußern. Es finden sich aber zahlreiche Fehler, die als analog zu Lesefehlern bei erworbener Dyslexie angesehen werden können (vgl. Kapitel 12). Die Untersuchung der Schreibstörung eines Patienten erfordert dabei, daß sowohl die Variablen identifiziert werden, die den Schreiberfolg beeinflussen, als auch die auftretenden Fehler des Patienten analysiert werden.

Bei den Fehlern können Ganzwortreaktionen von segmentalen Fehlern unterschieden werden. Bei den segmentalen Fehlern wird wiederum unterschieden, ob sie phonologisch plausibel oder nicht phonologisch plausibel sind. Anhand der Faktoren, die die Schreibleistungen dysgraphischer Patienten beeinflussen und der typischen Fehler, die beim Schreiben auftreten, sind drei »Störungsbilder« postuliert worden, die sich häufig in sehr typischer Weise bei Patienten zeigen können.

Oberflächendysgraphie

Patienten, die unter einer Oberflächendysgraphie leiden, produzieren eine große Zahl von sogenannten ›phonologisch plausiblen Fehlern‹. Ein phonologisch plausibler Fehler liegt vor, wenn ein Wort so falsch geschrieben wird, daß es eine plausible Umsetzung der phonologischen Wortform darstellt (*Boot* → *Boht; Stuhl* → *Stul*). In der Regel sind die resultierenden Reaktionen »Nichtwörter« in dem Sinne, daß sie im Deutschen in dieser Form nicht vorkommen. In der Literatur werden diese Nichtwörter, die wie ein Wort klingen, auch als »Pseudohomophone« bezeichnet. Gelegentlich kann der Fehler aber auch aus einem Homophon bestehen (beispielsweise wird *Stiel* als *Stil* geschrieben).

Diese Art der Fehler legt nahe, daß es dem Patienten nicht gelungen ist, die korrekte Schreibweise eines Wortes im Lexikon zu identifizieren. Statt dessen schreibt der Patient das Wort »so wie man es spricht«, also in plausibler Umsetzung der phonologischen Form. Diese Fehler finden sich auch bei Kindern, welche die Schreibweise eines Wortes noch nicht hinreichend beherrschen. Patienten mit erworbener Oberflächendysgraphie konnten vor ihrer Erkrankung aber gut lesen und schreiben, so daß ihre Fehler auf eine funktionale Schädigung in Folge ihrer Erkrankung zurückgehen.

Die »Oberflächendysgraphie« wurde vor allem im englischsprachigen Raum beobachtet. Die Patienten zeigen besondere Schwierigkeiten mit Wörtern, die eine unregelmäßige (auch: irreguläre oder ambige) Schreibweise haben (beispielsweise *Garage, Revue, Echse*; gegenüber regelmäßigen oder regulären Wörtern, bei denen die Schreibweise eindeutig ist, beispielsweise *Baum*). Dies wird in der Literatur »Regularitätseffekt« genannt. Meistens stellen die Fehler bei den Zielwörtern eine Vereinfachung der Schreibweise oder eine besonders häufige Umsetzung der Phoneme dar. Seltene Wörter sind stärker betroffen (Frequenzeffekt). Mit Nichtwörtern haben die Patienten meistens weniger Schwierigkeiten, zumindest wenn es sich um kurze und einfache Nichtwörter handelt.

Phonologische Dysgraphie

Die umgekehrte Dissoziation, relativ sicheres Umsetzen von (regelmäßigen und unregelmäßigen) Wörtern, aber große Schwierigkeiten beim Schreiben von Nichtwörtern, wurde ebenfalls beobachtet und ist in der Literatur als »phonologische« Dysgraphie bekannt (Shallice, 1981). Diese »doppelte Dissoziation« (vgl. Kapitel 1) belegt, daß die Prozesse, die dem Schreiben von Nichtwörtern und unregelmäßigen Wörtern zugrunde liegen, in Teilen parallel und unabhängig voneinander angeordnet sind. Regelmäßige Wörter sind in diesem Zusammenhang wenig aussagekräftig, da sie sowohl von Patienten mit phonologischer Dysgraphie als auch von Patienten mit Oberflächendysgraphie überwiegend korrekt geschrieben werden.

Tiefendysgraphie

Fehler, die ganze Wörter betreffen, treten bei »Tiefendysgraphie« auf (Bub & Kertesz, 1982a; Hillis, Rapp & Caramazza, 1999; Marini & Blanken, 1996). Diese Störung, die das Pendant zur Tiefendyslexie darstellt, wurde bislang nur selten ausführlich dokumentiert. Die Betroffenen haben, wie die phonologischen Dysgraphiker, große Schwierigkeiten beim Schreiben von Nichtwörtern, die sie in der Regel gar nicht schreiben können. Auch bei sehr einfachen ›bedeutungslosen‹ Phonemgruppen (/el/) reagieren die Patienten in der Regel mit Unverständnis und geben an, keinerlei Intuition zu haben, wie dieser Stimulus umgesetzt werden könnte. Gelegentlich kann es ihnen aber möglich sein, einzelne Buchstaben zu schreiben.

Patienten mit Tiefendysgraphie zeigen beim Schreiben nach Diktat semantische Fehler. Weiterhin finden sich, analog zur Tiefendyslexie, morphologische und formbezogene Wortersetzungen. So schrieb ein Patient in unserem Labor *Pferd* für das diktierte Wort *Zebra* (semantischer Fehler), *Knöpfe* statt *Knopf* (morphologischer Fehler) und *Geier* statt *Geige* (formbezogene Wortersetzung). Die semantischen Fehler belegen, daß beim Diktatschreiben Aspekte der Bedeutung eines Wortes verarbeitet werden. Die formbezogenen Wortersetzungen wiederum werden als Beleg für die Beteiligung lexikalischer Prozesse gewertet.

Darüber hinaus zeigen die Patienten sehr typische Einflüsse der Konkretheit und der Wortkategorie. So können abstrakte Wörter häufig nur sehr schlecht geschrieben werden, während konkrete Wörter besser umgesetzt werden können. Die Wortkategorie ist entscheidend, weil die Betroffenen Nomina besser schreiben können als Adjektive, Verben und Funktionswörter. In der Regel zeigen die Patienten außerdem einen Frequenzeffekt, weil sie hochfrequente Wörter besser schreiben können als niedrigfrequente Wörter

›Zentrale‹ und ›periphere‹ Störungen

Die drei Störungsbilder der Oberflächen , phonologischen und Tiefendysgraphie stellen ›zentrale‹ Dysgraphien dar. ›Zentrale Prozesse‹ beschäftigen sich mit der Herleitung der korrekten Schreibweise eines Wortes oder Nichtwortes, aber nicht mit der Umsetzung in Form von Druck- oder Schreibschrift oder des Buchstabierens. Diese verschiedenen Möglichkeiten der Umsetzung des ›zentralen orthographischen Wissens‹ mittels verschiedener Ausgangsmodalitäten betreffen ›periphere Prozesse‹. Man kann unter anderem Groß- oder Kleinbuchstaben wählen, Druckschrift oder Schreibschrift, die Tastatur eines Computers oder Handys, Buchstabenplättchen und Streichhölzer, oder man buchstabiert ein Wort mündlich (Ellis, 1988).

Graphemic Buffer-Störung

Das Schreiben eines Wortes dauert deutlich länger als das Aussprechen, besonders bei langen Wörtern. Vermutlich stellt jedoch der lexikalische Zugriffsprozeß alle oder zumindest viele Grapheme eines Wortes auf einmal zur Verfügung. So werden also mit dem erfolgreichen Zugriff auf das orthographische Ausgangslexikon alle Grapheme eines Wortes verfügbar, die anschließend relativ langsam motorisch umgesetzt werden. In der Zwischenzeit müssen die noch nicht realisierten Grapheme in einem aktivierten Zustand gehalten werden, besonders bei langen Wörtern *(Propeller, Artischocke)*. Zwischen zentralen und peripheren Prozessen vermittelt ein spezialisierter Kurzzeitspeicher, der graphematische Ausgangsspeicher oder *Graphemic Buffer*. Neben der Zwischenspeicherung hat der *Buffer* aber auch eine Rolle bei der Verarbeitung der Graphemsequenzen, da die korrekte Reihenfolge der Grapheme im *Buffer* repräsentiert ist.

Gelegentlich kann es auch bei geübten Schreibern zu Schreibfehlern kommen, die Buchstaben betreffen und wider besseres Wissen erfolgen. Wing und Baddeley (1980) stellten die erste Untersuchung von typischen Fehlern bei gesunden Schreibern vor. Allerdings sind diese unabsichtlichen Schreibfehler (»slips of the pen«), die nicht auf fehlendes orthographisches Wissen zurückgehen, seltener als Versprecher, vermutlich wegen der geringeren Geschwindigkeit beim Schreiben. Die Schreibfehler bei Sprachgesunden bestehen üblicherweise aus Auslassungen (*Birne* → *Bine*), Hinzufügungen (*Käfer* → *Käfner*) oder Verschiebungen von einzelnen Buchstaben (*Vogel* → *Vole*), Ersetzungen von einzelnen Buchstaben (*Kamel* → *Kasel*) durch einen anderen Buchstaben sowie der Vertauschung benachbarter Buchstaben (*neues* → *neuse*).

Mittlerweile sind auch Patienten berichtet worden, die nach einer Hirnschädigung unter selektiven Schädigungen des Graphemic Buffers litten (Caramazza & Miceli, 1990; Caramazza, Miceli, Villa & Romani, 1987). Die segmentalen Fehler dieser Patienten sind den Schreibfehlern gesunder Probanden sehr ähnlich, auch hier kommt es zu Hinzufügungen, Ersetzungen, Vertauschungen, Verschiebungen und Auslassungen von einem oder mehreren Buchstaben. Sowohl bei Verschreibern gesunder Probanden als auch bei Patienten mit Buffer-Defizit sind lange Wörter deutlich stärker betroffen als kurze. Dieser Längeneffekt ist sehr ausgeprägt und reflektiert nicht bloß die erhöhte Wahrscheinlichkeit, in einem längeren Wort einen Fehler zu machen. Ein dysgraphischer Patient, der in Erfurt untersucht wurde, schrieb beispielsweise knapp 80 Prozent aller Wörter mit vier Buchstaben korrekt, aber nur 17 Prozent der Wörter mit sieben Buchstaben.

Fehler auf Buchstabenebene finden sich schließlich auch bei Patienten mit Demenz (Neils, Roeltgen & Greer, 1995) und in der akuten Phase nach einem Schlaganfall (Chédru & Geschwind, 1972). Bei diesen Patienten kommen aber eher die mit den ausgedehnten Hirnschädigungen assoziierten Störungen der Aufmerksamkeit und weniger selektive funktionale Läsionen als Ursache in Frage.

Fehler auf peripherer Ebene

Es wurden Patienten beschrieben, die selektive Störungen beim mündlichen Buchstabieren oder beim Zugriff auf Buchstabenformen hatten. Einige Patienten haben selektive Störungen beim Schreiben von Groß- oder Kleinbuchstaben, andere ersetzen Buchstaben durch andere, weil sie auf falsche gespeicherte abstrakte grapho-motorische Muster zugreifen. Diese Fehler sind mitunter schwer von Ersetzungen auf Graphemic-Buffer-Ebene zu unterscheiden. Allerdings treten Buffer-Fehler häufiger bei langen Wörtern auf, und es gibt bei vielen Patienten eine Tendenz, Konsonanten durch Konsonanten und Vokale durch Vokale zu ersetzen (siehe unten). Demgegenüber sollte die Fehlauswahl graphomotorischer Muster auch bei kurzen Wörtern und einzelnen Buchstaben zu finden sein und von der visuellen oder motorischen Ähnlichkeit abhängig sein. Überblicke nebst Fallstudien finden sich bei Ellis (1988) sowie Rapp und Caramazza (1997).

Modellvorstellungen

Wie beim Lesen gehen die meisten Forscher davon aus, daß einem gesunden Schreiber mindestens zwei (eventuell auch drei) Routen zur Verfügung stehen, um sich schriftlich zu äußern (siehe das Drei-Routen-Modell in Abbildung 1). Es stehen also mindestens zwei Gruppen von

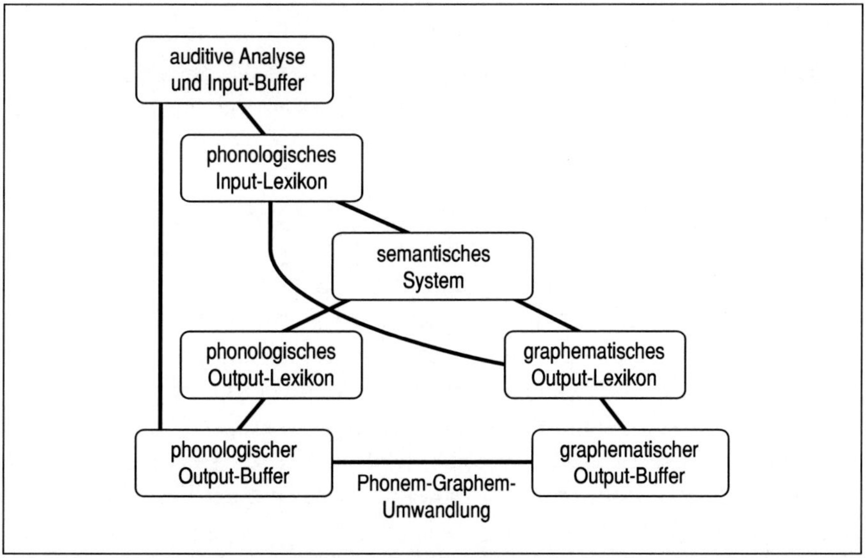

Abbildung 1 Ausschnitt aus dem Logogenmodell mit der Darstellung der am Schreiben beteiligten Prozesse

Prozessen zur Verfügung, um zu schreiben. Für die Schreibung von regelmäßigen Wörtern arbeiten wahrscheinlich beide Routen parallel, während Nichtwörter nur über die nicht- oder sublexikalische Route geschrieben werden. Unregelmäßige Wörter hingegen würden über die sublexikalische Route falsch geschrieben und müssen daher durch Zugriff auf die korrekte Wortform im Lexikon geschrieben werden.

Semantisch-lexikalische Route

Semantik

Beim Diktatschreiben entlang der semantisch-lexikalische Route wird ein existierendes Wort beim Hören als bekanntes Wort identifiziert und anschließend eine semantische Repräsentation aktiviert. Die semantische Information ist anschließend die Grundlage für die Auswahl eines lexikalischen Eintrags im orthographischen Ausgangslexikon. Die oben erwähnten Patienten mit Tiefendysgraphie, die beim Schreiben semantische Fehler zeigen, belegen, daß ein diktiertes Wort auch semantisch verarbeitet wird.

Deutliche Störungen der semantischen Verarbeitung treten nach Schlaganfällen auf und sind außerdem ein Merkmal bestimmter Demenzen (vor allem Demenz des Alzheimer-Typs und semantische Demenz / progressive flüssige Aphasie). Eine semantische Störung behindert dementsprechend die Verarbeitung eines Wortes entlang der semantisch-lexikalischen Route. Bei Patienten mit semantischen Störungen im Zusammenhang einer dementiellen Erkrankung treten entsprechend häufig ›Oberflächen-Zeichen‹ beim Lesen und Schreiben auf (Graham, 2000). Die Patienten verstehen die diktierten Stimuli nicht und behandeln sie wie Nichtwörter. Da ihnen die sublexikalische Route meistens noch zur Verfügung steht, weichen sie auf diese aus und produzieren zahlreiche phonologisch plausible Fehler. Bei Patienten mit Tiefendysgraphie liegt häufig auch eine Störung oder Überlastung der semantischen Verarbeitung vor; da bei diesen Patienten aber die sublexikalische Route zusätzlich beschädigt ist, können sie auf diese Route nicht ausweichen.

Orthographisches Ausgangslexikon

Der Zugriff auf die orthographische Wortform im Ausgangslexikon kann unabhängig von der Lautsprache erfolgen. Die neuere Forschung hat recht erfolgreich zeigen können, unter welchen Umständen der Zugriff unabhängig von der Lautsprache erfolgt. Überzeugende Belege aus der kognitiven Neuropsychologie stammen von zwei Gruppen von Patienten.

Erstens können einige Patienten Wörter schreiben, also etwa Bilder schriftlich benennen, obwohl sie ein Wort im phonologischen Ausgangslexikon offensichtlich nicht finden (Bub & Kertesz, 1982b; Hier & Mohr, 1977). In der Regel geben die Patienten an, ein Bild nicht benennen zu können, greifen dann aber zu Papier und Bleistift oder ›zeichnen‹ die Buchstaben mit dem Finger auf den Tisch und versuchen, sich so zu »deblockieren«.

Man muß bei einem Patienten, der sich mündlich nicht äußert, klären, worauf seine Schwierigkeiten beim Sprechen zurückgehen. Es kann sein, daß ein Patient an einer Sprechapraxie oder Dysarthrie leidet, die ihm das Sprechen deutlich erschweren (vgl. Kapitel 10 und 11). Außerdem ist es möglich, daß ein Patient zwar auf den korrekten Eintrag im phonologischen Ausgangslexikon zugegriffen hat, dann aber aufgrund phonologischer Störungen, die die phonologische Enkodierung des Wortes erschweren und derer er sich bewußt ist, auf eine Äußerung verzichtet. Vom bloßen Schweigen eines Patienten kann also nicht sicher geschlossen werden, daß er ein Wort im phonologischen Lexikon nicht gefunden hat. Aus diesem Grund muß auf anderem Wege sichergestellt werden, daß ein Patient keine Informationen über die phonologische Form eines gesuchten Zielwortes hat.

Eine frühe einflußreiche Studie stammt von Bub und Kertesz (1982b). Die Autoren baten ihre Patientin MH, bei zwei Bildern zu entscheiden, ob die Wörter zu den beiden Bildern sich reimten. Diese Aufgabe erfordert, daß die Patientin zumindest innerlich die Wörter zu den Bildern abruft, gleichzeitig erfordert die Aufgabe keine offene mündliche Antwort. MH konnte bei den Bildern nicht beurteilen, ob sie sich reimten, woraus Bub und Kertesz (1982b) schlossen, daß MH nicht auf ihr phonologisches Ausgangslexikon zugreifen konnte. Obwohl sie die phonologische Form der Zielwörter nicht verfügbar hatte, konnte sie die Zielwörter aber relativ sicher aufschreiben. Patienten wie MH belegen, daß die Schriftsprache von der Lautsprache unabhängig sein kann.

Rapp, Benzing und Caramazza (1997) lieferten einen weiteren Beleg für einen unabhängigen Zugriff auf das orthographische Lexikon: Ihr Patient PW wurde gebeten, ein präsentiertes, gut erkennbares Bild einmal mündlich, dann schriftlich und dann wieder mündlich zu benennen. PW zeigte gelegentlich mündlich und schriftlich voneinander abweichende Antworten, das heißt, die Auswahl des Wortes geschah auf dem Weg zu den modalitäts-spezifischen Wortformen. Der Patient MD, der in Erfurt untersucht wurde, zeigte das gleiche Phänomen: So benannte er das Bild einer Puppe korrekt mit *Puppe*, schrieb dann aber *Mädchen*. Diese beiden Gruppen von Patienten, jene mit besser erhaltenem schriftlichen Benennen und jene mit unterschiedlichen Reaktionen in Mehrfach-Benennaufgaben, belegen überzeugend, daß der Zugriff auf die orthographischen Wortformen unabhängig von der Lautsprache erfolgen kann.

Nur am Rande sei hier bemerkt, daß diese Beobachtungen auch eine Schwierigkeit für das Modell von Levelt und Mitarbeitern darstellen (vgl. Kapitel 6). In diesem Modell wird angenommen, daß die lexikalische Selektion auf der Lemmaebene erfolgt. Lemmas sind laut Levelt, Roelofs und Meyer (1999) aber unabhängig vom phonologischen oder graphematischen Gehalt. Diese Information ist erst auf Ebene der Wortformen repräsentiert.

Diskutiert wird gegenwärtig, ob die Selektion einer orthographischen Wortform das Ergebnis einer Interaktion aus segmentaler und semantischer Information ist (vgl. Kapitel 6) und wie morphologisch komplexe Wörter, etwa Komposita, im Lexikon gespeichert sind (ganzheitlich oder dekomponiert; Badecker, Hillis & Caramazza, 1990; vgl. Kapitel 8).

Sublexikalische Route

Die nicht-lexikalische Route erlaubt das Schreiben von unbekannten Wörtern und steht allen gesunden Schreibern als zweite Route zur Verfügung. Der Rückgriff auf diese Route bei Patienten mit Oberflächendysgraphie kann als Nutzung einer Kompensationsstrategie begriffen werden. Dies führt bei den Patienten allerdings zu den erwähnten phonologisch plausiblen Fehler, besonders bei Wörtern mit unregelmäßiger Schreibweise, etwa Fremd- und Lehnwörtern (*Chef* als *Scheff, Garage* als *Garasche*).

Die nicht-lexikalische Route besteht aus mehreren Teilprozessen, die nicht alle im Logogenmodell explizit gemacht werden. So muß eine gehörte Phonemkette zunächst zerlegt werden, damit die einzelnen Phoneme oder Phonemgruppen in ihre Grapheme umgewandelt werden können. Die Umwandlung selbst stellt dann den zweiten Schritt dar.

Der gegenwärtige Stand der Forschung legt nahe, daß die umgewandelten Einheiten bei verschiedenen Patienten variieren, das heißt, einige Patienten wandeln Phoneme einzeln in Grapheme um, andere haben die Fähigkeit bewahrt, Gruppen von Phonemen in Grapheme umzuwandeln. Baxter und Warringtons (1987) Patient KT beispielsweise schrieb den Laut /k/, der im Englischen als <C>, <K> oder <CK> umgesetzt werden kann, am Wortanfang, wenn ein <l> folgte, als <C> (*clap, class*), orientierte sich also am Kontext.

Zweitens variiert die Umwandlung in Grapheme, erfolgt also nicht nach fixen Regeln. Goodman und Caramazza (1986) beobachteten bei ihrer Patientin JG bis zu vier verschiedene Umsetzungen von Phonemen in Grapheme. JG folgte also keinen festen Regeln, sondern setzte Phoneme in unterschiedliche Grapheme um. Gerade in Sprachen mit »tiefer« (oder intransparenter) Orthographie wie Englisch oder Französisch lassen sich Laute in unterschiedliche Grapheme umsetzen, auch wenn bestimmte Umsetzungsvarianten häufiger sind als andere. Die Wahrscheinlichkeit einer gewählten Umsetzungsvariante hängt laut Goodman und Caramazza (1986) von ihrer Häufigkeit in einer Sprache ab. Dies beobachteten auch Barry und Seymour (1988), deren gesunde Probanden sich beim Nichtwortschreiben an den Häufigkeiten von Phonem-Graphem-Umsetzungen ihrer Sprache orientierten.

Lexikalische nicht-semantische Route

Verschiedene Beobachtungen bei einzelnen Patienten mit Dyslexie und Dysgraphie ließen sich nicht in einem Zwei-Routen-Modell des Lesens und Schreibens einordnen und machten es notwendig, im Modell eine dritte Lese- und eine dritte Schreibroute anzunehmen. Dies führte in der Folge zu sogenannten Drei-Routen-Modellen.

Schwartz, Marin und Saffran (1979) beobachteten bei ihrer Patientin WLP oft richtige Schreibungen von Ausnahmewörtern, obwohl die Patientin an einer deutlichen semantischen Beeinträchtigung litt. In einem Zwei-Routen-Modell müssen Ausnahmewörter über die semantisch-lexikalische Route geschrieben werden, die der Patientin wegen ihrer semantischen Beeinträchtigung nicht zur Verfügung stand. Da die Nutzung der sublexikalischen Route zu phonologisch plausiblen Fehlern geführt hätte, war die einzige Alternative eine zusätzliche Schreibroute, die aus der direkten Verbindung von Lexika unter Umgehung der Semantik besteht. Weitere Fallstudien wurden als Beleg für eine dritte Schreibroute gewertet, sind aber relativ komplex in ihrer Argumentation (Patterson, 1986; Reich, Chou & Patterson, 2003).

Eventuell war die Postulierung einer dritten Schreibroute aber vorschnell, wie beispielsweise Hillis und Caramazza (1991) vorgeschlagen haben. Statt dessen ließen sich die angeführten vermeintlichen Belege für eine dritte Schreibroute auch anders erklären (siehe unten im Abschnitt »Interaktion«).

Graphemic Buffer

Wie erwähnt, wird in den meisten Modellen angenommen, daß ein spezialisierter Kurzzeitspeicher oder *Buffer* zwischen den zentralen und den peripheren Prozessen vermittelt. Besonders Grapheme langer Wörter müssen zwischengespeichert werden, da die Umsetzung lange dauert. Dies ist die Aufgabe eines spezialisierten Arbeitsspeichers, des Orthographischen (Ausgangs-)Speichers oder *Graphemic Buffer.*

Um diese Aufgabe zu erfüllen, muß dieser Speicher mindestens Information über die Grapheme und ihre Position enthalten. Diese Annahme hat sich aber als zu einfach herausgestellt. Vielmehr gab es in den letzten Jahren eine Vielzahl von Beobachtungen, die nahelegen, daß im Graphemic Buffer deutlich mehr Informationen repräsentiert sind als nur diese minimale Information. In einer einflußreichen Untersuchung stellten Caramazza und Miceli (1990) fest, daß ihr Patient LB bei der Ersetzung von Graphemen durch ein anderes Graphem immer den Status als Konsonant oder Vokal berücksichtigte. In über 99 Prozent aller Ersetzungen ersetzte LB einen Konsonanten durch einen anderen Konsonanten und einen Vokal durch einen anderen Vokal. Cubelli (1991) berichtete in der Folge von zwei Patienten mit selektiven Störungen für Vokale.

Dazu machten Caramazza und Miceli weitere Beobachtungen, die sie als Beleg einer orthographischen Silbenstruktur werteten. LB neigte dazu, mit seinen Fehlern die silbische Struktur des Wortes zu vereinfachen; das heißt, bei Konsonantenclustern neigte er dazu, Konsonanten wegzulassen; bei einfacher Silbenstruktur traten weniger Auslassungen von Konsonanten auf. Statt dessen gab es hier mehr Ersetzungen durch einen anderen Konsonanten, wodurch die einfache Silbenstruktur erhalten blieb. Zusätzlich schien LB Doppelbuchstaben (Geminaten) zu berücksichtigen, das heißt, wenn Doppelbuchstaben betroffen waren, wurden immer beide Buchstaben durch den gleichen anderen Buchstaben ersetzt. Auch unser Patient MD zeigte diese Besonderheit (*Barren* → *Bapper*).

Das könnte bedeuten, daß eine orthographische Wortform im Lexikon eine interne silbische Struktur hat und diese Struktur an den Buffer weitergegeben wird. Vielleicht bringen auch morphologisch komplexe Wörter, Komposita etwa, ihre morphologische Struktur in den Buffer mit und werden dort als zwei kurze Wörter verarbeitet, die dadurch weniger fehleranfällig sind (Badecker et al., 1990).

Periphere Prozesse

Zwischen den Operationen des Graphemic Buffers und der Schrift auf dem Papier vermitteln verschiedene Repräsentationen. Ellis (1988) unterscheidet hier Allographen und abstrakte grapho-motorische Muster. Allographen sind abstrakte Spezifizierungen der visuellen Form der Groß- und Kleinbuchstaben verschiedener Schriftarten (Druck- und Schreibschrift), ohne jedoch die genaue Größe und die involvierten Muskelkommandos zu spezifizieren. Die grapho-motorischen Muster sind ebenfalls abstrakt, da hier noch nicht die absolute Größe spezifiziert ist, sondern nur die relative Größe der Striche, die Reihenfolge und Richtung der Striche. Sowohl Allographen als auch grapho-motorische Muster könnten als Knoten repräsentiert sein, aus denen ausgewählt werden muß (Ellis, 1988). Ein grapho-motorisches Muster wird anschließend in neuro-muskuläre Befehle umgewandelt, wo auch die absolute Größe des Buchstabens festgelegt wird. Laut Rapp und Caramazza (1997) muß eine unabhängige Allographenebene nicht unbedingt angenommen werden; statt dessen könnten Größe und Schriftart auch zusätzlich auf der Ebene der grapho-motorischen Muster markiert sein.

Kaskadierende Verarbeitung, Interaktion und Summation

Bisher wurden die Prozesse beim Schreiben implizit als modular dargestellt. In einem modularen Modell lassen sich die Symptome eines Patienten leichter der funktionalen Schädigung eines Moduls zuordnen (vgl. Kapitel 1). Fallstudien neueren Datums legen allerdings eine kaskadierende oder sogar interaktive Verarbeitung nahe. ›Kaskadierend‹ bedeutet dabei, daß einzelne Module (oder Prozesse) die Aktivation von Repräsentationen direkt weitergeben, ohne ihre Verarbeitung endgültig abgeschlossen zu haben.

Lange Zeit galten lexikalischer Zugriff und Zwischenspeicherung im Buffer als modular; die Speicherung im Buffer galt als unbeeinflußt von der Wortfrequenz, als entscheidend galt einzig die Länge des zu haltenden Wortes. Sage und Ellis (2004) haben allerdings belegen können, daß die Verarbeitung im Buffer auch von lexikalischen und semantischen Faktoren abhängig ist. Im Rahmen eines kaskadierenden Modells kann der Vorteil hochfrequenter oder konkreter Wörter, der seinen Ursprung im Lexikon oder in der Semantik hat, an den Buffer weitergegeben werden, wodurch die Grapheme dieser Wörter robuster gegenüber Verarbeitungsschwächen sind.

Mit ›Interaktion‹ wird in der Literatur zweierlei bezeichnet: Einerseits ist der Begriff der Interaktion zentral für das Modell des lexikalischen Zugriffs von Gary Dell und Mitarbeitern (vgl. Kapitel 6) und bezeichnet in diesem Zusammenhang die gleichzeitige Wirkung von semantischer und phonologisch-segmentaler Information auf die lexikalische Selektion. Gemünzt auf den Zugriff beim Schreiben würde graphematisch-segmentale Information durch *Feedback*-Verbindungen zurück zu den orthographischen lexikalischen Knoten die Wortauswahl beeinflussen können. Im Bereich des Schreibens wurde bislang ein Patient berichtet, der *Feedback* von den orthographischen Segmenten zurück zu den Wortformen nahelegt (McCloskey, Macaruso & Rapp, 2006).

Zweitens wird im Rahmen des Schreibens auch die mögliche ›Interaktion‹ der beiden oder drei Schreibrouten betont. Studien mit gesunden Probanden konnten etwa zeigen, daß sich gesunde Probanden beim Schreiben eines Nichtwortes von vorherigen *Primes* beeinflussen ließen (Barry & Seymour, 1988). Das Nichtwort /bəʊp/ wurde eher als *bope* (und weniger oft als *boap*) geschrieben, wenn vorher das Wort *Vatican* gehört wurde (das vermutlich seinerseits *pope* [Papst] aktivierte). Dies belegt, daß die sublexikalische Route nicht vollständig autonom arbeitet und die Schreibweise eines Nichtwortes aus der phonologischen Information herleitet, sondern sich in der gewählten Umsetzung an vorheriger (semantischer) Information orientiert.

Der Begriff der ›Summation‹ wurde von Hillis und Caramazza (1991) eingeführt und bezeichnet letztlich ebenfalls eine Interaktion der sublexikalischen und der semantischen Schreibrouten. Letztlich steuern also beide Routen beim Zugriff auf das Ausgangslexikon ihre jeweiligen Informationen bei, und der lexikalische Eintrag wird anhand dieser beiden Informationsquellen, also semantische und Forminformation, identifiziert. Der Zugriff auf die Wortformen ist unter dieser Vorstellung immer durch beide Informationen, Semantik und Form (semantische und sublexikalische Route) beeinflußt, und auch schwache Aktivation (durch ungenaue oder unvollständige Information) bei einer teilweisen Schädigung einer oder beider Routen, ›summiert‹ sich und kann zur Selektion des korrekten Eintrags führen. In einer Reihe von Studien konnten Hillis, Caramazza und Miceli tatsächlich zahlreiche Hinweise auf diese Summation, letztlich also das Zusammenwirken beider Routen, finden (Hillis et al., 1999; Miceli, Capasso & Caramazza, 1994, 1999).

Daraus ergeben sich wiederum Konsequenzen für das angenommene Schreibmodell, in dem laut Hillis und Caramazza (1991) überzeugende Argumente für die Postulierung einer dritten (lexikalischen, nicht-semantischen) Schreibroute bislang fehlen. Das wichtigste Argument für diese Route war die Beobachtung, daß manche Patienten trotz semantischer Störungen unregelmäßige Wörter richtig schreiben können (Schwartz et al., 1979). Hillis und Caramazza (1991) halten die Einführung einer dritten Schreibroute für vorschnell und zu gravierend. Statt dessen stelle die Annahme der Summation beider Routen nur eine leichte Änderung des ›klassischen‹ Modells dar und mache das Modell dennoch mit den neueren Daten kompatibel.

Diagnostik

Die Schreibstörungen eines Patienten werden in der Regel im Logogenmodell eingeordnet (vgl. De Bleser, Cholewa, Stadie & Tabatabaie, 2004). Aus der oben beschriebenen Symptomatik der Dysgraphien ergibt sich, daß im Rahmen der Diagnostik sowohl die Einflußfaktoren auf das Schreiben als auch die Art der auftretenden Fehler ausgewertet werden sollten. Als wichtige Einflußfaktoren haben sich, wie dargestellt, Regularität der Phonem-Graphem-Korrespondenz, die Wortfrequenz, die Konkretheit oder Abstraktheit eines Wortes, die syntaktische Wortkategorie, die Länge eines Wortes und der Status als Wort oder Nichtwort erwiesen.

Außer der Wortlänge, die bei LeMo nicht systematisch untersucht wird, werden alle Variablen in den Untertests von LeMo erfaßt. Der Einfluß der Wortlänge ließe sich beispielsweise durch den Vergleich von ein- und dreisilbigen Wörtern untersuchen. Wichtig ist bei dem Vergleich, daß sich die beiden Listen nicht in anderen Variablen (Frequenz, syntaktische Kategorie, Konkretheit) unterscheiden.

Die beobachteten Fehler wiederum liefern wichtige Hinweise auf funktional geschädigte und erhaltene Module bei einem Patienten. Semantische Fehler beim Diktatschreiben deuten auf eine Tiefendysgraphie mit beeinträchtigter semantischer und sehr stark beeinträchtigter sublexikalischer Schreibroute, phonologisch plausible Fehler und gut erhaltenes Schreiben einfacher Nichtwörter auf eine Oberflächendysgraphie. Eine Vielzahl phonologisch unplausibler segmentaler Fehler deutet eine Buffer-Störung an.

Therapie

Da therapeutische Maßnahmen zunächst auf die Wiederherstellung der mündlichen Kommunikation gerichtet sind, gibt es im Bereich der Schriftsprache weniger Erfahrung als für die Lautsprache. Eine übersichtliche Darstellung kognitiv basierter Therapiemaßnahmen findet sich bei Beeson und Rapcsak (2002) und Whitworth, Webster und Howard (2005). Die therapeutischen Anstrengungen können, je nach identifizierter funktionaler Schädigung, auf die semantische Verarbeitung, die Stärkung lexikalischer Repräsentationen beziehungsweise Verbesserung des lexikalischen Zugriffs, die Verbesserung sublexikalischen Schreibens oder die Stärkung des Buffers gerichtet sein.

Im Fall einer semantischen Störung sollte sich laut Hillis und Caramazza (1994) die Verbesserung der semantischen Fähigkeiten auf alle Aufgaben mit semantischer Beteiligung auswirken. Dies fand sich etwa bei KE, einem weiteren Patienten mit zentraler semantischer Störung. Geübt wurde eigentlich das mündliche Benennen mit Hilfe verschiedener Cues. Am meisten half die Gabe des Anlauts beim mündlichen Benennen. KE zeigte Verbesserungen, die über die trainierten Zielwörter hinausgingen. Es fanden sich Verbesserungen auch bei anderen Zielwörtern der gleichen semantischen Kategorie (beispielsweise von *Katze* auf *Hund*) sowie beim schriftlichen Benennen. Hillis und Caramazza (1994) vermuteten, daß das Üben mit dem Anlaut sich auch auf die semantische Verarbeitung von KE ausgewirkt hatte und dementsprechend mündliches und schriftliches Benennen verbessert wurde. Auch das explizite Üben semantischer Attribute (beispielsweise, daß eine Banane gelb und gebogen ist) oder das Bild-Wort-Zuordnen kann das Benennen in beiden Ausgangsmodalitäten, mündlich und schriftlich, verbessern (Hillis & Caramazza, 1994). Ein Patient mit zentraler semantischer Störung (JJ) konnte beispielsweise sein (mündliches) Benennen nach dem Üben von Bild-Wort-Zuordnen verbessern.

Im Fall einer Störung des orthographischen lexikalischen Zugriffs wird häufig an einem festen Set von Wörtern gearbeitet, die wiederholt geübt werden. Dies erfolgt häufig über das Abschreiben oder das verzögerte Abschreiben, das dem Patienten zum Teil auch als Hausaufgabe aufgetragen werden kann. Eine Ergänzung ist auch die Anagramm-Aufgabe, bei der der Patient das Wort aus den ungeordnet vorgegebenen Buchstaben zusammenlegen soll. Etwas schwieriger ist die Aufgabe, wenn weitere Buchstaben als Ablenker präsentiert werden (Beeson & Rapcsak, 2002). Bei der Therapie einer lexikalischer Störung finden sich in der Regel item-spezifische Verbesserungen, das heißt Verbesserungen beim Schreiben der geübten Wörter.

Carlomagno, Iavarone und Colombo (1994) präsentierten ihren Patienten beim Training der semantisch-lexikalischen Route (genannt »visual-semantic treatment«) semantische Informationen, die korrekten und Ablenkerbuchstaben sowie die »visuelle Kontur« der Wörter (das Zielwort »lampadina« hat neun Buchstaben, von denen der erste und sechste einen Strich nach oben und der vierte einen nach unten hat). Die Kombination semantischer und formbezogener Information genügte nach Aussage der Autoren, um die orthographische Wortform abzurufen.

Hillis und Caramazza (1994) konzentrierten sich in einer weiteren Studie auf das nicht-lexikalische Schreiben, das ihre Patientin SJD mit

Hilfe einer Schlüsselwortstrategie übte. SJD lernte zunächst, auf einen Buchstaben zu zeigen, der für ein bestimmtes Phonem stand. Anschließend suchte sie ein Wort, das mit dem Phonem begann. Dieses Wort war das Schlüsselwort, dessen erster Buchstabe anschließend identifiziert wurde. Dieser Buchstabe entsprach dem Phonem. SJD lernte durch die einfachen Phonem-Graphem-Korrespondenzen mittels der Schlüsselwörter, semantische Fehler zu vermeiden. Außerdem gelang es ihr des öfteren, sich anhand des ersten Buchstabens zu »deblockieren« und das gesuchte Wort aufzuschreiben. Der erste Buchstabe half ihr also häufig als Hinweisreiz für den Zugriff auf die orthographische Wortform. Eine andere Patientin, PM, konnte allerdings von der gleichen Therapie nicht profitieren.

Die Verbesserung der sublexikalischen Schreibroute gingen auch Luzzatti, Colombo, Frustaci und Vitolo (2000) bei zwei Italienischen Patienten mit unflüssiger Aphasie an. Die Autoren übten mit ihren Patienten das sublexikalische Schreiben in mehreren Stufen. Dabei führten sie eine neue Übung nur ein, wenn ein Erfolgskriterium von mindestens 90 Prozent korrekten Reaktionen erreicht war. Luzzatti et al. begannen mit dem Üben der Segmentierung von Wörtern in Phoneme: Zunächst übten die Betroffenen das Segmentieren zweisilbiger Wörter in die beiden Silben, anschließend die Segmentierung der Silbe in Phoneme. Dabei variierten die Autoren außerdem die Konsonanten. Die graphematische Umsetzung wurde anschließend für Phoneme einzeln geübt (1:1-Konversion). In einem weiteren Schritt arbeiteten die Teilnehmer an der Umsetzung von Phonemen, die in verschiedenen silbischen Kontexten unterschiedlich geschrieben werden. Anschließend wurde in einem weiteren Schritt das Schreiben ambiger Wörter, die im Italienischen selten sind, geübt. Die Autoren berichten langfristige Verbesserungen beim Schreiben ihrer beiden Patienten, die sechs bis 18 Monate nach Ende der Therapie noch nachweisbar waren. Nach Whitworth et al. (2005) ist das Üben sublexikalischen Schreibens vor allem für Sprachen mit transparenter Orthographie (wozu auch das Deutsche gehört) geeignet.

Rapp und Kane (2002) schließlich übten mit zwei Dysgraphikern das Schreiben von Kontrollwörtern. Ein Teilnehmer hatte eine angenommene Störung des orthographischen Ausgangslexikons, der andere eine Störung des Graphemic Buffers. Die Therapie bestand aus dem Schreiben von Wörtern nach Diktat, dem anschließenden Vergleich der Reaktion mit dem korrekten Wort und dem erneuten Schreiben und Vergleichen, bis ein Wort korrekt geschrieben werden konnte. Die Patienten übten acht beziehungsweise 13 Wochen bei zwei Sitzungen pro Woche. Bei dem Patienten mit angenommener lexikalischer Störung ergaben sich wort-spezifische Verbesserungen, die auch nach 20 Wochen noch nachweisbar waren. Bei dem Patienten mit angenommener Buffer-Störung ergaben sich außerdem Generalisierungen auf ungeübte Wörter. Die Autoren schlossen daraus, daß sich bei gleicher Therapie je nach zugrundeliegender kognitiver Beeinträchtigung unterschiedliche Generalisierungseffekte zeigen. Diese Beispiele belegen den Erfolg einer kognitiv orientierten Therapie dysgraphischer Störungen. Weitere gut kontrollierte Fallstudien sind notwendig, um therapeutische Interventionen noch besser auf die zugrundeliegenden funktionellen Beeinträchtigungen dysgraphischer Patienten zuschneiden zu können.

Literatur

Badecker, W., Hillis, A. E. & Caramazza, A. (1990) Lexical morphology and its role in the writing process: Evidence from a case of acquired dysgraphia. *Cognition, 35,* 205-243.

Barry, C. & Seymour, P. H. K. (1988) Lexical priming and sound-to-spelling contingency effects in nonword spelling. *The Quarterly Journal of Experimental Psychology, 40 A (1),* 5-40.

Baxter, D. M. & Warrington, E. K. (1987) Transcoding sound to spelling: Single or multiple sound unit correspondence? *Cortex, 23,* 11-28.

Beeson, P. M. & Rapcsak, S. P. (2002) Clinical diagnosis and treatment of spelling disorders. In: Hillis, A. E. (ed.) *Handbook of Adult Language Disorders: Integrating Cognitive Neuropsychology, Neurology, and Rehabilitation*. New York: Psychology Press. 101-120).

Bub, D. & Kertesz, A. (1982a) Deep agraphia. *Brain and Language, 17,* 146-165.

Bub, D. & Kertesz, A. (1982b) Evidence for lexicographic processing in a patient with preserved written over oral single word naming. *Brain, 105,* 697-717.

Caramazza, A. & Miceli, G. (1990) The structure of graphemic representations. *Cognition, 37,* 243-297.

Caramazza, A., Miceli, G., Villa, G. & Romani, C. (1987) The role of the graphemic buffer in spelling: Evidence from a case of acquired dysgraphia. *Cognition, 26,* 59-85.

Carlomagno, S., Iavarone, A. & Colombo, A. (1994) Cognitive approaches to writing rehabilitation: from single case to group studies. In: Riddoch, M. J. & Humphreys, G. W. (eds.) *Cognitive Neuropsychology and Cognitive Rehabilitation*. Hove: Erlbaum. 485-502.

Chédru, F. & Geschwind, N. (1972) Writing disturbances in acute confusional states. *Neuropsychologia, 10,* 343-353.

Cubelli, R. (1991) A selective deficit for writing vowels in acquired dysgraphia. *Nature, 353,* 258-260.

De Bleser, R., Cholewa, J., Stadie, N. & Tabatabaie, S. (2004) *LeMo – Lexikon modellorientiert.* München: Urban & Fischer.

De Langen, E. G. (2001) Kognitive und klinische Aspekte der Schriftsprache aus neurolinguistischer und neuropsychologischer Sicht. *Neurolinguistik, 15 (1-2).*

Ellis, A. W. (1988) Normal writing processes and peripheral acquired dysgraphias. *Language and Cognitive Processes 3 (2),* 99-127.

Goodman, R. A. & Caramazza, A. (1986) Aspects of the spelling process: Evidence from a case of acquired dysgraphia. *Language and Cognitive Processes, 1 (4),* 263-296.

Graham, N. L. (2000) Dysgraphia in dementia. *Neurocase, 6,* 365-376.

Hier, D. B. & Mohr, J. P. (1977) Incongruous oral and written naming. *Brain and Language, 4,* 115–126.

Hillis, A. E. & Caramazza, A. (1991) Mechanisms for accessing lexical representations for output: Evidence from a category-specific semantic deficit. *Brain and Language, 40,* 106-144.

Hillis, A. E. & Caramazza, A. (1994) Theories of lexical processing and rehabilitation of lexical deficits. In: Riddoch, M. J. & Humphreys, G. W. (eds.) *Cognitive Neuropsychology and Cognitive Rehabilitation.* Hove: Erlbaum. 449-484.

Hillis, A. E., Rapp, B. C. & Caramazza, A. (1999) When a rose is a rose in speech but a tulip in writing. *Cortex, 35,* 337-356.

Levelt, W. J. M., Roelofs, A. & Meyer, A. S. (1999) A theory of lexical access in speech production. *Behavioral and Brain Sciences, 22,* 1-75.

Luzzatti, C., Colombo, C., Frustaci, M. & Vitolo, F. (2000) Rehabilitation of spelling along the sub-word-level routine. *Neuropsychological Rehabilitation, 10,* 249–278.

Marini, V. & Blanken, G. (1996) Orthographie ohne Phonologie: Ein Fall von Tiefenagraphie bei neologistischer Jargon-Aphasie. *Neurolinguistik, 10 (2),* 117-141.

McCloskey, M., Macaruso, P. & Rapp, B. (2006) Grapheme-to-lexeme feedback in the spelling system: Evidence from a dysgraphic patient. *Cognitive Neuropsychology, 23 (2),* 278-307.

Miceli, G., Capasso, R. & Caramazza, A. (1994) The interaction of lexical and sublexical processes in reading, writing and repetition. *Neuropsychologia, 32 (3),* 317-333.

Miceli, G., Capasso, R. & Caramazza, A. (1999) Sublexical conversion procedures and the interaction of phonological and orthographic lexical forms. *Cognitive Neuropsychology, 16 (6),* 557-572.

Neils, J., Roeltgen, D. P. & Greer, A. (1995) Spelling and attention in early Alzheimer's disease: Evidence for impairment of the Graphemic Buffer. *Brain and Language, 49,* 241-262.

Patterson, K. (1986) Lexical but nonsemantic spelling? *Cognitive Neuropsychology, 3,* 341-367.

Rapp, B., Benzing, L. & Caramazza, A. (1997) The autonomy of lexical orthography. *Cognitive Neuropsychology, 14 (1),* 71-104.

Rapp, B. & Caramazza, A. (1997) From graphemes to abstract letter shapes: Levels of representation in written spelling. *Journal of Experimental Psychology: Human Perception and Performance, 23 (4),* 1130-1152.

Rapp, B. & Kane, A. (2002) Remediation of deficits affecting different components of the spelling process. *Aphasiology, 16 (4/5/6),* 439-454.

Reich, S., Chou, T.-L. & Patterson, K. (2003) Acquired dysgraphia in Chinese: further evidence on the links between phonology and orthography. *Aphasiology, 17 (6/7),* 585-604.

Sage, K. & Ellis, A. W. (2004) Lexical influences in graphemic buffer disorder. *Cognitive Neuropsychology, 21 (2/3/4),* 381-400.

Schwartz, M. F., Marin, O. S. M. & Saffran, E. M. (1979) Dissociations of language function in dementia: a case study. *Brain and Language, 7,* 277-306.

Shallice, T. (1981) Phonological agraphia and the lexical route in writing. *Brain, 104,* 413-429.

Whitworth, A., Webster, J. & Howard, D. (2005) *A Cognitive Neuropsychological Approach to Assessment and Intervention in Aphasia.* Hove: Psychology Press.

Wing, A. M. & Baddeley, A. D. (1980) Spelling errors in handwriting: A corpus and a distributional analysis. In: Frith, U. (ed.) *Cognitive Processes in Spelling.* London: Academic Press. 251-285.

14. Textverstehen und Textproduktion in der Klinischen Linguistik

Martina Hielscher-Fastabend* & Petra Jaecks**

Universität Bielefeld
Fakultät für Linguistik und Literaturwissenschaft
* *Klinische Linguistik*
** *Sonderforschungsbereich 673*
und Universität Paderborn – Anglistik

Einleitung

Die Verarbeitung von Texten beinhaltet neben Prozessen lexikalischer und syntaktischer Verarbeitung eine Reihe von satzübergreifenden formalen und kognitiven Prozessen der Strukturierung, Konzeptualisierung und Linearisierung von Informationen, die eine eigenständige Betrachtung der linguistischen Kategorie »Text« in Bezug auf neurolinguistische Verarbeitungsdefizite und strategien rechtfertigt. Zu unterscheiden sind auch hinsichtlich der Störungen auf der Textebene Rezeptions- und Produktionsprozesse in gesprochener versus geschriebener Modalität (Klingenberg, 1997).

Nach wie vor relativ uneinheitlich ist die Definition der linguistischen Kategorie »Text«. Texte zeichnen sich über die Strukturen der Satzebene durch formal-linguistische Aspekte aus, die Kohäsionsmittel. *Text* ist nicht dem *Diskurs* gleichzusetzen, sondern wird gewöhnlich verstanden als in gewisser Weise in sich geschlossener Teil eines (mündlichen oder schriftlichen) Diskurses, der von einem Produzenten verfaßt ist. Der linguistische Textbegriff (vgl. Adamzik, 2001:252ff.)

bezeichnet zunächst die formalen Charakteristika einer meist längeren Folge sprachlicher Einheiten, die durch Lexik, Syntax und Prosodie die Markierungen von Zusammenhängen und Bezügen zwischen einzelnen Elementen der Gesamtstruktur regelt. Neben diesen Mikrostrukturen wird schon seit Gülich & Raible (1977) und van Dijk (1980) von einer Makrostruktur von Texten gesprochen, die sich aus größeren Sinneinheiten zusammensetzt, deren Relationen die Gesamtbedeutung des Textes ergeben. Textsorten unterscheiden sich sowohl formal wie auch hinsichtlich ihrer Makrostruktur (zum Beispiel Brief versus Märchen versus Bedienungsanleitung). Eine Reihe von Textualitätskriterien ist formuliert worden, die neben den beiden genannten Aspekten auch verwenderorientierte Kriterien der Intentionalität, Akzeptabilität, Informativität, Situationalität und Intertextualität aufführen (vgl. de Beaugrand und Dressler, 1997, 1981). Speziell die *Kohärenz* und die *Intentionalität* werden in linguistischen Definitionen oft als konstituierend verwendet, so zum Beispiel von Brinker (1997:19):

> »Der Terminus ›Text‹ bezeichnet eine begrenzte Folge von sprachlichen Zeichen, die in sich kohärent ist und die als Ganzes eine erkennbare kommunikative Funktion signalisiert.«

Aber gerade der zentrale Begriff der Kohärenz ist in der Literatur sehr unterschiedlich verwendet worden. Die prozedurale Sicht einer psycholinguistischen Herangehensweise steht dabei den traditionellen Begriffen der Textlinguistik gegenüber. Sichelschmidt, Rickheit und Strohner (2002:392) definieren:

> »Aus psycholinguistischer Sicht ist mit Kohärenz nicht die strukturelle Verknüpfung von Äußerungsteilen gemeint (die sogenannte Kohäsion), sondern der Grad der semantischen Verknüpfung der entsprechenden mentalen Repräsentate – und auch die kognitiven Prozesse, die bei dieser Verknüpfung ablaufen.«

In Anlehnung an Gernsbacher & Givón (1995) unterscheiden sie fünf Typen:

1. *referentielle Kohärenz* (A1 und A2 verweisen auf denselben Referenten)
2. *kausale Kohärenz* (A1 verweist auf Ursachen der Ereignisse aus A2)
3. *temporale Kohärenz* (A1 und A2 sind Ereignisse in demselben Zeitrahmen)
4. *lokale Kohärenz* (A1 und A2 sind Referenten/Ereignisse im selben Ortsrahmen)
5. *strukturelle Kohärenz* (A2 folgt auf A1 syntaktisch gleich oder elliptisch verkürzt).

Die Kohärenz(bildungs)prozesse werden durch Konzeptüberlappung und durch grammatische Formen und Kohäsionsmittel unterstützt, erfordern zudem häufig inferenzielle Schlüsse, die über direkt gegebene Informationen im Text hinausgehen. Diese bilden ein zentrales Phänomen der Bedeutungszuweisung im Bereich komplexer Äußerungszusammenhänge und erfordern neben sprachlicher Kompetenz auch Gedächtnis- und Aufmerksamkeitskapazitäten.

Symptome gestörter Textverarbeitung

Die komplexen sprachlichen Verarbeitungsprozesse auf der Textebene und im Diskurs stellen für aphasische Patienten, wie auch für nichtaphasische Patienten mit verschiedenen kognitiven Beeinträchtigungen ein besonderes Problem dar. Speziell zu nennen sind Patienten mit Läsionen der rechten Hemisphäre (RHL) sowie Patienten mit Läsionen der präfrontalen Regionen (PFL). Zudem zeigen Patienten mit eher diffusen Läsionsbereichen, wie nach Schädel-Hirn-Trauma (SHT) (vgl. Drechsler, 1997) oder bei einer Demenz (vgl. Kintsch, 1988) ebenfalls spezielle Profile der Textverarbeitungsprobleme. Schließlich sind typische Muster bei psychiatrischen Störungen, speziell der Schizophrenie, beschrieben worden (vgl. Gernsbacher et al., 1999; Überblick siehe Heidler, 2006). In dem vorliegenden Kapitel beschränken wir uns auf Störungen bei Läsionen der linken versus rechten Hemisphäre.

Prozesse der Textverarbeitung bei Aphasie

Auf der Ebene der Text- und Diskursverarbeitung zeigen sich Patienten mit linkshemisphärischen Läsionen in Leistungen der Produktion, Reproduktion und Rezeption in spezifischer Weise gestört. Dabei stehen sich zwei generelle Aussagen scheinbar kontradiktorisch gegenüber: 1) Aphasische Patienten zeigen bei der Verarbeitung von zusammenhängenden Äußerungen oder Texten bessere Leistungen als auf der Einzelwortebene. 2) Auch Patienten mit leichten aphasischen Störungen zeigen Defizite für ein differenziertes Verständnis der Textaussagen.

Aussage 1) ist in Zusammenhang mit der möglichen Redundanz von Informationen und Fokussierung im Rahmen von Texten zu interpretieren, die speziell schwerer beeinträchtigten Patienten bei der Verarbeitung helfen kann (Cannito et al., 1996; Pierce, 1988; Pierce & Wagner, 1985). Nicholas und Brookshire (1983) zeigten, daß vor allem nichtflüssige Aphasiker den Inhalt einzelner schwieriger Sätze (zum Beispiel reversibler Passivsätze) in einem bedeutsamen linguistischen Kontext besser verstehen als bei isolierter Darbietung. Aber es erleichtern nicht nur bekannte Strukturen die Verarbeitung von schwierigen Sätzen in Texten, es unterstützen auch bekannte Inhalte (zum Beispiel Namen von Verwandten anstatt unbekannter Personen) die Rezeption des gesamten Textes (Jones et al., 2007). Weiterhin sind Aspekte der Produktion (zum Beispiel Wortfindung) im textuellen Kontext vereinfacht (Mayer & Murray, 2003; Pashek & Tompkins, 2002). Insgesamt bieten Texte meist eine kohärente Struktur und hinreichend redundante Informationen, so daß Aphasiker trotz ihrer sprachsystematischen Probleme Texte relativ gut verstehen.

Aussage 2) betont dagegen die beobachtbaren Defizite aphasischer Patienten (Stark & Stark, 1991), die im Folgenden genauer dargestellt werden. Bei jeglicher Betrachtung von Textverarbeitungsprozessen sollten interindividuelle Unterschiede bedacht werden, so der deutliche Einfluß des Bildungsgrades (Mackenzie et al., 2007) und des Alters (Glosser & Deser, 1992). Ältere Personen produzierten in dieser Studie deutlich mehr Äußerungen, die zwar in den lokalen Zusammenhang paßten, jedoch thematisch im globalen Zusammenhang irrelevant waren.

Textrezeption bei Aphasie

Aphasische Textrezeptionsprozesse starten mit einem lexikalisch und syntaktisch lückenhaften Input für die propositionale Textbasis. Die darauf aufbauenden bottom-up laufenden Prozesse sind damit stärker beeinträchtigt als Top-down-Prozesse, die auf Weltwissenskomponenten und einem Situationsmodell beruhen. Der zentrale Aspekt des Textverstehens, die Herstellung von Kohärenz und das inferenzielle Schließen, gelingt aphasischen Patienten mit Hilfe der top-down laufenden Prozesse relativ gut (Caramazza & Zurif, 1976). Sie erstellen ein Modell des Beschriebenen aufgrund der rudimentär rezipierten Textinformationen in Zusammenhang mit entsprechendem Weltwissen oder Kontextwissen (Pierce & Wagner, 1985; Hough et al., 1989) und ziehen hieraus Schlußfolgerungen über fehlende Inhalte. Die Hauptinhalte von Texten werden daher von Aphasikern gewöhnlich besser erinnert als Details (Brookshire & Nicholas, 1984, 1993).

Wesentliche Defizite bestehen entsprechend der aphasischen Problematik in der Interpretation von Kohäsionsmitteln als Elementen der geschlossenen Klasse. In Texten, in denen das korrekte Verständnis kohäsiver Elemente notwendig ist für zeitliche, örtliche oder kausale Schlüsse, ist die Interpretation des gesamten Textzusammenhanges damit gefährdet. So ist zum Beispiel selbst bei leichten Aphasieformen das Erschließen der Emotionen von Protagonisten in Texten problematisch (vgl. Hielscher, 1997, 2004).

In den letzten Jahren konnten immer mehr Belege gefunden werden, daß auch noch bei Restaphasikern oder bei leichten amnestischen Aphasien Prozesse der Textrezeption deutlich beeinträchtigt sind (vgl. Huber et al., 1993; Stark & Stark, 1991). In sehr einfachen Rezeptionsaufgaben, wie dem Sortieren von Sätzen zu einer Geschichte (Huber & Gleber, 1982), zeigen amnestische Aphasiker jedoch keine Beeinträchtigungen, schwerer beeinträchtigte Aphasiker (Broca- und Wernicke-Aphasiker) schneiden dagegen bei sprachlichem Material schlechter ab als bei dem Sortieren der entsprechenden Bildvorlagen. Da eine stark kohäsive Form in dieser Untersuchung keine Vorteile für die schwerer betroffenen Aphasiker gegenüber einer schwach kohäsiven Version brachte, folgerten die Autoren ein eher an »Schlüsselwörtern« und Makropropositionen als an der Mikrostruktur orientiertes Vorgehen (Huber, 1990; Huber et al., 1993).

Gründe für individuelle Unterschiede bei ähnlichem Störungsgrad liegen vermutlich in unterschiedlichen Kompensationsprozessen und Strategien der Patienten beim Lesen, wie Augenbewegungsstudien zeigen konnten (Chesneau et al., 2007; Klingelhöfer & Conrad, 1984).

Textproduktion bei Aphasie

Aphasische Patienten weisen im Rahmen der Textproduktion ähnliche Defizite auf wie auf der Wort- und Satzebene und produzieren weniger informative Texte mit eingeschränkter Kohäsions- und Kohärenzstruktur (Brookshire & Nicholas, 1995; Glosser & Deser, 1990; Gordon, 2008; Jaecks, 2006; Klingenberg, 1997; Stark & Stark, 1991; Ulatowska et al., 1981).

Es konnte eine beschränkte Produktion von Hauptthemen nachgewiesen werden (Brenneise-Sarshad et al., 1991; Nicholas & Brookshire, 1993). Auch sind Bildergeschichten häufig durch elaborierte Darstellungen von Details bestimmt, weniger von relevanten, nicht explizit abgebildeten Handlungsschritten (Regenbrecht, Huber & Glindemann, 1992). Diese detaillierten Beschreibungen finden sich auch bei Bildern mit Emotionsgeschichten (Romano Sorder, 2003). Aphasiker scheinen demnach schlechter zwischen Haupt- und Nebenthemen unterscheiden zu können, die Makrostruktur des Textes wird weniger deutlich herausgearbeitet. Patienten mit Aphasie stellen geschriebene Texte auch eher linear zusammen. Dabei finden sich kaum Selbstkorrekturen auf komplexen Ebenen (zum Beispiel der Syntax), wogegen Buchstaben und Wörter immer wieder kontrolliert und verändert werden (Behrns et al., 2008).

Aphasische Patienten zeigen auf der mikropropositionalen Ebene, auf der je nach Text diverse Kohäsionsmittel korrekt eingesetzt werden müssen, eine reduzierte Verwendung solcher Mittel (Ellis et al., 2005; Berko-Gleason, 1980), wobei sich Wernicke-Aphasiker etwas variabler in deren Gebrauch zeigen als Broca-Aphasiker (Mentis & Prutting, 1987). Broca-Aphasiker produzieren kohärentere Texte, verwenden aber weniger Kohäsionsmittel als Wernicke-Aphasiker (Regenbrecht et al., 1992). Leichtere Defizite finden sich diesbezüglich auch noch bei rest-aphasischen Patienten (Runge, 1996). Zusätzlich zeigen sich Unterschiede zwischen verschiedenen Textformen (Nacherzählung, Bildergeschichte und Bildbeschreibung, prozeduraler Diskurs) (vgl. Olness, 2006). Schließlich ist anzumerken, daß immer wieder individuelle Leistungsschwankungen beispielsweise zwischen Zeitpunkten und Materialien auf der Textebene zu berücksichtigen sind (Perkins et al., 1999).

Symptome bei Patienten mit Läsionen der rechten Hemisphäre (RHL)

Während kommunikative Defizite klassischerweise Patienten mit Linkshirnläsion und Aphasie zugeordnet werden, zeigt die Forschung der letzten zwanzig Jahre, daß auch andere Patientengruppen deutliche Schwierigkeiten in der Kommunikation und speziell in der Verarbeitung größerer sprachlicher Einheiten haben. Goulet und Joanette (1994) beschreiben eine Wahrscheinlichkeit von 50 Prozent für verbale Kommunikationsstörungen nach Läsionen der rechten Hemisphäre. Diese Zahl ergibt sich aus etwa 25 Prozent Patienten mit linguistischen, nicht-aphasischen Defiziten und etwa 25 Prozent mit sonstigen kognitiven Defiziten, die die Kommunikation beeinträchtigen (vgl. auch Lehman Blake et al., 2002). Zumeist äußern sich diese linguistischen Probleme jedoch erst bei komplexeren Strukturen beziehungsweise auf Textebene.

Textverstehen bei Patienten mit RHL

Die Beteiligung der rechten Hemisphäre an Prozessen der Textverarbeitung kann insgesamt als erwiesen angenommen werden. Allerdings ist die Frage nach den konkreten Prozessen bis heute weit entfernt von einer definitiven Klärung. Schon Brownell et al. (1986) und Chiarello (2003) zeigten spezifische Defizite rechtshemisphärisch betroffener Patienten für Inferenzprozesse, die eine Revision des erstellten Textmodells erfordern. Dabei scheint sich eine Läsion in der rechten Hemisphäre vorwiegend auf die Fähigkeit der Patienten auszuwirken, übertragene Bedeutungen, bildhafte Assoziationen und implizite Äußerungen für das Textverstehen zu aktivieren (z. B. Wapner, Hamby & Gardner, 1981; Hillekamp et al., 1996; Orjada et al. 2007). Es kann jedoch auch zu Fehlern aufgrund von Überinterpretationen unmittelbarer Äußerungen kommen (Champagne-Lavau & Joanette, 2007). Eine dritte Interpretation sieht die Hauptproblematik in der fehlenden Inhibition verschiedener Interpretationsvarianten beim Textverstehen (Tompkins et al., 1997; 2000).

In verschiedenen Untersuchungen kommen Beeman und Mitarbeiter (vgl. Beeman, 1998) ähnlich wie Keefe und McDaniel (1993) zu dem Schluß, daß im Verlauf des Textverstehens weiter entfernte, prädiktive Inferenzen zunächst nur schwach aktiviert sind und vermutlich über Repräsentationen in der rechten Hemisphäre vermittelt werden. Auch Tompkins und Kollegen (2008) untersuchten Personen mit RHL speziell auf die Aktivierung peripherer Informationen und konnten feststellen, daß die Patienten mit geringen Textverarbeitungsleistungen weniger zentrale Bedeutungsaspekte weniger lange aktiviert hielten. Darüber hinaus fanden Grafman et al. (1987), daß RHL-Patienten weniger als gesunde Kontrollpersonen und als LHL-Patienten dazu neigen, spontane Inferenzen zu ziehen, die sich beim normalen Lesen aufdrängen und später als im Text genannte Information erinnert werden (z. B. Johnson et al., 1973). Speziell Inferenzen auf emotionale Befindlichkeiten der Akteure von Geschichten werden bei RHL-Patienten nicht spontan mit aktiviert, wie dies bei sprachgesunden Personen der Fall ist (Hielscher-Fastabend, 2001). Wenngleich also Ausmaß und mögliche Faktoren immer wieder diskutiert werden (Lehman Blake & Tompkins, 2000), zeigen sich bei Patienten mit RHL häufig Defizite beim Inferieren sowie Verwerfen von Informationen beim Textverstehen (Brownell et al., 1986; Hamel & Joanette, 2007; Lehman Blake & Tompkins, 2001).

Textproduktion bei Patienten mit RHL

Vielfach wird die Sprache von Patienten mit rechtshemisphärischer Läsion wie die aphasische Sprache als inhaltsarm bezeichnet (vgl. Hill & Marquardt, 2005; Bloom et al., 1992; Sherratt & Penn, 1990). Die Texte dieser Patienten enthalten signifikant weniger Inhaltseinheiten bei gleicher Länge (Joanette et al., 1986) oder sogar überschießender Sprachproduktion (Bates et al., 2001).

In der Produktion freier sprachlicher Texte zeigen Probanden mit Läsionen der rechten Hemisphäre vor allem makro-linguistische Schwierigkeiten. In der Textstruktur rechtshirngeschädigter Patienten treten immer wieder Lücken auf (Uryase et al., 1989), und die lokale Kohärenz wird als fehlerhaft beschrieben (vgl. auch Prutting & Kirchner, 1987; Glosser & Deser, 1990, 1992). Das heißt, daß sich bei Patienten mit RHL signifikant mehr Äußerungen finden, die keinen thematischen Zusammenhang zu vorangehenden oder folgenden Phrasen haben, es fehlen passende Antezedenten in den vorherigen Äußerungen (vgl. auch Hill & Marquardt, 2005). Besonders Aufgaben wie referentielle Kommunikation, die Bezug nimmt auf Kontextgegebenheiten, Prozeßbeschreibungen sowie Bildbeschreibung lassen Unterschiede zwischen gesunden Personen und Patienten mit RHL deutlich werden. Für das Nacherzählen von Texten fanden Wapner et al. (1981) schon früh, daß RHL-Patienten häufiger vom Thema abweichen, kritische Anmerkungen und Kommentare einflechten, eigene Schlüsse ziehen oder auch völlig neue Geschichten auf der Basis einzelner Details erzählen.

Einige Autoren finden RHL-Patienten zudem beeinträchtigt in ihrer Fähigkeit, ungeordnet vorgelegte Sätze zu einer kohärenten Geschichte zusammenzufügen (Marini et al., 2005; Schneiderman et al., 1992).

Modelle der Textverarbeitung

Im Folgenden werden die aktuell relevanten theoretischen Strömungen und Phänomene der psycholinguistischen Tradition der Textverarbeitung skizziert und auf wesentliche Störungen angewendet.

Modelle des Textverstehens

In den vergangenen 30 Jahren sind verschiedene psycholinguistische Ansätze formuliert worden, die die komplexen Verstehensprozesse bei der Textverarbeitung und im Diskurs modellieren. Dabei beschreibt derzeit kein Modell alle Phänomene vollständig, jedes hat bestimmte Schwerpunkte, aber alle versuchen, den zentralen Bereich der Kohärenzherstellung beim Textverstehen zu fassen. Als klassische Theorie *autonomer Verarbeitungsschritte* (vgl. Rickheit & Strohner, 1999) sind die wegweisenden Arbeiten von Kintsch und van Dijk (1978) zu nennen. Auf der Grundlage der Darstellung einer propositionalen Textrepräsentation (Kintsch, 1974) basieren noch heute die meisten Modelle normaler und gestörter Textverarbeitung. Auch die *textstrukturelle* Unterscheidung in Mikro- und Makropropositionen des ursprünglichen Modells der zyklischen Verarbeitung (van Dijk & Kintsch, 1983) wird bis heute angewendet. Das aktuellere Modell von Kintsch (*construction-integration model*, 1988, 1990) gibt die strenge Linearität und Autonomieannahme im Rahmen einer konnektionistischen Modellierung auf. In zwei aufeinanderfolgenden Prozeßschritten werden die bottom-up laufenden Aktivierungen der Propositionen von folgenden top-down durch Gedächtnisinhalte des semantischen Wissensnetzes unterstützten Verrechnungsprozessen getrennt. Es wird ein eleganter zyklischer Algorithmus formuliert, der *Inferenzprozesse* auf der Grundlage dieser propositionalen *Textbasis* und assoziierter Wissensinhalte simuliert.

Zu den ersten *interaktiven Ansätzen* gehörte die konstruktivistische Theorie nach Bransford, Barclay & Franks (1972), die eine Interaktion zwischen Textinformationen und Weltwissen als zentrales Element des Verstehensprozesses in den Vordergrund stellten. Ähnlich betonte die *Szenariotheorie* von Sanford und Garrod (1981, *Memory Focus Modell* 1994) den top-down gerichteten, aktiv gestaltenden Anteil der Textrezeption. Speziell das Modell von Sanford und Garrod erlaubt die Erklärung von Phänomenen der referentiellen Kohärenz und Anaphernverarbeitung im Textverlauf. Den vielleicht einflußreichsten interaktiven Ansatz zur Sprachrezeption formulierte Johnson-Laird (1983) mit seiner Theorie mentaler Modelle. Ein Ziel seiner Modellierung war ebenfalls die theoretische Fassung des Inferenzproblems. Hierzu ist die Unterscheidung interessant zwischen sogenannten expliziten Inferenzen als bewußten, hoch formalisierten Prozessen des logischen Schließens und den impliziten Inferenzen, die als intuitiv und unbewußt gezogen beschrieben werden, und die den spontanen Aufbau eines *mentalen Modells* der beschriebenen Situation ermöglichen. Während der Textrezeption werden laufend (aufbauend auf propositionalen Repräsentationen) mentale Modelle des Rezipierten aufgrund der expliziten Informationen in Assoziation mit Wissenselementen des Gedächtnisses erstellt. Ein mentales Modell bildet den Rahmen für die Integration passender Äußerungen und wird entsprechend erweitert oder modifiziert, zum Beispiel im Rahmen von Anaphern-Auflösung (Garnham & Oakhill, 1990). Läßt sich kein passendes mentales Modell für eine neu verarbeitete Äußerung finden, so wird ein neues erstellt. Speziell die Bildung von Makro- und Unterstrukturen der Texte beschreibt auch das *Structure-Building*-Modell von Gernsbacher (1990).

Nach Clark (1996) muß die Modellierung des Geäußerten zusätzlich auf die Person des Sprechers erweitert werden; aber auch auf kulturbedingte Regeln der Kommunikation, bei schriftlichen Formen speziell auf Konventionen der Textart. Rickheit und Strohner (1999) betonen die Wichtigkeit der Berücksichtigung kommunikativer Ziele und Funktionen des Gesagten/Geschriebenen im Kontext.

Es wird deutlich, daß im Zusammenhang mit der Rezeption von Texten und insbesondere von zusammenhängenden Äußerungen im Diskurs Aspekte verschiedenster Wissenssysteme aktiviert werden müssen (vgl. Dipper et al., 2005). Um die Verstehensleistungen neurologisch beeinträchtigter Patienten exakt fassen zu können, sind also einerseits die linguistisch realisierten Schwierigkeiten genau zu definieren, die die Erstellung einer propositionalen Basisrepräsentation (bottom-up) in unterschiedlichem Maße komplex werden läßt. Als Faktoren sind zu nennen:

- Komplexität der situationalen mentalen Repräsentation
- Komplexität der Makrostruktur
- Unmittelbarkeit der (impliziten oder expliziten) Inferenzen
- Nähe der zu assoziierenden Informationen
- Linearität und Überlappung der Mikropropositionen
- Adäquatheit und Komplexität der Kohäsionsmittel
- Typikalität und Reversibilität der Zuweisung thematischer Rollen
- Komplexität der verwendeten Satzstrukturen
- Typikalität und Granularität der vermittelten Informationen
- Zugreifbarkeit der Lexeme, Lemmata und mentalen Konzepte

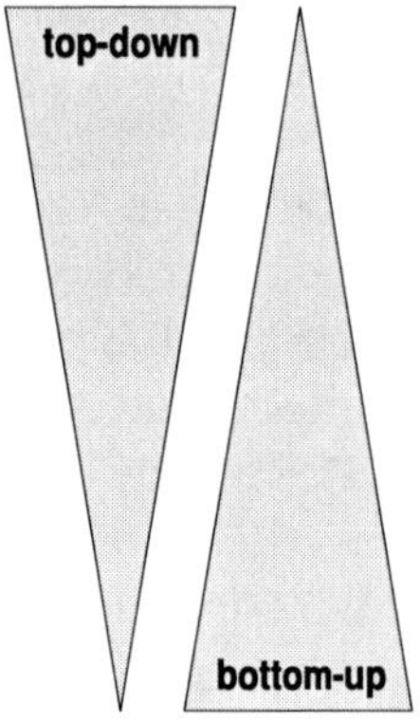

Andererseits sind zunehmend top-down wirkende Prozesse verschiedener Wissenssysteme für die angemessene Repräsentation der Inhalte notwendig. Aphasische Patienten zeigen besondere Probleme bei der Erstellung einer hinreichenden propositionalen Basis, je komplexer die linguistischen Anforderungen der lexikalischen, grammatischen und kohäsiven Mittel ausfallen. Je größer dann die Lücken in der propositionalen Textbasis aufgrund der aphasischen Störung ausfallen, desto mehr Weltwissen und inferentielles Schließen werden notwendig und desto eher kommt es dennoch zu Fehlinterpretationen. Auch bei aphasischen Patienten sind Probleme für Inferenzprozesse gefunden worden, die Saldert und Ahlsen (2007) aber eher auf ein eingeschränktes Arbeitsgedächtnis zurückführen.

RHL-Patienten und Patienten mit Läsionen in präfrontalen Strukturen zeigen dagegen spezifische Probleme in den top-down gerichteten Prozeßkomponenten der mentalen Modellierung. Die Beteiligung der rechten Hemisphäre an Prozessen der Textverarbeitung ist durch bildgebende Studien (z. B. Ferstl et al., 2005) insgesamt gut belegt. Prozesse der rechten Hemisphäre unterstützen speziell inferenzielle Verstehensprozesse (z. B. Ferstl & von Cramon, 2001; Long & Baynes, 2002; Zaidel et al., 2002). Beeman et al. (2000) finden stärker voraktivierende Prozesse für die rechte Hemisphäre beim Lesen, die prädiktive, vorwärtsgerichtete Inferenzen ermöglichen, während die linke Hemisphäre an den expliziten, kohärenzstiftenden Inferenzprozessen stärker beteiligt ist. Sie kommen ähnlich wie Ben-Arzti et al. (2008) zu dem Schluß, daß im Verlauf des Textverstehens weiter entfernte, prädiktive Inferenzen zunächst nur schwach aktiviert sind und vermutlich über Repräsentationen in der rechten Hemisphäre vermittelt werden. Kommt es zu einer Konvergenz auf bestimmte Informationen, so erreicht die Inferenz hinreichend hohe Aktivierung und wird in das Diskursmodell integriert. Damit leistet die rechte Hemisphäre während des ungestörten Textverarbeitungsprozesses Zuarbeiten für die exakte Sprachanalyse in der linken Hemisphäre.

Modelle der Textproduktion

Das ausführlichste Modell zur Sprachproduktion ist sicher in der Formulierung von Levelt (1989) geliefert worden, welches in systematischer Weise die Prozesse der Umsetzung einer nichtsprachlichen Idee in eine sprachliche Äußerung beschreibt. Die Planung größerer Texteinheiten spielt dort jedoch eine eher untergeordnete Rolle. Der Ansatz zur Sprachproduktion von Herrmann und Grabowski (1994) betont dagegen besonders die Relevanz dieser vorsprachlichen Realisierung. Wollen wir bestimmte Vorstellungen, Ideen oder wahrgenommene Zusammenhänge in eine sprachliche Botschaft fassen, so ist zunächst ein hohes Maß der Reduktion der Informationen, der Generalisierung und Abstraktion notwendig, die schließlich eine spezifische Formulierung produzieren läßt. Vielleicht mehr noch als bei den Sprachrezeptionsprozessen sind hierfür konzeptuelle Repräsentationen und vorsprachliche kognitive Prozesse der gedanklichen Äußerungsplanung notwendig (z. B. Chafe, 1998). Die theoretischen Ansätze haben eine lange Tradition von empirischen Untersuchungen angeregt, die das Ausmaß des Planungsaufwandes, die Berücksichtigung von Situationscharakteristika (Bock et al., 2004; Rickheit et al., 2008), von Adressatenmerkmalen (Horton & Gerrig, 2002) und von gemeinsamem Wissen über Thema und Kontext (*common ground*, Clark, 1996) analysieren. Diese Faktoren sind für die Textproduktion im Diskurs sicher wichtiger als für geschriebene Texte. Zudem ist der zeitliche Druck während der mündlichen Produktion deutlich höher, so daß die kognitiven Ressourcen umso stärker belastet sind, wenn hörerbezogene Aspekte zu berücksichtigen sind. Bei zusätzlichen kognitiven Anforderungen an die Produktionssituation nimmt der »Egozentrismus« der Darstellungen daher eher noch zu (Keysar et al., 2003). Neben den postulierten kognitiven Planungs- und Koordinationsprozessen, die viel Kapazität und Aufmerksamkeit fordern, betonen Pickering und Garrod (2004) aktuell auch die eher automatischen Anpassungsprozesse an den Kommunikationspartner bei der Äußerungsproduktion, die sie unter dem Begriff »Alignment« im wesentlichen als Primingprozesse beschreiben. Tatsächlich gibt es erste Belege dafür, daß die Produktion von aphasischen Patienten sogar stärker solchen Einflüssen unterliegt, als dies auch für das Normspektrum zu finden ist (Saffran & Martin, 1997).

In ersten bildgebenden Studien zeigen zum Beispiel Troiani et al. (2008) für die Geschichtenproduktion junger Erwachsener anhand einer einfachen Bildergeschichte Aktivierungen vorwiegend bilateral in präfrontalen Hirnregionen und links temporo-parietal. Den inferioren frontalen Kortexstrukturen wird damit eine zentrale Funktion in der Top-down-Organisation narrativer Texte zugewiesen.

Verfahren zur Diagnostik und Therapie

Für den deutschen Sprachraum ist in den vergangenen Jahren interessantes und anregendes neues Material zur Therapie von Störungen auf der Textebene veröffentlicht worden. Die Materialien weisen aber gewöhnlich einen Trade-off zwischen systematisch variierten Anforderungs- und Textparametern und andererseits der Natürlichkeit der Texte und Aufgaben auf.

Diagnostische Verfahren und Kriterien

Einige Aphasie-Testbatterien integrieren Untertests oder besitzen Supplemente zur Textverarbeitung, so zum Beispiel das »Cookie-Theft«-Bild im BDAE-3 (Boston Diagnostic Aphasia Examination; Goodglass, Kaplan & Barresi, 2000) und das AAT-Supplement (Huber et al., 1993) zur *Textreproduktion*. Die Aufgabe prüft hier die sinngemäße Wiedergabe relevanter Propositionen und die wörtliche Wiedergabe einer Redewendung für zehn kurze Texte. Häufig wird die Analyse spontaner Äußerungen oder von Bildbeschreibungen als Diagnostikmittel im Bereich der *Textproduktion* eingesetzt. Eine geeignete statistische Absicherung durch Testgütekriterien ist bisher leider nur für einen kleinen Teil der diagnostischen Verfahren vorhanden (siehe Fossett et al. 2004; Prins & Bastiaanse, 2004; Armstrong, 2000).

Hinreichende differentialdiagnostische Kriterien für die Unterscheidung links- versus rechtshemisphärischer Probleme sind jedoch bei keinem der Verfahren angegeben. Der Untertest »Narrative« der Right Hemisphere Communication Battery (Gardner & Brownell, 1986) untersucht die Fähigkeit der Patienten, eine Geschichte zu verstehen und zu erinnern. Zaidel et al. (2002) konnten anhand des Tests zwar deutliche Leistungsunterschiede zwischen neurologischen Patienten und gesunden Sprechern finden, aber nicht zwischen RHL-Patienten und LHL-Patienten.

Die erste Materialsammlung für ein systematisches *Textverständnis-Screening* im deutschen Sprachraum und für eine entsprechende Therapie ist von Claros Salinas (1993) vorgestellt worden. Es handelt sich um expositorische Texte (Sachtexte) mit geringem Bezug zu dem üblichen Bildungswissen der Probanden. In anschließenden Fragen werden systematisch mikropropositionelle Inhalte, schlußfolgernde Verknüpfungen und Makropropositionen (Abschnitthema/Gesamtthema) geprüft, wobei in keinem Fall einfache, wörtliche Wiederholungen auftauchen. Leider fehlt dem Screening eine Normierung und die Texte sind insgesamt als eher schwierig einzustufen. Ein ähnliches diagnostisches Verfahren im englischen Sprachraum stellt der Discourse Comprehension Test (DCT) von Brookshire & Nicholas (1993) dar. Hier sind die Texte kontrolliert für grammatikalische Komplexität, Schwierigkeit, Länge sowie Informationsgehalt.

Therapiematerialien und Therapieprinzipien

Aufgrund unterschiedlicher Defizite bei verschiedenen Patientengruppen sollten spezifisch auf die Zielgruppe zugeschnittene Ansätze in Diagnostik und Therapie der Textverarbeitung Verwendung finden. Während gute Therapiematerialien für aphasische Patienten entstanden sind, gibt es zurzeit noch wenig Angebote für RHL-Patienten (Lehman Blake, 2007). Eine systematische Auswahl verschiedener Textsorten, die im Kontext der Aphasietherapie üblicherweise Relevanz haben, steht heute in verschiedenen Materialsammlungen zur Verfügung. Es handelt sich um Briefe (privat, formell), narrative Texte, expositorische Texte, Nachrichtentexte und Anweisungstexte (Wegbeschreibungen, Rezepte, Bedienungsanleitungen). Gut ist zum Beispiel im Programm *Kontext* (Neubert, Rüffer & Zeh-Hau, 1999) die systematische Kombination verschiedener Textformen und Bearbeitungsmodalitäten steigender Schwierigkeit. Dabei folgen alle Teilaufgaben einer Rahmengeschichte. Weitere Übungs- und Therapiematerialien existieren für leichte (Stanschus, 1996) bis mittelschwer betroffene Patienten (Riedel, 2001; Nürnberger-Behrends & Borchers, 2005). Spezifisch textrelevante Prozesse der Verwendung von Kohäsionsmitteln werden behandelt in *Connect* (Schreiber & Lahrmann, 2002) zu satzverbindenden Elementen. Zu Kohäsionsmitteln gibt es bislang eher wenig systematisch zusammengestellte Materialien. Auch werden die linguistisch relevanten Parameter vieler Textmaterialien oft nicht hinreichend expliziert.

Ein hauptsächlicher methodischer Ansatz besteht im Vermitteln von Strategien zur Inferenz- beziehungsweise Kohärenzherstellung (Freudenberg et al., 1994). Der Therapeut soll mit dem Patienten ganz gezielt verschiedene Erschließungsstrategien erarbeiten (vgl. z. B. Stark & Stark, 1991), wobei anhand von zyklischen Prozessen Texte erarbeitet werden. Eine Evaluation dieses Ansatzes liegt von Penn et al. (1997) vor.

In den letzten Jahren wurde zunehmend der Einfluß anderer kognitiver Funktionen (Aufmerksamkeit, Kurzzeitgedächtnis, mentale Vorstellungen) neben den linguistischen Prozessen auf die Textverarbeitung diskutiert und untersucht (Ramsberger, 2005; Murray et al., 2001; Murray, 1999), die in einigen Therapieansätzen (z. B. Leonard & Baum, 2005) bereits Verwendung finden.

Literatur

Adamzik, K. (2001) *Sprache: Wege zum Verstehen*. Tübingen, Basel: UTB Francke.

Armstrong, E. (2000) Aphasic discourse analysis: The story so far. *Aphasiology, 14,* 875-892.

Bates, E., Reilly, J., Wulfeck, B., Dronkers, N., Opie, M., Fenson, J., Kriz, S., Jeffries, R., Miller, L. & Herbst, K. (2001) Differential effects of unilateral lesions on language production in children and adults. *Brain and Language, 79,* 223-265.

Beaugrande, R. de & Dressler, U. (1981) *Einführung in die Textlinguistik.* Tübingen: Niemeyer.

Beeman, M. (1998) Coarse semantic coding and discourse comprehension. In: Beeman, M. & Chiarello, Ch. (eds.) *Right Hemisphere Language Comprehension: Perspectives from Cognitive Neuroscience.* Mahwah: Erlbaum.

Beeman, M., Bowden, E. M. & Gernsbacher, M. A. (2000) Right and left hemisphere cooperation for drawing predictive and coherence inferences during normal story comprehension. *Brain and Language, 71,* 310-336.

Behrns, I., Ahlsen, E. & Wengelin, A. (2008) Aphasia and the process of revision in writing a text. *Clinical Linguistics & Phonetics, 22,* 95-110.

Ben-Arzti, E., Faust, M. & Moellera, E. (2008) Hemispheric asymmetries in discourse processing: Evidence from false memories for lists and texts. *Neuropsychologia, 47,* 430–438.

Berko-Gleason, J., Goodglass, H., Obler, L., Green, E., Hyde, M. R. & Weintraub, S. (1980) Narrative strategies of aphasic and normal-speaking subjects. *Journal of Speech and Hearing Research, 23,* 370-382.

Bloom, R., Borod, J., Obler, L. & Gerstman, L. (1992) Impact of emotional content on discourse production in patients with unilateral brain damage. *Brain and Language, 42,* 153-164.

Bock, J. K., Irwin, D. E. & Davidson, D. J. (2004) Putting first things first. In: Henderson, M. J. & Ferreira, F. (eds.) *The Integration of Language, Vision, and Action: Eye Movements and the Visual World.* New York: Psychology Press. 249-278.

Bransford, J. D., Barclay, J. R. & Franks, J. J. (1972) Sentence memory: A constructive versus interpretive approach. *Cognitive Psychology, 3,* 193-209.

Brenneise-Sarshad, R., Nicholas, L. E. & Brookshire, R. H. (1991) Effects of apparent listener knowledge and picture stimuli on aphasic and non-brain-damaged speaker's narrative discourse. *Journal of Speech and Hearing Research, 34,* 168-176.

Brinker, K. (1997) *Linguistische Textanalyse. Eine Einführung in Grundbegriffe und Methoden.* Berlin: Schmidt.

Brookshire, R. H. & Nicholas, L. E. (1984) Comprehension of directly and indirectly stated main ideas and details in discourse by brain-damaged and non-brain-damaged listeners. *Brain and Language, 21,* 21-36.

Brookshire, R. H. & Nicholas, L. E. (1993) *Discourse Comprehension Test (1997 2nd ed.).* Tucson: Communication Skill Builders.

Brookshire, R. H. & Nicholas, L. E. (1995) Performance deviations in the connected speech of adults with no brain damage and adults with aphasia. *American Journal of Speech Language Pathology, 4,* 118-123.

Brownell, H. H., Potter, H. H., Bihrle, A. M. & Gardner, H. (1986) Inference deficits in right braindamaged patients. *Brain and Language, 27,* 310-321.

Cannito, M. P., Hough, M., Vogel, D. & Pierce, R. S. (1996) Contextual influences on auditory comprehension of reversible passive sentences in aphasia. *Aphasiology, 10,* 235-251.

Caramazza, A. & Zurif, E. B. (1976) Dissociation of algorithmic and heuristic processes in language comprehension: Evidence from aphasia. *Brain and Language, 3,* 572-582.

Chafe, W. (1998) Language and the flow of thought. In: Tomasello, M. (ed.) *The New Psychology of Language: Cognitive and Functional Approaches to Language Structure.* Mahwah: Erlbaum. 93-111.

Champagne-Lavau, M. & Joanette, Y. (2007) Why RHD individuals have more difficulties with direct requests than indirect requests? A theory of mind hypothesis. *Brain and Language, 103,* 8-249.

Chesneau, S., Joanette, Y. & Ska, B. (2007) Text comprehension and eye movements after aphasia recovery. *Brain and Language, 103,* 232-233.

Chiarello, C. (2003) Parallel system for processing language: Hemispheric complementarity in the normal brain. In: Banich, M. T. & Mack, M. (eds.) *Mind, Brain & Language: Multidisciplinary Perspectives.* Mahwah: Erlbaum. 229-247.

Clark, H. H. (1996) *Using Language.* Cambridge: University Press.

Claros-Salinas, D. (1993) *Texte verstehen.* Dortmund: Borgmann.

Dijk, T. A. van & Kintsch, W. (1983) *Strategies of Discourse Comprehension.* New York: Academic press.

Dijk, T. A. van (1980) *Macrostructures. An Interdisciplinary Study of Global Structures in Discourse, Interaction, and Cognition.* Hillsdale: Erlbaum.

Dipper, L. T., Black, M. & Bryan, K. L. (2005) Thinking for speaking and thinking for listening: The interaction of thought and language in typical and non-fluent comprehension and production. *Language and Cognitive Processes, 20,* 417-441.

Drechsler, R. (1997) *Sprachstörungen nach Schädelhirntrauma. Diskursanalytische Untersuchungen aus textlinguistischer und neuropsychologischer Sicht.* Tübingen: Narr.

Ellis, C., Rosenbek, J., Rittman, M. & Boylstein, C. (2005) The natural history of cohesion in narrative discourse after stroke. In: *Proceedings of the Clinical Aphasiology Conference (35th), Sanibel Island, May 31 – June 4,2005.*

Ferstl, E. C. & von Cramon, D. Y. (2001) The role of coherence and cohesion in text comprehension: An event-related fMRI study. *Cognitive Brain Research, 11,* 325-340.

Ferstl, E. C., Rinck, M. & von Cramon, D. Y. (2005) Emotional and temporal aspects of situation model processing during text comprehension: An event-related fMRI study. *Journal of Cognitive Neuroscience, 17,* 724-739.

Fossett, T., McNeil, M., Doyle, P., Rubinsky, H., Nixon, St., Hula, W. & Brady, J. (2004) Assessing the validity of multiple-choice questions for RAPP story comprehension. *Aphasiology, 18,* 493-519.

Freudenberg, M., Honekamp, A., Mende, M. & Zückner, H. (1994) Textarbeit mit Aphasikern. *Forum Logopädie, 2,* 7-10.

Gardner, H., & Brownell, H. H. (1986) *Right Hemisphere Communication Battery.* Boston: Psychology Service, VAMC.

Garnham, A. & Oakhill, J. (1990) Mental models as contexts for interpreting texts: Implications from studies of anaphora. *Journal of Semantics, 7,* 379-393.

Gernsbacher, M. A. & Givòn, T. (1995) Introduction: Coherence as a mental entity. In: Gernsbacher, M. A. & Talmy, G. (eds.) *Coherence in Spontaneous Text.* Amsterdam: Benjamins.

Gernsbacher, M. A. (1990) *Language Comprehension as Structure Building.* Hillsdale: Erlbaum.

Gernsbacher, M. A., Tallent, K. A. & Bolliger, C. M. (1999) Disordered discourse in schizophrenia described by the structure building framework. *Discourse studies, 1,* 355-372.

Glosser, G. & Deser, T. (1990) Patterns of discourse production among neurological patients with fluent language disorders. *Brain and Language, 40,* 67-88.

Glosser, G. & Deser, T. (1992) Aging changes in microlinguistic and macrolinguistic aspects of discourse production. *The Journal of Gerontology: Psychological Sciences, 47,* 266-272.

Goodglass, H., Kaplan, E. & Barresi, B. (2001) *The Assessment of Aphasia and Related Disorders (3rd ed.).* Philadelphia: Lippincott Williams & Wilkins.

Gordon, J. K. (2008) Measuring the lexical semantics of picture description in aphasia. *Aphasiology, 22,* 839-852.

Goulet, P. & Joanette, Y. (1994) Sentence completion task in right-brain-damaged right-handers: Eisenson's study revisited. *Brain and Language, 46,* 257-277.

Grafman, J., Salazar, A. M., Vance, S. C., Weingartner, H. & Amin, D. (1987) Immediate memory for story discourse in Vietnam veterans with penetrating brain wounds. *Journal of Clinical and Experimental Neuropsychology, 9,* 23-34.

Gülich, E. & Raible, W. (1977) *Linguistische Textmodelle.* München: Fink.

Hamel, C. & Joanette, Y. (2007) Logical and pragmatic inferencing abilities after left- and right-hemisphere lesions. *Brain and Language, 103,* 43-44.

Heidler, M. D. (2006) *Kognitive Dysphasien.* Frankfurt: Lang.

Herrmann, T. & Grabowski, J. (1994) *Sprechen. Psychologie der Sprachproduktion.* Heidelberg: Spektrum.

Hielscher, M. (1997) Aphasie und Textrezeption. Störungen affektiver Inferenzleistungen. In: Rickheit, G. (Hg.) *Studien zur Klinischen Linguistik. Modelle, Methoden, Intervention.* Opladen: Westdeutscher Verlag. 257-289.

Hielscher-Fastabend, M. (2001) *Emotionskonzepte und Prozesse emotionaler Sprachverarbeitung.* (Habil. Bielefeld).

Hielscher-Fastabend, M. (2004) Comprehension of emotional information in patients with aphasia. *Folia Phoniatrica, 56,* 14-26.

Hill, C. & Marquardt, Th. (2005) The effects of right cerebral hemisphere damage on communication effectiveness and speech and language performance. In: Brookshire, R. H. (ed.) *Clinical Aphasiology Conference (35th), Sanibel Island, May 31 – June 4 2005.*

Hillekamp, U., Knobloch, J. & Buelau, P. (1996) Metaphorische Sprachverarbeitung bei Hirngeschädigten. Anwendung und Analyse eines Metapherntests, *Neurologische Rehabilitation, 4,* 232- 236.

Horton, W. S. & Gerrig, R. J. (2002) Speakers experience and audience design: Knowing *when* and knowing *how* to adjust utterances to addressees. *Journal of Memory and Language, 47,* 589-606.

Hough, M. S., Pierce, R. S. & Cannito, M. P. (1989) Contextual influences in aphasia: Effects of predictive versus nonpredictive narratives. *Brain and Language, 36,* 325-334.

Huber, W. (1990) Text comprehension and production in aphasia: Analysis in terms of micro- and macroprocessing. In: Joanette, Y. & Brownell, H. H. (eds.) *Discourse Ability and Brain Damage.* New York: Springer. 154-179.

Huber, W. & Gleber, J., 1982. Linguistic and nonlinguistic processing of narratives in aphasia. *Brain and Language 16,* 1-18.

Huber, W., Klingenberg, G., Poeck, K. & Willmes, K. (1993) Die Supplemente zum Aachener Aphasie Test. Aufbau und Resultate der Validierung. *Neurolinguistik , 7,* 43-66.

Jaecks, P. (2006) *Restaphasie. Eine empirische Untersuchung von linguistischer Symptomatik, Gesprächsverhalten, Differentialdiagnose und Ursache minimal aphasischer Störungen nach Schlaganfall.* (Diss. Bielefeld).

Joanette, Y., Goulet, P., Ska, B. & Nespoulous, J.-L. (1986) Informative content of narrative discourse in right-brain-damaged right-handers. *Brain and Language, 29,* 81-105.

Johnson, M. K., Bransford, J. D., & Solomon, S. K. (1973) Memory for tacit implications of sentences. *Journal of Experimental Psychology, 98,* 203-205.

Johnson-Laird, P. N. (1983) *Mental Models.* Cambridge: University Press.

Jones, D. K., Pierce, R. S., Mahoney, M. & Smeach, K. (2007) Effect of familiar content on paragraph comprehension in aphasia. *Aphasiology, 21,* 1218-1229.

Keefe, D. E. & McDaniel, M. A. (1993) The time course and durability of predictive inferences. *Journal of Memory and Language 32,* 446-63.

Keysar, B., Lin, S. & Bartolo, J. (2003). Limits of theory of mind use in adults. *Cognition, 89,* 25-41.

Kintsch, W. & van Dijk, T. A. (1978) Toward a model of text comprehension and production. *Psychological Review, 85,* 363-394.

Kintsch, W. (1974) *The Representation of Meaning in Memory.* Hillsdale: Erlbaum.

Kintsch, W. (1988) The role of knowledge in discourse comprehension: A construction-integration model. *Psychological Review, 95,* 163-182.

Kintsch, W. (1990) *How Readers Construct Situation Models: The Role of Syntactic Cues.* [Paper presented at the First Winter Text Conference, Jackson Hole].

Klingelhöfer, J. & Conrad, B. (1984) Eye movements during reading in aphasics. *European Archives of Psychiatry and Neurological Sciences, 234,* 175-183.

Klingenberg, G. (1997) *Das Verarbeiten von Texten bei Aphasie. Untersuchungen zur modalitätsspezifischen Verarbeitung narrativer Texte.* Freiburg: HochschulVerlag. (Mentale Sprachverarbeitung. Psycho- und neurolinguistische Studien. Band 4)

Lehman Blake, M. & Tompkins, C. A. (2000) Inferencing in adults with right hemisphere brain damage: An analysis of conflicting results. *Aphasiology, 14,* 485-499.

Lehman Blake, M. & Tompkins, C. A. (2001) Predictive inferencing in adults with right hemisphere brain damage. *Journal of Speech, Language, and Hearing Research, 44,* 639-654.

Lehman Blake, M. (2007) Perspectives on treatment for communication deficits associated with right hemisphere brain damage. *American Journal of Speech and Language Pathology, 16,* 331-342.

Lehman Blake, M., Duffy, J. R., Myers, P. S. & Tompkins, C. A. (2002) Prevalence and patterns of right hemisphere cognitive/communicative deficits: Retrospective data from an inpatient rehabilitation unit. *Aphasiology, 16,* 537-547.

Leonard, C. L. & Baum, S. R. (2005) Research note: The ability of individuals with right-hemisphere damage to use context under conditions of focused and divided attention. *Journal of Neurolinguistics, 18,* 427-441.

Levelt, W. J. M. (1989) *Speaking. From Intention to Articulation.* Cambridge: MIT Press.

Li, E. C., Williams, S. E. & Della Volpe, A. (1995) The effects of topic and listener familiarity on discourse variables in procedural and narrative discourse tasks. *Journal of Communication Disorders, 28,* 39-55.

Long, D. L. & Baynes, K. (2002) Discourse representation in the two cerebral hemispheres. *Journal of Cognitive Neuroscience, 14,* 228-242.

Mackenzie, C., Brady, M., Norrie, J. & Poedjianto, N. (2007) Picture description in neurologically normal adults: Concepts and topic coherence. *Aphasiology, 21,* 340-354.

Marini, A., Carlomagno, S., Caltagirone, C. & Nocentini, U. (2005) The role played by the right hemisphere in the organization of complex textual structures. *Brain and Language, 93,* 46-54.

Mayer, J. F. & Murray, L. L. (2003) Functional measures of naming in aphasia: Word retrieval in confrontation naming versus connected speech. *Aphasiology, 17,* 481-497.

Mentis, M. & Prutting, C. A. (1987) Cohesion in the discourse of normal and head-injured adults. *Journal of Speech and Hearing Research, 30,* 88-98.

Murray, L. L. (1999) Attention and aphasia: Theory, research and clinical implications. *Aphasiology, 13,* 91-111.

Murray, L. L., Ramage, A. E. & Hopper, T. (2001) Memory impairments in adults with neurogeneric communication disorders. *Seminars in Speech and Language, 22,* 127-136.

Neubert, C., Rueffer, N. & Zeh-Hau, M. (1999). *Kontext: Fachwerk oder Mainhattan?* Hofheim: NAT.

Nicholas, L. E. & Brookshire, R. H. (1993) A system for quantifying the informativeness and efficiency of the connected speech of adults with aphasia. *Journal of Speech and Hearing Research, 36,* 338-350.

Nicolas, L. E. & Brookshire, R. H. (1983) Syntactic simplifications and context: Effects of sentence comprehension by aphasic adults. In: Brookshire, R. (ed.) *Clinical Aphasiology Conference Proceedings.* Minneapolis: BRK. 166-172.

Nürnberger-Behrends, H. & Borchers, G. (2005). *Commix und Co.* Köln: Prolog.

Olness, G. S. (2006) Genre, verb, and coherence in picture-elicited discourse of adults with aphasia. *Aphasiology, 20,* 175-187.

Orjada, S. A., Garrett, M. F., Harnish, R. M., Hoit, J. D. & Holland, A. L. (2007) Impliciture processing with and without context after right hemisphere damage. *Brain and Language, 103,* 8-249.

Pashek, G. V. & Tompkins, C. A. (2002) Context and word class influences on lexical retrieval in aphasia. *Aphasiology, 16,3,* 261-286.

Penn, C., Jones, D. & Joffe, V. (1997) Hierarchical discourse therapy: A method for the mild patient. *Aphasiology, 11,* 601-632.

Perkins, L., Crisp, J. & Walshaw, D. (1999) Exploring conversation analysis as an assessment tool for aphasia: The issue of reliability. *Aphasiology, 13,* 259-281.

Pickering, M. J. & Garrod, S. (2004). Toward a mechanistic psychology of dialogue. *Behavioural and Brain Sciences, 27,* 169-226.

Pierce, R. S. & Wagner, C. (1985) The role of context in facilitating syntactic decoding in aphasia. *Journal of Communication Disorders, 18,* 203-213.

Pierce, R. S. (1988) The role of prior and subsequent context on comprehension in aphasia. *Aphasiology, 2,* 577-582.

Prins, R. & Bastiaanse, R. (2004) Review: Analyzing the spontaneous speech of aphasic speakers. *Aphasiology, 18,* 1075-1091.

Prutting, C. A. & Kirchner, D. M. (1987) Sprachliche Verständigungsprozesse in der Arzt-Patienten-Kommunikation. *Journal of Speech and Hearing Disorders, 52,*, 105-119.

Ramsberger, G. (2005) Achieving conversational success in aphasia by focusing on non-linguistic cognitive skills: A potentially promising new approach. *Aphasiology, 19,* 1066-1073.

Regenbrecht, F., Huber, W. & Glindemann, R. (1992) Zum Verhältnis von Kohärenz und Kohäsion bei Aphasie. In: Rickheit, G., Mellies, R. & Wiennecken, A. (Hgg.) *Linguistische Aspekte der Sprachtherapie. Forschung und Intervention bei Sprachstörungen.* Opladen: Westdeutscher Verlag.

Rickheit, G. & Strohner, H. (1999) Textverarbeitung: Von der Proposition zur Situation. In: Friederici, A. D. (Hg.) *Sprachrezeption.* Göttingen: Hogrefe. 271-306.

Rickheit, G., Strohner, H. & Vorwerg, C. (2008) The concept of communicative competence. In: Rickheit, G. & Strohner, H. (Hg.) *Handbook of Communicative Competence.* Berlin: Mouton de Gruyter. 15-63.

Riedel, B. (2001) *Texte für die neurologische Rehabilitation.* Hofheim: NAT.

Runge, V. (1996) *Textverarbeitung bei Restaphasie. Empirische Überprüfung verschiedener Textvariablen.* (Magisterarbeit Bielefeld).

Saffran, E. M. & Martin, N. (1997) Effects of structural priming on sentence production in aphasics. *Language and Cognitive Processes, 12,* 877-882.

Saldert, C. & Ahlsen, E. (2007) Inference in right hemisphere damaged individuals' comprehension: The role of sustained attention. *Clinical Linguistics & Phonetics, 21,8,* 637-655.

Sanford, T. J. & Garrod, S. C. (1981) *Understanding Written Language: Explorations of Comprehension beyond the Sentence.* Chichester: Wiley.

Sanford, T. J. & Garrod, S .C. (1994) Selective processing in text understanding. In: Gernsbacher, M. A. (ed.) *Handbook of Psycholinguistics.* San Diego: Academic Press. 699-723.

Schneiderman, E. I., Murasugi, K. G. & Saddy, J. D. (1992) Story arrangement ability in rightbrain-damaged patients. *Brain and Language, 43,* 107-120.

Schreiber, J. & Lahrmann, T. (2002) *Connect. Therapiematerial zur Verarbeitung textverbindender Elemente.* Hofheim: NAT.

Sherratt, S. M. & Penn, C. (1990) Discourse in a right hemisphere brain-damaged subject. *Aphasiology, 4,* 539-560.

Sichelschmidt, L., Rickheit, G. & Strohner, H. (2002). Gedanken ausdrücken und Sprache verstehen. Psycholinguistik. In: Müller, H. M. (Hg.) *Arbeitsbuch Linguistik.* Paderborn: Schöningh. 382-405.

Stanschus, S. (1996) *Media. Multimediakassette zur Behandlung von Textverständnisstörungen. Teil 1: Zeitung.* Hofheim: NAT.

Stark, J. & Stark, H. K. (1991) Störungen der Textverarbeitung bei Aphasie. In: Blanken, G. (Hg.) *Einführung in die linguistische Aphasiologie.* Freiburg: HochschulVerlag. 231-285.

Tompkins, C. A., Baumgaertner, A., Lehman, M. T. & Fassbinder, W. (2000) Mechanisms of discourse comprehension impairment after right hemisphere brain damage: Suppression in lexical ambiguity resolution. *Journal of Speech, Language, and Hearing Research, 43,* 62-78.

Tompkins, C. A., Baumgaertner, A., Lehman, M. T. & Fossett, T. R. D. (1997) Suppression and discourse comprehension in right brain-damaged adults: A preliminary report. *Aphasiology, 11,* 505-519.

Tompkins, C. A., Scharp, V. L., Meigh, K. M. & Fassbinder, W. (2008) Coarse coding and discourse comprehension in adults with right hemisphere brain damage. *Aphasiology, 22, 2,* 204-223.

Troiani, V., Fernández-Seara, M. A., Wang, Z., Detre, J. D., Ash, S. & Grossman, M. (2008) Narrative speech production: An fMRI study using continuous arterial spin labelling. *NeuroImage, 40,* 932–939.

Ulatowska, H. K., North, A. J. & Macaluso-Haynes, S. (1981) Production of narrative and procedural discourse in aphasia. *Brain and Language, 13,* 345-371.

Uryase, D., Duffy, R. J. & Liles, B. Z. (1989) Analysis and description of narrative discourse in right-hemisphere damaged adults: A comparison with neurologically normal left-hemisphere damaged aphasic adults. In: Brookshire, R. H. (ed.) *Clinical Aphasiology.* Minneapolis: BRK. 125-137.

Wapner, W., Hamby, S. & Gardner, H. (1981) The role of the right hemisphere in the apprehension of complex linguistic materials. *Brain and Language, 14,* 15-32.

Zaidel, E., Kasher, A., Soroker, N. & Batori, G. (2002) Effects of right and left hemisphere damage on performance of the »Right Hemisphere Communication Battery«. *Brain and Language, 80,* 510–535.

15. Aphasie-im-Gespräch

Angelika Bauer

Neurologische Klinik Elzach

> »As an injury aphasia does reside within the skull. However, as a form of life, a way of being and acting in the world in concert with others, its proper locus in an endogenous, distributed, multi-party system, within which language functions as a socially organized matrix of public practice« (C. Goodwin, 2003:111).

In der Tradition der Aphasiologie und auch in den in diesem Band versammelten Beiträgen wird Aphasie als Ausdruck einer neurogenen Schädigung der *Sprache* betrachtet. Sprache und die aphasische Sprachstörung werden unter dieser Perspektive weitgehend losgelöst vom faktischen, alltäglichen Sprachgebrauch und dem betroffenen Individuum als hochautomatisiertes Informationsverarbeitungssystem (Sprache) beziehungsweise Schädigungsmuster in diesem kognitiven System (Aphasie) modelliert. *Sprache* ist aber auch ein öffentliches, konventionalisiertes Zeichensystem (Berger & Luckmann, 1966/2000; Goodwin, 2003a) und – meist im Verein mit anderen semiotischen Systemen – Instrument der Interaktion (Auer, 1999). Sie ist – zumindest in unseren westlichen Kulturen – das zentrale Medium gesellschaftlichen Lebens.[1]

---

1 »Sprache, ein System aus vokalen Zeichen, ist das wichtigste Zeichensystem der menschlichen Gesellschaft. Ihre Grundlage ist natürlich die dem menschlichen Organismus innewohnende Fähigkeit zum vokalen Ausdruck. Aber Sprache beginnt erst, wo der vokale Ausdruck vom ›Hier und Jetzt‹ subjektiver Befindlichkeit ab-

Sprachstörungen wie Aphasien sind daher auch ein soziales Phänomen. Denn jede Form sprachlicher Interaktion ist ein soziales Ereignis, in dem die aphasische Sprachstörung gleich in mehrfacher Hinsicht relevant wird: Sie verändert die Ausgangsbedingungen der Interaktion und wird zu einem handlungsrelevanten *Hindernis* für *alle* Beteiligten. Und sie wird zu einem sozial und psychisch relevanten *Stigma* für die unmittelbar Betroffenen (Gainotti, 1995; Goffman, 1963; Rönfeldt 2001; Shadden, 2005). Dies gilt für sprachtherapeutische Untersuchungssituationen ebenso wie Verkaufsgespräche oder aber informelle, alltägliche Gespräche im vertrauten Kreis. Als Hindernis *und* Stigma bedroht Aphasie jede gemeinsame sprachliche Aktivität, die Partizipation der aphasischen Teilnehmer am Gespräch und ihr Ansehen als sozial kompetente Mitglieder dieser Gesellschaft. Aphasie ist die Ursache für die soziale Marginalisierung der Betroffenen (Gainotti, 1995; Parr, 2001, 2007).[2]

Diesem Blick auf Aphasie, dem Blick auf ihre interaktionale und soziale Seite, auf ihre Konsequenzen für die sprachliche Interaktion, soll im Folgenden nachgegangen werden. Die Perspektive unterscheidet sich in mehreren Aspekten von der traditionell aphasiologischen Sicht: Als Bezugsrahmen für die Betrachtung der Aphasie gilt nicht das kognitive Subsystem ›Sprache‹, sondern das soziale Ereignis ›Gespräch‹. Die Erscheinungsformen der Aphasie-im-Gespräch werden als grundsätzlich *situiertes* Phänomen gesehen: Es wird davon ausgegangen, daß die aphasischen und die sprachgesunden Gesprächspartner die ihnen zur Verfügung stehenden kognitiven, semiotischen und interaktiven Res-

lösbar geworden ist. [...] Die allgemeinen und gemeinsamen Objektivationen der Alltagswelt behaupten sich im Wesentlichen durch ihre Versprachlichung. Vor allem anderen ist die Alltagswelt Leben mit und mittels Sprache, die ich mit den Mitmenschen gemein habe.« (Berger & Luckmann, 2000:39).

2 »The social isolation of the aphasic patient results from a much more reactive process [compared to the processes underlying the social isolation of many head injured patients], namely from the tendency to avoid the frustrations resulting from the stigma of the communication impairment and from the reactions of many non-aphasic people to these difficulties in verbal communication« (Gainotti, 1997:646).

sourcen und das heißt auch die ihnen verbliebenen beziehungsweise zur Verfügung stehenden sprachlichen Mittel nutzen, um unter den jeweils gegebenen Bedingungen und im Hinblick auf die jeweils gegebenen Anforderungen am sozialen Ereignis Gespräch partizipieren und dieses Ereignis gestalten zu können (Goodwin, 2003a). Formen und Funktionen der zu beobachtenden sprachlichen und multimodalen Strukturen erklären sich in dieser Konzeption nur in ihrem Bezug zum jeweiligen Kontext (Auer, 1999; Selting & Couper-Kuhlen, 2000).

Es ist im Folgenden nicht mehr von *aphasischen Symptomen* die Rede, sondern vielmehr von *multimodalen adaptativen Praktiken*, die alle Teilnehmer an *aphasischen Gesprächen* entwickeln und nutzen, um trotz Aphasie miteinander im Gespräch zu bleiben.[3] Die aphasiebedingten sprachlichen und interaktiven Besonderheiten aphasischer Gespräche resultieren in dieser ›adaptionistischen‹ Sichtweise (Heeschen & Schegloff, 1999 und 2003) nicht direkt aus der neurologischen Störung, sondern sind immer das Ergebnis der sprachlichen, interaktiven und sozialen Adaptation an die Aphasie durch die Aphasiker selbst wie auch durch ihre sprachgesunden Interaktionspartner. Damit wird Aphasie-im-Gespräch auch als ein gemeinschaftliches Problem derer gesehen, die an einer sprachlichen Interaktion beteiligt sind.

Die Aphasie als ein im Gespräch vergemeinschaftetes Problem zu betrachten, das jeweils vor Ort unter den situativ gegebenen Bedingungen und im Hinblick auf die gegebenen Anforderungen gelöst werden muß, hat notwendig methodische Konsequenzen (vgl. Damico, Oelschlaeger & Simmons-Mackie, 1999; Damico, Simmons-Mackie, Oelschlaeger, Elman, & Armstrong, 1999; Damico, Simmons-Mackie & Schweitzer, 1995). Die Strategien des Aphasiemanagements der Gesprächspartner müssen mit Methoden herausgearbeitet werden, die es

---

3 »What might be visible, at least in part, in the conversation of speakers with aphasia and their conversation partners is the use of methods developped to cope with the functional demands of interaction given the linguistic limitations of one of the participants. In particular, limitations in relation to lexical or grammatical resources might be seen to lead to a reorganization, not just at a neuropsychological level (e.g. Luria, 1966, 1970) but at the social/interactional level of how speakers construct their interactions together.« (Wilkinson, Beeke & Maxim, 2003:79)

erlauben, die Kontextbezogenheit des Geschehens, die interaktionale Funktionalität der zu beobachtenden sprachlichen und interaktiven Strukturen, die Multimodalität der semiotischen Ressourcen und die Zusammenarbeit der Beteiligten in der Hervorbringung des Gesprächs systematisch zu erfassen. Dies ist weder mit den Mitteln der formalen ›Systemlinguistik‹ noch den Mitteln der kognitiven Linguistik beziehungsweise Neurolinguistik möglich. Die Fragestellung erfordert empirische und qualitative Herangehensweisen, wie sie im Rahmen der Gesprächsforschung seit Mitte der siebziger Jahre entwickelt wurden.[4] Die im Folgenden vorgestellten Daten werden unter den methodischen Vorgaben der ethnomethodologischen Konversationsanalyse (Bergmann, 2001; Goodwin & Heritage, 1990) und der Interaktionalen Linguistik (Auer, 1999; Selting & Couper-Kuhlen, 2000) in ihrer sequentiellen Abfolge analysiert.[5]

Aphasische Gespräche sind keine völlig neue Form der Interaktion, aber sie sind fraglos außergewöhnliche Gespräche. Oft mühsam und für alle Beteiligten anstrengend, werden sie permanent von kommunikativen Notlagen bedroht. In dem Maß, in dem mit sprachlichen Ressourcen nicht verläßlich gerechnet werden kann und die normalen interpretativen Heuristiken in Frage zu stellen sind, muß eine Reorganisation der semiotischen und interaktionsorganisatorischen Ressourcen erfolgen: *Adaptation* findet statt. Viele Aphasiker kommunizieren besser als sie sprechen (Holland, 1980, 1982) und viele aphasische Gespräche können als gemeinsame Aktivität aufrecht erhalten und vielleicht sogar zu einem befriedigenden Abschluß gebracht werden, wenn es den Beteiligten gelingt, die Kooperativität, die Multimodalität, die Sequentialität und die kontextuelle Situiertheit direkter sprachlicher Interaktion sowohl für ihre Beiträge als auch in ihrem Bemühen um Verstehen als

---

4 Für einen Überblick vgl. z. B. Antos, Brinker, Heinemann & Sager (Hg.), 2001; Auer, 1999; Schiffrin, 1994.

5 Experimentelle Untersuchungen adaptativer Praktiken in der Interaktion finden sich zum Beispiel bei Hengst (2003). Für einen Überblick über konversationsanalytisch fundierte Arbeiten der interaktionalen Aphasieforschung vgl. Hesketh & Sage (Hgg.), 1999 und Goodwin (Hg.), 2003.

Ressourcen zu nutzen. Dies erfordert ein besonderes Know-how (Bauer & Auer, 2008; Bauer, 2008; Goodwin, 1995 und 2004).

In der sprachtherapeutischen Interaktion (im Test wie in der Übung) ist die Aphasie Gegenstand des gemeinsamen Handelns, wird an die Interaktionsoberfläche gebracht und steht im Fokus des Interesses. Im Gespräch dagegen ist Adaptation an Aphasie darauf ausgerichtet, die aphasiebedingten Hindernisse und Schwierigkeiten zu beseitigen, zu umgehen oder aber schon im Vorfeld zu vermeiden. Es geht um gemeinsames, soziales sprachliches Handeln ganz allgemein; um all die Dinge, die mit Worten getan werden, und die nun nicht mehr problemlos funktionieren. Die adaptativen Praktiken der Beteiligten orientieren sich dabei an den Anforderungen der jeweils aktivitätsspezifischen Interaktionsorganisation (Reorganisation der Abfolge der Handlungsschritte und der Arbeitsteilung unter den Beteiligten) und den Anforderungen des Informationsaustauschs (mediale Reorganisation). Sie orientiert sich aber auch an den Anforderungen dessen, was Goffman die ›rituelle Ordnung‹ nennt (1967): Da Gespräche immer soziale Ereignisse sind und der Gestaltung der Beziehungen der Beteiligten untereinander dienen, sind diese im Regelfall bemüht, das Stigma ›Aphasie‹ so weit möglich zu verschleiern. Sie versuchen Bearbeitungsformen zu finden und in der Paarbeziehung oder in der Familie zu etablieren, die die Stellung des Aphasikers als soziale Person – also sein *face* (Goffman, 1955) – trotz der Stigmatisierung durch das sprachliche Handicap sichern. Dieses *face work* (oder auch Stigmamanagement) ist eine permanente Aufgabe, die zwar in der Regel nicht im Zentrum der Aufmerksamkeit der Gesprächspartner steht, jedoch immer mitverhandelt wird.

Die Erscheinungsformen der Aphasie-im-Gespräch sind daher als Ergebnis einer Adaptation zu betrachten, die im Spannungsfeld zwischen den genannten Anforderungen stattfindet (siehe Abbildung 1). Unter normalen – sprachgesunden – Voraussetzungen gelingt es den Gesprächspartnern meist, die aktivitätsspezifischen, informationstechnischen und sozialen Anforderungen miteinander zu vereinen. Unter aphasischen Bedingungen sehen sich die Beteiligten dagegen nicht selten in der Situation, sich für die eine oder die andere Orientierung ent-

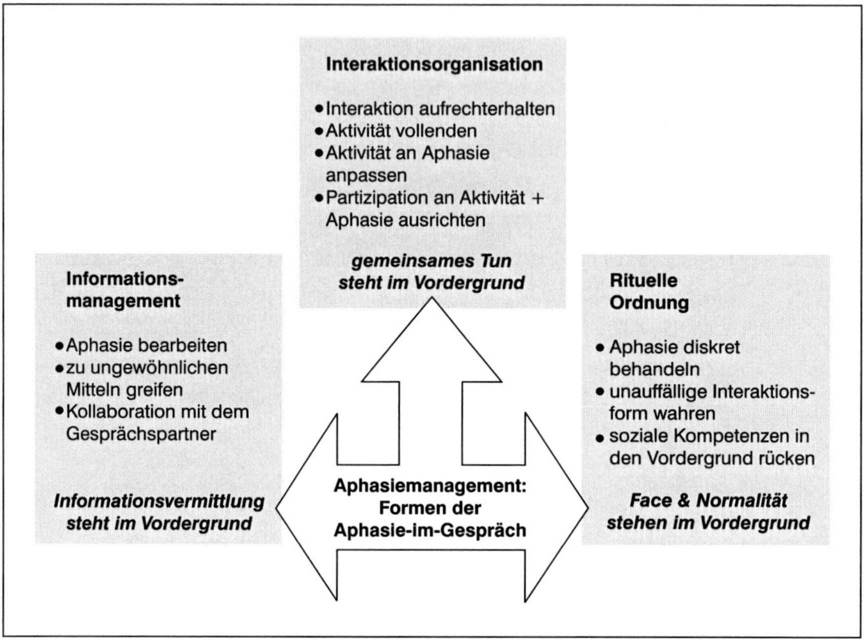

Abbildung 1 Aphasiemanagement im Spannungsfeld zwischen Informationsübermittlung, Interaktionsorganisation und den Anforderungen der rituellen Ordnung (vgl. Bauer & Auer, 2008)

scheiden zu müssen. So tragen zum Beispiel offene Reparaturen dazu bei, den Informationstransfer zu sichern, andererseits exponieren sie die sprachlichen Defizite des aphasischen Gesprächspartners und bedrohen dadurch sein *face*. Dies kann im Extremfall zum Beispiel dazu führen, daß die Betroffenen *face*-Bedrohungen durch die Zurschaustellung des sprachlichen Defizits zu vermeiden suchen, indem sie sich der sprachlichen Interaktion entziehen (vgl. Bauer & Auer, 2008).

Der skizzierte Blick auf die interaktive und soziale Seite der Aphasie soll nun mit Hilfe einiger Beispiele illustriert werden. Ausgewählt wurden Beispiele aus Gesprächen einer Familie, die mit einer schweren unflüssigen Aphasie des Vaters/Ehemannes zurecht kommen muß.[6] Die Beispiele zeigen nur einen kleinen Ausschnitt aus den vielen multimodalen adaptativen Praktiken, die diese Familie im Aphasiemanagement einsetzt. Sie zeigen, wie ein extrem reduziertes *sprachliches* Instrumentarium – das aus einer neurolinguistischen Perspektive als ›paraphasisch‹ und ›agrammatisch‹ zu klassifizieren ist – im Gespräch gewinnbringend wirksam werden kann. Wir werden uns exemplarisch mit dem Interrogativadverb *wo* und mit dem strategischen Einsatz von Einwortäußerungen befassen.[7]

Beispiele aus dem familiären Gesprächsalltag

Die nun folgenden Beispiele stammen aus Videoaufnahmen der fünfköpfigen Familie C.[8] Herr C, der Familienvater, hat im Alter von 45 Jahren einen linkshemisphärischen Mediainsult erlitten, der zu einer initial globalen Aphasie führte. Diese hat sich im Laufe der ersten 18 Monate post onset zu einer schweren Aphasie vom Broca-Typ entwickelt. Herrn

---

6 Die hier vorgestellten Beispiele stammen aus dem Korpus des DFG-geförderten Forschungsprojektes »Adaptationsstrategien in der familiären Kommunikation zwischen Aphasikern und ihren Partnerinnen«, das zwischen 2000 und 2004 unter der Leitung von Prof. Dr. Peter Auer an der Universität Freiburg durchgeführt wurde.

7 Die Agrammatismusdebatte werde ich allerdings weitgehend meiden, da Herr C im Gespräch auch mit viel Zeit nicht in der Lage ist, auch noch so kurze Sätze zu formulieren. Daran hat in seinem Fall auch eine intensive REST-Therapie (Schlenck, Schlenck & Springer, 1995) nichts geändert. Mehrgliedrige Äußerungen (sehr wenige) sind ausschließlich in der Form fester Konstruktionen (*komm her*) zu beobachten.

8 Familie C besteht aus dem Ehepaar C und drei Kindern im Alter von eineinhalb , 13 und 18 Jahren und dem Hund ›Numi‹. Detaillierte Analysen des Aphasiemanagements der Familie C finden sich in Bauer & Auer (2008) und Bauer (2008). Die Videoaufnahmen wurden von den Cs zu Hause und ohne Beisein des Forschungsteams aufgenommen. Zu fünf Aufnahmezeitpunkten in einem Zeitraum von 18 Monaten post onset wurden insgesamt zwölf Stunden und acht Minuten informelle Gespräche aufgezeichnet. Diese Daten wurden vollständig digitalisiert und nach den Maßgaben des gesprächsanalytischen Transkriptionssystems GAT transkribiert (Selting, Auer, Barden, Bergmann, Couper-Kuhlen, Günthner, Meier, Quasthoff, Schlobinski, Uhmann, 1998).

Cs sprachliche Ausdrucksmittel begrenzten sich zunächst auf *ja*, Varianten von *nein* (*nee, nö*), den multifunktionalen Partikeln *so, doch, aha, äh, ähm, mhm* etc., die Prosodie und den Automatismus *mogen*, der allerdings in der Sprachtherapie weit häufiger zuhören war, als in den informellen Gesprächen im vertrauten familiären Kreis. Ergänzt wurde dieses sprachliche Instrumentarium durch Höflichkeitsformeln (Gruß- und Dankesformeln). Herr C nutzte nonverbale Ausdrucksmittel (Gestik, Mimik, Zeichnungen und die materielle Umgebung) als tragende Modalität in Kombination mit den ihm zur Verfügung stehenden sprachlichen Mitteln extensiv, kreativ und erfolgreich um propositionale Beiträge zu ›formulieren‹. Seine wichtigste Ressource waren allerdings seine Gesprächspartnerinnen, die sprachliche Formulierungsarbeiten für ihn übernahmen und deren Bemühen herauszufinden, was er sagen wollte, entscheidend dazu beitrug, daß er seine Position im familiären Gefüge in vielerlei Hinsicht wahren konnte (vgl. Bauer & Auer, 2008).[9]

Die ersten ›echten‹ Worte, die Herr C in Gesprächen im Familien- und Freundeskreis einsetzt, sind Eigennamen (die seiner Frau, seiner Kinder, einiger Freunde, des Hundes und einer Therapeutin), die Verbform *komm* (als generalisierte Aufforderung oder als Modalpartikel *ach komm*), die Zahlwörter *eins, drei* und *fünf* (oft als Reihe), das Interrogativadverb *wo* und die Adverbien *heut*, *mo(r)gen*[10] und *hier*. Es folgen *was* und dann ganz vereinzelt auch *wer* und *gestern*. Herrn Cs ›aktiver Wortschatz‹ ist in der alltäglichen Interaktion also zunächst von sogenannten ›Funktionswörtern‹ geprägt.

Das Interrogativadverb *wo* wird von Herrn C ab dem zweiten Aufnahmezeitpunkt (ca. sechs Monate post onset) regelmäßig eingesetzt.

---

9 Die Auseinandersetzung mit weitgehend positiven Adaptationsprozessen stellt eine wichtige Informationsquelle für alltags- und interaktionsorientierte Therapieansätze dar, die darauf ausgerichtet sind, die Ressourcen der Betroffenen alltagsrelevant zu mobilisieren und zu optimieren (vgl. auch Holland, 2006).

10 Mit dem Auftreten des temporalen Adverbs *morgen* verschwand der Automatismus *mogen* aus Herrn Cs alltäglichem Sprachgebrauch. Er wurde in ein real existierendes Wort transformiert, das seinen Funktionen entsprechend eingesetzt wurde.

Mit seinen Auftretenskontexten und Funktionen befassen wir uns zuerst.

c21 Bruder[11] *(ca. sechs Monate post onset)*

Herr und Frau C und die ältere Tochter Mia (M). Der kleine Sohn (B) spielt. Es wird Pizza gegessen.

01 M: <<p><<all>(der bruder muß)
02 jetzt STEMpeln vier WOche?
03 FC: ja?
04 M: ‹´hm=hm
05 (1.4)
06 un in ZWEI woche muß er vor so geRICHT,
07 do FROge se ihm warum er HIER bleibe will
08 un warum er net zuRÜCKgeht.
09 (1.8)
10 FC: <<all>also wahrscheinlich muß er> DOCH demnächscht GEhe.
12 oder?
13 M: <<p>ich denk net.
14 .hh ich mein–
15 HC→FC: wo ((leckt die Finger der li. Hand ab, schaut auf die Hand)) **← Initiierung einer**
17 HIER;((schaut FC an)) **Verstehenssicherung**
19 FC→FC: de Robbi weisch? ((blickt zu HC; Blickkontakt))
24 dem JOhann sein bruder muß WAHRscheinlich <<dim>wieder nach HAUse.
26 [BALD].
27 HC: [hm=hm]. ((nickt))

In diesem Beispiel erzählt Mia vom Bruder ihres Freundes. Sie wendet sich dabei primär an Frau C, die ihr gegenüber sitzt. Herr C sitzt am Kopfende des Tisches und ißt seine Pizza. Er schaltet sich mit einem *wo* gefolgt von einem akzentuierten *HIER;* ein, wobei er sich an seine Frau und nicht an die erzählende Tochter wendet. Er initiiert auf diese Weise eine Aktivität, die aufgrund ihrer Plazierung inmitten des Berichtes der Tochter als eine Verstehenssicherung zu betrachten ist. Frau Cs Reaktion zeigt, daß sie die an dieser Stelle im Gespräch unpassenden – paraphasischen – semantischen Aspekte sowohl des Fragewortes als auch des Adverbs ignoriert, der Handlungsaufforderung, die ein Fragewort

11 Die Transkriptionskonventionen finden sich im Anhang.

als solches an dieser Stelle indiziert (Initiierung der Verstehenssicherung), jedoch nachkommt (vgl. z. B. Schegloff, 2000).

Drei der fünf Beispiele, die sich in diesem halbstündigen Gespräch zwischen Herrn C, seiner Frau und der älteren Tochter finden, zeigen das *wo* in der Funktion eine Verstehenssicherung zu initiieren, die dazu dient, Herrn Cs Partizipation als verstehender Zuhörer zu sichern[12]. Der Gebrauch des Fragewortes erschließt ihm die Möglichkeit, die Funktion seiner Äußerung unmittelbar transparent zu machen und auf die laufende sprachliche Interaktion Bezug zu nehmen.[13] Dabei scheint es keine Rolle zu spielen, daß das gewählte Fragewort paraphasisch ist (*wo* statt *was* oder *wer*). Vielmehr orientiert sich sein Gesprächspartnerin an der Wortart und der Plazierung seiner Äußerung, um deren Funktion zu erschließen. Die Wirksamkeit des *wo?* basiert daher auch auf den adaptierten interpretativen Heuristiken Frau Cs. Sie hat gelernt, aus den multimodalen Äußerungen Herrn Cs, die Komponenten zu extrahieren und zu verwerten, die im gegebenen Kontext sinnvoll erscheinen.

Im Beispiel »Bügelwäsche« nutzt Herr C das *wo?* in einer anderen Funktion. Hier dient das Fragewort nicht dem Erfragen von Information, nicht als Aufforderung und auch nicht als Initiierung einer Verstehenssicherung, sondern dazu, eine Aussage seiner Tochter in Zweifel zu ziehen.

c21 Bügelwäsche 2[14]

Herr C hat seine Tochter aufgefordert, ihre Bügelwäsche zu versorgen, die sich im Keller auf der Waschmaschine stapelt. In dem hier darge-

---

12 Diese Funktion bleibt auch in den späteren Gesprächen quantitativ dominant.

13 Für die Cs stellt diese Entwicklung einen deutlichen Fortschritt dar, da Herr C bis dahin lediglich mit gesprächsorganisatorischen Partikeln, Prosodie und Gestik darauf aufmerksam machen konnte, dass er *etwas* wollte. Was dies war (ein Frage, ein Kommentar oder eine Aufforderung), galt es in oft langwierigen Klärungssequenzen herauszuarbeiten (vgl. Bauer, 2008).

14 Eine umfassende Analyse der Sequenz »Bügelwäsche« ist in Bauer & Auer (2008) nachzulesen.

stellten Schlußabschnitt liefert Frau C klärende Hintergrundinformationen (03) und Tochter Mira (M) versucht sich zu rechtfertigen.

01	HC→M::	=<<f>JA:.((blickt auffordernd zu K1 und beugt sich zu ihr hin))	
02	M→HC:	ja:? ((blickt zu HC))	
03	FC→M:	hat er im Keller [vorhin de stapel gsehe]	
04	HC→M:	[ja SO SO jei SE SO] ((gestikuliert: Handgeste, fort, weg)	
05	FC→M:	also nebe de maschine isch [so ein Berg)] ((zeigt die Höhe des Berges))	
06	HC→M:	[MOGEN.] ((nickt bestätigend))	
07	M→HC:	[letzschte] woche hab ich- (.) ja-=	
08	**HC→M:**	**=<<zweifelnd>WO??>** ((blickt M direkt an))	**← Zweifel**
09	M→HC:	ein bißchen- ((legt den Kopf schief)) [un da] woll'	**← M relativiert**
10	**HC→M:**	**[AHA.]**	**← ratifiziert die Rücknahme**
11	M:	NEIN un dann wollt ich am DOnnerschtag das mache	**← Reformulierung**
12		un da sin mer am DONNERSCHTAG i weiß selber nit	**← Rechtfertigung**
13		irgendwas war.	
14		mir sin irgendwo hi (.)	
15		oder halt irgendwas wegräumt oder irgendwas.	
16		donnerschtag.	
17	HC:	HO::	
18	M:	also-	
...		((M erzählt, was am sie Do gemacht hat))	
20	M:	un jetz kommt diese woche ja dein bügelwäsch (-) nja;	
21	FC:	hab bald nämlich keine HOSE un keine T-SHIRTS mehr.	
22	HC:	ja (.) [(nich) SO.] ((zieht sein T-Shirt zur Nase: Mimik ›stinkt‹))	
23	FC:	[((lacht))]	
24	M:	[((lacht))]	
25	HC:	[ja.]	
26	M:	[tja.]	

In dieser Sequenz nutzt Herr C das Fragewort in Verbindung mit prosodischen Mitteln, Blickrichtung und Mimik als Ausdruck seines Zweifels an der Aussage seiner Tochter (07). Wiederum spielt die Plazierung seiner Äußerung eine entscheidende Rolle für deren Funktion. Herr C fragt nicht, sondern er stellt etwas in Frage. Er unterbricht die Äußerung seiner Tochter so, daß klar wird, was er bezweifelt. Sie relativiert daraufhin ihre Aussage, was Herr C mit einem ebenfalls stark akzentuierten *AHA.* (etwa im Sinne von *wußt ichs doch*) quittiert.

Unser drittes Beispiel »grünes Büchle« stammt aus dem selben Gespräch. Auch hier setzt Herr C das *Wo* ein, jedoch weniger (schnell) erfolgreich als in den beiden anderen Beispielen.

c21 grünes Büchle

In der Sofaecke versammelt sind nach wie vor Herr C, seine Frau und die ältere Tochter Mira. Der kleine Sohn Beni (ca. eineinhalb) spielt auf dem Boden. Frau C hat eben berichtet, daß sie die Unterlagen für die Rentenversicherung an Herrn Cs Arbeitgeber geschickt habe. Das Thema scheint abgeschlossen, als Herr C das Wort ergreift:

01	HC:	äh SO SO (.) MOgen so. ((blickt zu FC : Blickkontakt)	← **Eröffnungssignale**
02		MOgen. ((nickt zwei mal zeigt mit dem gestreckten Arm in den Raum))	← **deikt. Geste**
03	FC:	<<erschrocken>.hh> ((blickt auf Teller, wo es geklappert hat))	}
04	HC:	((blickt zu ihr, senkt den Arm))	}
05		äh:::. ((blickt nach unten))	} **Ablenkung**
06	FC:	((wendet sich dem Sohn zu))	}
...		*FC kümmert sich um den Sohn ...*	}
07	HC:	So. ((blickt auf den Tisch))	
08		**wo?((tippt auf den Tisch, zeigt in den Raum, blickt in die selbe Richtung))**	**←Neustart**
09		so. ((blickt zu FC – Blickkontakt – hält den Arm zeigend ausgestreckt))	
10		[so.]	
11	FC:	[ind] FIRMA?	← **1. Interpretationsversuch: ein Ort (passend zum bisherigen Thema)**
12		<<pp>ne›->	
13	HC:	ja. ((nickt))	
14		nein.	
15	FC:	was meinsch	← **FC initiiert Reparatur**
16	HC:	so (.) ((blickt in Zeigerichtung))	← **Wiederaufnahme der Zeigegestik**
17		so so. ((blickt zu FC: Blickkontakt))	
18		so NIX so (.) ((dreht sich, zeigt in eine andere Richtung; signalisiert »nein«))	
19		SO ((zeigt und blickt wieder in den Raum))	
20		SO.((blickt zu FC: Blickkontakt; FC hat seine Zeigegesten mit dem Blick verfolgt))	
21	FC:	{2 silbiger Name}?	
22		{1 silbiger Name}?	
23	HC:	<<p>NEI:N ((blickt auf den Tisch))	
24		äh nein. (0.2)	
25	FC:	{Ortsname}. (0.3)	
26	HC:	((blickt suchend auf dem Tisch herum))	
27		ha SO. ((zeigt in den Raum, blickt jetzt zu M))	← **Erweiterung der Partizipationsstruktur:**
28		<<auffordernd> KOMM. ((zeigt + blickt auf M))>	**HC bezieht M ein**

29 HC: ((zeigt jetzt von M weg wieder in den Raum))
30 so (.) ((nimmt den Arm herunter und blickt auf seine Hände))
31 so [(.) so]; **((macht mit den Händen ein »Buch« + blickt zu M))** **← darstellende Geste**
32 FC: [ah:]. ((blickt wie HC zu M))
33 **sei BÜ[CHle.**
34 M: [((**steht auf und holt das Büchlein**)) **← M kommt der Aufforderung,**
35 HC: so **das Büchlein zu holen nach**
36 [ja. (.) so]. ((blickt kurz zur Kamera, dann auf seine Hände))
37 FC: [sei grünes BÜCHle].
38 HC: <<bestätigend>SO SO> ((nickt)) (.) so. ((blickt weiter auf seine Hände))

Hier signalisiert Herr C auf seine übliche, multimodale Art und Weise, daß er *etwas* will (01, 02). Seine Initiative wird unterbrochen, da der kleine Sohn die Aufmerksamkeit der Mutter auf sich zieht. Als diese wieder aufnahmebereit ist, startet Herr C seine Vorhaben neu (07). Er verbindet ein fragendes *Wo?* mit Gesten, die ebenfalls ›lokalisierende‹ Qualitäten haben: Er tippt vor sich auf den Tisch und zeigt dann in den Raum, wobei er der Handgeste mit dem Blick folgt (Zeile 08, 09). Derartige Gesten werden in der Regel als eindeutig lokalisierend verstanden (Clark, 2003; Goodwin, 2003b; Kendon, 2004).

Auch dieses *Wo* ist ein initiierendes *Wo*. Nachdem Frau Cs Versuch, das *Wo* auf das bisherige Thema zurückzubeziehen sich als falsch erweist (11-14), signalisiert sie Probleme (15). Herrn Cs *Wo* ist offensichtlich sowohl auf eine neue Aktivität als auch auf einen neuen Inhalt ausgerichtet, so daß sich für Frau C kein unmittelbarer Kontext erschließt, auf den sie das Fragewort / die Frageaktivität beziehen könnte. Ihr weiteres interpretatives Vorgehen zeigt, daß sie sich nun primär am semantischen Gehalt der verbalen und vor allem auch der gestischen Äußerung (Kendon, 2004) orientiert: Sie interpretiert diese multimodale Äußerung trotz Fragewort und Frageintonation nicht als Frage, sondern als Referenz auf einen Ort (Zeigen). Dabei greift sie auf Erfahrungen zurück: Herr C benützt das Zeigen häufig als Instrument des Displacement, um aus dem ›Hier‹ heraus auf andere Orte und nicht anwesende Personen zu referieren, die er – wenn der Name nicht zur Verfügung steht – durch Zeigen in die Richtung ihres Wohnortes identifiziert (vgl. Bauer, 2008; Lind, 2002). Diese Praktik ist Frau C vertraut und sie verfolgt zunächst diese Annahme (21–25), was Herrn C dazu zwingt, sein

Vorgehen zu verändern: Er bezieht die Tochter ein (27). Blick, Gestik und die Prosodie kontextualisieren das *KOMM* (28) als *Aufforderung* und die Veränderung der Ausrichtung der Zeigegeste (von der Tochter in den Raum) legt nahe, daß M *etwas* in diesem Raum tun soll. Die nun anschließende, darstellende Geste erfüllt Referenzfunktion (31). Jetzt kann Frau C einen möglicherweise gesuchten Gegenstand identifizieren. Das »grüne Büchle« ist Herrn Cs Notizbuch, das er auch als Hilfsmittel in der direkten Interaktion verwendet.

Das Ergebnis dieses ausgedehnten Prozesses der Kokonstruktion von Bedeutung (vgl. z. B. Goodwin, 1995), in den alle Anwesenden involviert waren, läßt darauf schließen, daß Herr C initial nach dem Verbleib seines »grünen Büchles« fragen und damit Frau (oder Tochter) auffordern wollte, ihm das Notizbuch zu suchen beziehungsweise zu bringen.[15]

Im familiären Gespräch setzt Herr C, dessen Aphasie zu diesem Zeitpunkt nach klassisch aphasiologischen Kriterien als schwere Aphasie vom Broca-Typ einzustufen ist, das Funktionswort *Wo* in multiplen interaktionalen Funktionen ein. Er benützt dieses Wort, um sein Verstehen und seine Partizipation am Gespräch zu sichern (Initiierung von Verstehenssicherungen, Beispiel »Bruder«), um etwas in Frage zu stellen, was seine Tochter behauptet (Beispiel »Bügelwäsche 2«) und um eine Frage zustellen, die eine Aufforderungsfunktion erfüllt (Beispiel »grünes Büchle«). Während die beiden ersten Beispiele aufzeigen, wie interaktional erfolgreich ein kleines Fragewort trotz paraphasischer Entstellung sein kann, wenn es in entsprechende Kontexte eingebettet ist, läßt das Beispiel »grünes Büchle« die Grenzen dieses Instrumentariums deutlich hervortreten. Um gänzlich neue sprachliche Aktivitäten mit neuen Inhalten zu initiieren, ist es hier notwendig, einen Referenten zu spezifizieren. Erst die Verbindung von {*Wo*+Zeigegeste} mit der darstellenden Geste {Buch} ermöglicht es, Frau C und Mia zu erschließen, was Herr C möchte.

---

15 Aufforderungen in Frageform sind keineswegs unüblich: *Wo ist das Salz?* impliziert gerade in familiären Tischgesprächen nicht selten, daß ›jemand‹ das Salz holen/bringen soll.

Als Lösung für dieses interaktionale Problem – die eigenständige Initiierung von auch inhaltlich neuen sprachlichen Aktivitäten – entwickelt Herr C eine besondere Strategie, die ich hier als ›Stichwortstrategie‹ bezeichnen werde (siehe auch Leiwo & Klippi, 2000:220ff. »core word strategy«). Auch dieses Vorgehen soll mit Beispielen illustriert werden.

Im Beispiel »Frau Müller« (ca. acht Monate post onset aufgenommen) setzt Herr C einen Personennamen als Stichwort ein, im nachfolgenden Beispiel »Bad«, das ca. 18 Monate post onset aufgezeichnet wurde, ein Substantiv.

c31 Frau Müller (ca. acht Monate post onset)

Familie C sitzt beim Abendessen auf der Terrasse. Nach einer längeren Gesprächspause, während derer sich alle dem Essen widmen, nimmt Herr C das Gespräch wieder auf, und auch die Kinder reden miteinander. Da deren Interaktion mit dem Gespräch von Herrn und Frau C nichts zu tun hat, wurde sie aus dem Transkript genommen. Sobald sich Mia (M) und Lena (L) der Interaktion von Frau und Herrn C zuwenden und daran beteiligen, sind ihre Beiträge wieder notiert.

Frau Müller ist Herrn Cs Sprachtherapeutin.

01	HC→FC:	<<f>Müller.((wendet sich zu FC, blickt sie an))	**← Stichwortstrategie**
02	FC→HC:	‹'hm=hm ((blickt zu HC, nickt leicht und kaut))	
03	HC:	äh=äh:: SO. äh [äh] ((hebt die rechte Hand auf Höhe	**← gestische Erweiterung 1**
04		seines Mundes + macht tonlose Mundbewegungen))	**(Pantomime: ›Sprechen‹ ?)**
05	FC:	[hm=hm]- ((immer noch kauend))	
06		<<mit vollem Mund redend>den MUND [voll],	
07	HC:	<<p> [ja ja];	
08		<<p>näh näh. ((blickt kurz zu seinem Teller))	
09		<<pp>hm. (.)	
10		(1.5) ((legt die Hand wieder auf den Tisch, blickt zu FC, die ißt))	
11	FC:	frau? ((blickt jetzt HC direkt an: Blickkontakt))	**← FC nennt ›fehlendes‹ Element**
12	HC:	<<p> ja.	
13	FC:	<<len> [Frau Müller].	**← FC gibt Nachsprechvorlage**
14	HC:	<<len><<f>[Frau Müller].	**← HC spricht nach**
15	FC:	geNAU.	**← FC evaluiert**
16	HC:	äh: äh ((blickt FC weiter an))	**← HC initiiert ›Fortsetzung‹**
17	FC:	ja .	

18		hat sie was ge[SAGT]?	← **FC versucht eine Rekontextualisierung**
19	HC:	[äh]	
20	FC:	[((schaut HC an))]	
21	L:	[((schaut HC an))]	
22	HC:	<<all>na NA so so so. ((schaut auf seine Hände, klappt	← **Ablehnung + gestische**
23		die Handflächen zweimal zusammen, blickt dabei FC an))	**Erweiterung (Buch)**
24	L→FC:	<<p>er will den NAmen bringen.((zu FC))	← **T2 reaktiviert Nachsprechen als**
25		<<pp>[oder so].	**Zielaktivität**
26	HC→FC:	[((klappt die Handflächen, schaut FC an))]	
27	M:	HEFT-	← **T1 versprachlicht die Gestik**
28	FC→HC:	HEFT?	← **FC initiiert Ratifizierung**
29	HC→FC:	ja [JA? SO]. ((zeigt auf FC))	← **HC ratifiziert + erweitert (zeigen)**
30	FC→FC	[ja du] mußt noch was LERnen?	← **FC liefert eine Konjektur**
31	HC:	=<<all> JA ja ja. ((schaut auf seinen Teller))	← **HC ratifiziert**

((in der nachfolgenden Sequenz wird vereinbart, wann Herr und Frau C gemeinsam die Hausaufgaben erledigen))

Während die beiden Töchter sich recht lautstark mit dem Bruder befassen, wendet sich Herr C an seine Frau und äußert – um sich gegen die anderen Stimmen zu behaupten, ebenfalls recht laut – den Namen seiner Sprachtherapeutin (01). Aufgrund der Positionierung dieser Äußerung in den Rahmenaktivitäten und der Wahl der Interaktionspartnerin, ist nicht davon auszugehen, daß Herr C sich an den Aktivitäten seiner Kinder beteiligen oder auf diese Bezug nehmen will. Herr C äußert den Nachnamen seiner Sprachtherapeutin (01), wartet eine Reaktion seiner Frau ab (02) und schließt dann eine nonverbale, gestische Äußerung an (03-04). Es entsteht eine multimodale, zweigliedrige Äußerung, die als Referenz (Müller) und Prädikation (die Gestik), als eine Aussage über Frau Müller verstanden werden könnte.

Frau C interpretiert Herrn Cs Aktivitäten jedoch als Initiierung einer Nachsprechübung (siehe 11-15).[16] Sie verwertet *Müller* als Gegenstand einer Korrektur: aus *Müller* wird *Frau Müller* und eine Vorlage, die Herr C nachsprechen soll. Frau C nimmt an, daß Herr C den Namen sei-

16 Gleichzeitig mit dem Auftreten einzelner Wörter in Herrn Cs Äußerungen, beginnt er auch kleine Nachsprechübungen in die alltäglichen Tischgespräche zu integrieren. Oft greift er dabei ein Wort aus den Gesprächen um ihn herum auf oder weist auf einen Gegenstand, den seine Frau benennen soll und wiederholt dann dieses

ner Sprachtherapeutin – wie oft zuvor – üben möchte. Herr C geht auf diese Interpretation ein, drängt jedoch nachdem sie ›abgearbeitet‹ wurde, auf eine Fortsetzung (16). Nun muß Frau C die Situation neu interpretieren. Die Äußerung *Müller* wird zu einem Stichwort, das einen Kontext aktiviert, mit dem mehrere mögliche Aktivitäten verknüpfbar sind: Es kann auf die Person der Sprachtherapeutin referieren und diese zum Thema machen; es kann sich zum Beispiel aber auch auf die Sprachtherapie (Übungen wie Nachsprechen) und alle damit verbundenen Aktivitäten (Hausaufgaben) beziehen. In diesem Rahmen müssen nun die weiteren Schritte unternommen werden. Nachdem Frau Cs Versuch, die Nennung des Namens als Referenz auf die Person zu interpretieren ins Leere läuft (18-22), liefert Herr C weitere Informationen mit einer darstellenden Geste. Im Kontext ›Müller/Sprachtherapie‹ kann sie von Mia zutreffend als *Heft* (27) lexikalisiert werden. Ebenfalls nur mit Bezug auf diesen Kontext, kann Frau C die dritte Geste Herrn Cs (29) integrieren und nun folgern, daß Herr C die Hausaufgaben thematisieren will, die noch gemeinsam zu erledigen sind (30).

In dieser Sequenz hat die sprachliche Äußerung *Müller* primär kontextualisierende Funktionen, während die Gestik spezifiziert, worum es geht (Hausaufgaben) und wer beteiligt ist (mit Frau C). Statt von sprachbegleitender Gestik könnte von gestenbegleitender Sprache gesprochen werden, was einer Reorganisation des in sprachgesunden Interaktionen üblichen Verhältnisses von Gestik und Sprache gleichkommt (vgl. Goodwin, 2000b). Die Einwortäußerungen werden von den Beteiligten nicht als Fragmente eines Satzes behandelt und die Bezeichnung dieser Äußerungen als ›agrammatisch‹ bringt hier keinen interaktional relevanten Erkenntnisgewinn. Als ›Stichworte‹ dienen sie Herrn C in erster Linie dazu, sein Vorhaben zu kontextualisieren und bieten seinen Ge-

---

Wort mehrmals. Zuweilen schreibt er auch einen oder mehrere Buchstaben auf und bittet seine Frau, ihm das Wort zu nennen. Diese Übungen werden für eine Zeit Teil der kommunikativen Routineaktivitäten bei Tisch (Bauer & Kulke, 2004). Vor diesem Hintergrund beruht Frau Cs Vorgehen auf einer naheliegenden Interpretation der Handlungsabsichten Herrn Cs.

sprächspartnerinnen eine Ausgangspunkt, einen ersten Aufhänger für ihre interpretativen Praktiken.

Alle hier dargestellten Beispiele lassen darüber hinaus keinen Zweifel daran, daß Herr C, seine Frau und seine Töchter ihre sprachliche-interaktiven Praktiken dem Schweregrad der Aphasie anpassen. Ihre Vorgehensweisen bauen nicht nur auf die Multimodalität der direkten sprachlichen Interaktion, sondern vor allem auf die Kooperativität aller Beteiligten, die sich in erster Linie auf die Handlungsabsichten Herrn Cs und die daraus resultierenden Vorgaben für das gemeinsame Tun orientieren. Dies ist jedoch nicht allein das Verdienst der Sprachgesunden, denn in der Regel ist es Herr C, der seine Gesprächspartnerinnen von Anbeginn einbindet und auf ihre Kooperationsbereitschaft baut. Angesichts des Schweregrades der sprachlichen Einschränkungen ist das sogenannte ›kollaborative Modell‹ der Adaptation an Aphasie (Milroy & Perkins, 1992) mit seinen besonderen Partizipationsstrukturen (vgl. auch Bauer & Auer, 2008; Bauer, 2008; Goodwin, 2004) für die Familie C unumgänglich. Hier muß gemeinsam geschaffen werden, was Herr C alleine nicht leisten kann, wenn seine Partizipation am familiären Alltag und sein Partizipationsstatus als Vater und Ehemann trotz Aphasie gewahrt werden soll. Das Aphasiemanagement im Team hat in familiären Kontexten nicht nur eine moralische Dimension, sondern dient ganz unmittelbar der Restabilisierung innerfamiliärer Strukturen (Lucius-Hoene, Hanama, Haag & Herb, 2008).[17]

Erst mehr als ein Jahr nach Beginn der Aphasie setzt Herr C Substantive, Adjektive und Verben (im Infinitiv) regelmäßig ein. Im Gespräch geschieht dies zunächst meist in der Form, daß er ein Wort aus einer Äu-

---

17 »Interaction with a person with severe aphasia has also a moral dimension. It would be easy to treat someone who can´t speak as something less than then a full-fledged person, someone whose effort to communicate can be dismissed or not taken seriously. Indeed, this is the way Chil´s doctors sometimes treated him right after his stroke. However, despite his inability to produce language his family does not ignore him but instead treats him as someone who has something to say. They invest considerable effort in working out together just what that might be. All parties to the conversation adapt the way they build turns and sequences to the specifics of Chil´s situation.« (Goodwin, Goodwin & Olsher, 2002:78)

ßerung seiner Vorredner wiederholend aufnimmt (Leiwo & Klippi, 2000; Oelschlaeger & Damico, 1998a).[18] In der Mehrzahl der Fälle dienen diese Einwortäußerungen als kontextualisierende Stichworte im oben beschriebenen Sinn.

c52 Bad (ca. 18 Monate post onset)

Herr und Frau C sitzen mit dem kleinen B (jetzt ca. drei Jahre alt) am Tisch. Während die beiden Erwachsenen mit dem Essen fast fertig sind, ißt B noch. Kurz vorher haben Herr und Frau C vereinbart, daß Herr C nach dem Essen mit B baden wird.

01	HC:	ja. ((blickt zu FC, die mit S Teller beschäftigt ist))	
02		(1.5)	
03		ÄH::	**← HC macht *vokal* auf sich aufmerksam (parasprachliche Äußerung)**
04		(0.3)	
05		BAD.	**← ›Stichwort‹: reaktiviert thematischen Kontext**
06		(2.5) ((FC ist mit S beschäftigt))	
07	FC:	JA:,	
08		mit=dem <<cresc> Benjamin BAden?>	**← demonstriert ihr Verstehen**
09		((blickt kurz zu HC, dann wieder zu S))	**(thematische Rückbindung)**
09	HC:	ja JA, ((blickt zu FC))	**← bestätigt: Kontext ist etabliert**
10		äh äh	**← signalisiert Fortsetzung**
11	FC:	((ist mit S beschäftigt)) (1.4)	
12		<<p>(jetzta)>. ((zu S, dem sie die Nudeln auf den Löffel geschoben hat))	
13		hm? ((zu S))	
14	HC:	<<p>ja.>	
15	FC:	=wieviel gabeln HAB ich jetzt (.)	
16		a: des war für dich. ((gibt eine Gabel S))	
17		schmeckt=es dir GUT? ((blickt auf ihren Teller und dann wieder zu S))	
18	S:	<<p>hm=hm>	
19	FC:	((leckt sich die Finger))	
20		na PRIma. (.) ((blickt dabei auf ihren Teller, schneidet ihr Schnitzel))	
21	HC:	SO- ((blickt zu FC))	**← kündigt Fortsetzung an**
22	FC:	((hebt Blick jetzt zu HC))	**← Blickkontakt hergestellt (Fokussierung)**
23	HC:	äh=äh (.) SO.((zeigt mit gestrecktem Finger auf die Kamera)	**← referierende Geste**
24		nix SO. ((nimmt Arm wieder herunter))	
25	FC:	(1.0) ((kaut, blickt weiter zu HC))	

18 Wie im Beispiel »Bad« werden dabei häufig die Wortformen und zuweilen auch die Wortart verändert.

	FILmen ?	← **Konjektur**
	(0.3)	
	in der WANne?	← **verbunden mit Z.05, Thema ›Bad‹**
HC:	((nickt))	← **ratifiziert FCs Hypothese**
	NEI:N. ((zieht beide Schultern hoch, dreht	← **pantomimische Inszenierung**
	sie nach innen und zieht auch den Kopf ein: macht sich ›klein‹))	
	N[EI:N]. ((mit gespielt „schüchterner“ Prosodie))	
FC:	[SCHÄM]SCH dich.	← **Versprachlichung der Pantomime**
	<<lachend, f>he [he] HE he [he]>	
HC:	[ja <<lachend> [he] hn hn ((nickt mehrmals heftig))	
FC:	.hhh	
	(1.5) ((ißt weiter))	
HC:	((wendet sich seinem Teller zu))	
	(3.3) ((alle essen))	
HC:	äh äh ((blickt auf zu FC))	← **kündigt Fortsetzung an**
S:	mama pusten,	
FC:	((wendet sich zu S und pustet auf dessen Gabel))	
HC:	äh (0.2) äh (.) äh (0.2) ah ((blickt zu FC))	← **kündigt Fortsetzung an**
	(2.2) ((FC wendet sich S zu und pustet))	
HC:	SEX; ((mit theatralischer Mimik: schüchtern, verschämt))	← **Fortsetzung der**
FC:	((blickt zu HC und hebt fragend die Brauen))	**Begründung**
HC:	SEX.	
	(0.3) ((blickt zu FC))	
FC:	NACKT. ((blickt HC an))	← **Fremdkorrektur (›entschärft‹ HCs Wortwahl)**
HC:	=nix SO. ((schüttelt den Kopf, zuckt mit den Schultern, zeigt	
	mit dem linken Zeigefinger kurz Richtung Kamera))	
	<<p>[nee].	
FC:	[bitte] nicht NACKT.	← **Versprachlichung**
	nee wir lassen die BAdewanne weg. ((wendet dabei Blick wieder auf ihren Teller))	
HC:	<<p>nee. ((blickt wieder zu seinem Teller))	
	(2.5) ((alle essen))	
HC:	jo:a <<all> KOMM so> (.)Äh:(0.2) SO (.) Äh:((blickt auffordernd zu FC))	← **neues**
	(1.0) ((Blickkontakt))	**Argument**
	ZAHlen. ((macht die konventionalisierte Geste »bezahlen/Geld/teuer«))	
	ZAHlen. ((deiktische Kopfbewegung zur Kamera))	
FC:	<<lachend>eh hn hn [hn hn hn> ((blickt wieder auf ihren Teller))	
HC:	[<<p>ZAHlen.> ((blickt wieder auf seinen Teller))	

Hier wiederholt Herr C ein Wort (*Bad*), das seine Frau kurz zuvor geäußert hat (*baden*). Das Thema ›mit Benjamin baden‹ war abgeschlossen und Herrn Cs Wiederaufnahme des Wortes zielt auch nicht darauf ab, dieses Thema wieder aufzunehmen. Die Wiederholung dient hier dazu, den vorausgegangenen Gesprächsabschnitt als Kontext für ein neues Thema zu reaktivieren.[19] Herr C benötigt den Kontext ›mit Benjamin baden‹, um eine neue Idee (Filmaufnahmen im Bad) einbinden zu können. In einem multimodalen Duett arbeiten Herr und Frau C dann das ›Für und Wider‹ dieser Idee heraus. Selbst die Fremdreparatur Frau Cs (49) scheint weniger eine sprachlich-formale Korrektur als eine inhaltliche ›Entschärfung‹ zu sein, die unter Umständen das Publikum mitreflektiert (nämlich die Mitarbeiter des Forschungsprojektes, die sich die Aufnahmen später ansehen werden).

Im Beispiel »Bad« haben Herr und Frau C ihre Praktiken der Interaktionsorganisation und der Konstitution von Bedeutung spürbar optimiert. Sie nutzen ganz selbstverständlich die multimodalen Ausdrucksmittel, den vorausgegangen Gesprächskontext (mit Benji baden), die materielle Umgebung (die Kamera) und ihr gemeinsames Wissen (über die Auftraggeber der Filmaufnahmen), das heißt alle hier zur Verfügung stehenden semiotischen Ressourcen. Die Aphasie kann in den Hintergrund treten. Das Teamwork der Cs muß sich hier nicht mehr ausschließlich primär und explizit auf Aphasiemanagement konzentrieren (siehe Beispiel »grünes Büchle« oder »Frau Müller«). Dies schafft Raum für Inhalte, für die Diskussion von Werten, Standpunkten und Einschätzungen, für Humor und Witz und damit für die sozialen Vergemeinschaftungsfunktionen, die solche Gespräche im familiären Alltag auch normalerweise erfüllen (vgl. Keppler, 1994).

Dieser Aspekt soll nun mit einem weiteren, letzten Beispiel illustriert werden. Dieses Beispiel stammt aus einem abendlichen Tischgespräch der vierköpfigen Familie D. Herr D ist von einer deutlich leichteren (amnestischen) Aphasie betroffen. Daher kann in Familie D – im Unterschied zu den Ausgangsbedingungen der Cs, die eine vollständige Ver-

---

19 Leiwo und Klippi befassen sich mit den Formen und Funktionen von (Wort-)Wiederholungen in aphasischen Gesprächen. Sie konnten beobachten, daß manche Aphasiker Wörter aus den vorausgehenden Äußerungen ihrer sprachgesunden Partner wieder aufgreifen – das heißt, den sprachlichen Kontext als Lexikon nutzen –, um damit eigene Beiträge zu initiieren (siehe Leiwo & Klippi, 2000:220ff).

schleierung der Aphasie nie zulassen – die sprachlich-kommunikative Normalität als Zielgröße dienen.

»Haltestelle«

Die Familie D sitzt am Abendbrottisch. Die Tochter (ca. 14) hat am Mittag vergessen, an der richtigen Haltestelle aus der S-Bahn zu steigen und ist bis zur Endstation gefahren. Dieses Mißgeschick ist das Thema des Tischgesprächs. Das Wort *Haltestelle* wird während des Gesprächs nie genannt. Unmittelbar vor der folgenden Sequenz hat Frau D bestätigt, daß man in der S-Bahn oft nicht wirklich mitbekomme, wo man gerade sei. Hierauf schalten sich der Sohn S und Herr D ein. Zu Beginn der Sequenz blickt Herr D auf seinen Teller, S ist nicht zu sehen, weil er sich zurücklehnt. Frau Ds Blick bleibt während der ganzen Sequenz auf ihren Teller gerichtet.

01	HD:	<<cresc>mir geht des immer SO, ((streckt linken Zeigefinger))	
02		wenn Ich bis zum HAUPTbahnhof FAhr; ((T blickt jetzt zu HD))	
03	FD:	ja,	
04	HD:	da denk ich IMmer, ((Blick wandert zu T))	
05		ich bin schON DA. ((bewegt den Zeigefinger 2 x leicht nach vorne))	
06	T:	mh=HM;	
07	HD:	und dann kommt ((hebt die Hand, blickt auf seinen Zeigefinger))	
08		NOCH eine, ((Zeigefinger beschreibt einen Bogen))	← **Abbruch/Lücke (›Haltestelle‹)**
09	FD:	<<Schaffnerstimme> ROte bü:FL;>	← **liefert Illustration (Name einer Haltestelle)**
10	HD:	und NOCH eine, ((nickt, Zeigefinger beschreibt Bogen))	
11		und NOCH eine, ((beginnt einen weiteren Bogen zu beschreiben))	
12		(1.0) ((führt den Bogen fort, blickt zu T, nickt und kaut))	
13	T:	((blickt wieder zu HD))	
14	FD:	<<p>und wEIß der GEler wAs alles>;	← **FD schließt eine Ergänzung syntaktisch an**
15	HD:	((nickt und schluckt))	
16		na ja;	
17		auf jEden fall die JAna (0.3)	
18		<<p>[t=ähm->	← **HD signalisiert Probleme**
19	T:	<<prononciert>hat hEUt ein RICHtiges erLEBnis gehabt>;	← **T liefert eine syntaktisch**
20	HD:	ja; ((nickt kräftig))	**und inhaltlich angepaßte Fortsetzung**

Wir haben es hier mit einem typischen Tischgespräche in der Familie D zu tun. Es unterscheidet sich weder inhaltlich noch in seinen sprachlich-interaktiven Strukturen von Tischgesprächen einer sprachgesunden Familie (Blum-Kulka, 1997; Keppler, 1994). Alltagserlebnisse werden erzählt, und alle beteiligen sich. In diesem Kontext fallen Herrn Ds Lexikalisierungsprobleme kaum auf, weil er *nicht* versucht, Lücken wie in Zeile 08 (*Haltestelle*) zu füllen, sondern dies den interpretativen Leistungen seiner Gesprächspartner überläßt. Die Äußerungen Frau Ds in Zeile 09 und 14 und der Tochter in Zeile 19 assistieren nicht, sondern sie liefern eigene Gesprächsbeiträge. Daß beide wissen, worum es geht und die beschriebenen Dinge aus eigener Erfahrung kennen, gibt ihnen die Legitimation für ihre Beteiligung (vgl. Lerner, 2002). Diese Beteiligung tangiert weder den Partizipationsstatus von Herrn D als Haupterzähler, noch exponiert sie dessen Wortfindungsprobleme. Sie stellt deshalb auch keine Gesichtsbedrohung dar. Das Projekt ›S-Bahn-Erlebnisse‹ wird als gemeinsames Unternehmen betrieben, zu dem jedes Familienmitglied das Seine beiträgt. In den letzten Zeilen deutet sich allerdings an, daß Koproduktionen einzelner Redezüge (17-20) und Duette unter aphasischen Bedingungen zusätzlich andere Funktionen erfüllen als unter sprachgesunden Bedingungen. Die Tochter ergänzt die begonnene Äußerung ihres Vaters in dem Moment, in dem er Schwierigkeiten signalisiert (18). Die Koproduktion (der Äußerung des Vaters) wird hier auch zu einem Verfahren des Aphasiemanagements (vgl. dazu Oelschlaeger & Damico, 1998b, 2000). Die koproduzierte Äußerung demonstriert nicht nur Gemeinsamkeit (Zusammengehörigkeit, geteiltes Wissen) und Übereinstimmung. Sie ist darüber hinaus eine spezifische adaptative Praktik, die eingesetzt wird, weil derjenige, der die Äußerung realisieren wollte, dies alleine nicht leisten kann. Kollaborative Praktiken wie die Koproduktion einzelner Äußerungen, ganzer Erzählungen, Reparaturen, Einladungen oder auch sprachlicher Großprojekte wie Interviews tragen entscheidend dazu bei, die Aphasie nicht an die Gesprächsoberfläche dringen zu lassen. Sie können daher als diskret und face-wahrend bezeichnet werden (vgl. dazu Bauer & Auer, 2008; Oelschlaeger & Damico, 2003). Wie die multimodalen Duette des Ehepaares C (Beispiel »Bad«), sind auch die familiären Tischgespräche der Ds in ihren Formen einem sehr diskreten Stil des Aphasiemanagements zuzurechnen und darauf ausgerichtet, trotz Aphasie einen interaktionsorganisatorisch möglichst reibungslosen Gesprächsalltag leben zu können.

Schlußbemerkungen

Aphasischen Sprachgebrauch, die Aphasie-im-Gespräch, zum Gegenstand linguistischer Aphasieforschung zu machen, stellt eine Erweiterung des bisherigen aphasiologischen Blickwinkels dar. Betrachtet man Gespräche als soziale Ereignisse und Formen der Teilhabe am gesellschaftlichen Leben, fügt sich eine interaktionslinguistische Aphasieforschung insbesondere in neuere Konzepte der Aphasietherapie ein, die auf der Grundlage des bio-psycho-sozialen Modells der WHO (ICF, 2000) in den letzten Jahren zunehmend an Einfluß gewinnen. Die ICF-basierte Beschreibung von Behinderungen und Ressourcen, partizipationsorientierte Therapieziele (z. B. Bongartz, 1998; Grötzbach, 2004) und die Ansätze einer alltagsorientierten Therapie (z. B. Byng, Pound & Parr, 2000; Chapey et al., 2001; Coopmans, 2007; Goldenberg, Pössl & Ziegler, 2002; Pound, Parr, Lindsay & Woolf, 2000) benötigen als Grundlage ein Wissen über den Sprachgebrauch unter aphasischen Bedingungen, über dessen Situiertheit und mediale Gebundenheit (Springer, 2006) und über interaktive und multimodale Strategien der Adaptation, die sowohl auf seiten der Menschen mit Aphasie als auch auf seiten ihrer sprachgesunden Gesprächspartner in den verschiedensten Gesprächssituationen zu beobachten sind (Bauer & Auer, 2008). In diesem Sinne ist interaktionslinguistische Aphasieforschung therapieorientiert und steht in der Tradition der pragmatisch-funktionalen Aphasieforschung. Die Integration der sozialen Funktionen sprachlicher Strukturen und Aktivitäten in die Analyse (Goffman, 1981) ermöglicht es, über die Auswirkungen der Aphasie auf den Informationstransfer und die sprachlichen Handlungsmöglichkeiten hinaus, auch zentrale Aspekte der psycho-sozialen Folgen von Aphasie dort, wo sie entstehen – in der sprachlichen Interaktion – zu erfassen (vgl. Lucius-Hoene et al., 2008). Stigmatisierung und Marginalisierung gehören zu den Folgen der Aphasie unter denen die Betroffenen und oft auch ihre Angehörigen auch Jahre nach dem Ereignis leiden (vgl. z. B. Parr, 2001; Weikert, 2004) und aufgrund ihrer sprachlich-interaktiven Genese gehören auch sie zum Tätigkeitsfeld der Rehabilitation.

Last but not least können interaktionslinguistische Untersuchungen dazu beitragen, die situationsspezifische Variabilität aphasischer Störungsbilder zu erklären. Schon im ausgehenden 19. Jahrhundert wies Hughlings Jackson (1879) darauf hin, daß die beobachtbare Symptomatik einer Schädigung des Gehirns nicht ohne weiteres als unmittelbarer Ausdruck dieser Schädigung (Defizit-Symptome) betrachtet werden kann. Statt dessen sei davon auszugehen, daß auch das geschädigte Gehirn zu Anpassungsleitungen in der Lage sei, welche zu Adaptations-Symptomen führen. Die bis dato keineswegs abgeschlossene Debatte um die Genese der situations- beziehungsweise aufgabenspezifischen Variabilität der agrammatischen Symptomatik bei Broca-Aphasikern verweist darauf, daß das Erscheinungsbild der Aphasie auch von kognitiven, medialen *und* interaktiven Anpassungsleistungen geprägt wird (vgl. z. B. Beeke, Wilkinson & Maxim, 2003a und b; Heeschen & Schegloff, 2003; Springer, 2006). Auch paragrammatische Symptome (Rönfeldt, 1999) und die ›Gesprächigkeit‹ der Wernickeaphasie (Auer & Rönfeldt, 2004) wurden im Hinblick auf ihre interaktionale Bedingtheit untersucht. Ob und, wenn ja, wie Aphasiker die ihnen verbliebenen sprachlichen Ressourcen ›strategisch‹ nutzen können, ist für die linguistische und aphasiologische Theoriebildung und auch für die Aphasietherapie von großer Bedeutung.

Transkriptionskonventionen

Die Transkription orientiert sich an den Konventionen des Gesprächsanalytischen Transkriptionssystems GAT (Selting et al., 1998)

((hebt die rechte Hand))	nonverbale Aktivitäten und erklärende Kommentare
HC: wo? ((hebt den Arm, zeigt nach links))	verbale und nonverbale Äußerungen eines Sprechers finden simultan statt
HC: [BAD FC: [((bleibt stehen, dreht sich zu HC))	verbale und nonverbale Äußerungen zweier Beteiligter finden simultan statt
HC: Uwe, [Uwe ?] FC: [den hab] ich kürzlich getroffen.	überlappende Äußerungen
( ); (ca. 5 Silben)	unverständlich; Länge der unverständlichen Passage
= hab=es A: des ging grad noch- B: =gut.	Verschleifung zweier Wörter oder unmittelbarer Anschluß an den Vorredner
<<lachend> Uwe>, << all >, << len > << h >, << t > << p >, << pp >, << f >, << ff > etc. <<dim >, << cesc >	Charakterisierung der Sprechweise; Sprechweise endet bei > schnell, langsam gesprochen hoch, tief gesprochen leise, sehr leise, laut, sehr laut gesprochen leiser bzw. lauter werdend; bei > zurück auf Normalniveau
AKzentuiert	GROßbuchstaben kennzeichnen eine akzentuierte Sprechsilbe
Uwe- Uwe, Uwe?	schwebende, leicht steigende, stark ansteigende Intonationskurve
Uwe; , Uwe.	leicht fallende, final fallende Intonationskurve
(.), (0.2), (3.5)	kurzes Absetzen; Dauer der Sprechpause in Sekunden
hehehe	silbisches Lachen
HC, FC, T, S	Sprecherkürzel Herr C, Frau C, Tochter, Sohn
Int→FC:	Der Interviewer adressiert Frau K

Literatur

Antos, G., Brinker, K., Heinemann, W. & Sager, S. F. (Hgg.) (2001) *Text- und Gesprächslinguistik. Ein internationales Handbuch zeitgenössischer Forschung.* Berlin: de Gruyter.

Auer, P. (1999) *Sprachliche Interaktion. Eine Einführung anhand von 22 Klassikern.* Tübingen: Niemeyer.

Auer, P. & Rönfeldt, B. (2004) Prolixity as adaptation: Prosody and turn-taking in German conversation with a fluent aphasic. In: Couper-Kuhlen, E. & Ford, C. E. (eds.) *Sound Patterns in Interaction. Cross-linguistic studies from conversation.* Amsterdam: Benjamins. 171-200.

Bauer, A. (2008) *Miteinander im Gespräch bleiben. Partizipation in aphasischen Gesprächen.* (Diss. phil.: Freiburg i. Br.)

Bauer, A. & Auer, P. (2008) *Aphasie im familiären Alltag.* Stuttgart: Thieme.

Bauer, A. & Kulke, F. (2004) Language exercises for dinner: Aspects of aphasia management in family setting. *Aphasiology, 18,* 1135-1160.

Beeke, S., Wilkinson, R. & Maxim J. (2003a) Exploring aphasic grammar 1: A single case analysis of conversation. *Clinical Linguistics and Phonetics, 17,* 81-107.

Beeke, S., Wilkinson, R. & Maxim J. (2003b) Exploring aphasic grammar 2: Do language testing and conversation tell a similar story? *Clinical Linguistics and Phonetics, 17,* 109-134.

Berger, P. & Luckmann, T. (2000) *Die gesellschaftliche Konstruktion der Wirklichkeit.* Frankfurt: Fischer. [Erstveröffentlichung 1966]

Bergmann, J. R. (2001) Das Konzept der Konversationsanalyse. In: Antos, G., Brinker, K., Heinemann, W. & Sager, S. F. (Hgg.) *Text- und Gesprächslinguistik. Ein internationales Handbuch zeitgenössischer Forschung.* Berlin: de Gruyter.

Blum-Kulka, S. (1997) *Dinner talk. Cultural patterns of sociability and socialization in family discourse.* Mahwah: Erlbaum.

Byng, S., Pound, C. & Parr, S. (2000) Living with aphasia: A framework for therapy interventions. In: Papathanasiou, I. (ed.) *Acquired Neurogenic Communication Disorders. A Clinical Perspective.* London: Whurr.

Chapey, R., Duncan, J., Elman, R., Garcia, L., Kagan, A., Lyon, J. & Simmons-Mackie, N. (2001) Life participation approach to aphasia (LPAA). A statement of values for the future. In: Chapey, R. (ed.) *Strategies in Aphasia Management.* Philadelphia: Lippincott Williams & Wilki. 235-245.

Clark, H. H. (2003) Pointing and placing. In: Kita, S. (ed.) *Pointing. Where Language, Culture and Cognition meet.* Hilsdale: Erlbaum. 243-268.

Coopmans, J. (2007) Alltagsrelevante Aphasietherapie. *Forum Logopädie, 21,* 6-13.

Damico, J. S., Oelschlaeger, M. & Simmons-Mackie, N. (1999) Qualitative methods in aphasia research: conversation analysis. *Aphasiology, 13,* 667-679.

Damico, J. S., Simmons-Mackie, N., Oelschlaeger, M., Elman, R. & Armstrong, E. (1999) Qualitative methods in aphasia research: Basic issues. *Aphasiology, 13,* 651-665.

Damico, J. S., Simmons-Mackie, N. & Schweitzer, L. A. (1995) Addressing the third law of gardening: Methodological alternatives in aphasiology. *Clinical Aphasiology Conference Proceedings, 23,* 83-93.

Gainotti, G. (1997) Emotional, psychological and psychosocial problems of aphasic patients: An introduction. *Aphasiology,11,* 635-650.

Goffman, E. (1955) On face work: An analysis of ritual elements in social interaction. In: Laver, J. & Hutchenson, S. (eds.) *Communication in Face-to-Face Interaction.* Hormondsworth: Penguin.

Goffman, E. (1963) *Stigma. Notes on the Management of Spoiled Identity.* Englewood Cliffs: Prentice-Hall.

Goffman, E. (1981) *Forms of Talk.* Philadelphia: University Press.

Goldenberg, G., Pössl, J. & Ziegler, W. (Hgg.) (2002) *Neuropsychologie im Alltag.* Stuttgart: Thieme.

Goodwin, C. (1995a) Co-constructing meaning in conversations with an aphasic man. *Research on Language and Social Interaction, 28,* 233-260.
Deutsch: (2000a) Die Ko-Konstruktion von Bedeutung in Gesprächen mit einem Aphasiker. *Psychotherapie und Sozialwissenschaft, 2(3),* 224-246.

Goodwin, C. (2000b) Gesture, aphasia and interaction. In: McNeill, D. (ed.) *Language and Gesture.* Cambridge: University Press. 85-95.

Goodwin, C. (2003a) Conversational frameworks for the accomplishment of meaning in aphasia. In: Goodwin, C. (ed.) *Conversation and Brain Damage.* Oxford: University Press. 90-116.

Goodwin, C. (2003b) Pointing as a situated practice. In: Kita, S. (ed.) *Pointing. Where Language, Culture and Cognition meet.* Hilsdale: Erlbaum.

Goodwin, C. (2004) A competent speaker who can't speak: The social life of aphasia. *Journal of Linguistic Anthropology, 14,* 151-170.

Goodwin, C., Goodwin, M. H. & Olsher, D. (2002) Producing sense with nonsense syllables. In: Ford, C., Fox, B. & Thompson, S. A. (eds.) *The Language of Turn and Sequence.* Oxford: University Press. 56-80.

Goodwin, C. & Heritage, J. (1990) Conversation analysis. *Annual Review of Anthropology, 19,* 283-307.

Grötzbach, H. (2004) Zielsetzung in der Aphasietherapie. *Forum Logopädie 5, 18,* 12-16.

Heeschen, C., Schegloff, E. A. (1999) Agrammatism, adaptation theory, conversation analysis: On the role of so-called telegraphic style in talk-in-interaction. *Aphasiology, 13, 4/5,* 365-405.

Heeschen, C., Schegloff, E..A. (2003) Aphasic agrammatism as interactional artefact and achievement. In: Goodwin, C. (ed.) *Conversation and Brain Damage.* Oxford: University Press. 231-282.

Hengst, J. A. (2003) Collaborative referencing between individuals with aphasia and routine communication partner. *Journal of Speech, Language and Hearing Research, 46,* 831-848.

Hengst, J. A., Frame, S. R. & Neumann-Stritzel, T. (2005) Using other's words: Conversational use of reported speech by individuals with aphasia and their communication partners. *Journal of Speech, Language and Hearing Research, 48,* 137-156.

Hesketh, A. & Sage, K. (eds.) (1999) Conversation Analysis. *Aphasiology, 13, Special Issue.*

Holland, A. (1980) *Communicative Abilities in Daily Living.* Baltimore: University Park Press.

Holland, A. (1982) Observing functional communication of aphasic adults. *Journal of Speech and Hearing Research, 47,* 50-56.

Holland, A. (2006) Living successfully with aphasia: Three variations in the theme. *Topics in Stroke Rehabilitation, 13,* 44-51.

Hopper, T., Holland, A. & Rewega, M. (2002) Conversational coaching: Treatment outcomes and future directions. *Aphasiology, 16,* 745-761.

Jackson, J. H. (1879) On affections of speech from disease of the brain. *Brain, 1,* 304-330. *Brain, 2,* 203-222.

Kendon, A. (2004) *Gesture. Visible Action as Utterance.* Cambridge: University Press.

Keppler, A. (1994) *Tischgespräche. Über Formen kommunikativer Vergemeinschaftung am Beispiel der Konversation in Familien.* Frankfurt: Suhrkamp.

Leiwo, M. & Klippi, A. (2000) Lexical repetition as a communicative strategy in Broca's aphasia. *Aphasiology, 14/2,* 203-224.

Lerner, G. (2002) Turn-sharing: The choral production of talk in interaction. In: Ford, C., Fox, B. & Thompson, S. (eds.) *The Language of Turn and Sequence.* Oxford: University Press.

Lind, M. (2002) *Conversational Cooperation. The Establishment of Reference and Displacement in Aphasic Interaction. A Norwegian Case Study.* Oslo: Unipub As.

Lucius-Hoene, G., Hallama, R., Haag, A. & Herb, M. (2008) Partnerschaftliches Coping: Die Bewältigung der Aphasie als gemeinsame Aufgabe. In: Bauer, A. & Auer, P. (Hgg.) *Aphasie im familiären Alltag.* Stuttgart: Thieme.

Milroy, L. & Perkins, L. (1992) Repair strategies in aphasic discourse: Towards a collaborative model. *Clinical Linguistics and Phonetics, 6,* 27-40.

Oelschlaeger, M. & Damico, J. S. (1998a) Spontaneous verbal repetition: A social strategy in aphasic conversation. *Aphasiology,12,* 971-988.

Oelschlaeger, M. & Damico, J. S. (1998b) Joint productions as a conversational strategy in aphasia. *Clinical Linguistics and Phonetics, 12,* 459-480.

Oelschlaeger, M. & Damico, J. S. (2000) Partnership in conversation: A study of word search strategies. *Journal of Communication Disorders, 33,* 205-225.

Oelschlaeger, M. & Damico, J. S. (2003) Word searches in Aphasia. In: Goodwin, C. (ed.) *Conversation and Brain Damage.* Oxford: University Press. 211-227.

Parr, S. (2001) Psychosocial aspects of aphasia: Whose perspectives? *Folia Phoniatrica et Logopaedia, 53,* 266-288.

Parr, S. (2007) Living with severe aphasia: Tracking social exclusion. *Aphasiology, 21,* 98-123.

Parr, S., Byng, S. & Gilpin, S. (Hgg.) (2000) *Aphasie. Leben mit dem Sprachverlust.* München: Urban & Fischer.

Pound, C., Parr, S., Lindsay J. & Woolf, C. (2000) *Beyond Aphasia. Therapies for Living with Communication Disability.* Bicester: Winslow.

Rönfeldt, B. (1999) Paragrammatism reconsidered. *http://www.uni-potsdam.de/u/inlist/issues/10/index.htm.*

Rönfeldt, B. (2001) How to live with a spoiled identity: Stigma management in aphasic families. *Stem , spraak- en taalpathologie, 10,* 269-281.

Schegloff, E. A. (1997) Practices and actions: Boundary cases of other initiated repair. *Discourse Processes, 23,* 499-545.

Schegloff, E. A. (2000) When »others« initiate repair. *Applied Linguistics, 21/2,* 205-243.

Schegloff, E. A. (2003) Conversation analysis and communication disorders. In: Goodwin, C. (ed.) *Conversation and Brain Damage.* Oxford: University Press. 21-58.

Schegloff, E. A., Jefferson, G. & Sacks, H. (1977) The preference for self-correction in the organization of repair. *Language, 53,* 361-382.

Schiffrin, D. (1994) *Approaches to Discourse.* Oxford & Cambridge: Blackwell.

Schlenck, K. J., Schlenck, C. & Springer, L. (1995) *Die Behandlung des schweren Agrammatismus. Die Reduzierte Syntax-Therapie (REST).* Stuttgart: Thieme.

Selting, M., Auer, P., Barden, B., Bergmann, J., Couper-Kuhlen, E., Günthner, S., Meier, C., Quasthoff, U., Schlobinski, P. & Uhlmann, S. (1998) Gesprächsanalytisches Transkriptionssystem (GAT). *Linguistische Berichte, 34,* 91-122.

Selting, M. & Couper-Kuhlen, E. (2000) Argumente für die Entwicklung einer ›interaktionalen Linguistik‹. *Gesprächsforschung, 1,* 76-95.

Shadden, B. (2005) Aphasia as identity theft: Theory and practice. *Aphasiology, 19/3-5,* 211-223.

Springer, L. (2006) *Medienspezifische Sprachperformanz.* Idstein: Schulz-Kirchner.

Weikert, K. (2004) Zur psychosozialen Situation von Aphasikern und ihren Angehörigen. In: Weikert, K. (Hg.) *Plötzlich war alles anders.* Köln: proLog.

Wilkinson, R., Beeke, S. & Maxim, J. (2003) Adapting to conversation: On the use of linguistic resources by speakers with fluent aphasia in the construction of turns at talk. In: Goodwin, C. (ed.) *Conversation and Brain Damage.* Oxford: University Press, 59-89.

16. Nachsprechen und verbales Arbeitsgedächtnis bei Aphasie

Tobias Bormann[1]

Universitätsklinikum Freiburg
Neurologische Klinik

Einleitung

In diesem Kapitel wird eine Einführung in das Konzept des verbalen Kurzzeit- oder Arbeitsgedächtnisses gegeben. Das Konzept eines Kurzzeit- oder Arbeitsgedächtnisses hat in der kognitiven und in der Neuropsychologie viel Aufmerksamkeit erfahren. Da das verbale Kurzzeitgedächtnis eng mit der Sprachwahrnehmung und produktion interagiert und mit der Fähigkeit zum Nachsprechen zusammenhängt, werden im vorliegenden Kapitel vor allem Befunde bei aphasischen Patienten diskutiert. Nach der Darstellung grundsätzlicher Beobachtungen beim Nachsprechen von aphasischen Probanden und von »klassischen« Effekten beim Nachsprechen von Wortlisten durch gesunde Probanden werden drei Modelle des verbalen Kurzzeitgedächtnisses vorgestellt und diskutiert. Das verbreitete Modell von Baddeley und Hitch (1974) wird mit zwei Modellen verglichen, die auf dem interaktiven Modell von Gary Dell (1986) beziehungsweise dem Logogenmodell basieren. Anschließend werden mögliche Aufgaben des verbalen Kurzzeitgedächtnisses diskutiert. Auf die Diagnostik und Therapie einer Kurzzeitgedächtnisstörung wird abschließend eingegangen.

---

1 Ich danke Gerhard Blanken und Ralf Rummer für ein sorgfältiges Gegenlesen des Artikels und zahlreiche Kommentare zur Verbesserung des Textes.

Das Nachsprechen von Wörtern und Sätzen ist eine sprachliche Aufgabe, die Sprachperzeption und produktion involviert. Um nachsprechen zu können, müssen also Sprachperzeption und produktion zumindest in Teilen erhalten sein. Gleichzeitig geht das Nachsprechen über diese basalen Prozesse hinaus, da die gehörten Stimuli über eine kurze (oder, im Fall des verzögerten Nachsprechens, eine längere) Zeit im Gedächtnis gehalten werden müssen.

Die dem unmittelbaren oder kurzzeitig verzögerten Nachsprechen zugrunde liegenden Prozesse werden als verbales oder phonologisches Kurzzeit- oder Arbeitsgedächtnis bezeichnet. Gelegentlich wird mit dem Begriff »Kurzzeitgedächtnis« ein eher passiver kurzfristiger Speicher mit der Dauer einiger Sekunden bezeichnet, während der Ausdruck »Arbeitsgedächtnis« die Manipulation des Gemerkten im Rahmen kognitiver Aktivitäten einschließt, etwa beim Kopfrechnen. Von vielen Autoren werden diese Begriffe aber synonym verwendet. Kurzzeit- oder Arbeitsgedächtnis sind durch eine begrenzte Dauer (wenige Sekunden bis etwa eine Minute) und Kapazität gekennzeichnet. Demgegenüber besitzt das Langzeitgedächtnis eine scheinbar unbegrenzte Dauer und Kapazität (Thöne-Otto & Markowitsch, 2004). In der Literatur wurden Patienten mit selektiven Beeinträchtigungen des Kurz- oder des Langzeitgedächtnisses berichtet, die zusammen eine doppelte Dissoziation bilden. Diese doppelte Dissoziation belegt die teilweise Unabhängigkeit der beiden Gedächtnissysteme (Thöne-Otto & Markowitsch, 2004).

Fast alle aphasischen Störungen gehen auch mit Störungen des Nachsprechens und des verbalen Kurzzeitgedächtnisses einher. Bereits im Modell von Wernicke und Geschwind (Geschwind, 1970) wurde angenommen, daß Patienten mit Wernicke- oder Broca-Aphasie Schwierigkeiten beim Nachsprechen haben würden. In diesem Modell geht die Störung des Nachsprechens bei diesen beiden aphasischen Syndromen auf die Schädigung des rezeptiven oder produktiven Sprachzentrums zurück. In diesem Modell wurde auch eine weitere aphasische Störung, die Leitungsaphasie vorhergesagt, die später tatsächlich bei Patienten beobachtet wurde. In diesem Fall ist nach Vorstellung von Geschwind (1970) die Verbindung zwischen den beiden Sprachzentren gestört.

Da bei fast allen aphasischen Störungen das Nachsprechen beeinträchtigt ist, sind Tests zum Nachsprechen Teil der Routinediagnostik. Im AAT sind für das Nachsprechen fünf Untertests (von Lauten über Komposita bis zu Sätzen) vorgesehen, in der Batterie LeMo sechs (vgl. Kapitel 2 und 3). Eine weitere Aufgabe des AAT, die eng mit dem Arbeitsgedächtnis verbunden ist, ist der Token Test. Im vierten Teil des Token Test enthalten einzelne Anweisungen bis zu sechs Informationseinheiten (»Berühren Sie das kleine_1 blaue_2 Viereck_3 und das große_4 grüne_5 Dreieck_6.«).

Auch Gesunde empfinden dies als anspruchsvolle Aufgabe. Und auch beim Nachsprechen bestehen für Gesunde deutliche Einschränkungen. Zwar bereitet das Nachsprechen einzelner Wörter oder kurzer Sequenzen gesunden Probanden keine Schwierigkeiten. Es ist aber auch gesunden Personen nicht möglich, beliebig lange Listen von Wörtern oder beliebig lange Sätze nachzusprechen. Bei Wortlisten liegt die Grenze bei etwa sieben Items (Miller, 1956, sprach von »sieben plus/minus zwei«), bei Sätzen sind die Behaltensleistungen zwar deutlich höher, aber auch hier gibt es eine Grenze, die bei etwa 20 Wörtern erreicht ist (Butterworth, Shallice & Watson, 1990).

Wie erwähnt gehen fast alle Sprachstörungen mit Beeinträchtigungen der kurzzeitigen verbalen Merkfähigkeit einher; hier ist die Störung des Kurzzeitgedächtnisses Folge einer sprachlichen Störung. Es finden sich aber auch Patienten mit selektiven Störungen des verbalen Kurzzeitgedächtnisses bei gut erhaltenen sprachlichen Basisleistungen. Diese Patienten sprechen normal und verstehen Wörter und zumindest einfache Sätze gut, können aber von längeren Sequenzen (Wortlisten, Sätzen, Zahlenreihen) nur Teile wiedergeben (Warrington & Shallice, 1969; vgl. Schweppe, Bormann & Rummer, 2006, für einen Überblick). Statt der bei Gesunden üblichen sechs bis acht Items haben diese Patienten eine Merkspanne von zwei bis drei Zahlen oder Wörtern. Häufig geben die Betroffenen an, eine Sequenz nicht richtig zu hören (Vallar & Papagno, 1995). Neben den reduzierten Behaltensleistungen finden sich aber auch qualitative Abweichungen von den Leistungsmustern gesunder Probanden, die im Verlauf des Kapitels diskutiert werden sollen.

Störungen und Erhalt des Nachsprechens bei aphasischen Patienten

Zunächst werden im folgenden Abschnitt die aphasischen Syndrome diskutiert, die mit einer Störung oder einem Erhalt des Nachsprechens einhergehen. Im Wernicke-Geschwind-Modell (Geschwind, 1970) erfolgt das Nachsprechen über das rezeptive und das produktive Sprachzentrum. Die beiden Sprachzentren werden auch als das Wernicke- und das Brocazentrum bezeichnet. Da bei Wernicke-Aphasie das rezeptive Sprachzentrum und bei Broca-Aphasie das produktive Sprachzentrum geschädigt ist, sind Patienten mit diesen aphasischen Syndromen beim Nachsprechen beeinträchtigt.

Da die beiden Sprachzentren nach Vorstellung von Geschwind (1970) durch ein Faserbündel (Fasciculus Arcuatus) verbunden sind, sagt das Modell außerdem vorher, daß sich Patienten finden lassen müßten, die in Folge einer (subkortikalen) Läsion dieses Faserbündels relativ selektive Schädigungen beim Nachsprechen zeigen sollten. Man spricht in diesem Fall von einer Leitungsaphasie.

Die Beschreibungen der Leitungsaphasie variieren stark (vgl. Kohn, 1992). Üblich ist die Unterscheidung zweier Unterformen, die Shallice und Warrington (1977) vorgeschlagen haben: reproduktive (›reproductive‹) und Nachsprech-Leitungsaphasie (›repetition conduction aphasia‹). Patienten mit der reproduktiven Form zeigen neben reduzierten Leistungen in Aufgaben des Nachsprechens generell Schwierigkeiten bei der Sprachproduktion, die durch zahlreiche phonematische Paraphasien gekennzeichnet sind. Ursache ist vermutlich eine Störung der phonologischen Enkodierung bei der Sprachproduktion (Shallice, Rumiati & Zadini, 2000; vgl. auch Kapitel 9). Die Nachsprech-Leitungsaphasie läßt sich hingegen besser als Kurzzeitgedächtnis-Störung konzeptualisieren und ist gekennzeichnet durch die gute Verarbeitung einzelner Wörter, aber deutliche Schwierigkeiten bei Listen von Wörtern und Sätzen. Hier kommt es nicht zu phonematischen Paraphasien, wie es bei der reproduktiven Leitungsaphasie der Fall ist.

Das einfache Modell von Wernicke geriet in Bedrängnis, als eine weitere Gruppe von Patienten beobachtet wurde, die trotz stark beeinträchtigtem Sprachverständnis beziehungsweise beeinträchtigter Produktion gut nachsprechen konnten, Patienten mit einer sogenannten transkortikal-sensorischen Aphasie beziehungsweise transkortikal-motorischen Aphasie. Patienten mit einer gemischt-transkortikalen Aphasie schließlich sprechen trotz gestörten Sprachverständnisses *und* beeinträchtigter Produktion vergleichsweise gut nach. Die transkortikalen Aphasien sowie die Leitungsaphasie gehören zu den aphasischen Nicht-Standard-Syndromen.

Als weiteres, seltenes Störungsbild sei noch die Tiefendysphasie erwähnt. Wie der Name bereits andeutet, zeigen diese Patienten Symptome, die sich analog bei den »Tiefenstörungen« der Schriftsprache (Tiefendyslexie und Tiefendysgraphie) finden. Patienten mit dieser Störung haben deutliche Schwierigkeiten beim Nachsprechen von Pseudo- und abstrakten Wörtern und machen beim Nachsprechen semantische Fehler (Howard & Franklin, 1988). Diese Patienten werden äußerst selten beobachtet, bisher existieren nur etwa 17 Fallberichte.

Obwohl sich die Patienten mit Tiefendysphasie auf den ersten Blick stark von Patienten mit Kurzzeitgedächtnisstörungen unterscheiden, könnte ihrer Symptomatik eine extreme Störung des verbalen Kurzzeitgedächtnisses zugrunde liegen. Bei einem Patienten, der von Martin, Saffran und Dell (1996) beschrieben wurde, veränderten sich die Symptome im Laufe der Zeit. Mit einer Steigerung der Behaltensleistungen von einem auf zwei Wörter verschwanden die semantischen Fehler beim Nachsprechen. Aus der anfänglichen Tiefendysphasie entwickelte sich also eine Störung des verbalen Kurzzeitgedächtnisses, so daß die beiden Störungen eventuell nicht vollkommen unabhängig sind, sondern schwere und leichte Ausprägungen ein und derselben Störung darstellen.

Beobachtungen bei gesunden Probanden

Bei gesunden Probanden, denen Listen von Wörtern zur unmittelbaren Wiedergabe präsentiert werden, gibt es eine Reihe ›klassischer‹ Effekte, die für die Entwicklung von Modellen des verbalen Kurzzeitgedächtnisses sehr wichtig waren. Gesunde zeigen einen Einfluß der phonologischen Ähnlichkeit, einen Längen- und Modalitätseffekt sowie einen Einfluß der artikulatorischen Unterdrückung. Diese sollen im Folgenden kurz diskutiert werden.

Generell sind die Behaltensleistungen schlechter, wenn phonologisch ähnliche Wörter wiedergegeben werden sollen. Beispielsweise sind Listen bestehend aus den Wörtern *Moor, Tor, Rohr, Chor, Chlor* schwieriger zu behalten als Listen unähnlicher Items. Listen aus langen (etwa dreisilbigen) Wörtern sind schwieriger zu behalten als Listen kurzer Wörter (*Propeller, Giraffe* versus *Hut, Stall*; Baddeley, 1966). Dabei ist nicht die Zahl der Silben entscheidend, sondern die Aussprachelänge. *Revue* besteht beispielsweise wie *Stachel* aus zwei Silben, wird aber deutlich länger ausgesprochen (Baddeley, Lewis & Vallar, 1984). Bei zweisprachig aufgewachsenen Kindern, die Englisch und Walisisch als Muttersprache haben, sind die Behaltensleistungen bei walisischen Zahlen schlechter, weil die Ziffern in dieser Sprache länger ausgesprochen werden als die englischen Zahlen (Ellis & Hennelley, 1980; vgl. Lüer et al., 1998, für einen Vergleich deutscher und chinesischer Probanden).

Bei gesunden Probanden sind außerdem die Behaltensleistungen schlechter, wenn die Wörter schriftlich als wenn sie akustisch dargeboten werden (Modalitätseffekt). Schließlich lassen sich schlechtere Behaltensleistungen beobachten, wenn Probanden neben dem Behalten kontinuierlich eine Silbe (*bababa*) wiederholen müssen (Effekt der artikulatorischen Unterdrückung). Diese Effekte interagieren aber zum Teil. So verschwindet beispielsweise der Unterschied zwischen langen und kurzen Wörtern, wenn die Probanden gleichzeitig eine Silbe sprechen (Längeneffekt und artikulatorische Unterdrückung interagieren). Der phonologische Ähnlichkeitseffekt verschwindet bei gleichzeitiger artikulatorischer Unterdrückung, wenn die Wörter visuell präsentiert werden, aber nicht wenn sie auditiv präsentiert werden.

Wichtig für die Untersuchung von verbalen Kurzzeitgedächtnis-Leistungen ist auch die Beobachtung eines Primacy- und Recency-Effekts. Gibt man gesunden Probanden Listen, die aus zehn oder mehr Wörtern bestehen, mit der Anweisung, die Wörter in einer beliebigen Reihenfolge wiederzugeben, bleiben die Grenzen der Merkfähigkeit grundsätzlich bestehen, allerdings berichten die Probanden in der Regel Wörter vom Anfang und vom Ende der Liste und zeigen besonders schlechte Erinnerungsleistungen bei Wörter aus der Listenmitte. Die gute Behaltensleistung bei Wörtern vom Anfang der Liste wird als Primacy-Effekt bezeichnet, die gute Leistung bei Wörtern vom Listenende als Recency-Effekt.

Modelle

Das Modell von Alan Baddeley

In der psychologischen Forschung wird das Nachsprechen von Wortlisten und Sätzen als Aufgabe für das verbale Arbeitsgedächtnis verstanden. Das populäre Modell von Baddeley und Hitch (1974) sieht vor, daß das Nachsprechen durch eine verbal-phonologische Komponente eines komplexeren Arbeitsgedächtnis-Systems geleistet wird. Diese verbal-phonologische Komponente wird von Baddeley ›phonologische Schleife‹ (›phonological loop‹) genannt. Diese Komponente ist eines von zwei Hilfssystemen (›slave systems‹), die von einer zentralen Exekutive verwaltet werden. Das zweite Sklavensystem ist der visuell-räumliche Notizblock (›visual sketchpad‹). Vor kurzem hat Baddeley (2000) sein Modell um eine weitere Komponente, den episodischen Buffer, erweitert, in dem Informationen aus den Subsystemen mit Inhalten des Langzeitgedächtnisses verbunden werden. Die Eigenschaften dieses neu postulierten Systems sind aber weitgehend unklar.

Da für verbale Stimuli die phonologische Schleife zuständig ist, sollen die zentrale Exekutive und der räumliche Notizblock (sowie der episodische Buffer) hier nicht diskutiert werden. Die phonologische

Schleife wird nochmal in zwei Subsysteme unterteilt, einen passiven phonologischen Speicher und einen aktiven, artikulationsbasierten Auffrischungsmechanismus (›Rehearsal‹). Gehörtes verbales Material wird im phonologischen Speicher in seinem phonologischen Format gehalten, verblaßt jedoch nach wenigen Sekunden. Diesem Verblassen der Gedächtnisspur kann durch aktives *Rehearsal*, eine Art inneres Sprechen, begegnet werden. *Rehearsal* ist außerdem nötig, wenn visuell präsentiertes Material in ein phonologisches Format umgewandelt werden muß (vgl. Abbildung 1).

Dieses Modell kann die oben genannten Effekte erklären: Der Einfluß der phonologischen Ähnlichkeit basiert auf Verwechslungen von phonologisch ähnlichem Material im phonologischen Speicher. Der Einfluß der Länge wird dem aktiven Rehearsalmechanismus zugeschrieben. Da die Artikulation längerer Wörter auch länger dauert, können diese Wörter schlechter aufgefrischt werden als kurze. Akustisch

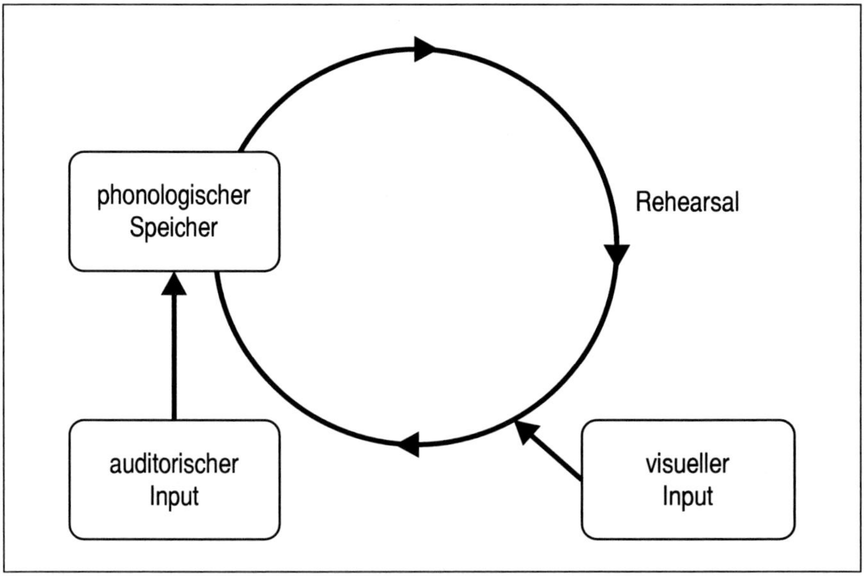

Abbildung 1 Das Modell der ›phonologischen Schleife‹ von Baddeley et al. (1984)

präsentiertes Material wird besser erinnert als visuell präsentiertes, weil es direkt in den phonologischen Speicher aufgenommen werden kann und nicht erst durch Rehearsal in ein phonologisches Format umgewandelt werden muß.

Patienten mit Störungen des verbalen Kurzzeitgedächtnisses zeichnen sich häufig dadurch aus, daß sie neben deutlich reduzierten Behaltensleistungen auch qualitativ andere Leistungsmuster erkennen lassen (Vallar, 2006; Vallar & Papagno, 1995). So ist bei den Patienten in der Regel der Recency-Effekt auf ein oder zwei Items reduziert, was mit dem beeinträchtigten phonologischen Speicher erklärt wird. Der beeinträchtigte phonologische Speicher schlägt sich weiterhin im fehlenden Ähnlichkeitseffekt nieder. Der fehlende Längeneffekt wiederum deutet auf reduziertes Rehearsal. Der Modalitätseffekt kann bei Patienten sogar umgekehrt sein mit einem Vorteil für visuell präsentiertes Material.

Psycholinguistische Faktoren beim Behalten

Die Forschung von Baddeley und Mitarbeitern betonte von Anfang an die phonologischen Merkmale der Stimuli, etwa Länge und phonologische Ähnlichkeit. Semantische und lexikalische Faktoren, zum Beispiel Konkretheit und Wortfrequenz, wurden zunächst für weniger relevant erachtet. Bereits die kurze Beschreibung des seltenen Störungsbildes der Tiefendysphasie legt aber nahe, daß vermutlich auch semantische Repräsentationen beim Nachsprechen beteiligt sind.

Auch bei gesunden und bei aphasischen Probanden gibt es eine Vielzahl von Einflüssen, die gegen einen rein phonologischen Behaltensmechanismus im Sinne Baddeleys sprechen. So sind gesunde Probanden besser beim Wiedergeben von Listen konkreter Wörter gegenüber abstrakten und bei hochfrequenten besser als bei niedrigfrequenten Wörtern. Mehrfach konnte gezeigt werden, daß Patienten mit langsam fortschreitenden Sprachstörungen im Rahmen einer dementiellen Erkrankung besser Listen aus ihnen bekannten und vertrauten Wörtern wiedergeben können im Vergleich zu Wörtern, die sie nicht mehr zuverlässig benennen und verstehen können (Jefferies, Jones, Bateman & Lambon

Ralph, 2005). Da die Leistungen beim Nachsprechen von diesen psycholinguistischen Faktoren beeinflußt werden, müssen Modelle um semantische und lexikalische Prozesse erweitert werden.

Eine Möglichkeit ist die Beschreibung des Nachsprechens in komplexeren Modellen der Sprachverarbeitung, etwa dem interaktiven Modell von Gary Dell oder dem Logogenmodell (vgl. Martin, 2001, für einen Überblick). Nadine Martin und Mitarbeiter etwa haben das interaktive Modell (vgl. Kapitel 6) benutzt, um die Nachsprechleistungen von Patienten mit unterschiedlichen funktionalen Läsionen vorherzusagen und zu erklären (Martin et al., 1996; Martin & Saffran, 1997). Andere Autoren haben das Logogenmodell benutzt, in dem semantische und lexikalische Repräsentationen für das Nachsprechen genutzt werden können und die semantischen und lexikalischen Einflüsse erklärbar werden (Howard & Franklin, 1988). Beide Modelle erlauben eine Interaktion sprachlicher Fähigkeiten und der Merkfähigkeit für sprachliche Stimuli. Auf zwei dieser Modelle soll im Folgenden eingegangen werden.

Nachsprechen im interaktiven Modell von Gary Dell

Das interaktive Modell von Dell bietet den Vorteil, daß es sehr detailliert ist und als Computermodell implementiert wurde. Das Modell wurde von Dell, Schwartz, Martin, Saffran und Gagnon (1997; vgl. Foygel & Dell, 2000) auch für die Vorhersage des Nachsprechens verwendet. Das Modell besteht aus einem Netzwerk mit Knoten für semantische Merkmale, Wörter und phonologische Segmente. Beim Benennen breitet sich Aktivation in diesem Netzwerk von den semantischen Merkmalen zu den lexikalischen Repräsentationen aus und von diesen zu den Segmenten. Die Verbindungen zwischen den drei Ebenen sind bidirektional. Im Fall des Nachsprechens, so die Annahme der Autoren, beginnt der Aktivationsprozeß mit aktivierten phonologischen Segmenten, die ihre Aktivation an die Wortknoten weitergeben. Diese wiederum aktivieren semantische Merkmale. Der Prozeß wird dann bei der Wiedergabe des Gehörten in umgekehrter Reihenfolge (wie beim Benennen; von semantischen über Wort- zu phonologisch-segmentalen Knoten) durchlaufen.

In der 97er Version gab es zwei Parameter, die verändert werden konnten, um eine aphasische Schädigung zu simulieren, Stärke der Gewichte *w* sowie Aktivationszerfall *d*. Die Gewichte w reflektieren die Verbindungsstärke zwischen den Knoten verschiedener Ebenen, der Aktivationszerfall *d* betraf die Schnelligkeit, mit der einzelne Knoten ihre Aktivation wieder verloren.

Zunächst wurden bei der Anwendung auf aphasische Daten die beiden veränderbaren Parameter des Modells, Stärke der Gewichte sowie Aktivationszerfall, so angepaßt, daß das Modell zu den Benennleistungen gesunder, nicht beeinträchtigter Probanden paßte. Anschließend wurde das Modell für jeden aphasischen Patienten »beschädigt«, indem die Parameter so verändert wurden, daß sie die gestörten Benennleistungen jedes einzelnen Patienten abbilden konnten.

Insgesamt konnte das Modell durch Veränderung der beiden Parameter gut auf jeden einzelnen Patienten abgestimmt werden. Diese individuelle Passung des Modells auf jeden Patienten wiederum wurde verwendet, um die Leistungen beim Nachsprechen einzelner Wörter vorherzusagen. Es ergab sich, daß die Leistungen der Patienten beim Nachsprechen sehr gut den von ihrem individuellen Computermodell vorhergesagten Leistungen entsprachen.

In diesem Modell wird für das verbale Kurzzeitgedächtnis keine eigene Architektur angenommen. Statt dessen ergibt sich das verbale Kurzzeitgedächtnis als Nebenprodukt der Repräsentationen und Prozesse, die für die rezeptive Sprachverarbeitung und die Produktion vorgesehen sind. Das Kurzzeitgedächtnis besteht in dieser Vorstellung aus aktivierten Inhalten des Langzeitgedächtnisses (Lemmas im Lexikon, semantische Merkmale und phonologischen Segmenten); »im Kurzzeitgedächtnis« befinden sich Wörter oder Phoneme, die im Lexikon oder auf einer phonologisch-segmentalen Ebene momentan aktiviert sind.

Das Modell ist interessant, da sich verschiedene kognitive Fähigkeiten im selben Modell mit den gleichen Prozessen unterstützen lassen. Außerdem nahmen die Autoren zunächst an, daß dieselben phonologischen Repräsentationen der Sprachrezeption und produktion zugrunde lägen. Gleichzeitig kann das Modell die Einflüsse lexikalischer und semantischer Variablen erklären, weil dauerhafte lexikalische und semantische Repräsentationen beim Nachsprechen automatisch beteiligt sind. Da das Modell von Dell zunächst für das Nachsprechen einzelner Wörter entwickelt wurde, muß es für das Nachsprechen mehrere Wörter in einer Wortliste um einen Mechanismus erweitert werden, der die Identität und die Reihenfolge der Wörter in einer Liste enkodiert, der aber von Nadine Martin und Mitarbeitern bislang nicht spezifiziert worden ist.

Martin und Saffran (1997) testeten eine große Gruppe aphasischer Patienten und erfaßten bei diesen durch verschiedene Tests die phonologischen und semantischen Fähigkeiten. Anschließend wurde die Fähigkeit der Patienten beim Behalten einer Wortliste untersucht. Es fanden sich interessante differentielle Einflüsse auf den Primacy- und Recency-Effekt: Es ergab sich eine positive Korrelation zwischen erhaltenen semantischen Fähigkeiten und den Behaltensleistungen am Wortanfang, und es ergaben sich ebenfalls Korrelationen zwischen den phonologischen Leistungen in verschiedenen Tests und dem Ausmaß des Recency-Effekts. Dies wurde von den Autoren als Beleg für den Einfluß semantischer und phonologischer Verarbeitung auf das Behalten von Wortlisten gewertet. Gleichzeitig belegen die Daten differentielle Effekte: Semantische Fähigkeiten haben einen stärkeren Einfluß auf das Behalten von Wörtern am Listenanfang, während phonologische Fähigkeiten mit dem Recency-Effekt korrelieren. Die Autoren nahmen an, daß Wörter am Anfang einer Liste mehr Unterstützung durch semantische und lexikalische Repräsentationen erfahren, während bei Wörtern am Listenende weniger Zeit bliebe, diese durch Langzeitrepräsentationen zu unterstützen. Statt dessen habe die aktivierte phonologische Repräsentation hier den stärkeren Einfluß.

Diese Beobachtungen belegen einen engen Zusammenhang zwischen Sprachverarbeitung und verbalem Arbeitsgedächtnis. Andererseits hat das Modell, da es eine sehr enge Koppelung von Merkfähigkeit und Sprachverarbeitung annimmt, Schwierigkeiten, die Leistungen von Patienten mit erheblichen Dissoziationen zwischen Merkfähigkeit und

Sprachverarbeitung zu erklären. Howard und Nickels (2005) berichteten von zwei Patienten mit extrem reduzierten Merkspannen, die in Tests zum Sprachverständnis und zur Sprachproduktion im Normbereich lagen. Diese deutliche Dissoziation spreche für die Annahme unabhängiger Speicher, die bei den Patienten betroffen seien, und gegen eine Erklärung des Kurzzeitgedächtnisses als bloße Aktivation von Repräsentationen im Langzeitgedächtnis (vgl. R. Martin, Lesch & Bartha, 1999).

Zusammenfassend kann also festgehalten werden, daß das Modell von Baddeley und Hitch (1974) die Forschung sehr bereichert und viele Studien ermöglicht hat. Sowohl die Effekte bei gesunden Probanden (Länge, Ähnlichkeit, Darbietungsmodalität) als auch die Muster von Patienten mit Störungen des Kurzzeitgedächtnisses konnten in dem Modell anfangs sehr gut erklärt werden. Allerdings hat das Modell Schwierigkeiten mit den Beobachtungen, daß semantische und lexikalische Faktoren beim Nachsprechen und Behalten ebenfalls eine Rolle spielen. Dies wird eher vom interaktiven Modell von Gary Dell und Nadine Martin geleistet, in welchem es allerdings schwieriger ist, sehr schlechte Gedächtnisleistungen bei gleichzeitig normaler Sprachverarbeitung und produktion einzuordnen. Ein weiteres Modell, das auf dem Logogenmodell basiert, wird im Folgenden beschrieben.

Modell basierend auf dem Logogenmodell (Monsell, 1987)

Das Modell von Monsell (1987) basiert auf dem Logogenmodell (vgl. Kapitel 3) und unterscheidet einen Input- und einen Outputspeicher, die durch reziproke Verbindungen sprachliche Information aktiviert halten. Dieses Modell kann durch die Annahme von drei Nachsprechrouten den Einfluß von Länge, Frequenz und semantischen Faktoren auf das Behalten erklären. Zum einen können Wörter, Wortlisten oder Sätze mit Hilfe des Sprachverständnisses (Semantik) wiedergegeben werden, zum anderen wird eine direkte Verbindung von Input- und Outputlexika angenommen. Schließlich gibt es auch die Möglichkeit, verbale Stimuli einzelheitlich, das heißt anhand ihrer Phoneme (unter Umgehung der Lexika) nachzusprechen. Die Einflüsse lexikalischer und semantischer Repräsentationen kommen zustande, weil beim Nachsprechen simultan alle Informationsquellen mittels der drei Nachsprechrouten beteiligt sind.

Das Modell unterscheidet sich vom Vorschlag von Dell et al. (1997) durch die modulare Organisation der Prozesse und weil in diesem Modell zwischen Eingangs- und Ausgangsrepräsentationen unterschieden wird. Da es zwei phonologische Speicher gibt, die für die Rezeption und Produktion zuständig sind, lassen sich in diesem Modell selektive Schädigungen besser erklären. Bei Dell et al. (1997) liegen dem Nachsprechen letztlich dieselben phonologisch-segmentalen wie auch lexikalischen Knoten zugrunde. Patienten mit einer produktiven Leitungsaphasie zeigen in der Regel gute Leistungen in Aufgaben zur rezeptiven phonologischen Verarbeitung, aber phonematische Fehler bei Produktionsaufgaben. Dies ist stärker mit einer selektiven Schädigung in einem phonologischen Ausgangsbuffer erklärbar als mit einer allgemeinen phonologischen Störung. Durch die Annahme unabhängiger Speicher kann das Modell auch besser die erwähnten Patienten erklären, die trotz intakter Sprachverarbeitung drastische Einschränkungen der Merkfähigkeit zeigen. Ein ähnliches Modell wird auch von Randi Martin et al. (1999) vertreten.

Das Modell von Monsell (1987) wurde von Howard und Franklin (1988, 1993) sowie Nickels, Howard und Best (1997) auf aphasische Daten angewandt. Nickels et al. (1997) testeten 13 aphasische Probanden, um unter anderem zwischen den Vorstellungen von Baddeley (1986) und Monsell (1987) zu entscheiden. Sie ließen ihre Probanden vier Aufgaben lösen: eine auditive und eine visuelle Reimaufgabe, bei denen die Probanden entscheiden sollten, ob zwei gehörte oder gelesene Wörter sich reimten; außerdem sollten sie entscheiden, welches von zwei zum Lesen präsentierten Nichtwörtern wie ein bekanntes Wort klang (phonologische lexikalische Entscheidungsaufgabe; das Nichtwort *Phux* klingt beispielsweise wie *Fuchs*) und ob zwei zum Lesen präsentierte Nichtwörter gleich klangen (Homophonurteil). Bis auf die auditive Reimentscheidung erfordern alle drei Aufgaben, daß die gelesenen Wörter mit Hilfe der Leserouten (vgl. Kapitel 12) in eine phonologische Repräsentation überführt werden müssen. Im Modell von Baddeley (1986) ist bei dieser Umwandlung *Rehearsal* beteiligt. Beeinträchtigungen der Merkspanne bei Aphasie sollten laut Baddeley (1986) Leistungen in Aufgaben schmälern, die das Generieren von phonologischer Information aufgrund visuell präsentierter Stimuli erfordern, also das Homophonurteil und die phonologische lexikalische Entscheidung betreffen. Bei zahlreichen Patienten konnten aber Dissoziationen in den Leistungen beobachtet werden, die mit dem Baddeley-Modell schlecht in Einklang zu bringen sind. Statt dessen stützen die beobachteten Profile das Modell von Monsell (1987; vgl. Howard & Franklin, 1993). Die Daten von aphasischen Patienten können also für die Entscheidung zwischen Modellen des verbalen Kurzzeitgedächtnisses herangezogen werden.

Aufgaben des verbalen Kurzzeit- oder Arbeitsgedächtnisses

Satzverstehen

Bis heute wird diskutiert, welche Funktion des verbale Kurzzeitgedächtnis haben könnte. Eine Rolle des verbalen Kurz- oder Arbeitsgedächtnisses wurde beim Verstehen gesprochener Sätze gesehen. Diese Position ist intuitiv plausibel, wenn man bedenkt, daß große Teile eines Satzes aktiv gehalten werden müssen, bevor die syntaktischen Abhängigkeiten deutlich werden. In Satz (1) beispielsweise wird erst ganz am Schluß beim Verb *vorenthält* deutlich, welche thematischen Rollen die Nominalphrasen *der arrogante Anwalt*, *dem Richter* und *die Akten* innehaben. Zusätzlich wird die Distanz zwischen Verb und Subjekt durch den eingeschobenen Relativsatz vergrößert.

(1) Der Zeuge behauptet, daß der arrogante Anwalt, der vor kurzem eine neue Kanzlei in München eröffnet hat, dem Richter die Akten vorenthält.

Der Satz ist grammatikalisch korrekt und könnte in einer Zeitung stehen. (Für Aphasiker kommen solche komplexen Sätze in Tests nicht vor.) Es ist plausibel, daß das verbale Kurzzeitgedächtnis beim Verständnis von derart komplexen Sätzen eine Rolle spielt und die einzelnen Wörter oder Phrasen während der syntaktischen Verarbeitung aktiv hält.

Die Datenlage dazu ist jedoch widersprüchlich. Mehrere Autoren berichten, daß Patienten mit beeinträchtigtem Kurzzeitgedächtnis Probleme beim Verstehen grammatikalisch komplexer Sätze haben (Papagno, Cechetto, Reati & Bello, 2007). Andere Autoren sind hingegen der Ansicht, daß eine Schädigung des verbalen Kurzzeitgedächtnisses stärker die Fähigkeit beeinträchtigt, Sätze nachzusprechen, während das Verständnis derselben Sätze recht gut erhalten sein kann (R. Martin, Shelton & Yaffee, 1994), oder die Fähigkeit beeinträchtigt, viele inhaltliche Informationen zu verarbeiten, aber nicht die grammatikalische Struktur (Caplan & Waters, 1999). So hätten, laut Caplan und Waters, die langen Sätze im Token Test viele Informationseinheiten, aber eine einfache grammatikalische Struktur. Weitere Studien sind notwendig, um den Zusammenhang von Kurzzeitgedächtnis und Satzverarbeitung zu klären. Dabei müssen beim verwendeten Satzmaterial die grammatikalische Komplexität und die Menge der inhaltlichen Information unabhängig voneinander variiert werden und die Verstehensleistungen der Patienten auch unabhängig vom Kurzzeitgedächtnis dokumentiert werden.

Jacquemot, Dupoux, Decouche und Bachoud-Lévi (2006) zeigten, daß ihre Patienten Wörter sehr gut verstanden, wenn sie einzeln dargeboten wurden, im Kontext eines Satzes Wörter aber falsch verstanden. Die Autoren nehmen an, daß die noch nicht verarbeitete Kette von Phonemen vorübergehend gespeichert werden muß, bis alle Identifikationsprozesse auf lexikalischer und semantischer Ebene abgeschlossen wurden. Daraus ergibt sich die Möglichkeit, daß Patienten mit Kurzzeitgedächtnisstörungen bei langen Sätzen und schnellem Sprechen Probleme haben.

Wörter lernen

Eine weitere Rolle des verbalen Arbeitsgedächtnisses wird beim Lernen neuer Wörter gesehen. Schon frühe Modelle des Gedächtnisses sahen vor, daß neue Information für eine gewisse Zeit im Kurzzeitgedächtnis gehalten werden müsse, um erfolgreich und dauerhaft im Langzeitgedächtnis gespeichert werden zu können (vgl. Freedman & R. Martin, 2001). Eine Schädigung des Kurzzeitgedächtnisses sollte sich also negativ auf das längerfristige Behalten sprachlicher Informationen auswirken. Eine Studie von Shallice und Warrington (1970) bestätigte diese Erwartung aber nicht: Ihre Patienten mit reduzierten Merkspannen zeigten gute langfristige Behaltensleistungen. Allerdings testeten die Autoren nur das Behalten bekannter Wörter. Hier scheint das Kurzzeitgedächtnis also keine Rolle zu spielen.

Anders scheint es hingegen beim Lernen neuer Wörter zu sein: Baddeley, Papagno und Vallar (1988) zeigten, daß ihre Patientin PV mit gestörtem verbalem Kurzzeitgedächtnis nicht in der Lage war, neue Wörter zu lernen. Trotz der grundlegenden Fähigkeit, die kurzen Nichtwörter einzeln nachzusprechen, konnte sich PV die Nichtwörter nicht längerfristig merken und erzielte auch nach zehn Lerndurchgängen keine einzige korrekte Antwort. Demgegenüber lag sie im normalen Bereich beim Paar-Assoziationslernen, bei dem Probanden Wortpaare lernen sollen und jeweils das zweite Wort zum ersten vorgegebenen reproduzieren sollen. Die Patientin EA von Freedman und R. Martin (2001) konnte ebenfalls keine neuen Wörter lernen, sich inhaltlich-semantische Information hingegen gut merken. In der Literatur gibt es mittlerweile zahlreiche Belege, daß Kinder mit guten Leistungen beim Nichtwortnachsprechen, einem besonders reinen Maß für das verbale Kurzzeitgedächtnis, deutlich schneller Wörter lernen und über ein größeres Vokabular verfügen als ihre Altersgenossen mit gleicher Intelligenz, aber schlechteren Leistungen beim Nachsprechen (vgl. Baddeley, Gathercole & Papagno, 1998).

Diagnostik

Die Diagnose und Therapie von Gedächtnisstörungen fällt in der Klinik in den Kompetenzbereich von Neuropsychologen. Dabei sollten im Rahmen einer umfassenden Testung von Gedächtnisfunktionen auch die Leistungen des Langzeitgedächtnisses und die Leistungen nichtverbaler Gedächtnisfunktionen erfaßt werden. Für die Diagnose von Gedächtnisstörungen stehen eine Reihe gut normierter und validierter neuropsychologischer Testverfahren zur Verfügung, unter anderem die Wechsler Memory Scale (WMS), der Rivermead Behavioral Memory Test (RBMT), die für den deutschen Sprachraum bearbeitet wurden, sowie der Berliner Amnesietest (BAT), das Nürnberger Altersinventar (NAI) sowie der Lern- und Gedächtnistest (LGT-3; siehe Thöne-Otto & Markowitsch, 2004, für einen Überblick).

Die kognitive oder modell-orientierte Diagnose einer Kurzzeitgedächtnisstörung konzentriert sich vor allem auf die Leistungen bei verschiedenen Aufgaben des Nachsprechens, wobei mit Hilfe geeigneten Materials die ›klassischen‹, oben erwähnten Effekte geprüft werden sollten. Bei unbeeinträchtigten Probanden finden sich schlechtere Leistungen bei phonologisch ähnlichem Material, bei Listen längerer Wörter, bei visueller Darbietung und bei gleichzeitiger artikulatorischer Unterdrückung. Bei Patienten mit Störungen des verbalen Kurzzeitgedächtnisses sind neben der generell reduzierten Merkspanne viele der Effekte aufgehoben: Die Behaltensleistungen für phonologisch ähnliches und unähnliches Material sowie lange und kurze Wörter sind in der Regel vergleichbar, was (im Modell Baddeleys) auf eine reduzierte Kapazität des phonologischen Speichers und auf eine verringerte Nutzung des Rehearsals zurückgeführt wird. Statt des Vorteils auditiv dargebotener Wörter gegenüber visuell präsentiertem Material findet sich häufig ein umgekehrter Modalitätseffekt mit einem Vorteil für das visuell präsentierte Material. Schließlich sind Patienten mit Kurzzeitgedächtnisstörungen auch weniger stark durch die zusätzliche artikulatorische Unterdrückung beeinträchtigt, was im Baddeley-Modell ebenfalls für eine reduzierte Nutzung des Rehearsals spricht. Ein Vorteil für hoch- gegenüber niedrigfrequenten Wörtern sollte sich aber auch bei KZG-Patienten zeigen, da sie beim Behalten von Wortlisten das mentale Lexikon zur Hilfe nehmen. Bei langen Listen (über zehn Wörter) und freier Wiedergabe (also in beliebiger Reihenfolge) zeigen die Patienten einen reduzierten Recency-Effekt, also einen verringerten Vorteil für die Wörter vom Listenende (Shelton, Martin & Yaffee, 1992).

Therapie

Bei Betroffenen, bei denen die Gedächtnisstörung Folge einer beeinträchtigten phonologischen Verarbeitung oder phonologischen Enkodierung ist, steht die Therapie der primären sprachlichen Störungen im Vordergrund. Patienten mit selektiven Beeinträchtigungen des verbalen Arbeitsgedächtnisses hingegen können im Gespräch unauffällig sein, da sie nicht zwangsläufig Schwierigkeiten in der Sprachproduktion oder im Sprachverständnis haben. Schwierigkeiten ergeben sich dennoch aus der oben angenommenen wichtigen Rolle des Kurzzeitgedächtnisses beim Satzverstehen und Behalten neuer Wörter.

Eine Betroffene in Erfurt berichtete über Symptome, welche ihre berufliche Tätigkeit stark beeinträchtigten: Sie arbeitete in einer Behörde und war dort für die Annahme telefonischer Anfragen zuständig. Sie hatte große Probleme, wenn sich Personen mit unvertrauten Nachnamen meldeten und schnell sprachen. In diesem Beruf konnte sie folglich auf Dauer nicht mehr arbeiten. Dies deckt sich mit den berichteten Schwierigkeiten beim Merken neuer Wörter und bei der phonologischen Verarbeitung langer Sätze.

In der neuropsychologischen Literatur zur Therapie von Gedächtnisstörungen werden Ansätze der Restitution von Ansätzen der Substitution unterschieden (Unverhau, 1994), wobei bislang die meisten Maßnahmen auf die Therapie des Langzeitgedächtnisses gerichtet waren. Restitutionstherapien haben eine Reaktivierung beeinträchtigter Merkprozesse zum Ziel, während im Rahmen der Substitutionstherapie eher die Nutzung von Ausweichstrategien und vorhandenen Ressourcen angestrebt wird. Da reaktivierende Verfahren in der Regel nicht besonders erfolgreich sind, konzentriert man sich im Rahmen der neuropsychologischen Gedächtnistherapie vor allem auf das Erlernen von Mnemotechniken zur Verbesserung der Merkfähigkeit und auf den Einsatz von externen Hilfsmitteln (Rak, 2002; Unverhau, 1994).

Techniken zur Verbesserung der Merkfähigkeit (Mnemotechniken; interne Strategien) beinhalten in der Regel eine vertiefte Verarbeitung des Gehörten durch Bilden von Assoziationen oder bildhaften Vorstellungen sowie Verknüpfung mit Inhalten des Langzeitgedächtnisses. Dazu zählt etwa die Verknüpfung von Zahlen mit Bildern (beispielsweise wird die Ziffer ›2‹ mit einem Schwan assoziiert) oder das Verbinden von Wörtern zu einer Geschichte. Während diese Strategien bei Patienten mit Störungen des Langzeitgedächtnisses oder Lernen zu verbesserten Leistungen führen können, sind die Situationen, in denen verbale Information über einen kurzen Zeitraum behalten werden muß, meistens nicht geeignet, um zeitaufwendige Behaltensstrategien anzuwenden. Meist wird das verbale Material nur wenige Sekunden oder Bruchteile von Sekunden präsentiert. Andererseits sind vergleichbare Strategien bei Patienten mit Kurzzeitgedächtnisstörung bisher nicht angewandt worden, so daß eine abschließende Bewertung noch nicht möglich ist.

Speziell für das Behalten von Textinformation gibt es die PQRST-Technik, durch die man sich zunächst einen Überblick über das Thema verschafft und sich eigene Vorkenntnisse bewußt macht (Preview), anschließend Fragen an den Text formuliert (Question), die beim Lesen (Read) beantwortet werden sollen. Mehrfaches Wiederholen der relevanten Inhalte (State) und anschließendes Überprüfen (Test) komplettieren diese Behaltensstrategie der vertieften Verarbeitung (Rak, 2002). Für alle internen Behaltensstrategien gilt allerdings, daß sie relativ aufwendig in der Einübung sind und von den Betroffenen selten spontan angewandt werden. Daher sind neben dem Training der Strategien auch mögliche Schwierigkeiten bei der längerfristigen Anwendung beziehungsweise dem Transfer auf den Alltag zu kontrollieren.

Denkbar ist in diesem Zusammenhang auch die Anwendung von technischen (externen) Hilfsmitteln. Mit Aufnahmegeräten stehen preisgünstige technische Hilfsmittel zur Verfügung, die in manchen Situationen die Beeinträchtigung des Kurzzeitgedächtnisses kompensieren können (vgl. Kapur, 1995, für einen Überblick bei Störungen des Langzeitgedächtnisses). Zu unbeeinträchtigten Leistungen werden aber auch diese Hilfen wohl nicht führen. Freedman und R. Martin (2001) empfehlen, mit den Betroffenen zu besprechen, wo selektive Schwächen beim Lernen auftreten könnten. So sei es für einen Patienten mit

Kurzzeitgedächtnis-Störung unter Umständen sehr frustrierend, Vokabeln einer Fremdsprache zu lernen.

Majerus, van der Kaa, Renard, Van der Linden und Poncelet (2005) führten eine der ersten Therapiestudien zur Verbesserung des Kurzzeitgedächtnisses durch. Sie übten mit ihrer Patientin BJ das verzögerte Nachsprechen von Wort- und Nichtwortpaaren. Die Autoren nahmen das interaktive Modell von Gary Dell und Nadine Martin als Ausgangspunkt und vermuteten, daß bei BJ die Aktivation der Repräsentationen zu schnell zerfalle. Anfangs sollte die Probandin das Wort- oder Nichtwortpaar sofort nachsprechen, anschließend übte sie das Nachsprechen nach einer Verzögerung von fünf Sekunden. Es ergaben sich leichte Verbesserungen in der Zahlenspanne und der Merkfähigkeit von Nichtwörtern sowie deutliche Verbesserungen in der Gesamtzahl der korrekt wiedergegebenen Wörter und Nichtwörter. Außerdem berichtete die Patientin, in Situationen mit vielen Gesprächsteilnehmern weniger Verständnisschwierigkeiten zu haben.

Koenig-Bruhin und Studer-Eichenberg (2007) führten eine Studie zur Verbesserung des Satznachsprechens durch. Auch ihr Patient RO litt unter einer selektiven Störung des Kurzzeitgedächtnisses, die sich unter anderem beim Nachsprechen von Sätzen zeigte. In ihrer Therapiestudie wendeten sie die Methode des verzögerten Nachsprechens von Majerus et al. (2005) auf Sätze an. Wie Majerus et al. (2005) orientierten sich die Autoren am interaktiven Modell und vermuteten auch bei RO einen zu schnellen Zerfall sprachlicher Repräsentationen. Über 31 Therapiesitzungen gaben sie ihrem Probanden Sätze zum Nachsprechen und verlängerten dabei allmählich die Pause zwischen Vorgabe des Satzes und der Wiedergabe seitens des Betroffenen. Es ergaben sich im Verlauf der Therapie signifikante Verbesserungen.

In diesen Studien konnte also gezeigt werden, daß sich die Leistungen des Kurzzeitgedächtnisses durch direktes Training steigern ließen. Bei Majerus et al. (2005) wurde die Therapie erst vier Jahre nach dem Schlaganfall begonnen, so daß eine Spontanremission weitgehend ausgeschlossen werden kann. Weitere Studien sollten die Verbesserungsmöglichkeiten bei Patienten mit Kurzzeitgedächtnisstörungen ausloten, darunter auch die Frage, ob und wie lexikalische und semantische Repräsentationen des Langzeitgedächtnisses stärker beim Behalten aktiviert werden können. Die beiden beschriebenen Studien zeigen außerdem erneut, wie kognitive Modelle produktiv in der Therapie zur Anwendung gebracht werden können und wie eng sprachliche Leistungen mit Gedächtnisfunktionen zusammenhängen.

Literatur

Baddeley, A. D. (1966) Short-term memory for word sequences as a function of acoustic, semantic and formal similarity. *Quarterly Journal of Experimental Psychology, 18,* 362–365.

Baddeley, A. D. (1986) *Working Memory.* Oxford: Oxford University Press.

Baddeley, A. D. (2000) The episodic buffer: A new component of working memory? *Trends in Cognitive Science, 4 (1),* 417-423.

Baddeley, A. D., Gathercole, S., Papagno, C. (1998) The phonological loop as a language learning device. *Psychological Review, 105 (1),* 158-173.

Baddeley, A. D. & Hitch, G. (1974) Working memory. In: Bower, G. A. (ed.) *The Psychology of Learning and Motivation.* London: Academic Press. 47-89.

Baddeley, A. D., Lewis, V. & Vallar, G. (1984) Exploring the articulatory loop. *Quarterly Journal of Experimental Psychology, 36A,* 233–252.

Baddeley, A. D., Papagno, C. & Vallar, G. (1988) When long-term learning depends on short-term storage. *Journal of Memory and Language, 27,* 586-595.

Butterworth, B., Shallice, T. & Watson, F. L. (1990) Short-term retention without short-term memory. In: Vallar, G. & Shallice, T. (eds.) *Neuropsychological Impairments of Short-Term Memory.* Cambridge: Cambridge University Press. 187-213.

Caplan, D. & Waters, G. (1999) Verbal working memory and sentence comprehension. *Behavioral and Brain Sciences, 22,* 77-126.

Dell, G. S. (1986) A spreading–activation theory of retrieval in sentence production. *Psychological Review, 93,* 283–321.

Dell, G. S., Schwartz, M. F., Martin, N., Saffran, E. M. & Gagnon, D. A. (1997) Lexical access in aphasic and nonaphasic speakers. *Psychological Review, 104 (4),* 801-838.

Ellis, N. C. & Hennelley, R. A. (1980) A bilingual word length effect: Implications for intelligence testing and the relative ease of mental calculation in Welsh and English. *British Journal of Psychology, 71,* 43-52.

Foygel, D. & Dell, G. S. (2000) Models of impaired lexical access in speech production. *Journal of Memory and Language, 43,* 182-216.

Freedman, M. L. & Martin, R. C. (2001) Dissociable components of short-term memory and their relation to long-term learning. *Cognitive Neuropsychology, 18 (3),* 193-226.

Geschwind, N. (1970) The organization of language and the brain. *Science, 170,* 940-944.

Howard, D. & Franklin, S. (1988) *Missing the Meaning?* Cambridge: MIT Press.

Howard, D. & Franklin, S. (1993) Dissociations between component mechanisms in short-term memory: Evidence from brain-damaged patients. In: Meyer, D. E. & Kornblum, S. (eds.) *Attention and Performance XIV: Synergies in Experimental Psychology, Artificial Intelligence, and Cognitive Neuroscience.* Cambridge: MIT Press. 425-449.

Howard, D. & Nickels, L. (2005) Separating input and output phonology: Semantic, phonological, and orthographic effects in short-term memory impairment. *Cognitive Neuropsychology, 22,* 42-77.

Jacquemot, C., Dupoux, E., Decouche, O., Bachoud-Lévi, A.-C. (2006) Misperception in sentences but not in words: Speech perception and the phonological buffer. *Cognitive Neuropsychology 23,* 949-971.

Jefferies, E., Jones, R. W., Bateman, D. & Lambon Ralph, M. A. (2005) A semantic contribution to nonword recall? Evidence for intact phonological processes in semantic dementia. *Cognitive Neuropsychology, 22 (2),* 183-212.

Kapur, N. (1995) Memory aids in the rehabilitation of memory disordered patients. In: Baddeley, A. D., Wilson, B. A. & Watts, F. N. (eds.) *Handbook of Memory Disorders.* Chichester: Wiley. 533-555.

Koenig-Bruhin, M. & Studer-Eichenberger, F. (2007) Therapy of short-term memory disorder in fluent aphasia: a single case study. *Aphasiology, 21 (5),* 448-458.

Kohn, S. E. (ed.)(1992) *Conduction Aphasia.* Hillsdale: Erlbaum.

Lüer, G., Becker, D., Lass, U., Yunqiu, F., Guopeng, C. & Zhongming, W. (1998) Memory span in German and Chinese: Evidence for the phonological loop. *European Psychologist, 3 (2),* 102-112.

Majerus, S., van der Kaa, M.-A., Renard, C., Van der Linden, M. & Poncelet, M. (2005) Treating verbal short-term memory deficits by increasing the duration of temporary phonological representations: A case study. *Brain and Language, 95,* 174-175.

Martin, N. (2001) Repetition disorders in aphasia: theoretical and clinical implications. In: Berndt, R. S. (ed.) *Handbook of Neuropsychology. 2nd edition. Vol. 3: Language and Aphasia* (pp. 137-156). Amsterdam: Elsevier.

Martin, N. & Saffran, E.M. (1997) Language and auditory-verbal short-term memory impairments: Evidence for common underlying processes. *Cognitive Neuropsychology, 14 (5),* 641-682.

Martin, N., Saffran, E. M. & Dell, G. S. (1996) Recovery in deep dysphasia: evidence for a relation between auditory verbal-STM capacity and lexical errors in repetition. *Brain and Language, 52,* 83-113.

Martin, R. C., Lesch, M. F. & Bartha, M. C. (1999) Independence of input and output phonology in word processing and short-term memory. *Journal of Memory and Language, 41,* 3-29.

Martin, R. C., Shelton, J. R. & Yaffee, L. S. (1994) Language processing and working memory: Neuropsychological evidence for separate phonological and semantic capacities. *Journal of Memory and Language, 33,* 83-111.

Miller, G. A. (1956) The magical number seven, plus or minus two: Some limits on our capacity for processing information. *Psychological Review, 104,* 3-65.

Monsell, S. (1987) On the relation between lexical input and output pathways for speech. In: Allport, A., MacKay, D. G., Prinz, W. & Scheerer, E. (eds.) *Language Perception and Production: Relationships between Listening, Speaking, Reading and Writing*. London: Academic Press. 273-311.

Nickels, L., Howard, D. & Best, W. (1997) Fractionating the articulatory loop: Dissociations and associations in phonological recoding in aphasia. *Brain and Language, 56,* 161-182.

Papagno, C., Cechetto, C., Reati, F. & Bello, L. (2007) Processing of syntactically complex sentences relies on verbal short-term memory: Evidence from a short-term memory patient. *Cognitive Neuropsychology, 24 (3),* 292-311.

Rak, A. (2002) Die Behandlung von Gedächtnisstörungen. In: Kasten, E., Schmid, G. & Eder, R. (Hgg.) *Effektive neuropsychologische Behandlungsmethoden.* Bonn: Deutscher Psychologen-Verlag. 100-134.

Schweppe, J., Bormann, T. & Rummer, R. (2006) Störungen des verbalen Kurzzeitgedächtnisses nach erworbener Hirnschädigung. *Aphasie und Verwandte Gebiete, 2,* 73-88.

Shallice, T., Rumiati, R. I. & Zadini, A. (2000) The selective impairment of the phonological buffer. *Cognitive Neuropsychology, 17 (6),* 517-546.

Shallice, T. & Warrington, E. K. (1970) Independent functioning of verbal memory stores: A neuropsychological study. *Quarterly Journal of Experimental Psychology, 22,* 261-273.

Shallice, T. & Warrington, E. K. (1977) Auditory-verbal short-term memory impairment and conduction aphasia. *Brain and Language, 4,* 479-491.

Shelton, J. R., Martin, R. C. & Yaffee, L. S. (1992) Investigating a verbal short-term memory deficit and its consequences for language processing. In: Margolin, D. I. (ed.) *Cognitive Neuropsychology in Clinical Practice.* New York: Oxford University Press. 131-167.

Thöne-Otto, A. I. & Markowitsch, H. J. (2004) *Gedächtnisstörungen nach Hirnschädigungen.* Göttingen: Hogrefe.

Unverhau, S. (1994) Strategien der Gedächtnistherapien bei neurologischen Patienten. In: Haupts, M., Durwen, H. F., Gehlen, W. & Markowitsch, H. J. (Hgg.) *Neurologie und Gedächtnis.* Bern: Huber.106-120.

Vallar, G. (2006) Memory systems: The case of phonological short-term memory. A festschrift for Cognitive Neuropsychology. *Cognitive Neuropsychology, 23 (1),* 135-155.

Vallar, G. & Papagno, C. (1995) Neuropsychological impairments of short-term memory. In: Baddeley, A., Wilson, B. A. & Watts, F. N. (eds.) *Handbook of Memory Disorders*. Chichester: Wiley. 135-165.

Warrington, E. K. & Shallice, T. (1969) The selective impairment of auditory verbal short-term memory. *Brain, 92,* 885-896.

17. Aphasie und Gestik

Katharina Hogrefe & Georg Goldenberg

EKN – Entwicklungsgruppe Klinische Neuropsychologie, Klinik für Neuropsychologie, Klinikum Bogenhausen, Städtisches Klinikum München GmbH

Einleitung

In der Sprachtherapie geht es nicht nur darum, verbale Fähigkeiten zu verbessern. Insbesondere bei schweren Sprach- oder Sprechstörungen werden neben den sprachlichen auch die nichtsprachlichen Ausdrucksfähigkeiten in der Therapie berücksichtigt beziehungsweise von Patienten spontan eingesetzt, um sich erfolgreich zu verständigen. Es gibt eine Reihe von nonverbalen Kommunikationsmitteln, die die Verständigung im Alltag erleichtern können. Dazu gehören individuell angepaßte Kommunikationsbücher, elektronische Kommunikationshilfen oder auch Zeichnungen. Der Gestik kommt dabei eine besondere Bedeutung zu, da sie keine Hilfsmittel erfordert.

Im Folgenden wird der Einsatz kommunikativer Handgesten bei Menschen mit Aphasie diskutiert. Dazu wird zunächst der aktuelle Stand der Gestenforschung bei gesunden Personen vorgestellt, dann wird der Einsatz spontaner Gestik bei Menschen mit Aphasie diskutiert. Schließlich werden Ansätze aus den Bereichen Diagnostik und Therapie dargestellt.

Was ist Gestik?

Gesten sind Handbewegungen, die von gesunden Personen meist redebegleitend produziert werden. In bestimmten Situationen können Gesten die gesprochene Sprache auch ganz ersetzen, zum Beispiel bei starkem Hintergrundlärm oder etwa wenn zwei Sprecher unterschiedlicher Muttersprachen aufeinander treffen.

Es wurden verschiedene Einteilungen von Gestentypen (z. B. Efron, 1941; Ekman & Friesen, 1969; McNeill, 1992) vorgeschlagen, die sich auf die kommunikative Funktion oder den semantischen Gehalt einer Geste beziehen. In Abbildung 1 wird eine Auswahl von Gestentypen und deren vorrangigen kommunikativen Funktionen dargestellt. Allerdings lassen sich die Zuordnungen nicht immer eindeutig treffen. Es kann auch innerhalb einer Geste zu Kombinationen von Typen und Funktionen kommen. Die hier dargestellte Auswahl ist daher eine Vereinfachung.

Der erste Gestentyp, der sich in der Abbildung findet, sind die sogenannten *Beats* (McNeill, 1992), die auch als Taktstockgesten oder »Batons« (Efron, 1941) bezeichnet werden. Unter Beats versteht man kleine abgesetzte Gesten, die dem Rhythmus der gesprochenen Sprache angepaßt sind und somit in erster Linie prosodischen Charakter haben.

Weiterhin gibt es bildhafte Gesten, die semantischen Gehalt vermitteln. Dabei kann die gestisch übermittelte Information im Verhältnis zur Sprache vorwiegend redundant sein, wenn man beispielsweise erzählt, daß sich etwas *oben an der Zimmerdecke* befindet und dabei gleichzeitig mit dem Finger nach oben zeigt. Die Geste kann aber auch ergänzen-

Beats	Piktographen: Ikonograph, Kinetograph, Pantomime	Deiktische Gesten	Embleme	Diskurs-regulatoren
prosodisch	semantisch			pragmatisch

Abbildung 1: Schematische Übersicht über verschiedene Typen kommunikativer Gesten und deren Funktion

den Charakter haben, das heißt Aspekte erfassen, die in der verbalen Äußerung nicht enthalten sind. Ein Beispiel hierfür wäre der Satz: *Das Kind ist so groß*, bei dem man mit der Hand die tatsächliche Größe des Kindes zeigt. In diesem Fall vermittelt die Geste eine wichtige Information, die in der verbalen Äußerung allein nicht enthalten ist. Zu den bildhaften Gesten gehören die *Piktographen*. Sie illustrieren Gegenstände und Bewegungen. Dazu kann beispielsweise das Zeichnen des Umrisses eines Objekts in die Luft (*Ikonograph*) oder das Darstellen der Art oder der Schnelligkeit einer Bewegung (*Kinetograph*) gehören. Die *Pantomime* zählt auch zu den Piktographen. Bei Pantomimen werden Handlungen, oft mit imaginärem Objekt, simuliert. Dabei können die einzelnen Aspekte des Umgangs mit einem Gegenstand in der Darstellung vereint werden, in dem Informationen zum Gegenstand sowie zur Bewegung abgebildet werden. Wenn man »nachahmt«, wie ein Ball geworfen wird, wird die entsprechende Wurfbewegung beispielsweise so ausgeführt, als ob man einen Ball in der Hand halten würde.

Als *deiktische Gesten* bezeichnet man das Zeigen auf etwas. Dabei kann konkret auf einen Gegenstand im Raum gedeutet werden. Die Zeigegeste kann aber auch einen abstrakten Charakter haben, wenn zum Beispiel in einer Nacherzählung auf einen leeren Raum vor dem Körper gedeutet wird, um eine imaginäre Szene zu beschreiben (McNeill, 1992).

Zu den bildhaften Gesten gehören außerdem die *Embleme*, die in Form und Bedeutung festgelegt sind. Sie stellen eine Besonderheit dar, da sie eine definierte Bedeutung haben, die sprach- und kulturkreisabhängig ist. So kann eine Geste wie die »O.K.«-Geste, bei der der Daumen nach oben gestreckt wird, und die im deutschen Verständnis eine positive Konnotation hat, in anderen Ländern eine obszöne Beleidigung sein. Neben den entsprechenden Handgesten zählen auch das Nicken, das Kopfschütteln oder das Zucken mit den Schultern zu den Emblemen.

Schließlich gibt es Gesten, die den *Diskurs regulieren* und somit vorwiegend eine pragmatische Funktion haben. So kann man mit einer Handbewegung andeuten, daß man seine Ausführungen zu einem Thema noch nicht beendet hat; oder man kann das Wort an einen anderen Sprecher übergeben, in dem man etwa mit der geöffneten Hand oder dem Zeigefinger auf diese Person zeigt. Wie dieses Beispiel verdeutlicht, werden bildhafte Gesten wie Zeigegesten als Diskursregulatoren eingesetzt, um in einer bestimmten Gesprächssituation den Sprecherwechsel zu beeinflussen. Wir führen die Diskursregulatoren hier dennoch als eigenen Gestentyp an, da die klinische Beobachtung zeigt, daß gerade aphasische Patienten diese Gesten häufig einsetzen, zum Beispiel um ihren Gesprächspartner aufzufordern, das Gespräch zu übernehmen, wenn die eigenen verbalen Fähigkeiten zur Ausführung eines Sachverhalts nicht ausreichen.

Es bleibt zu erwähnen, daß die oben genannten bildhaften Gesten auch in einem ideographischen Sinn verwendet werden können. *Ideographische Gesten* (Efron, 1941; Ekman & Friesen, 1969) deuten den Gedankengang eines Sprechers an oder verdeutlichen die Ideen beziehungsweise die abstrakten Konzepte, die hinter der verbalen Äußerung stecken. Ein Beispiel hierfür ist eine Handbewegung von links nach rechts und dann wieder von rechts nach links, wenn man über zwei gegensätzliche Standpunkte spricht.

Nicht erfaßt in Abbildung 1 sind *Adaptoren*. Unter Adaptoren versteht man Berührungen des eigenen Körpers wie etwa sich kratzen, sich über das Haar streichen oder die »Hände kneten«. Diese Gesten dienen nicht primär der Übermittlung von Inhalten, aber können sehr wohl etwas über die inneren Befindlichkeiten oder Gefühle des Sprechers verraten und einen selbst-regulierenden Charakter haben (vgl. Ekman & Friesen, 1969).

Warum gestikulieren wir?

Es gibt verschiedene Annahmen darüber, aus welchen Gründen gesunde Sprecher gestikulieren. Im Folgenden werden verschiedene Ansätze vorgestellt. Dabei bleibt zu bemerken, daß sich diese Ansätze gegenseitig nicht kategorisch ausschließen.

Sprache hat sich im Laufe der Evolution aus einem gestischen Kommunikationssystem entwickelt:

Corballis (2003) argumentiert evolutionsgeschichtlich, daß der gesprochenen Sprache ein Kommunikationssystem von Handgesten vorausging, wobei den Gesten sukzessive mehr Vokalisationen hinzugefügt wurden bis die Lautsprache schließlich dominierte.

Gestik ist genetisch bedingt:

Untersuchungen mit von Geburt an blinden Personen zeigten, daß diese Gesten einsetzen. Iverson et al. (2000) fanden, daß blinde Kleinkinder gestikulieren und dabei dieselben Gestentypen einsetzen wie sehende Kinder. Die Gestenrate war dabei bei den blinden Kindern geringer und auch die Zusammensetzung der Gestentypen war anders gewichtet. Iverson und Goldin-Meadow (1998) berichten von Jugendlichen, die von Geburt an blind waren und im Gespräch mit sehenden sowie mit anderen blinden Personen gleichermaßen Gesten einsetzten. Die Autoren schließen daraus, daß Gestik nicht an einem visuellen Modell erlernt wird, sondern als integraler Bestandteil der Sprache anzusehen ist.

Der Sprecher gestikuliert in erster Linie für sich selbst:

Einige Autoren gehen davon aus, daß Gestik hauptsächlich eingesetzt wird, um dem Sprecher seinen eigenen Konzeptualisierungsprozeß oder auch die eigene Sprachproduktion zu erleichtern. Kita (2000) nimmt an, daß die Produktion bestimmter bedeutungstragender Gesten eine kognitive Funktion hat und zur Konzeptualisierung beiträgt. Demnach hilft Gestik dem Sprecher, räumliche Informationen in Einheiten zu gliedern, die für den verbalen Formulierungsprozeß geeignet sind. Evidenz für diese Annahme kommt von einer Studie (Rimé et al.,1984), in der Sprecher in zwei Bedingungen in einer Konversationssituation untersucht wurden. In einer Bedingung konnten sich die Probanden frei bewegen; in der zweiten Bedingung wurden sie daran gehindert, Hände, Arme, und Beine zu bewegen. Erstaunlicher Weise zeigte sich ein weniger anschaulicher und weniger lebendiger Sprachgebrauch, wenn die Personen nicht gestikulieren konnten. Dabei bleibt die Methode des

Unterdrückens von Gestik fragwürdig, da sie eine sehr unnatürliche Gesprächssituation hervorruft. In einer anderen Studie (Hostetter, 2007) wurden Probanden aufgefordert, unterschiedliche Muster zu beschreiben. In der ersten Bedingung bestanden die Muster aus Punkten und Verbindungslinien und konnten leicht als zusammenhängende Figuren erkannt werden, während die Muster in der zweiten Bedingung nur aus Punkten bestanden und schwieriger zu beschreiben waren, da sie keine klaren Figuren ergaben. Die Ergebnisse zeigten, daß die Probanden in der konzeptuell aufwendigeren Aufgabe mehr bildhafte Gesten produzierten.

Andere Autoren gehen davon aus, daß der Sprecher gestikuliert, um den Wortabruf zu erleichtern (Butterworth & Hadar, 1989, Krauss et al., 2000). Dabei wird angenommen, daß eine bedeutungstragende Geste den Abruf des entsprechenden Wortes erleichtert, indem die Geste zusätzliche Information vermittelt, wenn die im reinen Sprachproduktionsprozeß aktivierten Merkmale für den Wortabruf nicht genügen. Evidenzen für diese Theorie liefern auch Untersuchungen mit Aphasiepatienten (z. B. Hadar et al., 1998). Für eine ausführliche kritische Darstellung dieser Annahme siehe Feyereisen (2006).

Gestik hat eine kommunikative und interaktive Funktion:

Andere Autoren vertreten die Meinung, daß Gesten vorrangig für den Zuhörer produziert werden, um zusätzliche Information zu vermitteln. Kendon (1994) geht davon aus, daß Gestik einen kommunikativen Nutzen hat und dem Gegenüber Information über den semantischen Gehalt der Äußerung vermittelt. Dabei betont er, daß es kontextabhängig ist, wann und in welchem Ausmaß gestische Information zur Interpretation einer verbalen Äußerung hinzugezogen wird. Beattie und Shovelton (1999) zeigten, daß bildhafte Gesten zusätzlichen Informationsgewinn bringen. Sie zeigten gesunden Probanden Ausschnitte von gefilmten Nacherzählungen von Zeichentrickfilmen in drei Bedingungen: die Nacherzählungen wurden nur auditiv, nur visuell oder als vollständiges Video mit Bild und Ton dargeboten. Die Probanden entnahmen den Nacherzählungen mit Bild und Ton signifikant mehr Aspekte der Geschichte als in den Bedingungen, die entweder nur die auditive oder nur die visuelle Information verwendeten. Die Autoren schlossen hieraus, daß bildhafte Gesten dem Zuhörer einen wichtigen Beitrag zur Interpretation von Äußerungen liefern. Allerdings scheint sich dieser Beitrag auf bestimmte Aspekte des Inhalts zu beschränken. Der gewinnbringende Effekt der Gestik betraf hauptsächlich räumliche Aspekte wie Größe von Objekten und relative Position von Personen und Gegenständen.

Schließlich nimmt De Ruiter (2000, 2003) an, daß bildhafte Gesten und Sprache als kompensatorische Kanäle funktionieren: Wenn ein Sachverhalt in gesprochener Sprache nicht ausreichend erläutert werden kann, werden Gesten eingesetzt um die zusätzliche Information zu vermitteln. Andererseits nimmt er an, daß der verbale Ausdruck elaborierter wird, wenn Gestikulieren nicht möglich ist.

Neurologische Grundlagen spontaner Gestik

Beschäftigt man sich mit Gesten bei Patienten mit Hirnschädigung, stellt sich die Frage nach deren neurologischen Grundlagen. Sie ist bislang noch nicht eindeutig zu beantworten. Weit verbreitet ist die Auffassung, daß Gestik bei Rechtshändern in der linken Hemisphäre generiert wird. Diese Meinung basiert auf der Annahme eines engen Zusammenhangs zwischen Sprach- und Gestenproduktion. Kimura (1973) beobachtete, daß Rechtshänder, bei denen die Hauptfunktionen der Sprache linkshemisphärisch lateralisiert sind, vorwiegend die rechte Hand für kommunikative Gesten bevorzugen. Sie folgerte daraus, daß die Handpräferenz für diese Gesten durch die Lateralisierung der Sprache bestimmt wird.

In anderen Untersuchungen (z. B. Lausberg & Kita, 2003; Blonder, 1995) fanden sich jedoch keine signifikanten Unterschiede zwischen dem Gebrauch der rechten und der linken Hand für die Ausführung von kommunikativen Gesten. Neuere Ergebnisse (Lausberg et al., 2007) von Untersuchungen mit Patienten mit durchtrenntem Corpus Callosum deuten auch auf die Möglichkeit, daß es bestimmte Handpräferenzen für bestimmte Gestentypen gibt. Man geht davon aus, daß die Hände dieser

Patienten fast ausschließlich von der contralateralen Hemisphäre kontrolliert werden, da die Verbindung zwischen den beiden Hirnhälften unterbrochen ist (Lausberg & Cruz 2004). In ihrer Studie fanden Lausberg et al. (2007) bei vier Patienten eine deutliche Präferenz der linken Hand für prosodische Gesten sowie eine Präferenz für linksseitiges Schulterzucken. Die Autoren folgern daraus, daß die linkshändig ausgeführten Gesten mit Funktionen wie Prosodie und Emotion, die der rechten Hemisphäre zugeordnet werden, in Verbindung stehen und weitgehend unabhängig von der linkshemisphärisch organisierten Sprachproduktion generiert werden. Die Patienten zeigten weiterhin eine klare Präferenz der rechten Hand für die Ausführung von Pantomimen. Dieses Ergebnis stimmt mit Ergebnissen von Läsionsstudien überein, die zeigten, daß Patienten mit linkshemisphärischer Hirnschädigung beim Ausführen von Pantomimen auf Aufforderung weitaus schwerer beeinträchtigt waren als Patienten mit rechtshemisphärischer Schädigung (Hartmann et al., 2005).

Gestik bei Patienten mit linkshemisphärischer Schädigung

Patienten mit Sprachstörungen könnte der Einsatz nonverbaler Kommunikationsmittel helfen, sich verständlich zu machen. Die klinische Beobachtung zeigt jedoch, daß Menschen mit Aphasie oft nicht in der Lage sind, Gestik optimal für die Verständigung im Alltag zu nutzen.

- Die *Asymbolie-Hypothese* vertritt die Auffassung, daß die aphasische Sprachstörung nur das auffälligste Symptom einer weiter reichenden Grundstörung des Symbolgebrauchs ist. Der Begriff »Asymbolie« wurde in diesem Zusammenhang erstmals von Finkelnburg (1870) vorgeschlagen.
  Im Gegensatz dazu entstand basierend auf beobachteten Dissoziationen zwischen verbalen und nonverbalen Fähigkeiten die *Unabhängigkeitshypothese.* Hier wird davon ausgegangen, daß Aphasie eine spezifische verbale Störung ist, die nicht zwingend die nonverbale Verständigungsfähigkeit beeinträchtigt. Störungen der Produktion

von Gesten wären demnach assoziierten neuropsychologischen Störungen wie der Apraxie zuzuschreiben (Goodglass & Kaplan, 1963).

Menschen mit Aphasie leiden häufig zusätzlich an einer Apraxie der Gliedmaßen. Der Einfluß der Apraxie auf die Fähigkeit, spontane Gesten zu produzieren, wird kontrovers diskutiert. Im Folgenden wird zunächst ein Literaturüberblick bezüglich des Zusammenhangs von Aphasie und Gestik vorgestellt. Dann werden Erkenntnisse hinsichtlich des möglichen Einflusses der Apraxie auf die Gestik dargestellt.

Gestik und Aphasie

In einer Reihe von Studien ist der Zusammenhang von Aphasie und spontaner Gestik untersucht worden. Die Zahl der Untersuchungsmethoden und der für die Gestenanalyse angewandten Klassifikationssysteme ist ebenso groß wie die Bandbreite der Ergebnisse.

Glosser et al. (1986) untersuchten das gestische Verhalten von zehn Patienten mit leichter bis mittelschwerer Aphasie und von gesunden Kontrollprobanden in einer Interview-Situation. Dabei fanden sie, daß die mittelschwer betroffenen Patienten im Vergleich zu den leicht beeinträchtigten Patienten und den Kontrollpersonen einen geringeren Anteil komplexer Gesten und einen höheren Anteil an unspezifischen, undeutlichen Gesten produzierten. Die Autoren folgerten daraus, daß die gestische Kommunikation bei vorliegender Aphasie gestört ist und zwar parallel zur linguistischen Beeinträchtigung.

Eine ähnliche Annahme äußerten Cicone et al. (1979). Sie berichteten, daß zwei Patienten mit anterioren Läsionen der Sprachregion sowie unflüssiger, agrammatischer Sprachproduktion und gutem Sprachverständnis in ihrer nonverbalen Kommunikation eher wenige, einfache Gesten gezielt einsetzten, die vom Gesprächspartner meist eindeutig interpretiert werden konnten. Dagegen zeigte sich bei zwei Patienten mit posterioren Läsionen der Sprachregion und flüssiger, inhaltsleerer und neologistischer Sprachproduktion sowie schlechtem Sprachverständnis eine höhere Gestenzahl sowie ein höherer Anteil komplexer Gestenverbindungen. Jedoch war bei diesen Patienten die Anzahl der Gesten, die unklar blieben beziehungsweise deren Inhalt oder kommunikative

Funktion nicht bestimmt werden konnten deutlich höher als bei den agrammatischen Patienten. Cicone et al. folgerten daraus, daß verbale und gestische Fähigkeiten der Patienten dieselben Eigenschaften aufweisen. McNeill (1985) bedient sich dieser Ergebnisse, um seine Theorie der parallelen Verarbeitung von Sprache und Gestik bei gesunden Sprechern zu belegen. Dabei hatte Feyereisen (1983) bereits festgestellt, daß das geringere Auftreten von Gesten bei Patienten mit unflüssiger Sprachproduktion auf eine langsamere Sprechgeschwindigkeit zurückzuführen ist. Obwohl diese Patienten pro Zeiteinheit weniger gestikulieren als gesunde Kontrollen (Gesten pro Minute), erreichen die Patienten gemessen an der Sprachproduktion eine höhere Gestenfrequenz (Gesten pro Wort). Diese Ergebnisse werden auch in einer neueren Studie von Lott (1999) belegt, die fand, daß unflüssige Patienten weitaus mehr Gesten pro 100 Wörtern produzierten als Kontrollen und Patienten mit flüssiger Sprachproduktion.

Herrmann et al. (1988) untersuchten das nonverbale Verhalten von Personen mit schwerer unflüssiger Aphasie und deren Angehörigen in einer Gesprächssituation. Dabei bestimmten sie verschiedene Gestentypen und deren kommunikative Funktion. Herrmann et al. fanden, daß die aphasischen Sprecher signifikant mehr Gesten in der Kommunikation einsetzten als die gesunden Partner. Dabei verwendeten sie auch einen höheren Anteil an Gesten mit sprachersetzendem Charakter. Hier muß erwähnt werden, daß in der Analyse neben Handgesten auch nonverbale Kommunikationsmittel wie Kopfschütteln, Nicken und Schulterzucken berücksichtigt wurden, welche sehr häufig eingesetzt wurden. Drei Viertel dieser nonverbalen Elemente wurden als bedeutungstragend und als sinnvoll in den Gesprächskontext eingebettet bewertet. Die Autoren folgerten daraus, daß Menschen mit schwerer Aphasie in der Lage sind, bedeutungstragende Gesten für die Kompensation ihrer verbalen Beeinträchtigung einzusetzen, also vom schwerer betroffenen verbalen Kommunikationskanal zum weniger betroffenen nonverbalen wechseln. Zumindest für Sprecher mit schwerer unflüssiger Aphasie sehen die Autoren nonverbales Verhalten als elementares Verständigungsmittel an und plädieren dafür, zumindest bei schwerbetroffenen Patienten den Fokus von einer reinen Sprachtherapie auf eine breiter angelegte Kommunikationstherapie zu erweitern.

Hadar et al. (1998) untersuchten die Produktion von bildhaften Gesten bei aphasischen Patienten mit Wortabrufstörungen und fanden, daß diese mehr solcher Gesten produzierten als gesunde Probanden oder Patienten mit konzeptuellen Störungen. Die Autoren bewerten diese Beobachtung als Bestätigung der Theorie, daß bildhafte Gestik zur Fazilitierung des Wortabrufs beiträgt. Tatsächlich stellten Rose & Douglas (2001) in einer Benennstudie mit sechs Patienten mit Wortabrufdefiziten einen Fazilitierungseffekt durch den Einsatz von Gesten in der Therapie fest. Allerdings beschränkte sich dieser Effekt auf die Patienten mit primären Störungen der phonologischen Enkodierung.

Gestik und Apraxie

Patienten mit Aphasie haben oft auch eine Apraxie der Gliedmaßen. Die beiden Störungen treten häufig, aber nicht immer gemeinsam auf.

- □ Das Leitsymptom der Apraxien sind fehlerhafte motorische Aktionen. Die Apraxien unterscheiden sich von anderen Bewegungsstörungen wie etwa einer Lähmung oder einem Zittern dadurch, daß fehlerhafte Bewegungen nur bei bestimmten Handlungen auftreten. Im Zentrum der Symptome stehen drei Domänen motorischer Aktionen: Werkzeug- und Objektgebrauch, Produktion kommunikativer Gesten und Imitieren von Gesten (Goldenberg 2007a:135).

Traditionell unterscheidet man seit Liepmann (1908) die ideatorische von der ideomotorischen Apraxie. Dabei wird die ideatorische Apraxie in der Regel als konzeptuelle Störung angesehen, bei der ein fehlender Bewegungsplan zu Störungen im Umgang mit Objekten sowie zu einer beeinträchtigten sequentiellen Organisation von Bewegungen beim Hantieren mit Gegenständen (mehrschrittige Handlungsabläufe) führt. Die ideomotorische Apraxie wird als fehlerhafte Umsetzung eines Bewegungsplans in motorische Aktionen definiert. Dabei kommt es zu Störungen bei Handlungen ohne Objekt, wie die Ausführung kommunikativer Gesten auf Aufforderung (Pantomime) oder die Imitation von Bewegungen. Goldenberg (2007) plädiert für eine Auflösung dieser traditionellen Einteilung. Er sieht Apraxie als eine Gruppe von Symptomen, die mehrere autonome Domänen spezifisch menschlicher motorischer Fertigkeiten umfaßt. Dazu gehören das Imitieren von bedeutungslosen Gesten, das Ausführen bedeutungstragender Gesten auf Aufforderung sowie der Werkzeug- und Objektgebrauch. Fraglich bleibt, ob auch Störungen der Spontangestik den Apraxien zuzuordnen sind oder ob ein Zusammenhang zwischen Beeinträchtigungen in der Spontangestik und apraktischen Störungen besteht. Dieser mögliche Zusammenhang wird traditionell untersucht, indem die Leistungen der spontanen Gestik mit den Werten der Apraxiediagnostik verglichen werden. Dabei steht meist die Pantomime-Prüfung im Zentrum des Interesses, da die Fähigkeit bedeutungstragende Gesten auf Aufforderung zu produzieren wohl am ehesten darüber Aufschluß geben kann, ob ein Patient dazu in der Lage ist, spontane Gesten im Alltag zur Inhaltsvermittlung einzusetzen.

Untersuchungen zum Einfluß der Apraxie auf die Produktion von Gesten haben zu widersprüchlichen Ergebnissen geführt. Borod et al. (1989) gingen dieser Fragestellung in einer Studie mit 41 aphasischen Patienten nach. Dabei wurde mit allen Patienten eine Apraxiediagnostik durchgeführt, die sowohl die Ausführung bedeutungstragender Gesten auf Aufforderung als auch deren Imitation umfaßte. Die erzielten Punktwerte wurden mit Ergebnissen aus einer Bewertungsskala für nonverbale Kommunikation verglichen. Auf dieser Skala bewerteten zwei Beurteiler (Sprachtherapeut und Krankenschwester), ob, wie häufig und zu welchem kommunikativen Zweck Gestik von Patienten in Alltagssituationen eingesetzt wird. Die Autoren fanden eine signifikante positive Korrelation zwischen den Ergebnissen der Apraxietestung und der Bewertung der nonverbalen Fähigkeiten. Je ausgeprägter die apraktische Störung war, desto seltener setzten die Patienten Gestik zur Verständigung ein. Kritisch zu betrachten ist bei dieser Studie die geringe Anzahl von Items in der Apraxieprüfung.

Im Gegensatz zu den Ergebnissen von Borod et al. sprechen neuere Studien für eine Dissoziation von spontaner Gestik und Apraxie. So untersuchten Rose und Douglas (2003) sieben Patienten mit nichtflüssiger

Aphasie. Sie fanden keinen Zusammenhang zwischen dem Ergebnis der Apraxietestung und der Anzahl bedeutungstragender Gesten, die in freier Konversation in einem Zeitraum von sechs Minuten produziert wurden. Die Autoren folgerten daraus, daß das Bestehen einer Apraxie keine Vorhersagen über die Fähigkeit, bedeutungstragende Gesten zur Kommunikation einzusetzen, erlaubt.

Lausberg et al. (2000) untersuchten einen linkshändigen Patienten mit Durchtrennung des Corpus Callosums. Der Patient litt an einer Apraxie der linken Hand, benutzte aber für spontan im Gespräch produzierte Gesten vorwiegend die linke Hand. Die Autoren interpretierten dies als einen Hinweis auf eine Dissoziation zwischen Apraxie und Gestik.

In einer Studie zur Diversität spontaner Gesten untersuchten Hogrefe et al. (2007) 20 Patienten mit schwersten Aphasien. Alle Patienten waren in ihrer verbalen Kommunikationsfähigkeit extrem eingeschränkt (Punktwert 0 oder 1 auf der Spontansprachskala des Aachener Aphasie Tests für verbale Kommunikation). Die Apraxie wurde mit der Pantomime-auf-Aufforderung-Prüfung (Pantomime- und Zeichnen-Test, Goldenberg 2003, 2007b) getestet. Dabei wird dem Patienten das Bild eines Objekts (zum Beispiel Glas) vorgelegt, und er wird aufgefordert, die Pantomime des Objektsgebrauchs auszuführen (*Bitte zeigen Sie mir, wie man aus einem Glas trinkt!*). Die Bewertung der Pantomime erfolgt anhand definierter Merkmale (zum Beispiel Handform, Bewegungstyp). Elf der Patienten zeigten hier eine beeinträchtigte Leistung. Die Gesten wurden im Rahmen einer Nacherzählaufgabe erhoben. Die Patienten erzählten neun kurze Videosequenzen von Mr.-Bean- und Zeichentrickfilmen nach und wurden dabei gefilmt. Mit einem reduzierten Zeichensatz des Hamburger Notationssystems für Gebärdensprachen (Prillwitz, 1989) wurden die Handgesten nach rein physiologischen Merkmalen (zum Beispiel Grundstellung der Hand, Bewegungstyp, Position der Hand relativ zum Körper) transkribiert. Dann wurde anhand der Transkriptionen ein Diversitätswert errechnet, der darstellt, in welchem Maß verschiedene Merkmale von einer Person genutzt werden. Die Ergebnisse des Pantomime-auf-Aufforderung-Tests korrelierten mit den Diversitätswerten der spontanen Gestik. Für einige Patienten zeigte sich jedoch, daß trotz ausgeprägter Pantomimestörung eine hohe Diversität erreicht wurde, also trotz Apraxie sehr unterschiedliche Gesten produziert wurden. Die Apraxie scheint also einen Einfluß auf das spontane Gestikulieren zu haben, jedoch erlaubt die Leistung in der Apraxieprüfung für den einzelnen Patienten keinen direkten Rückschluß darauf, ob vielfältige Gesten in der spontanen Kommunikationssituation eingesetzt werden. Da diese rein formale Analyse der Gesten keine eindeutigen Rückschlüsse auf deren kommunikative Effektivität erlaubt, wurde eine weitere Studie (Weidinger, 2008) durchgeführt. Hier wurde untersucht, wie erfolgreich die aphasischen Sprecher die Inhalte der Geschichten gestisch vermittelten. Ausgewählt wurden je sechs Nacherzählungen von 16 der Patienten, davon acht mit und acht ohne Apraxie. Diese Nacherzählungen wurden gesunden Probanden, die zuvor mit den Stimulusfilmen trainiert worden waren, ohne Ton präsentiert. Die gesunden Probanden sollten allein anhand der visuellen Information beurteilen, welchen der Filme der jeweilige Patient nacherzählte. Die Videos der aphasischen Patienten ohne begleitende Apraxie konnten von den gesunden Probanden besser den Originalfilmen zugeordnet werden. Es zeigte sich eine Korrelation zwischen den erzielten Werten in der Pantomime-Prüfung und der Prozentzahl der korrekt zugeordneten Nacherzählungen. Hieraus schließen die Autoren, daß die Schwere der Apraxie einen Einfluß auf die Fähigkeit hat, mittels Handgesten relevante Informationen zu vermitteln.

Gestik in Diagnostik und Therapie

Gestik hat bisher nur wenig Aufmerksamkeit in der Diagnostik und Therapie von Aphasien erhalten. Insbesondere im Bereich der Diagnostik finden sich wenige Verfahren, bei denen die Gestik von Patienten Beachtung findet. In der Behandlung von aphasischen Patienten wird der Einsatz von Gesten als kompensatorische Strategie oder zur Fazilitierung des Wortabrufs trainiert. Doch es bleibt bislang unklar, welche Voraussetzungen ein Patient erfüllen muß, um von diesen Therapien profitieren zu können.

Diagnostik

In der Aphasiediagnostik wird der Gestik bislang nur wenig Bedeutung beigemessen. Sie findet Berücksichtigung nur in einigen Diagnostikbögen zur Kommunikationsfähigkeit von Patienten mit schweren Sprechstörungen oder schweren expressiven Sprachstörungen, bei denen Gestik als ein Mittel der Verständigung mit erfaßt wird.

Beispielhaft soll hier eine dieser Methoden vorgestellt werden. In einem gelenkten Interview (Mangold et al., 2001) wird die Kommunikationsfähigkeit eines Patienten beurteilt, indem der Erfolg einer Inhaltsvermittlung unabhängig davon bewertet wird, ob der Patient seine Mitteilung in der 1. mündlichen, 2. mimischen/gestischen oder 3. schriftlichen/graphischen Modalität macht. Das Interview besteht aus 20 Fragen aus dem Alltagsbereich des Patienten, die sich auf persönliche Daten, Floskeln, Gegenstände und Tätigkeiten sowie Begebenheiten beziehen. Für jede Frage werden Mindestanforderungen an die Antwort des Patienten formuliert. Dabei kann es sich um Ja-Nein-Antworten, Zahlen, Daten oder Namen, Aufzählungen von Gegenständen oder Tätigkeiten sowie kurze narrative oder beschreibende Texte handeln. Der Patient wird ausdrücklich darauf hingewiesen, daß Hilfsmittel wie Schreiben, Zeichnen, Kommunikationsbuch oder Gestik verwendet werden können. Der Informationsgehalt der Antwort wird unabhängig von der gewählten Modalität anhand einer vierstufigen Skala bewertet:

0 keine Inhaltsvermittlung
1 nur bruchstückhafte Inhaltsvermittlung
2 leicht unvollständige Inhaltsvermittlung
3 vollständige Inhaltsvermittlung

So erhält man zunächst eine Aussage über die Effektivität der Verständigung des Patienten. Zusätzlich erfolgt eine getrennte Bewertung der drei Modalitäten. So kann ein Kommunikationsprofil des Patienten erstellt werden, das Aufschluß darüber gibt, welchen Vermittlungskanal der Patient in der jeweiligen Testung zur Verständigung erfolgreich nutzt und auch eine Verlaufsdokumentation ermöglicht.

	mündlich mimisch / gestisch schriftlich / graphisch
0	keine beziehungsweise unverständliche / nicht interpretierbare / unleserliche Antwort
1	fragmentarisch, als unterstützender Hinweis verwendbar; isoliert nicht interpretierbar
2	verwertbare, aber unvollständige Information
3	vollständige Information

Mangold et al. (2001) zeigten an einer Untersuchung mit sieben Patienten, daß dieses Verfahren geeignet ist, um quantitative und qualitative Unterschiede in der Kommunikationsfähigkeit von Patienten mit schwersten expressiven Sprach- und Sprechstörungen aufzuzeigen, die so differenziert in einem Verfahren wie dem Aachener Aphasie Test (AAT; Huber, 1983) nicht zu erfassen sind.

Therapie

Einige Methoden in der Aphasietherapie stützen sich auf Gestik. Diese lassen sich in zwei große Gruppen einteilen: zum einen in Ansätze, bei denen Gesten die verbale Sprachproduktion unterstützen und erleichtern sollen, zum anderen in Ansätze, die darauf hinarbeiten, daß Gestik kompensatorisch eingesetzt wird. So können Gesten die verbale Äußerung ergänzen, wenn die lautsprachlichen Fähigkeiten nicht zur vollständigen Inhaltsvermittlung ausreichen oder bei schwereren Aphasien die Lautsprache komplett ersetzen.

Einsatz von Gesten zur Fazilitierung des Wortabrufs:

Für Patienten mit Wortabrufabrufstörungen kann Gestik als Selbst-Cueing-Strategie fungieren. In Benennübungen mit Bildkarten von Objekten des täglichen Gebrauchs oder realen Gegenständen kann der Patient aufgefordert werden, generell vor dem mündlichen Benennversuch oder aber bei Schwierigkeiten im Benennen eine entsprechende bedeutungstragende Geste zu produzieren, um den Abruf des Wortes zu erleichtern. Diese Methode wird von manchen Patienten auch spontan eingesetzt. Forschungsergebnisse lassen aber bisher keine eindeutige Aussage darüber zu, welche Patienten von diesem Ansatz profitieren (vgl. Rose, 2006; Feyereisen, 2006).

Einsatz von Gesten zur Kompensation eingeschränkter verbaler Möglichkeiten:

Im Rahmen des »Total-Communication«-Ansatzes wurde das PACE-Verfahren entwickelt (Promoting Aphasics' Communicative Effectiveness, Davis & Wilcox, 1981, 1985). PACE findet heute in der Therapie weite Verbreitung, was auch darauf zurückzuführen ist, daß es Modifikationen erlaubt und sich für Gruppentherapien eignet (vgl. Glindemann & Springer, 1995). Grundlegend für diese Methode ist die Annahme, daß auch schwerbetroffene Patienten über kommunikative Kompetenzen verfügen, die es ihnen ermöglichen, eine Botschaft zu übermitteln. Mit PACE sollen diese Kompetenzen gefördert werden und somit die Fähigkeit des Aphasikers verbessert werden, sich in natürlichen Gesprächssituationen verständlich zu machen.

Die Grundaufgabe ist einfach: Patient und Therapeut ziehen abwechselnd verdeckt Bildkarten, deren Inhalt dem Gegenüber vermittelt werden soll. Vier Prinzipien bestimmen dabei die Durchführung der Sitzung:

1. Zwischen Patient und Therapeut erfolgt ein Austausch neuer Informationen: Zumindest im Ansatz soll gewährleistet werden, daß die zu vermittelnde Botschaft auch für den Therapeuten neue Information enthält und somit eine Annäherung an eine natürliche Gesprächssituation stattfindet.
2. Patient und Therapeut übernehmen abwechselnd die Rolle des Senders und des Empfängers und werden so zu gleichberechtigten Kommunikationspartnern.
3. Der Patient wählt frei, über welchen Kanal er seine Botschaft übermitteln will. So kann er verbliebene lautsprachliche oder schriftsprachliche Fähigkeiten ebenso zur Verständigung einsetzen wie Zeichnen, Gestik oder Kombinationen dieser Kanäle.
4. Feedback wird hinsichtlich der kommunikativen Adäquatheit gegeben. Der Patient wird vom Therapeuten nicht korrigiert, sondern erhält Rückmeldung darüber, ob seine Mitteilung verstanden wurde. Der Therapeut kann dabei zusätzliche Informationen erfragen oder aber den Patienten bitten, einen neuen Erklärungsversuch zu beginnen, wenn seine Aussage gänzlich unklar geblieben ist.

Darüber hinaus hat der Therapeut die Rolle eines Modells und verwendet selbst alternative Kommunikationswege, um dem Patienten durch sein Verhalten neue Möglichkeiten der Verständigung aufzuzeigen. Bei der Therapie im PACE-Setting geht es also darum, effektiv zu kommunizieren, unabhängig vom gewählten Kommunikationskanal. Der Einsatz von Gestik ist hier ein möglicher Weg sich mitzuteilen. So können Patienten Embleme oder Pantomimen einsetzen oder aber auf Gegenstände oder Bilder im Raum zeigen, um sich verständlich zu machen.

In der Visual Action Therapy (V.A.T., Helm-Estabrooks et al., 1982) wird dagegen *ausschließlich* gestische Verständigung trainiert. Es handelt sich um ein Behandlungsprogramm, das für schwerbeeinträchtigte Aphasiker entwickelt wurde. Die Patienten werden dabei angeleitet, symbolische Gesten als Kommunikationsmittel einzusetzen. Als Therapiematerial dienen acht Gegenstände des täglichen Gebrauchs (zum Beispiel Hammer, Telefon) sowie Bildkarten. Es handelt sich um Gegenstände, deren Nutzung mit einer einfachen einhändig ausführbaren pantomimischen Gesten dargestellt werden kann. Die Bildkarten bestehen aus acht großen, realistisch und bunt dargestellten Zeichnungen der Objekte, acht kleinen Strichzeichnungen der Objekte sowie acht Handlungsbildkarten mit Zeichnungen von Personen, die den Gegenstandsgebrauch demonstrieren.

Ein Grundprinzip der V.A.T. ist die kleinschrittige Vorgehensweise. Es werden mehrere Therapiestufen durchlaufen, in denen dem Patienten sukzessive das Konzept einer pantomimischen Darstellung von Objektgebrauch näher gebracht wird. Eine neue Therapiestufe wird nur dann eingeführt, wenn der Patient die vorhergehende Aufgabe vollständig beherrscht. Die Therapie beginnt zunächst damit, daß der Patient die Umrisse seiner eigenen Hand und dann die der Gegenstände auf einem Blatt Papier umfahren soll. Dem Patienten soll so vermittelt werden, daß Linienzeichnungen ein reales Objekt repräsentieren können. Die folgenden Teilschritte beinhalten Aufgaben, bei denen Gegenstände und Bilder einander zugeordnet werden sowie Übungen, bei denen die Handhabung der Gegenstände, das Imitieren der Pantomimen des Objektgebrauchs und das Zuordnen der Pantomimen zu den entsprechenden Gegenständen gelernt werden. Dabei nimmt der Abstraktionsgrad immer weiter zu, bis schließlich die Pantomime des Objektgebrauchs für einen Gegenstand ausgeführt werden soll, der sich nicht mehr im Blickfeld des Patienten befindet. Für eine detaillierte Beschreibung der einzelnen Stufen siehe Helm-Estabrooks et al. (1982) oder Springer (1985).

Weiterhin finden sich auch ergotherapeutische Ansätze für ein gezieltes Gestentraining mit apraktischen und aphasischen Patienten. Daumüller (1999) geht davon aus, daß der Aufbau eines Körperschemas, die Fähigkeit zur Imitation und ein adäquater Gebrauch von Objekten Grundfertigkeiten für ein erfolgreiches Gestentraining sind. Diese ermöglichen dem Patienten den gezielten Einsatz eigener Körperbewegungen und sind eine Voraussetzung, um Gesten und ihren eindeutigen Bewegungsablauf ableiten zu können. Das Training wird mit einem eng umschriebenen Repertoire an Gesten durchgeführt, wobei auch gezielt am Gestenverständnis gearbeitet wird. Dabei soll der Patient lernen, eine Geste selbständig auszuwählen und sie motorisch eindeutig umzusetzen. Ein wichtiges übergeordnetes Ziel der Therapie ist der Abruf der geübten Geste in einem Kontext. In diesem Ansatz wird das Gestentraining als Grundlage für eine alltagsorientierte Therapie gesehen, in der nach Erreichen der oben beschriebenen Ziele die erarbeiteten Gesten in konkreten alltagsrelevanten Situationen (zum Beispiel Bestellen im Café) eingesetzt werden sollen.

Ein ähnliches Verfahren beschreibt Urbach (1997), der zusätzlich eine Einbeziehung der Angehörigen in das Gestentraining fordert. Sich mittels Gestik erfolgreich im Alltag zu verständigen setzt voraus, daß das Umfeld des Patienten modalitätsspezifische Restriktionen, aber auch die Möglichkeiten nonverbaler Kommunikation beachtet. Für eine detaillierte Beschreibung des Gestentrainings und des Gesteninventars sowie eine anschauliche Darstellung anhand von Fallbeispielen siehe Urbach (1997).

Literatur

Beattie, G. & Shovelton, H. (1999) Mapping the range of information contained in the iconic hand gestures that accompany spontaneous speech. *Journal of Language and Social Psychology, 18,* 438-462.

Blonder, L. X., Burns, A. F., Bowers, D., Moore, R. W. & Heilman, K. M. (1995) Spontaneous gestures following right hemisphere infarct. *Neuropsychologia, 33,* 203-213.

Borod, J. C., Fitzpatrick, P. M., Helm-Estabrooks, N. & Goodglass, H. (1989) The relationship between limb apraxia and the spontaneous use of communicative gesture in aphasia. *Brain and Cognition, 10,* 121-131.

Butterworth, B. & Hadar, U. (1989) Gesture, speech, and computational stages: A reply to McNeill. *Psychological Review, 96,* 168-174.

Cicone, M., Wapner, W., Foldi, N., Zurif, E. & Gardner, H. (1979) The relation between gesture and language in aphasic communication. *Brain and Language, 8,* 324-349.

Corballis, M. C. (2003) From mouth to hand: Gesture, speech, and the evolution of right-handedness. *Behavioral and Brain Sciences, 26,* 199-208.

Daumüller, M. (1999) Apraxie. In: Götze, R. & Höfer, B. (Hg.) *AOT – Alltagsorientierte Therapie bei Patienten mit erworbener Hirnschädigung – Eine Aufgabe für das gesamte Reha-Team.* Stuttgart, New York: Thieme.

Davis, G. A. & Wilcox, M. J. (1981) Incorporating parameters of natural conservation in aphasia treatment. In: Chapey, R. (ed.) *Language Intervention Strategies in Adult Aphasia.* Baltimore, London: Williams & Wilkins.

Davis, G. A. & Wilcox, M. J. (1985) *Adult Aphasia Rehabilitation: Applied Pragmatics.* San Diego: College-Hill Press.

De Ruiter, J.-P. (2000) The production of gesture and speech. In: Mc Neill, D. (ed.) *Language and Gesture.* Cambridge: University Press.

De Ruiter, J-P. (2003) The Function of Hand Gesture in Spoken Conversation. In: Bickenback, M., Klappert, A. & Pompe, H. (ed.) *Manus Loquens*. Cologne: DuMont.

Efron, D. (1972) *Gesture, Race and Culture*. The Hague: Mouton. (Originally published in 1941 under the title *Gesture and Environment.* Mourningside Heights: King's Crown Press.)

Ekman P. & Friesen W. (1969) The repertoire of nonverbal behavior: Categories, origins, usage, and coding. *Semiotica, 1,* 49-98.

Feyereisen, P. (1983) Manual activity during speaking in aphasic subjects. *International Journal of Psychology, 18,* 545-556.

Feyereisen, P. (2006) How could gesture facilitate lexical access? *Advances in Speech-Language Pathology, 8,* 128-133.

Finkelnburg, F. C. (1870) Sitzung der Niederrheinischen Gesellschaft in Bonn. Medizinische Section. *Berliner Klinische Wochenschrift, 7,* 449-450, 460-462.

Glindemann, R. & Springer, L. (1995) An assessment of PACE therapy. In: Code, C. & Müller, D. (eds.) *The Treatment of Aphasia: From Theory to Practice*. London: Whurr.

Glosser, G., Wiener, M. & Kaplan, E. (1986) Communicative gestures in aphasia. *Brain and Language, 27,* 345-359.

Goldenberg, G., Hartmann, K. & Schlott, I. (2003) Defective pantomime of object use in left brain damage: Apraxia or asymbolia? *Neuropsychologia, 41,* 1565-1573.

Goldenberg, G. (2007a) *Neuropsychologie: Grundlagen, Klinik, Rehabilitation*. Stuttgart, Jena, Lübeck, Ulm: Urban & Fischer.

Goldenberg, G., Hermsdörfer, J., Glindemann, R., Rorden, C. & Karnath, H.-O. (2007b) Pantomime of tool use depends on integrity of left inferior frontal cortex. *Cerebral Cortex, 17,* 1565-1573.

Goodglass, H. & Kaplan, E. (1963) Disturbance of gesture and pantomime in aphasia. *Brain, 86,* 703-720.

Hadar, U., Wenkert-Olemik D., Krauss, R. & Soroker, N. (1998) Gesture and the processing of speech: Neuropsychological evidence. *Brain and Language, 62,* 107-126.

Hartmann, K., Goldenberg, G., Daumüller, M. & Hermsdörfer, J. (2005) It takes the whole brain to make a cup of coffee: The neuropsychology of naturalistic actions involving technical devices. *Neuropsychologia, 43,* 625-637.

Helm-Estabrooks, N., Fitzpatrick, P. M. & Barresi, B. (1982) Visual action therapy for global aphasics. *Journal of Speech and Hearing Disorders, 47,* 385-389.

Herrmann, M., Reichle, T., Lucius-Hoene, G., Wallesch, C. W. & Johannsen-Horbach, H. (1988) Nonverbal communication as a compensative strategy for severely nonfluent aphasics? A quantitative approach. *Brain and Language, 33,* 41-54.

Hogrefe, K., Ziegler, W., Kögl, O., Glindemann, R. & Goldenberg, G. (2007) *Spontane Gestik bei schwer aphasischen Patienten: Welchen Einfluß hat die Apraxie?* 7. Jahrestagung der Gesellschaft für Aphasieforschung und behandlung, Idstein.

Hostetter, A. B., Alibali, M. W. & Kita, S. (2007) I see it in my hands' eye: Representational gestures reflect conceptual demands. *Language and Cognitive Processes, 22,* 313-336.

Huber, W., Poeck, K., Weniger, D. & Willmes, K. (1983) *Aachener Aphasie Test*. Göttingen: Hogrefe.

Iverson, J. M. & Goldin-Meadow, S. (1998) Why people gesture when they speak. *Nature, 396,* 228.

Iverson, J. M., Tencer, H. L., Lany, J. & Goldin-Meadow, S. (2000) The relation between gesture and speech in congenitally blind and sighted language-learners. *Journal of Nonverbal Behavior, 24,* 105-130.

Kendon, A. (1994) Do gestures communicate? A review. *Research on Language and Social Interaction, 27,* 175-200.

Kimura, D. (1973) Manual activity during speaking – I. Right-handers. *Neuropsychologia, 11,* 45-50.

Kita, S. (2000) How representational gestures help speaking. In: Mc Neill, D. (ed.) *Language and Gesture.* Cambridge: University Press.

Krauss, R. M., Chen, Y. & Gottesman, R. F. (2000) Lexical gestures and lexical access: A process model. In: Mc Neill, D. (ed.) *Language and Gesture.* Cambridge: University Press.

Lausberg, H., Davis, M. & Rothenhausler, A. (2000) Hemispheric specialization in spontaneous gesticulation in a patient with callosal disconnection. *Neuropsychologia, 38,* 1654-1663.

Lausberg, H. & Kita, S. (2003) The content of the message influences the hand choice in co-speech gestures and in gesturing without speaking. *Brain and Language, 86,* 57-69.

Lausberg, H. & Cruz, R. F. (2004) Hemispheric specialisation in the imitation of hand positions and finger configurations. A controlled study in split-brain patients. *Neuropsychologia, 42,* 320-334.

Lausberg, H., Zaidel, E., Cruz, R. F. & Ptito, A. (2007) Speech-independent production of communicative gestures: Evidence from patients with complete callosal disconnection. *Neuropsychologia, 45,* 3092-2104.

Liepmann, H. (1908) *Drei Aufsätze aus dem Apraxiegebiet.* Berlin: Karger.

Lott, P. (1999) *Gesture and Aphasia.* Bern, Berlin, Bruxelles, Frankfurt am Main, New York, Wien: Lang.

Mangold, M., Brendel, B. & Ziegler, W. (2001) *Untersuchung der Kommunikationsfähigkeit von Patienten mit schweren expressiven Sprachstörungen.* [Poster präsentiert auf der 1. Jahrestagung der Gesellschaft für Aphasieforschung und behandlung, Bielefeld.]

McNeill, D. (1985) So you think gestures are nonverbal? *Psychological Review, 92,* 350-371.

McNeill, D. (1992) *Hand and Mind. What Gestures Reveal about Thought.* Chicago, London: University of Chicago Press.

Prillwitz, S., Leven, R., Zienert, H., Hanke, T., Henning, J. (1989) *Hamburger Notationssystem für Gebärdensprachen. Eine Einführung.* Hamburg: Signum.

Rimé, B., Schiatura, L., Hupet, M. & Ghysselinckx, A. (1984) Effects of relative immobilization on the speaker's nonverbal behavior and on the dialogue imagery level. *Motivation and Emotion, 8,* 311-325.

Rose, M. & Douglas, J. (2001) The differential facilitatory effects of gestures and visualization processes on object naming in aphasia. *Aphasiology, 15,* 977-990.

Rose, M. & Douglas, J. (2003) Limb apraxia, pantomime and lexical gesture in aphasic speakers: Preliminary findings. *Aphasiology, 17,* 453-464.

Rose, M. L. (2006) The utility of arm and hand gestures in the treatment of aphasia. *Advances in Speech-Language Pathology, 8,* 92-109.

Springer, L. (1985) Erfahrungen mit der Visual Action Therapy (V.A.T.). In: Springer, L. & Kattenbeck, G. (Hgg.) *Aphasie.* München: Tuduv.

Urbach, T. (1997) Zum Einsatz von Gesten in der Aphasietherapie. *Aphasie und verwandte Gebiete, 3,* 137-169.

Weidinger, N. (2008) *Zur Verständlichkeit kommunikativer Gesten bei Patienten mit Schädigung der linken Hemisphäre*. (Magisterarbeit: Institut für Psycholinguistik, Universität München.)

18. Akute Aphasien

Claus-W. Wallesch[*], Claudius Bartels[**]
& Helga Johannsen-Horbach[***]

[*] *Neurologische Klinik Elzach*
[**] *Universitätsklinikum Magdeburg*
Universitätsklinik für Neurologie
[***] *Schule für Logopäden Freiburg*

Zusammenfassung

Akute Aphasien sind Störungen der Sprachverarbeitung in den ersten Stunden bis Wochen nach Hirnschädigung. Dabei kann es sich um strukturelle (zum Beispiel Schlaganfall, Tumor, Entzündung) oder funktionelle Schädigungen (zum Beispiel fokaler Krampfanfall, Migräne) handeln. Die Symptomatik akuter Aphasien ergibt sich aus den Folgen bleibender Schädigung (wenn vorhanden), vorübergehender Schädigung, den Wechselwirkungen zwischen Arealen mit gestörter und intakter Funktion sowie mit unspezifischen Folgen der Erkrankung, zum Beispiel Störungen von Bewußtsein und Aufmerksamkeit. Kompensationsmechanismen, Korrektur- und Kontrollversuche haben noch nicht eingesetzt oder stehen ganz am Anfang.

Klassifikationsversuche der akuten Aphasien sind unbefriedigend. Der Schweregrad der Sprachstörung in der Akutphase erlaubt nur triviale prognostische Aussagen. Initial leichte Aphasien haben eine günstige, initial schwere eine sehr variable Prognose. Trends hinsichtlich des späteren Aphasiesyndroms zeichnen sich nach vier bis sechs Wochen ab. Charakteristische Symptomkonstellationen instabiler Aphasien mit günstiger Prognose werden vorgestellt.

Einleitung und Definition

Aphasien sind erworbene Störungen der Sprachverarbeitung als Teilleistungsstörung bei Hirnschädigung. Sie sind – auch in der Akutphase beziehungsweise in der Akutsituation in der Notaufnahme – abzugrenzen von Störungen des Spracherwerbs sowie von anderen erworbenen Störungen der Kommunikationsfähigkeit, wie den Demenzen, dem Mutismus, der Sprechapraxie und den Dysarthrien. Aphasien betreffen Sprache als linguistisches System. Der Begriff der »Teilleistungsstörung« (auch »Hirnwerkzeugstörung«) verdeutlicht, daß eine höhere Hirnleistung – im Falle der Aphasien die Sprache – betroffen ist, während sprachunabhängige höhere Hirnleistungen und die neuropsychologischen Basisfunktionen (Antrieb, Aufmerksamkeit, psychomotorische Geschwindigkeit, Bewußtseinslage) nicht oder nur geringfügig beeinträchtigt sind. Bei den akuten Aphasien, die immer Ausdruck einer akuten Hirnfunktionsstörung sind, kann jedoch nicht davon ausgegangen werden, daß die neuropsychologischen Basisfunktionen unbeeinträchtigt sind, sie sind vielmehr in der Regel mit betroffen und die Aphasie stellt nur einen Störungsschwerpunkt dar.

In Europa sind jährlich etwa 25 von 10.000 Einwohnern von einem Schlaganfall betroffen, von denen etwa die Hälfte akute Kommunikationsstörungen aufweist, die Mehrzahl eine Kombination aus Aphasie, Dysarthrie und Sprechapraxie. Der Schlaganfall ist bei weitem die häufigste Ursache sowohl akuter als auch chronischer Aphasien (75 Prozent ischämischer Insult, 10 Prozent Blutung, 15 Prozent alle übrigen). Weitere Ursachen einer akuten Aphasie sind in absteigender Häufigkeit fokaler Krampfanfall, Schädel-Hirntrauma, Enzephalitis, Migräne.

Die Mehrzahl akuter Aphasien weist eine hochgradige Verminderung der Sprachproduktion auf, weniger als 20 Prozent zeigen bereits initial eine flüssige Produktion mit Paraphasien, Neologismen oder recurring utterances. Besonders bei Patienten mit leichtgradigem linguistischem Defizit kann in der Akutphase die Störung automatisiert ablaufender Prozesse der Wortfindung, Wortformproduktion und Artikulation im Vordergrund stehen. Diese Patienten versuchen nun, die gestörten automatischen Funktionen kontrolliert zu erbringen. Dies führt neben Paraphasien zu apraktischen Fehlern oder auch zu phonematischen Approximationen, die der spontansprachlichen Kommunikation meist eher hinderlich sind.

In den ersten Tagen und Wochen hängt die Symptomatik akuter Aphasien nicht nur von der Schädigung sprachverarbeitender Hirnregionen ab, sondern auch von weiteren klinischen, pathophysiologischen und neuropsychologischen Einflußgrößen. Deren Bedeutung hält über die ersten Monate nach Störungsbeginn an, sinkt aber während der ersten Tage exponentiell ab.

Klinische Einflußgrößen

Klinisch unterscheiden sich Verlauf und Dauerhaftigkeit der erlittenen Sprachstörungen nach deren medizinischer Ursache. Während Hirninfarkt und intrazerebrale Blutung zu bleibenden strukturellen Schädigungen führen (deren Ausmaß im Fall der Blutung jedoch erst nach Resorption beurteilt werden kann), kommt es bei der TIA (transitorische ischämische Attacke), beim fokalen Anfall und bei der Migräne nur zu transienten regionalen Funktionsstörungen. Tumoren im Bereich der Sprachregion können anhaltend zu den akuten Aphasien ähnlichen Aphasiesyndromen führen, da Strukturen, die eine Kompensation leisten könnten, vom weiteren Tumorwachstum betroffen sind.

Pathophysiologische Einflußgrößen

Auch im Falle bleibender Schädigung bestehen in der Akutphase zusätzliche vorübergehende Funktionsstörungen weiterer Hirnregionen, die sich zurückbilden. Im einzelnen handelt es sich um die sogenannte Diaschisis (= Funktionsstörung von Hirnstrukturen in anderen vaskulären Versorgungsgebieten, die mit den geschädigten Arealen neuronal verbunden sind und daher im Akutstadium ein Ungleichgewicht von exzitatorischen und inhibitorischen Verbindungen aufweisen und so außerhalb ihres Regelbereichs geraten) und bei ischämischen Insulten um die Reperfusion (Wiederdurchblutung) mangeldurchbluteter Randzonen (»ischämische Penumbra«). Dort tritt ein Funktionsverlust bereits bei etwa der doppelten Durchblutungsgröße auf, die zum Zelltod führt. Im weiteren Verlauf kommt es zu einer Zunahme der Durchblutung dieser Randegebiete durch Gefäßerweiterung und einsprossung, jedoch auch zu weiterer Schädigung zum Beispiel durch die Akkumulation schädlicher Substanzen, die Verminderung der Proteinsynthese oder die Aktivierung von Zelltodgenen. Der Erfolg der Thrombolysebehandlung beruht unter anderem auf der raschen Reperfusion noch rettbarer Hirngebiete, bevor weitere Schäden eintreten.

Es kann also in der Akutsituation nicht einmal der Verlauf der organischen Grundlage der Aphasie vorhergesagt werden. Das Ausmaß der akuten Sprachstörung bei Aphasie nach Schlaganfall korreliert deutlich enger mit dem Ausmaß der Perfusionsstörung als mit dem der späteren strukturellen Schädigung (Hillis et al., 2000).

Die Abhängigkeit der Akutsymptomatik von der funktionalen Läsion läßt folgende prognostische Aussagen zu:

1) initial leichte Aphasien werden, falls sich keine weiteren Komplikationen einstellen, leicht bleiben beziehungsweise sich zurückbilden,
2) bei initial schweren Aphasien ist eine Prognose nicht möglich, es kann zu dramatischer Besserung oder zu einem schweren bleibenden Defizit kommen.

Neuropsychologische Einflußgrößen

Nichtlinguistische Begleitsymptome verstärken die initial bestehende Kommunikationsstörung (Wallesch et al., 1992). Dazu gehören:

- Aufmerksamkeitsstörungen bei nahezu allen Patienten,
- leichte Grade einer Bewußtseinstrübung in bis zu 50 Prozent der Betroffenen, die sich in EEG-Allgemeinveränderungen manifestieren,

- andere Symptome der diffusen Hirnfunktionsstörung, wie Echolalie und Perseverationsneigung,
- Anosognosie,
- Depression.

Auch diese Einflußgrößen bessern sich mit Abklingen der Akutphase. Depressive Symptome können im Verlauf fortbestehen oder sogar neu auftreten, sind dann aber vor allem durch die behinderungsassoziierte psychosoziale Belastung bedingt.

Kompensationsmechanismen

Kürzlich wurde eine Untersuchung publiziert, in der 14 Patienten mit Aphasie nach linkshirnigem Mediainfarkt zwei Tage, zwölf Tage und ein Jahr nach Ereignis eine Sprachverständnisaufgabe unter funktioneller Kernspintomographie bearbeiteten (Saur et al., 2006). Im Beobachtungszeitraum besserte sich die Symptomatik bei allen Patienten, sechs wiesen nach einem Jahr eine Spontanremission auf. Zwölf Tage nach Ereignis wiesen die Patienten eine deutlich verstärkte Aktivierung im rechts frontalen Homologon von Brocas Area auf, die mit der individuellen Verbesserung sprachlicher Leistungen korrelierte. Nach einem Jahr lag der Schwerpunkt aufgabenabhängiger Aktivierung wieder in der sprachdominanten Hemisphäre, das Ausmaß der Aktivierung korrelierte mit der stattgehabten Besserung sprachlicher Leistungen. Die Daten weisen darauf hin, daß in der frühen Phase des Wiedererwerbs sprachlicher Funktionen rechtshirnige Ressourcen genutzt werden, während sich Sprachkompetenz in der chronischen Phase vornehmlich auf Leistungen der vorbestehend sprachkompetenteren linken Hemisphäre stützen.

Verlauf akuter Aphasien

Eine englische Untersuchung (Wade et al. 1986) ergab, daß sich bei drei Vierteln der initial (innerhalb der ersten sieben Tage) aphasischen Patienten die Sprachstörung innerhalb des ersten Halbjahres zurückbildete, bei nach drei Wochen noch bestehender Aphasie hingegen nur bei 18 Prozent. Willmes und Poeck (1984) fanden beim Vergleich von AAT-Befunden (Huber et al., 1983), die nach vier bis sechs Wochen und dann nach vier bis sieben Monaten erhoben wurden, daß sich bei mehr als einem Viertel der Patienten die Sprachstörung in diesem Zeitraum völlig normalisierte, darunter die Hälfte der nach einem Monat als amnestisch klassifizierten, jedoch keiner der von einer globalen Aphasie betroffenen. Bei letzteren gab es hingegen einen Trend zur Entwicklung einer Broca-Aphasie im Verlauf.

Tabelle 1 (in Anlehnung an Wallesch et al., 2007) stellt die akuten (noch instabilen) und chronischen (stabilen) Aphasien auf verschiedenen Betrachtungsebenen einander gegenüber. Aus den oben genannten pathophysiologischen Gründen ist die funktionale Läsion bei akuten Aphasien größer als die spätere strukturelle Läsion und es bestehen Begleitstörungen zum Beispiel der Aufmerksamkeit und Störungseinsicht. Im chronischen Stadium hingegen verringern Mechanismen der Kompensation und Reorganisation das funktionelle Defizit. Betroffenen wird die Rolle des »Behinderten« zugewiesen, während in der Akutphase die Rolle des »Kranken« mit sozialer Zuwendung verbunden ist.

	Akute Aphasien	**Chronische Aphasien**
Zeit seit Beginn	Stunden bis wenige Wochen	Monate bis Jahre
Pathophysiologie	Funktionstörungen in der Penumbra und durch Diaschisis vergrößern die funktionelle Störung über das strukturell geschädigte Areal hinaus.	Kompensation und Reorganisation reduzieren das Funktionsdefizit
Neurobiologie	Aktivierung rechtshirniger Ressourcen	Reorganisation linkshirniger Systeme
Neuropsychologie	Zusätzliche Störung von Aufmerksamkeitsfunktionen, verminderte Störungswahrnehmung	Kompensation und Reorganisation kognitiver Prozesse
Psychiatrie	Organische Depression in ca. 30 Prozent, Angst und Sorge bei Angehörigen	Reaktive, überwiegend durch psychosoziale Faktoren bedingte Depression in ca. 30 Prozent, Depressivität auch bei Angehörigen
Soziale Rolle	»akut Kranker«, erfährt Zuwendung	»chronisch Behinderter«, erfährt Ausgrenzung

Tabelle 1 *Unterschiede zwischen akuten und chronischen vaskulären Aphasien (in Anlehnung an Wallesch et al., 2007).*

Syndrome akuter Aphasien

Einerseits unterliegen akute Aphasien den genannten Einflußgrößen, die eine Klassifikation nach Syndromen wenig sinnvoll erscheinen lassen. Andererseits gibt es die beschriebenen Zusammenhänge, wonach leichte Aphasien eine günstige, schwere hingegen eine individuell unterschiedliche Prognose aufweisen. Tabelle 1 macht deutlich, daß die Syndrome der akuten Aphasien kaum den chronischen Aphasietypen entsprechen können (vgl. Greitemann, in diesem Band). Dennoch wurde versucht, akute Aphasien entsprechend den Kriterien, die in Testbatterien für die chronischen Aphasiesyndrome angegeben werden, diesen diagnostisch zuzuordnen (Pedersen et al., 2004). Andere Autoren (Wallesch et al., 1992; Biniek, 1993) versuchten, Syndrome akuter Aphasien mittels Clusteranalysen aus den vorgefundenen Symptomkonstellationen zu ermitteln. Nur wenige Studien haben größere Serien von akuten Aphasikern innerhalb der ersten zwei Wochen nach Ereignis untersucht und die Entwicklung der Sprachpathologie weiterverfolgt.

Grundlegend für die Forschung zu akuten Aphasien war die Arbeit von Brust et al. (1976), die Anfang der siebziger Jahre 850 Schlaganfall-Patienten innerhalb von 48 Stunden mit einem einfachen standardisierten Verfahren untersuchten (Bewertung der Spontansprache nach den Kriterien Flüssigkeit, Artikulation, Auftreten von Paraphasien und grammatischer Struktur sowie einfache Bedside-Untersuchungen zu Nachsprechen, Benennen, Schreiben nach Diktat, Vorlesen und Schriftsprachverständnis).

Bei 177 Patienten wurden Aphasien diagnostiziert, die nach der spontansprachlichen Produktion in »flüssige« und »nichtflüssige« Formen unterschieden wurden. Nichtflüssige Aphasien waren signifikant häufiger mit höhergradiger Halbseitenlähmung assoziiert. Bei Nachuntersuchung ein bis drei Monate später hatte sich (abzüglich verstorbener Patienten) knapp die Hälfte der flüssigen Aphasien vollständig und ein weiteres knappes Drittel deutlich zurückgebildet, von den nichtflüssigen hatten sich die Aphasie bei jedem siebten vollständig und bei 40 Prozent deutlich gebessert. Akute Aphasien mit flüssiger, wenn auch paraphasischer Sprachproduktion haben somit eine deutlich günstigere Prognose.

Wallesch et al. (1992) untersuchten 67 akut aphasische Patienten innerhalb der ersten 14 Tage mit einer Halbform des Aachener Aphasietests (1983). Weitere 30 Patienten konnten wegen der Schwere der Sprachstörung oder der weiteren Schlaganfallsymptome nicht einbezogen werden. Die Daten wurden einer Clusteranalyse unterzogen, die die Zuordnung von mehr als 80 Prozent der Patienten zu Clustern, die jeweils mehr als 5 Prozent der Stichprobe umfassen sollten, zum Ziel hatte. Schwächen dieses Untersuchungsansatzes sind, daß seltene Aphasiesyndrome mit dieser Methodik nicht identifiziert werden und daß die gefundenen Cluster möglicherweise inhomogen sind.

Die Analyse ergab sieben Cluster. Dominierender Faktor der Syndromzuordnung war die Schwere der Sprachstörung, die am besten mit dem Token Test (Orgass, 1976) erfaßt wurde. In der Gesamtschau lassen sich die gefundenen Cluster etwa folgendermaßen charakterisieren:

1) Leichte Aphasie mit im Vordergrund stehender Wortfindungsstörung
2) Leichte Aphasie mit deutlicher Verständnisstörung
3) Flüssige Aphasie mit im Vordergrund stehender überwiegend phonematischer Paraphasie
4) Aphasie mit im Vordergrund stehender Störung des Nachsprechens (»akute Leitungsaphasie«)
5) Nichtflüssige Aphasie mit weitgehend erhaltenem Nachsprechen (»akute transkortikal motorische Aphasie«),
6) Schwere Aphasie mit relativ gut erhaltenem Verständnis (»akute motorische Aphasie«)
7) Aphasie mit schweren Störungen in allen sprachlichen Leistungen (»akute totale Aphasie«).

Die Autoren konnten 36 Patienten nach einem Jahr nachuntersuchen. Bei einem Drittel hatte sich die Aphasie vollständig rückgebildet, darunter vor allem solche, die bereits initial eine leichte Aphasie aufwiesen. Nur sieben waren auch nach einem Jahr noch deutlich sprachlich beeinträchtigt (die Studie umfaßte nur Patienten, die innerhalb von 14

Tagen nach Insult im Sitzen in einer ca. halbstündigen Untersuchung kooperieren konnten). Alle Cluster außer 7) waren mit einer völligen Erholung sprachlicher Leistungen (soweit mit dem Aachener Aphasietest erfaßt) kompatibel.

Biniek (1993) fand mit einer ähnlich angelegten Untersuchung bei 72 Patienten mit Aphasie bei linkshirnigem Insult, die mit dem Aachener Aphasie-Bedside-Test (Biniek et al., 1992) am vierten und von denen 65 am 15. Tag nachuntersucht werden konnten, ebenfalls weitgehend am Schweregrad orientierte Clusterstrukturen. Bei 31 von 65 an Tag 15 untersuchten Patienten hatten sich die sprachlichen Leistungen weitestgehend normalisiert, 27 von diesen waren bereits an Tag 4 nur leicht, vor allem beim Benennen, beeinträchtigt. Die übrigen vier Patienten wiesen an Tag 4 eine deutliche expressive und mundmotorische, jedoch nur geringe rezeptive Störung auf. Die Ergebnisse verdeutlichen, daß innerhalb der ersten vier Wochen nach Insult, die von vielen Autoren als der Zeitraum gesehen wird, in dem Aphasien als »akut« bezeichnet werden, eine erhebliche Dynamik mit Tendenz zur Besserung besteht.

Regelhafte Übergänge zwischen den Clustern der akuten und den Syndromen der chronischen Aphasien fanden sich in den Studien von Wallesch et al. (1992) und von Biniek (1993) nicht.

Dies verdeutlicht auch die größte Studie zum Thema von Pedersen et al. (2004), die im Rahmen der Copenhagen Stroke Study durchgeführt wurde. Die Autoren untersuchten 488 nacheinander stationär aufgenommene, bei Aufnahme nach klinischem Urteil aphasische Schlaganfallpatienten innerhalb der ersten Woche nach Insult mit Teilen von Kertesz' Western Aphasia Battery (WAB – Kertesz, 1979). Diese entspricht in ihren Aufgaben etwa dem Aachener Aphasietest, weist die Patienten jedoch über Cut-off-Scores den Syndromen zu. Die Syndromdefinitionen entsprachen den für chronische Aphasien verwendeten, sie werden im Folgenden bei Bezug auf akute Aphasien in Anführungszeichen gesetzt. Einbezogen wurden Flüssigkeit und Informationsgehalt der Spontansprache, Benennen, Sprachverständnis und Nachsprechen. Zum Untersuchungszeitpunkt waren 92 der 488 Patienten hinsichtlich ihrer Sprachstörung bereits voll remittiert. 126 weitere wurden wegen

Bewußtseinsstörung, Vorliegen lediglich einer Dysarthrie, Unkooperativität, körperlicher oder sensorischer Beeinträchtigung, Tod, Verlegung oder Entlassung nicht einbezogen.

Von den verbleibenden 270 Patienten ordnete die WAB 32 Prozent der »globalen« (schwere Störung in allen Modalitäten), 12 Prozent der »Broca-« (unflüssig mit schwererer expressiver als rezeptiver Störung), 15 Prozent der »Wernicke-« (flüssig mit Paraphasien und Sprachverständnisstörung), 27 Prozent der »anomischen« (im Vordergrund stehende Wortfindungsstörungen), 6 Prozent der transkortikal-sensorischen (Sprachverständnisstörung und Echolalie), 5 Prozent der Leitungsaphasie (im Vordergrund stehende Störung des Nachsprechens) und 2 Prozent der transkortikal-motorischen Aphasie (unflüssig mit gutem Sprachverständnis und gut erhaltenem Nachsprechen) zu. Es ist zu beachten, daß die WAB jeden Patienten einem Syndrom zuweist.

Tabelle 2 stellt dar, wie sich die WAB-Syndrome bei den überlebenden Patienten zwischen zweiter Woche und einem Jahr nach Insult veränderten.

Syndromzuordnung nach 1 Jahr: Innerhalb der ersten Woche:	Global	Broca	Wernicke	transcortikal motorisch	Leitungs-aphasie	Anomisch	Keine Aphasie
»Global«	22 %	35 %	7 %			22 %	15 %
»Broca«		18 %		9 %		36 %	36 %
»Wernicke«			18 %		36 %	27 %	18 %
Transcortikal sensorisch						17 %	83 %
Leistungsaphasie					14 %	14 %	71 %
»Anomisch«						38 %	62 %

Tabelle 2 *Veränderungen in den Syndromzuweisungen der Western Aphasia Battery zwischen der ersten Woche und einem Jahr nach Schlaganfall mit Aphasie (nach Pedersen et al., 2004)*

Während sich in der Akutphase kein Zusammenhang zwischen Aphasiesyndromen und Lebensalter fand, waren ein Jahr nach Insult Patienten mit flüssiger Aphasie signifikant älter als solche mit nichtflüssiger Sprachproduktion. Dies dürfte darauf hinweisen, daß jüngere Patienten mit initial flüssiger paraphasischer Sprache eher wieder ein Monitoring und dadurch Kontrolle über ihre Äußerungen gewinnen als ältere (bei Jüngeren Übergang von Wernicke- zu anomischer oder Restaphasie). Patienten, die nach einem Jahr eine Broca-Aphasie aufwiesen, waren im Durchschnitt um eine Dekade jünger als solche mit Wernicke-Aphasie. Hier kann spekuliert werden, daß es jüngeren Patienten auch mit großen Infarkten gelingt, lexikalische Nebenrepräsentation zu aktivieren und so agrammatische Äußerungen zu ermöglichen. Das Lexikon für insbesondere konkrete Inhaltwörter ist zerebral sehr viel breiter unter Einbeziehung auch der rechten Hemisphäre repräsentiert, während zum Beispiel die automatische Grammatikalisierung von Äußerungen eine eng an den perisylvischen Kortex der linken Hemisphäre gebundene Leistung ist. So führen die genannten Mechanismen bei solchen Patienten, die sie nutzen können (jüngere Patienten, Patienten mit nur einer, wenn auch großen, umschriebenen Läsion zum Beispiel bei kardialer Embolie) zum klinischen Bild der Broca-Aphasie mit kommunikativ funktionaler agrammatischer Sprache.

In der Untersuchung von Pedersen et al. (2004) war jedes »Syndrom«, jede nach einer Woche beobachtete Befundkonstellation, mit vollständiger Rückbildung nach einem Jahr vereinbar. Bei den übrigen Patienten waren folgende Entwicklungen von der ersten Woche zum Befund ein Jahr nach Insult häufig:

- Initial »global« (rezeptiv und expressiv schwer gestört) → Broca
- Initial »Broca« (expressiv schwer gestört, rezeptiv besser) → anomisch/amnestisch
- Initial »Wernicke« (expressiv paraphasisch, rezeptiv gestört) → Leitungsaphasie oder anomisch.

Beim Vergleich der »Akutsyndrome« untereinander fällt die besonders günstige Prognose der als transkortikal-sensorische, Leitungs- und anomische Aphasie bezeichneten Befundkonstellationen auf. Auch andere Autoren berichten eine besonders günstige Prognose von akuten Aphasien mit im Vordergrund stehender Paraphasie (Laska et al., 2001).

Instabile Syndrome akuter Aphasien

Einige Symptomkonstellationen und Syndrome, die bei chronischen Aphasien selten auftreten, sind in der Akutphase relativ häufig. Sie können entweder als Ausdruck der Störung sprachlicher Nebenprozesse oder von Läsionen in Randbereichen der Spracharea aufgefaßt werden.

Zu den instabilen Syndromen einer akuten Kommunikationsstörung bei Schlaganfällen gehört die Sprechapraxie. Sie stellt zwar keine sprachsystematische Störung dar, ist aber mit akuten Aphasien häufiger assoziiert als mit chronischen.

Die akute linkshirnige Schädigung betrifft nicht nur Repräsentationen linguistischer Funktionen, sondern führt auch zu einer Störung der hochkomplexen Kontrolle der Artikulation durch kortikale (frontales und parietales Operculum, vordere Insel) und subkortikale Strukturen der linken Hemisphäre. Die Artikulationsmotorik unterscheidet sich von der Extremitätenmotorik dadurch, daß die relevanten Positionen und Kontakte der Artikulatoren weitgehend ohne sensorische Rückkopplung nach Ort und Zeitpunkt vorprogrammiert und exekutiert werden müssen (Artikulationen sind schnelle Ereignisse – bis 300 Silben/Minute, die zugrundeliegenden Bewegungen sind nicht schnell, aber in ihrer räumlichen und zeitlichen Abfolge exakt programmiert) und gleichzeitig Sprechatmung und Phonation koordiniert werden müssen. Die akute Störung des Systems führt nicht selten zum Zusammenbruch der automatisierten Abläufe, die Artikulationsbewegungen sind dann willkürlich gesteuert, fehlerhaft, fragmentiert und unvollständig. Dieses Störungsbild wird als Sprechapraxie bezeichnet (Ogar et al., 2006). Betroffene Patienten zeigen fehlerhafte und unvollständige Artikulationshandlungen sowie Probeartikulationen. Manchmal versuchen sie, mit den Händen Mund und Unterkiefer in die gewünschte Stellung zu bringen. Das in der Akutsituation häufige Vorliegen einer Sprechapraxie erklärt in Verbindung mit einer oft eher leichten Aphasie das jedem Akutkliniker geläufige Bild der »motorischen Aphasie«. Da die Prognose der

Sprechapraxie in diesen Fällen günstig ist (anders als bei ausgedehnten linkshirnigen Mediainfarkten und initial schwerer Aphasie, belegt durch die schwere Sprachverständnisstörung), hat auch die akute »motorische« Aphasie eine günstige Prognose.

In ähnlicher Weise sind auch bei den drei häufigsten instabilen Syndromen akuter Aphasien schwerpunktmäßig unterstützende, aber nicht zentral wichtige Prozesse der Sprachverarbeitung betroffen. Es handelt sich um:

- die akute transkortikal-motorische Aphasie
- die akute Leitungsaphasie
- die akute Paraphasie bei weitgehend intaktem Sprachverständnis

Die akute transkortikal-motorische Aphasie

Die Bezeichnung leitet sich aus dem historischen Wernicke-Lichtheim-Schema ab, das die Konstellation einer schweren expressiven Störung mit deutlich besser erhaltenem Nachsprechen und Sprachverständnis auf die Zerstörung der Verbindung von »Begriffszentrum« zu »motorischem Sprachzentrum« zurückführte. Klinisch sind typische Ursachen Infarkte außerhalb des Versorgungsgebiets der linken mittleren Hirnarterie (der eigentlichen Sprachregion), die vor allem Hirnstrukturen betreffen, die den Eigenantrieb für intendierte Handlungen vermitteln (zum Beispiel Anteriorinfarkte, die die supplementärmotorische Area und das vordere Cingulum betreffen, oder Infarkte im Verbindungsbereich zwischen Basalganglien und Thalamus).

Bei genauerer Analyse oder bei Beobachtung der Rückbildung wird deutlich, daß es sich bei der akuten transkortikal-motorischen Aphasie nicht um eine anatomisch bedingte Aussparung des Nachsprechens handelt, sondern daß die Fähigkeit zu sprachlichen Äußerungen von der Zahl der »Freiheitsgrade«, also der Wahlmöglichkeiten bei der Äußerung, abhängt. Am meisten ist die Spontansprache gestört, weniger die Beantwortung von Alternativfragen, noch weniger Benennen und Vorlesen, am wenigsten Nachsprechen. In der Akutphase sind die Patienten oft mutistisch, zu keiner Äußerung fähig, im weiteren Verlauf sind dann lange Antwortlatenzen ein charakteristisches Symptom. Das Syndrom wird als Sprachantriebsstörung erklärt, die linguistische Störung tritt dagegen zurück (Rapcsak & Rubens, 1994).

Die akute Leitungsaphasie

Auch die Bezeichnung »Leitungsaphasie« bezieht sich auf das Wernicke-Lichtheim-Schema. Während Wernicke zunächst die gestörte Äußerungskontrolle mit Auftreten semantischer Paraphasien beim Nachsprechen auf eine Schädigung der Verbindung zwischen »sensorischem« und »motorischem« Sprachzentrum bezog, haben spätere Autoren dann eine Störung des Nachsprechens in den Vordergrund gestellt und durch die genannte Läsion erklärt (Köhler et al., 1998)

Von 14 Patienten, die von Pedersen et al. (2004) innerhalb der ersten Woche nach Insult als Leitungsaphasie klassifiziert wurden, erholten sich 10 vollständig, bei zweien kam es zur Ausbildung einer anomischen Aphasie, nur zwei wurden nach einem Jahr wieder dem Syndrom der Leitungsaphasie zugeordnet. Während die chronische Leitungsaphasie ein eher flüssiges Aphasiesyndrom mit gestörtem Nachsprechen und häufigen Paraphasien ist (Bartha & Benke, 2003), ist die akute Leitungsaphasie durch den raschen und situationsabhängigen Wechsel von flüssigen und unflüssigen Passagen gekennzeichnet. In Floskeln und unter Ablenkungsbedingungen sind die Äußerungen flüssig und mit phonematischen Paraphasien durchsetzt. Sobald der Patient Aufmerksamkeit auf Form und Inhalt seiner Äußerungen lenkt, kommt es zu Serien von Korrekturversuchen mit Hin- und Wegdriften (*»Turm« – trun – trum – türn – turm – tul ...*). Dies ist beim Nachsprechen besonders deutlich, aber zum Beispiel auch beim lauten Vorlesen. Zugrunde liegt eine Störung von Monitoring- und Korrekturprozessen (Köhler et al., 1998).

Akute Paraphasie

Phonematische Paraphasien als Leitsymptom einer akuten Aphasie, gelegentlich verbunden mit semantischen Paraphasien, bei weitgehend intaktem Verständnis, Benennen und Syntax kommen gelegentlich bei subkortikalen Infarkten im Bereich des linken Thalamus sowie seiner

Verbindungen zum dorsolateralen Frontallappen durch den vorderen Schenkel der inneren Kapsel vor (Wallesch, 1997). Die pathophysiologische Grundlage dieses Störungsbildes scheint die Schädigung von thalamo-kortikalen Verbindungen zu sein, die bei der Auswahl von Handlungsalternativen (hier Auswahl zwischen aktivierten Wortformen) eine Rolle zu spielen scheinen (Wallesch, 1997).

Aphasien aufgrund von Läsionen des linksseitigen Thalamus und seiner Verbindungen zeichnen sich außerdem häufig durch rasche Fluktuationen der Aufmerksamkeit und eine ebenfalls fluktuierende Perseverationsneigung aus.

Ausblick

Es ist abzusehen, daß die Aufklärung der den akuten Aphasien und ihrer jeweiligen Symptomatologie zugrundeliegenden Mechanismen in den nächsten Jahren eine wichtige Schnittstelle zwischen Neurolinguistik und struktureller wie funktionaler Bildgebung im Rahmen der kognitiven Neurowissenschaften werden wird. Bereits jetzt bekannte Techniken der Kernspintomographie erlauben eine Darstellung der funktionellen Läsion (Perfusionswichtung) einschließlich der individuell betroffenen Faserverbindungen (diffusion tensor imaging) und auch der individuellen Organisation der Sprachverarbeitung sowie der individuell unterschiedlichen Auswirkung einer Schädigung auf die Sprachverarbeitung (funktionelle Bildgebung in Abhängigkeit von der Art der Stimuli).

Literatur

Bartha, L. & Benke, T. (2003) Acute conduction aphasia: An analysis of 20 cases. *Brain and Language, 85,* 93-108.

Biniek, R. (1993) *Akute Aphasien.* Stuttgart: Thieme.

Biniek, R., Huber, W., Glindemann, R., Willmes, K. & Klumm, H. (1992) Der Aachener Aphasia-Bedside-Test. Testpsychologische Gütekriterien. *Nervenarzt, 63,* 473-479.

Brust, J. C. M., Shafer, S. O., Richter, R. W. & Bruun, B. (1976) Aphasia in acute stroke. *Stroke, 7,* 167-174.

Hillis, A. E., Barker, P. B., Beauchamp, N. J., Gordon, B., & Wityk, R. J. (2000) MR perfusion imaging reveals regions of hypoperfusion associated with aphasia and neglect. *Neurology, 55,* 782-788.

Huber, W., Poeck, K., Weniger, D. & Willmes, K. (1983) *Der Aachener Aphasie Test.* Göttingen: Hogrefe.

Kertesz, A. (1979) *Aphasia and Associated Disorders.* New York: Grune & Stratton.

Köhler, K., Bartels, C., Herrmann, M., Dittmann, J. & Wallesch, C.-W. (1998) Conduction aphasia. 11 classic cases. *Aphasiology, 12,* 865-884.

Laska, A. C., Hellblom, A., Murray, V., Kahan, T. & von Arbin, M. (2001) Aphasia in acute stroke and relation to outcome. *Journal of Internal Medicine, 249,* 413-422.

Ogar, J., Willock, S., Baldo, J., Wilkins, D., Ludy, C., Dronkers, N. (2006) Clinical and anatomical correlates of apraxia of speech. *Brain and Language, 97,* 343-350.

Orgass, B. (1976) Eine Revision des Token Tests. I. Vereinfachung der Auswertung, Itemanalyse und Einführung einer Alterskorrektur. *Diagnostica, 22,* 70-87.

Pedersen, P. M., Vinter, K. & Olsen, T. S. (2004) Aphasia after stroke: Type, severity and prognosis. *Cerebrovascular Diseases, 17,* 35-43.

Rapcsak, S. Z. & Rubens, A. B. (1994) Localization of lesions in transcortical aphasia. In: Kertesz, A. (ed.) *Localization and Neuroimaging in Neuropsychology.* San Diego: Academic Press. 297-329.

Saur, D., Lange, R., Baumgaertner, A., Schraknepper, V., Willmes, K., Rijntjes, M. & Weiller, C. (2006) Dynamics of language reorganization after stroke. *Brain, 129,* 1371-1384.

Wade, D. T., Hewer, R. L., David, R. M. & Enderby, P. M. (1986) Aphasia after stroke: Natural history and associated deficits. *Journal of Neurology, Neurosurgery, and Psychiatry, 49,* 11-16.

Wallesch, C.-W. (1997) Symptomatology of subcortical aphasia. *Journal of Neurolinguistics, 10,* 267-275.

Wallesch, C.-W., Bak, T. & Schulte-Mönting, J. (1992) Acute aphasia – patterns and prognosis. *Aphasiology, 4,* 133-154.

Wallesch, C.-W., Johannsen-Horbach, H. & Bartels, C. (2007) Akute vaskuläre Aphasien. *Aktuelle Neurologie, 34,* 243-253

Willmes, K. & Poeck, K. (1984) Ergebnisse einer multizentrischen Untersuchung über die Spontanprognose von Aphasien vaskulärer Ätiologie. *Nervenarzt, 55,* 62-71.

19. Dysphagie

Gudrun Bartolome

Städtisches Klinikum München
Klinikum Bogenhausen
Klinik für Neuropsychologie,
Klinik für Frührehabilitation und Physikalische Medizin

Einleitung

Nicht mehr essen und trinken zu können bedeutet für die Betroffenen eine wesentliche Einschränkung der Lebensqualität. Zudem können Schluckstörungen mit lebensbedrohlichen Folgekomplikationen verbunden sein, wie Mangelernährung (Malnutrion), Austrocknung (Exsikkose) und Lungenentzündung durch Aspiration. Um dies zu verhindern, sind eine differenzierte interdisziplinäre Diagnostik und eine fachkundige Therapie zwingend notwendig.

Als Synonym für *Schluckstörungen* wird der Begriff *Dysphagie* verwendet (griechisch dys = erschwert, phagia = essen). Eine zusätzliche Unterteilung erfolgt nach der Lokalisation. So bezeichnet die *oropharyngeale Dysphagie* Beeinträchtigungen des Schluckens im Mund-Rachenraum, während die *ösophageale Dysphagie* Störungen des Transportes in der Speiseröhre charakterisiert.

Das Management der oropharyngealen Dysphagie erfordert wegen der Komplexität der Störung eine interdisziplinäre Zusammenarbeit zwischen verschiedenen ärztlichen und therapeutischen Fachbereichen. Die funktionelle Therapie dieses Störungsbildes gehört zum Aufgabenbereich der Sprachtherapeut(inn)en/Logopäd(inn)en. Ösophageale Dysphagien werden in der Regel vom Arzt behandelt, entweder medikamentös, endoskopisch oder/und chirurgisch. Kombinationen sind möglich. Die folgenden Ausführungen beziehen sich auf die oropharyngeale Dysphagie.

Vorkommen und Ursachen von Schluckstörungen

Schluckstörungen werden durch eine Vielzahl von Erkrankungen verursacht. Wegen lückenhafter Diagnosestandards gibt es derzeit keine zuverlässigen epidemiologischen Daten. Von einer Schluckstörung können alle Altersgruppen betroffen sein. Die Dysphagie kann von Geburt an bestehen, zum Beispiel bei infantiler Zerebralparese, sie kann sich schleichend entwickeln, zum Beispiel bei Tumoren, oder plötzlich auftreten, zum Beispiel nach Schlaganfall. Die beiden Hauptursachen einer Schluckstörung sind: 1. Störungen der sensomotorischen Steuerung des Schluckvorganges (neurogene Dysphagien). 2. Strukturelle Veränderungen der am Schluckvorgang beteiligten Organe und/oder benachbarter Organsysteme. Ferner können Schluckprobleme bei neuropsychologischen und psychischen Störungen auftreten oder sich als Folge von Fehlanpassungen entwickeln.

Die größte Wahrscheinlichkeit, an einer Dysphagie zu erkranken, tritt beim Schlaganfall auf. In der Akutphase leiden über 50 Prozent und in der chronischen Phase über 25 Prozent der Schlaganfallpatienten an einer Schluckstörung (Mann, Hankey & Cameron, 2000; Bath, Bath & Smithard, 2002).

Physiologie des Schluckvorganges

Gesunde Erwachsene schlucken, abgesehen von den Mahlzeiten, tagsüber etwa einmal pro Minute. Während des Tiefschlafes hören Speichelproduktion und Schlucken fast auf (Dodds, Logemann & Stewart, 1990). An der Steuerung des Schluckvorgangs sind sowohl kortikale Zentren, als auch spezifische Zentren des Hirnstamms, die sogenannten *Pattern Generators for Swallowing* (CPGs) beteiligt. Ein koordiniertes, zeitlich exakt aufeinander abgestimmtes Zusammenspiel von 50 Muskelpaaren transportiert Nahrung, Getränke oder Speichel vom

■ Orale Phase □ Orale Vorbereitungsphase – Dauer individuell verschieden □ Orale Entleerungsphase – Dauer ≤ 1 Sekunde ■ Pharyngeale Phase – Dauer ≤ 1 Sekunde

Tabelle 1 Phasen des Schluckvorganges

Mundraum zum Magen. Obwohl es sich um einen fließenden Bewegungsvorgang handelt, der sekundenschnell abläuft, hat sich zum besseren Verständnis der physiologischen Prozesse eine Unterteilung in verschiedene Schluckphasen bewährt. Am häufigsten wird das in Tabelle 1 dargestellte Drei-Phasen-Modell verwendet.

Manche Autoren fügen noch eine präorale Phase hinzu, die sich auf die Wahrnehmung der Nahrung und die Nahrungszuführung bezieht.

Die *orale Phase* ist willkürlich steuerbar, verläuft jedoch weitgehend automatisiert. Man unterscheidet zwischen oraler Vorbereitungs- oder Kauphase und oraler Entleerungsphase. Während der *oralen Vorbereitungsphase* wird die Nahrung zerkleinert, mit Speichel vermischt und schließlich auf der Zunge plaziert. Über sensorische Reize (fühlen, schmecken, riechen) wird der aufgenommene Bolus als zum Schlucken geeignet oder ungeeignet erkannt. Während der oralen Vorbereitungsphase erleben wir den Genuß des Essens und Trinkens. Die Lippen bleiben beim Kauen normalerweise geschlossen, während sich der Unterkiefer in kreisenden Bewegungen öffnet und schließt. Dabei schiebt die Zunge den Speisebolus wiederholt zwischen die Mahlzähne. Damit keine Teilchen in die seitlichen Mundtaschen fallen kontrahiert die Wangenmuskulatur auf der betreffenden Kauseite. Bewegungsauslenkung, Bißstärke und Dauer des Kauzyklus werden der jeweiligen Bolusgröße und Konsistenz angepaßt. Ständige sensorische Rückmeldungen verhindern Bißverletzungen.

Zu Beginn der *oralen Entleerungsphase* liegt der Bolus transportbereit auf der Zungenschüssel, wobei die Vorderzungenränder mit dem Zahnkamm (Alveolen) der oberen Schneidezähne abschließen. Die Zungenmitte bildet eine Furche, in der der Bolus nach hinten gleiten kann (Dodds et al., 1990). Die Tiefe der Furche wird dem Bolusvolumen angepaßt. Eine Rollbewegung des Vorderzungenkörpers schiebt den Bolus am Gaumendach entlang Richtung Rachen (Pharynx). Für feste Speisen wird dabei mehr Zungenkraft benötigt als für Flüssigkeiten (Reimers-Niels, Logemann & Larson, 1994). Lippen und Kiefer sind geschlossen und die Wangen beidseitig kontrahiert. Der dadurch entstehende Sog in der Mundhöhle erleichtert den Transport. Genau zum richtigen Zeitpunkt senkt sich die Hinterzunge rampenförmig, so daß der Bolus in den Oropharynx gleiten kann. Die Velumhebung schützt den Nasenraum, beginnt bereits während der oralen Phase und dauert auch in der pharyngealen Phase an.

Die *pharyngeale Phase* wird reflektorisch gesteuert und beginnt mit der Schluckreflextriggerung. Welche Summation an sensorischen Reizen die pharyngeale Bewegungskette tatsächlich auslöst, ist immer noch ungeklärt. Sicher ist, daß hierfür ein Schluckbolus benötigt wird. Es ist beispielsweise nicht möglich, schnell mehrmals hintereinander zu schlucken. Ältere Personen brauchen für die Schluckreflexauslösung mindestens 0,34 Milliliter, Jüngere mindestens 0,16 Milliliter Bolusvolumen (Shaker et al., 2003). Der Ort der Reflexauslösung ist ebenfalls altersabhängig. Während bei den meisten jüngeren Personen die Reflexauslösung in Höhe der vorderen Gaumenbögen erfolgt, verlagert sich die Triggerzone mit steigendem Alter weiter nach hinten zur Zungenbasis (Robbins, 1996). Die Bewegungsmechanismen der pharyngealen Phase sind eng miteinander verbunden. Sobald das Bolusende den Zungengrund erreicht hat, kommt es zu einer kräftigen Zungenrückwärtsbewegung an die Rachenhinterwand, die ihrerseits kontrahiert. Die Pharynxkontraktion setzt am Bolusende an und pflanzt sich schlundabwärts fort. Nahezu zeitgleich mit der Zungenbasisretraktion bewegen sich Zungenbein (Hyoid) und Kehlkopf (Larynx) nach vorne oben und schaffen dadurch Platz für die Boluspassage. Während der pharyngealen Phase stoppt die Atmung, die Luftwege sind dreifach verschlossen.

Die pharyngeale Phase endet mit der Passage des Bolus durch den oberen Speiseröhrenschließmuskel (oberer Ösophagussphinkter, OÖS).

1.	Stimmlippenschluß
2.	Verengung des supraglottischen Raumes
	a. durch Taschenfaltenschluß
	b. Verdickung der muskulären Struktur der unteren Epiglottis
3.	Epiglottiskipping

Tabelle 2 Dreifacher Kehlkopfverschluß

Dieser formt eine Muskelschlinge, die vom seitlichen Schild- und Ringknorpel zur Rachenhinterwand zieht. Der Speiseröhreneingang ist im Ruhezustand verschlossen, beim Schlucken muß sich der OÖS zeitgerecht und ausreichend weit öffnen. Gerade hier zeigen sich auffallend häufig Probleme. Bei über 40 Prozent der neurogenen Dysphagien treten OÖS-Öffnungsstörungen auf (Bartolome & Neumann, 1993). Die initiale OÖS-Öffnung erfolgt immer vor Ankunft des Bolus (Kendall, Leonhard & McKenzie, 2003) durch Relaxation des Muskels und Aufdehnung im Zuge der Kehlkopfhebung nach vorne oben. Die Feinanpassung der Öffnungsweite an die jeweilige Bolusgröße erfolgt dann über spezifische Druckrezeptoren am OÖS. Die Druckwirkung wird durch vier Komponenten erzeugt: 1. durch das Eigengewicht, 2. durch die Schubkraft der Zunge, 3. durch die pharyngeale Welle und 4. durch einen Unterdruck im Rachen. Letzterer entsteht im Zuge der Raumerweiterung durch die Zungenbein-Kehlkopfhebung nach vorne.

Die *ösophageale Phase* beginnt mit dem Eintreffen des Bolus in der Speiseröhre. Als Teil des Reflexgeschehens wird der Bolus durch wellenförmige Kontraktionen des Speiseröhrentubus (primäre Peristaltik) Richtung Magen transportiert und der untere Ösophagussphinkter (UÖS) geöffnet. Bleiben Reste in der Speiseröhre liegen, wird durch lokale Dehnungsreize eine zweite Kontraktionswelle (sekundäre Peristaltik) ausgelöst. Die ösophageale Phase endet mit dem Eintreffen des Bolus im Magen.

Der muskuläre Anteil des Rachens einschließlich des OÖS besteht aus quergestreiften Skelettmuskeln, die vom somatischen Nervensystem gesteuert werden. Der distale Ösophagus und der UÖS bestehen aus glatter Muskulatur, deren Steuerung durch das vegetative Nervensystem erfolgt. Letztere sind daher funktionellen Übungsverfahren nicht zugänglich.

Variationen des normalen Schluckmusters ergeben sich insbesondere in Abhängigkeit von der Nahrungszuführung (zum Beispiel Strohhalm oder Tasse), den Boluseigenschaften (zum Beispiel Bolusgröße, Konsistenz) und personenbezogenen Faktoren (zum Beispiel Alter).

Pathophysiologie des Schluckvorganges

Grundsätzlich ist zwischen *klinischer Symptomatik* und deren *pathophysiologischer Ursache* zu unterscheiden. Die Symptomatik (zum Beispiel Aspiration) spiegelt das Ausmaß der Schluckstörung wieder und weist auf die Therapieindikation hin. Die pathophysiologische Ursache (zum Beispiel gestörte Kehlkopfhebung) bildet die Grundlage für die Therapieplanung (Bartolome, 2006c).

Leaking bedeutet das vorzeitige, unkontrollierte Entgleiten des Bolus aus dem Mundraum aufgrund gestörter Oralmotorik. Im Gegensatz hierzu bezeichnet *pharyngeales Pooling* das Auffangen von Bolustei-

- Leaking (Entgleiten)
- Pharyngeales Pooling (Auffangen)
- Residuen (Reste) oral, laryngeal oder/und pharyngeal
- Penetration
- Aspiration

Tabelle 3 Pathologische Symptome

- Gestörte Oralmotorik
- Verspätete/fehlende Schluckreflexauslösung
- Unvollständiger/fehlender velopharyngealer Abschluß
- Unvollständiger Zungenbasis-Rachenabschluß
- Eingeschränkte Hyoid-Larynxhebung
- Eingeschränkte/fehlende Pharynxkontraktion
- Eingeschränkter/fehlender laryngealer Verschluß
- Gestörte OÖS-Öffnung

Tabelle 4 Pathophysiologische Ursachen

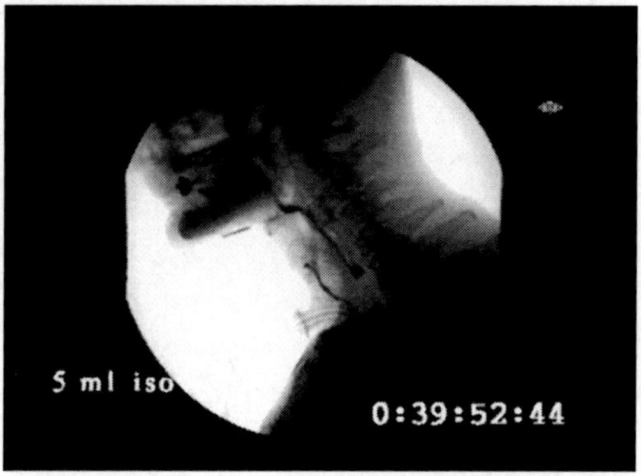

Abbildung 1 Röntgendarstellung einer Aspiration (Patient mit Trachealkanüle)

len im Rachenraum durch verspätete oder fehlende Schluckreflexauslösung. Aus unterschiedlichen Gründen verbleiben nach dem Schlucken *Residuen* im Mund- oder Rachenraum. So kleben beispielsweise in der oralen Phase bei ungenügender Zungenhebung Bolusteile am Gaumen. In der pharyngealen Phase können zum Beispiel durch eine unvollständige Öffnung des Speiseröhreneingangs Reste in den Sinus piriformes (seitliche Taschen im Hypopharynx neben dem OÖS) liegen. *Penetration* bezeichnet das Eindringen von Fremdsubstanzen in die Nase (*nasale Penetration*) oder in den Kehlkopfeingang (*laryngeale Penetration*). Auch der Penetration können verschiedene Ursachen zugrunde liegen. Sie kann sich vor, während oder nach der Schluckreflexauslösung ereignen (prä-, intra-, postdeglutitiv). Die *Aspiration* gilt als bedrohlichste Symptomatik der Dysphagie und bezeichnet das Eindringen von Fremdsubstanzen in die Luftwege *unterhalb* der Stimmlippen. Auch die Aspiration kann sich prä-, intra- oder postdeglutitiv ereignen und durch vielfältige Faktoren verursacht werden.

Diagnostik

Das diagnostische Vorgehen umfaßt das klinische Screening und die apparative Zusatzdiagnostik.

Klinisches Screening

Das *klinische Screening* sollte eine Dysphagie/Aspiration ausreichend sicher bestätigen (Sensitivität) beziehungsweise ausreichend sicher ausschließen (Spezifität). Für valide Diagnoseverfahren wird eine Sensitivität von über 80 bis 90 Prozent und eine Spezifität von über 50 Prozent verlangt. Bislang gibt es keinen *einzelnen* Test, der diese Kriterien erfüllt (Dogget et al., 2001; Prosiegel et al., im Druck). Um eine Aspiration möglichst rasch und ohne großen Aufwand zu erkennen, können aufgrund ihrer relativ hohen Sensitivität und Spezifität zwei kombinierte *Aspirationsschnelltests* empfohlen werden (Ramsey, Smithard & Kalra, 2003):

1. Der 50-Milliliter-Wassertest, kombiniert mit einer Untersuchung der Sensibilität im Pharynxbereich (Martino, Pron & Diamante, 2000; Kidd et al., 1993)
2. Der 50-Milliliter-Wassertest kombiniert mit Pulsoxymetrie (Lim et al., 2001)

Beim *50-Milliliter-Wassertest* soll der Patient zehnmal nacheinander je 5 Milliliter Wasser trinken. Aspirationshinweise und zugleich Abbruchkriterien sind Husten, Atemnot oder Veränderungen der Stimmqualität nach dem Schlucken. Zur *Sensibilitätsprüfung* des Rachenbereiches tupft man mit einem Wattestäbchen beidseits je einmal leicht an die Pharynxwand. Es wird die Berührungsempfindung und nicht die Würgreflexauslösbarkeit beurteilt. Die *Pulsoxymetrie* mißt den arteriellen Sauerstoffgehalt. Nach Bestimmung der Baseline (Mittelwert nach zwei Minuten Aufzeichnung) wird während des Wassertests gemessen. Ein Sauerstoffabfall über 2 Prozent wird als Aspirationshinweis eingestuft, bei mehr als 5 Prozent wird abgebrochen. Für beide Kombinationstests gilt: Ist ein Untertest oder sind beide Untertests positiv, besteht ein hohes Aspirationsrisiko.

Die Aspirationsschnelltests erfassen lediglich Symptome, sie geben keine Information über die Störungsursache. Da Wassertests grundsätzlich mit einer Aspirationsgefahr verbunden sind, sollten diese bei bereits bekannten Aspirationszeichen oder vorbestehenden pathologischen Lungenbefunden nicht durchgeführt werden.

Für die ausführliche *Klinische Schluckuntersuchung (KSU)* gibt es bislang kein einheitliches Vorgehen (Mathers-Schmid & Kurlinski, 2003). Die meisten in der Literatur beschriebenen Untersuchungsvorgänge umfassen: 1. Anamnese, 2. Untersuchung am Schluckvorgang beteiligter Organe und 3. die direkte Schluckprobe (Logemann, 1998; Murray,1999; Perry & Love, 2001; Bartolome, 2006a; Murry & Carrau, 2006).

In der *Anamnese* wird nach Symptomen gefragt, die auf eine Schluckstörung hinweisen können, beispielsweise Liegenbleiben von Nahrung im Mund, Ausspucken von Speichel/Nahrung oder Steckenbleiben im Hals, Husten, Vermeidung bestimmter Nahrungsmittel, unklare Fieberschübe und/oder Pneumonien sowie Gewichtsverlust. Die *Untersuchung am Schluckvorgang beteiligter Organe* umfaßt die Inspektion in Ruhe (zum Beispiel Lage und Form der Zunge), die Beurteilung schluckrelevanter Willkürbewegungen (zum Beispiel Zungenspitzenhebung), sowie die Erfassung oraler Primitivreaktion (zum Beispiel Beißreflex). Hinzu kommen die taktile Prüfung der oralen Berührungsempfindung und die auditive Kehlkopfbeurteilung. In der *direkten Schluckprobe* wird die Fähigkeit des Speichelschluckens geprüft. Falls möglich werden dann Probeschlucke mit angefärbtem Wasser, angefärbter Götterspeise und gegebenenfalls auch festen Konsistenzen durchgeführt. Beurteilt werden die Fähigkeit zur Nahrungsaufnahme, Kopf-Kieferkontrolle, Kauen, Dauer des oralen Transportes und Kehlkopfhebung. Es wird auf Hustenreaktionen und auf gurgelnde Stimmqualität geachtet. Zur Beurteilung der Schluckeffizienz erfolgt nach jedem Schluck die Inspektion des Mundraumes auf Nahrungsreste, und zur Überprüfung pharyngealer Residuen wird der Patient zum Ausspucken aufgefordert (Expektorationsprobe). Bei nicht kooperationsfähigen Patienten überwiegen die Ruhebeobachtung und die Beurteilung der Reaktionen auf multimodale Reize (zum Beispiel taktil-gustatorische Stimuli).

Die klinische Schluckuntersuchung ist im Rahmen des Dysphagiemanagements die Eingangsdiagnose und wird vom Sprachtherapeuten/ Logopäden durchgeführt. Da der Schluckvorgang im Verborgenen abläuft, sind zur Differentialdiagnose instrumentelle Verfahren, die den Blick nach »Innen« ermöglichen, unerläßlich.

Apparative Zusatzdiagnostik

Die beiden wichtigsten apparativen Untersuchungsmethoden zur Erfassung der dysphagischen Symptome und deren Ursache, zur Einschätzung des Schweregrades, für die differenzierte Therapieplanung sowie zur Kontrolle der Therapieeffizienz sind die *Videoendoskopie* und die *Videofluoroskopie* des Schluckens.

Mit Hilfe der *Videoendoskopie* kann man die Strukturen und Funktionen, sowie die Sensibilität des laryngopharyngealen Raumes beurteilen. Meist erfolgt die Untersuchung transnasal mit dem flexiblen Endoskop *(FEES; Flexible endoscopic evaluation of swallowing;* Bastian, 1991; Langmore, 2001; Schröter-Morasch, 2006a) bei gleichzeitiger Aufzeichnung auf Video. Das flexible Endoskop wird über die Nase bis in den Epipharynx eingeführt. Zunächst wird das Speichelschlucken beobachtet, danach werden, sofern möglich, Schluckversuche mit verschiedenen Nahrungskonsistenzen und Bolusvolumina durchgeführt. Es empfiehlt sich eine Kontrastierung mit Lebensmittelfarbe. Bei der *transoralen Endoskopie des Schluckvorganges (TOES)* (Schröter-Morasch, 2006a) wird ein starres Lupenlaryngoskop mit einer 90-Grad-Winkeloptik verwendet und diese bis hinter das Velum vorgeschoben. Diese Untersuchung kann nur vor und nach dem Schluck erfolgen und zeigt daher nicht den gesamten Schluckablauf. Aber auch bei der endonasalen Technik ist während des Schluckens kurzzeitig durch die Velumhebung die Sicht behindert (»white out«) (Schröter-Morasch et al., 1999).

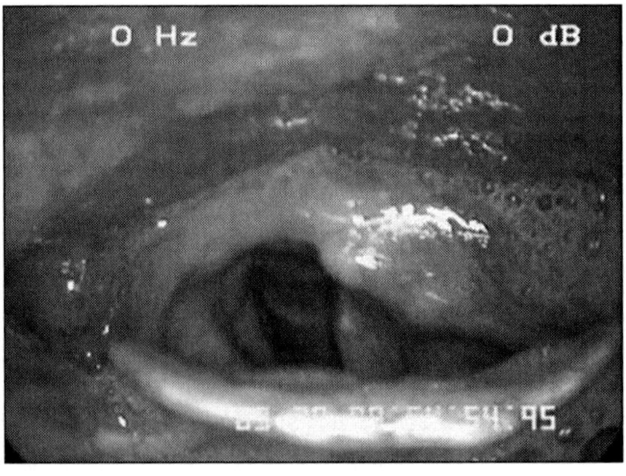

Abbildung 2 Nahrungs-Speichelresiduen im Hypopharynx

Vor- und Nachteile der Videoendoskopie sind in Tabelle 5 zusammengefaßt.

Vorteile:	
■	Gerät portabel, auch am Patientenbett einsetzbar
■	Beliebig oft wiederholbar
■	Speichel, normale Nahrung visualisierbar
Nachteile:	
■	**Nicht gesamter** Schluckablauf sichtbar
■	Funktionelle Beeinträchtigung beim flexiblen Endoskop
■	Komplikationen, zum Beispiel Nasenbluten, vasovagale Synkopen selten

Tabelle 5 Vor- und Nachteile der Videoendoskopie

Videofluoroskopie

Mit der radiologischen Darstellung kann man den gesamten Schluckablauf vom Mundraum bis zum Eintritt in den Magen verfolgen. Meist wird heute die Technik der *Videofluoroskopie (VFSS; Videofluoroscopic Swallowing Study)* mit 25 bis 30 Bildern pro Sekunde durchgeführt. Systemvoraussetzungen sind ein Röntgendurchleuchtungsplatz und eine Videoaufzeichnungsmethode. Als Kontrastmittel ist im Falle eines Aspirationsverdachts statt Bariumsulfat ein annähernd isoosmolares Mittel, wie Iotrolan zu empfehlen. Zur Prüfung verschiedener Nahrungskonsistenzen und Bolusvolumen werden diese mit dem Kontrastmittel vermischt.

Die Video-Pharyngo-Laryngoskopie wird in der Regel vom HNO-Arzt/Phoniater durchgeführt und die VFSS vom Radiologen. Zur Kontrolle der Wirksamkeit verschiedener Konsistenzen, Applikationsarten und kompensatorischer Schluckmanöver sollte die apparative Diagnostik in Kooperation mit dem zuständigen Therapeuten durchgeführt und analysiert werden.

Unter den *ergänzenden Diagnoseverfahren* kommt der *Bronchoskopie* eine besondere Bedeutung zu. Der Pneumologe schiebt ein flexibles Endoskop mit Absaugvorrichtung unter Lokalanästhesie über die Nase bis in die Lunge. So können sowohl Strukturen und Funktionen von Pharynx und Larynx als auch Art und Menge des aspirierten Materials und entzündliche Reaktionen direkt erfaßt und gegebenenfalls auch abgesaugt werden. Insbesondere für die Beurteilung von Patienten mit Trachealkanüle (Kanülensitz, Komplikationen, Indikation für Dekanülierung) ist die Bronchoskopie unverzichtbar.

Je nach Befundkonstellation können weitere Diagnosemethoden notwendig sein.

Vorteile:	
■	Bildet den **gesamten** Schluckablauf ab
■	Keine funktionelle Beeinträchtigung
Nachteile:	
■	Strahlenbelastung, daher nicht beliebig wiederholbar
■	Speichel nicht visualisierbar

Tabelle 6 Vor- und Nachteile der Videofluoroskopie

Therapie der Dysphagie

Sofortmaßnahmen zur Sicherstellung der Ernährung und zum Schutz der Luftwege

Patienten, die wegen Aspiration nicht oral ernährt werden können oder bei bestehender Schluckstörung zu wenig essen und trinken, erhalten eine vollständige oder teilweise non-orale Ernährung. Die parenterale Ernährung (Nahrungszufuhr unter Umgehung des Magen-Darm-Traktes) über einen venösen Zugang sollte wenige Tage nicht überschreiten. Können die Patienten nach einer Woche nicht oder nur unvollständig oral ernährt werden, ist die Applikation einer Ernährungssonde unumgänglich. Wegen der Nachteile der *nasogastralen Sonde* (NGS), wie beispielsweise Dislokationen, Irritation der Schleimhäute oder mechanische Behinderung des Schluckens, ist bei länger anhaltender Dysphagie die Anlage einer *perkutanen Sonde* indiziert. Bei der perkutan endoskopisch kontrollierten Gastrostomie (PEG) wird eine Fistel zwischen Bauchdecke und Magen oder Duodenum/Jejunum gelegt. Der Schluckablauf wird somit nicht behindert.

Liegt zusätzlich eine relevante Speichelaspiration vor, muß meist eine *Tracheotomie* (Luftröhrenschnitt) durchgeführt und eine *geblockte Trachealkanüle* eingesetzt werden. Blockbare Kanülen haben um den in der Luftröhre liegenden Kanülenabschnitt eine aufblasbare Manschette (Cuff). Das aspirierte Material sammelt sich oberhalb der Blockung. Eine vollständige Abdichtung ist allerdings auch bei korrektem Luftdruck nicht erreichbar (Hess, 2005; Schröter-Morasch 2006b). Die Atmung erfolgt bei geblockter Kanüle ausschließlich über das Kanülenrohr. Da der Anblasedruck auf die Stimmlippen fehlt, ist stimmhaftes Sprechen nicht mehr möglich. Bei Patienten mit ausgeprägtem Speichelaufstau haben sich Kanülen mit *zusätzlicher subglottischer Absaugvorrichtung* oberhalb der Manschette als sehr vorteilhaft erwiesen. Durch das regelmäßige subglottische Absaugen konnte bei beatmeten Patienten das Pneumonie-Risiko reduziert werden reduziert (Smulders et al., 2002; Hess, 2005). Darüber hinaus kann das Ausmaß der Speichelaspiration für therapeutische Zwecke dokumentiert und kontrolliert werden.

Funktionelle Dysphagietherapie (FDT)

Ziele der Schlucktherapie sind die Verbesserung der Schluckeffizienz und die Vermeidung der Aspiration, um Speichelschlucken oder/und Essen und Trinken wieder zu ermöglichen. Darüber hinaus müssen durch die Schluckstörung verursachte Alltagsbeeinträchtigungen berücksichtigt werden. Dies erfordert die Formulierung von individuell angepaßten Therapiezielen, die jeweils unter den Bedingungen der bestehenden Grunderkrankung realisierbar erscheinen.

Die funktionelle Schlucktherapie geht davon aus, daß Rückbildungsprozesse durch ein spezifisches Training der Schluckmuskulatur gefördert werden können. Weitere therapeutische Ressourcen liegen in der Kompensation der Defizite durch spezielle Schluckmanöver und der Anpassung an die Störung durch externe Hilfen. Dementsprechend wird in der Literatur zwischen restituierenden (indirekten), kompensatorischen und adaptiven (direkten) Verfahren unterschieden (Bartolome, 2006b; Logemann, 1998).

Restituierende Maßnahmen

Es handelt sich um ein sensomotorisches Training schluckrelevanter Bewegungen, die *indirekt*, also nicht unmittelbar während des Schlukkens durchgeführt werden. Durch wiederholtes Üben gestörter Teilfunktionen sollen die neuromuskulären Voraussetzungen für physiologisches Schlucken geschaffen oder/und kompensatorische Schlucktechniken vorbereitet werden.

In Abhängigkeit von der Art der Störung werden zur Verbesserung der oralen Schluckphase Übungen für den Lippenschluß, die Wangenkontraktion, Kaubewegungen, Übungen zur Zungenschüsselbildung, Zungenhebung oder Velumhebung durchgeführt. Häufige Trainingsschwerpunkte für die pharyngeale Schluckphase sind die Zungenbasisretraktion an die Rachenhinterwand, die Kehlkopfhebung nach anterior, der laryngeale Verschluß oder/und die Aktivierung der Rachenkontraktion. Sensorische Stimulationen zur Förderung der Schluckreflexauslö-

Indikation	**Übung**	**Wirksamkeit**
Gestörte orale Phase	Lippenschluß , Zungenlateralbewegungen, Kauübungen	Verbesserung bei festen Konsistenzen (Gisel et al., 1996)
Verzögerte Schluckreflexauslösung	Taktil-thermale Stimulation der Gaumenbögen: Bestreichen der vorderen Gaumenbögen mit eisgekühltem Stab (eventuell zusätzlich Geschmacksreiz)	Kurzeitiges Senken der Reflexauslöseschwelle, über Langzeiteffekte nichts bekannt (Rosenbeck et al., 1996; Sciortino et al., 2003)
Gestörte Pharynxkontraktion, gestörter Zungenbasis-Rachenabschluß	Masako-Manöver: Zungenspitze zwischen Lippen/Zähnen festhalten, schlucken	Durch Verkürzung der Zunge verbesserte Vorwölbung des oberen Rachenmuskels (Fujiu & Logemann, 1996)
Gestörte Öffnung des oberen Ösophagussphinkters	Shaker-Manöver: Kopf-Hebeübungen im Liegen	Kräftigung der Kehlkopfheber (Shaker et al., 2002)
Neurogene Dysphagie bei Patienten mit Morbus Parkinson	Lee-Silverman-Voice-Treatment® (LSVT)	Steigerung der Stimmintensität und (als Nebeneffekt?) Verbesserung verschiedener Schluckparameter (Sharkawi et al., 2002)

Tabelle 7 Wirksamkeitsnachweise für spezielle restituierende Methoden

sung, beispielsweise die taktil-thermale Stimulation der vorderen Gaumenbögen mit einem eisgekühlten Metallstab, fallen ebenfalls unter die Kategorie der restituierenden Maßnahmen. Da noch ein großer Bedarf an wissenschaftlichen Evidenznachweisen besteht, erfolgt die differentielle Anwendung der indirekten Methoden größtenteils nach physiologischen Überlegungen und klinischen Erfahrungswerten. Für einige spezielle Übungen existieren erste Wirksamkeitsnachweise (siehe Tabelle 7).

Kompensatorische Methoden

Mit Hilfe kompensatorischer Maßnahmen soll das Schluckverhalten so verändert werden, daß trotz bestehender Funktionseinbußen effektives und aspirationsfreies Schlucken möglich wird. Kompensationen werden *direkt* während des Schluckvorgangs durchgeführt. Hierzu zählen Veränderungen der Kopfhaltung und spezielle Schlucktechniken. Vor allem aufgrund anatomischer Unterschiede sind die kompensatorischen Verfahren auch bei gleicher pathophysiologischer Ausgangssituation nicht in allen Fällen gleichermaßen erfolgreich. Deshalb sollte der Effekt mittels videoendoskopischer oder/und videofluoroskopischer Schluckuntersuchung überprüft werden. Die einzelnen Verfahren, deren Indikation und Wirksamkeitsnachweise sind in Tabelle 8 zusammengefaßt.

Haltungsänderungen sind schnell zu erlernen und einfach durchzuführen. Durch Modifikationen der Kopfhaltung versucht man, den Bolusweg mit Hilfe der Schwerkraft oder/und Veränderung der anatomisch-räumlichen Verhältnisse zu beeinflussen. So soll die *Kopfneigung nach vorn* das vorzeitige Abgleiten des Bolus nach rückwärts in den Rachenraum verhindern und zusätzlich durch Erweitern der Valleculae und Verschiebung der laryngealen Strukturen nach hinten den Kehlkopfeingang besser schützen (Welch et al., 1993; Shanahan et al., 1993). Die *Kopfdrehung* zur paretischen Pharynxseite komprimiert die kranke Rachenhälfte und ermöglicht so das einseitige Abschlucken über die gesunde Seite (Logemann et al., 1989; Tsukamoto, 2000). Durch *Kopfkippung* zur gesunden Mund- und Rachenhälfte soll der

Indikation	Verfahren	Wirksamkeit
Gestörte orale Boluskontrolle, verzögerte Reflexauslösung	Kopfneigung nach vorne (chin tuck)	Ausnutzen der Schwerkraft, verbesserter Schutz des Kehlkopfeingangs (Welch et al., 1993; Shanahan et al., 1993)
Einseitige Pharynxparese	Kopfdrehung zur paretischen Pharynxseite	Durch Komprimierung der paretischen Pharynxseite Erleichterung des Transports über die gesunde Seite (Logemann et al., 1989; Tsukamoto, 2000)
Kombinierte linguale und pharyngeale Hemiparese	Kopfkippung zur gesunden Seite	Ausnutzen der Schwerkraft, Bolustransport über die gekippte Seite (Logemann, 1998)
Gestörte pharyngeale Kontraktion, reduzierter Zungenbasis-Rachenabschluß, meist Residuen in Valleculae	Kräftiges Schlucken (effortful swallow)	Verbesserung der Schubkraft der Zunge und des Intrabolusdruckes und damit des pharyngealen Bolustransports (Lazarus et al., 2002; Huckabee et al., 2005)
Unvollständiger Glottisschluß / ungenügender Verschluß des Aditus laryngis; verzögerter Schluckreflex mit prä- oder/und intradeglutitiver Aspiration	Supraglottisches Schlucken (SGS): bewußtes Atemanhalten unmittelbar vor und während des Schluckens, dann kurzes Husten; super-supraglottisches Schlukken (SSGS): festes Atemanhalten / leicht Pressen	Willkürlicher Stimmlippenschluß kurz vor und während des Schluckens, Reinigung des Kehlkopfeingangs durch Husten; besserer Schutz des Kehlkopfeingangs durch SSGS, da zusätzlich Taschenfaltenschluß und Kippen der Aryknorpel (Ohmae et al., 1996; Hirst et al., 1998)
Dysfunktion des oberen Ösophagussphinkters mit postdeglutitiven Residuen oder/und postdeglutitiver Aspiration	Mendelsohn-Manöver: vor/während des Schluckens wird der Kehlkopf mehrere Sekunden willkürlich in einer angehobenen Position gehalten (dabei drückt die Zunge gegen das Gaumendach)	Zeitliche Verlängerung der Larynxelevation und Verbesserung der Öffnung des oberen Ösophagussphinkters (Bryant, 1991; Kahrilas et al., 1991)

Tabelle 8 Kompensatorische Therapieverfahren

Bolus mit Hilfe der Schwerkraft über die gekippte Seite transportiert werden (Logemann, 1998).

Das Erlernen von speziellen *Schlucktechniken* stellt höhere Anforderungen an die Kooperationsfähigkeit des Patienten. Hier versucht man, bestimmte Schluckbewegungen willkürlich zu verändern. *Kräftiges Schlucken* soll die Schubkraft der Zunge und damit den Intrabolusdruck erhöhen und so den pharyngealen Transport verbessern (Lazarus et al., 2002; Huckabee et al., 2005). Beim *supraglottischen Schlucken* (SGS) sollen durch bewußtes Atemanhalten unmittelbar vor und während des Schluckens die Stimmlippen verschlossen werden. Sofort nach dem Schlucken wird abgehustet, um eventuelle Nahrungsreste aus dem Kehlkopfeingang zu entfernen. Im Unterschied dazu wird beim *super-supraglottischen Schlucken* (SSGS) der Atem fest angehalten (leichtes Pressen). Dies verbessert den Schutz des Kehlkopfeingangs durch Taschenfaltenschluß und verstärkte Kippung der Aryknorpel Richtung Epiglottis (Ohmae et al.,1996; Hirst et al., 1998). Da selbst manche gesunde Personen den Glottisschluß während dieser Technik nicht konstant halten können (Hirst et al., 1998), empfehlen sich vorbereitende Stimmbandadduktionsübungen. Die beiden Techniken werden vor allem bei prä- und/oder intradeglutitiver Aspiration angewendet. Bei der *Mendelsohn-Technik (MT)* wird der Kehlkopf mit Beginn der Schluckreflexeinleitung mehrere Sekunden in einer angehobenen Position gehalten, dabei drückt die Zunge gegen das Gaumendach. So sollen die zeitliche Dauer der Kehlkopfhebung verlängert und die OÖS-Öffnung verbessert werden (Bryant, 1991; Kahrilas et al., 1991). Die MT eignet sich vor allem für Patienten mit OÖS-Öffnungsstörungen. Verbleiben Nahrungsreste im Mund- oder/und Rachenraum versucht man diese durch Reinigungstechniken zu beseitigen. Manchmal reicht mehrmaliges *leeres Nachschlucken* oder *Nachtrinken*, um Residuen zu beseiti-

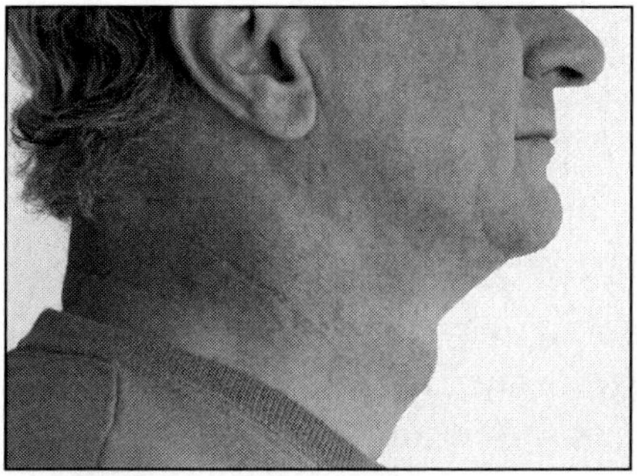

Abbildung 3a Kehlkopf in Ruhe

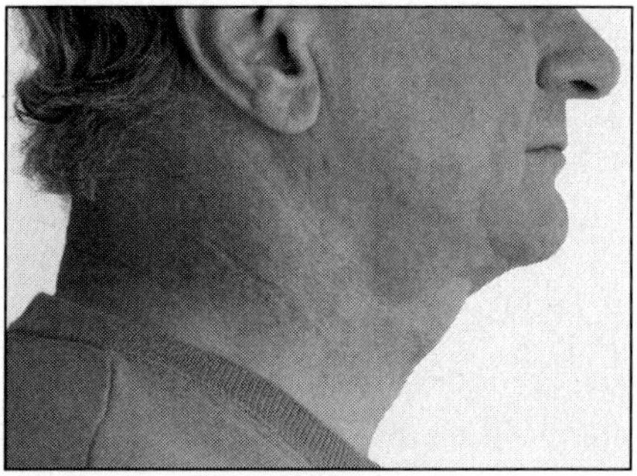

Abbildung 3b Kehlkopfhebung während der Mendelsohn-Technik

gen. Beim sogenannten *Doppelschluck* wird zweimal schnell hintereinander geschluckt und dabei der Atem angehalten.

In Abhängigkeit von der Indikationsstellung müssen Haltungsänderungen und Schlucktechniken häufig auch kombiniert angewendet werden.

Adaptive Verfahren

Mit adaptiven Verfahren versucht man, eine Anpassung an die Schluckstörung mittels externer Hilfen zu erreichen. Hierfür eignen sich diätetische Anpassungen sowie spezielle Eß- und Trinkhilfen. Adaptive Maßnahmen können auch bei Patienten mit kognitiven Beeinträchtigungen angewendet werden.

Wichtigste Kriterien für die Kostanpassung sind die Nahrungskonsistenz (flüssig, breiig, fest) und die Bolusgröße. Dünnflüssige Konsistenzen lassen sich schwer sammeln und kontrollieren und eignen sich meist nicht für Patienten mit gestörter oraler Boluskontrolle, mit verspäteter Schluckreflexauslösung oder/und unvollständigem Kehlkopfverschluß. Bei diesen Pathologien sind breiige Nahrung und angedickte Flüssigkeiten die bevorzugte Konsistenz. In anderen Fällen, beispielsweise bei gestörter pharyngealer Kontraktion, kann eine gute Fließfähigkeit den Transport durch den Rachen erleichtern. Auch die Bolusgröße und die Art der Darreichungsform spielen eine große Rolle. So wiesen Kuhlemeier et al. (2001) videofluoroskopisch nach, daß in 95 Prozent der Fälle eine Nahrungskonsistenz oder/und Applikationsform (Löffel, Tasse) gefunden werden konnte, die aspirationsfreies Schlukken ermöglichte. Es sollte deshalb durch die Videoendoskopie oder Videofluoroskopie überprüft werden, bei welcher Nahrungskonsistenz oder/und Darreichungsform aspirationsfrei geschluckt werden kann.

Zusätzlich sind bei der Kostanpassung der sensorische Input durch Geschmacks- und Temperaturreize, sowie der Einfluß auf die Sekretbildung oder/und pulmotoxische Eigenschaften zu bedenken. Erhöhter sensorischer Input, beispielsweise durch sauren Geschmack und kalte Temperatur, kann die Schluckreflexauslösung verbessern (Sciortino et al., 2003). Salzige, säurehaltige Speisen führen eher zu dünnflüssigem,

Milchprodukte und süße Speisen zu mukösem Speichel. Bei Aspirationsgefahr sollten Substanzen, die die pulmonalen Alveolargänge schädigen können, zum Beispiel säure- und fetthaltige Speisen, vermieden werden.

Eß- und Trinkhilfen werden individuell ausgewählt. Bei schwer gestörter Zungenmotorik kann beispielsweise ein Schiebelöffel (Löffel mit spezieller Schiebeleiste) helfen, die Nahrung auf die Hinterzunge zu bringen und damit den Transport in den Rachen zu erleichtern. Das Trinkgefäß sollte ausreichend weit sein, damit Trinken mit nach vorn geneigtem Kopf möglich ist. Manchmal empfehlen sich auch Becher mit Nasenkerbe, um eine Kopfextension zu verhindern. Teller mit erhöhtem Rand, Bestecke mit verdickten Griffen usw. können Hilfen für die Nahrungsaufnahme sein.

Wirksamkeit der Schlucktherapie

Die höchsten methodischen Anforderungen an die Evaluationsforschung im Sinne randomisierter doppelblinder Kontrollstudien (RCT) lassen sich für die Schlucktherapie aus verschiedenen Gründen schwer realisieren. Eine kürzlich erschienene RCT-Studie zur Wirksamkeit der Schlucktherapie in der akuten Schlaganfallphase (Carnaby, Hankey & Pizzi, 2006) zeigt, daß sich nach intensiver Schlucktherapie (fünfmal pro Woche) signifikant mehr Patienten wieder normal ernähren konnten als nach Standard-Schlucktherapie (dreimal pro Woche) und »usual care«. Einige nicht randomisierte Studien an größeren Stichproben konnten nachweisen, daß nach abgelaufener Spontanremission signifikante Verbesserungen durch Schlucktherapie erzielt wurden, beziehungsweise daß sich mehr als 50 Prozent der sondenabhängigen Patienten wieder oral ernähren können (Prosiegel et al., 2002; Neumann et al., 1995). Auch stabile Langzeiteffekte konnten belegt werden (Bartolome, Prosiegel & Yassouridis, 1997). Es gibt eine Reihe von quasi-experimentellen und nicht-experimentellen Studien an kleinen Gruppen oder Einzelfällen, die den positiven Effekt einzelner Maßnahmen auf die Schluckfunktion nachgewiesen haben (siehe Tabellen 7 und 8).

Beratung und Angehörigenarbeit

Beratung und Angehörigenarbeit in Form von Einzel- oder Gruppengesprächen gehören zum Gesamtkonzept der Schluckrehabilitation. Wesentliche Inhalte sind die fachliche Beratung und Aufklärung über Art und Ausmaß der Schluckstörung und eventuell damit verbundener gesundheitlicher Risiken, die Erläuterung der Diagnose- und Therapiemaßnahmen, sowie die gemeinsame Festlegung der Behandlungsziele. Hinzu kommt gegebenenfalls die Anleitung des Angehörigen zum Co-Therapeuten. In manchen Fällen empfiehlt es sich, die Konfliktbewältigung durch psychotherapeutische Maßnahmen zu unterstützen.

Danksagung

Für die kritische Durchsicht des Manuskriptes und die wertvollen Hinweise möchte ich mich bei Frau Dr. H. Schröter-Morasch, Funktionsoberärztin, und bei Frau G. Gauer M.A., Sprachheilpädagogin, beide Klinik für Neuropsychologie, Städtisches Klinikum München GmbH, Krankenhaus München Bogenhausen, herzlich bedanken.

Literatur

Bartolome, G. (2006a) Klinische Eingangsuntersuchung bei Schluckstörungen. In: Bartolome, G. & Schröter-Morasch, H. (Hgg.) *Schluckstörungen, Diagnostik und Rehabilitation.* 3. Aufl. München: Urban & Fischer.

Bartolome, G. (2006b) Grundlagen der funktionellen Dysphagietherapie (FDT). In: Bartolome, G. & Schröter-Morasch, H. (Hgg.) *Schluckstörungen, Diagnostik und Rehabilitation.* 3. Aufl. München: Urban & Fischer.

Bartolome, G. (2006c) Physiologie des Schluckvorgangs. In: Bartolome, G. & Schröter-Morasch, H. (Hgg.) *Schluckstörungen, Diagnostik und Rehabilitation.* (3. Aufl.) München: Urban & Fischer.

Bartolome, G. & Neumann, S. (1993) Swallowing therapy in patients with neurological disorders causing cricopharyngeal dysfunction. *Dysphagia, 8,* 146-49.

Bartolome, G., Prosiegel, M. & Yassouridis, A. (1997) Long-term functional outcome in patients with neurogenic dysphagia. *NeuroRehabilitation, 9,* 195-204.

Bastian, R. W. (1991) Videoendoscopic evaluation of patients with dysphagia: An adjunct to the modified barium swallow. *Otolaryngology – Head and Neck Surgery, 104,* 339-50.

Bath, P. M. W., Bath, F. J. & Smithard, D. G. (2002) Interventions for dysphagia in acute stroke (Cochrane Review). In: *The Cochrane Library, Issue 4.* Oxford: Update Software.

Bryant, M. (1991) Biofeedback in the treatment of a selected dysphagic patient. *Dysphagia, 6,* 140-144.

Carnaby, G., Hankey, G. J. & Pizzi, J. (2006) Behavioural intervention from dysphagia in acute stroke: A randomized controlled trial. *Lancet Neurology , 5,* 31-37.

Dodds, W., Logemann, J. A. & Stewart, E. (1990) Physiology and radiology of the normal oral and pharyngeal phases of swallowing. *American Journal of Roentgenology, 154,* 935-963.

Doggett, D. L., Tappe, K. H., Mitchell, M. D., Chapell, R., Coates, V. & Turkelson, C. M. (2001) Prevention of pneumonia in elderly stroke patients by systematic diagnosis and treatment of dysphagia: An evidence-based comprehensive analysis of the literature. *Dysphagia, 16,* 279-295.

Fujiu, M. & Logemann, J. A. (1996) Effect of tongue-holding maneuver on posterior pharyngeal wall movement during deglutition. *American Journal of Speech-Language Pathology, 5,* 23-30.

Gisel, E. G., Applegate-Terrante, T., Benson, J. & Bosma, J. F. (1996) Oral-motor skills following sensorimotor therapy in two groups of moderately dysphagic children with zerebral palsy: Aspiration vs. non aspiration. *Dysphagia, 11,* 59-71.

Hess, D. R. (2005) Tracheostomy tubes and related appliances. *Respiratory Care, 50,* 497-510.

Hirst, L. J., Sama, A., Carding, P. M. & Wilson, J. A. (1998) Is a safe swallow really safe? *International Journal of Language and Communication Disorders, 33 (Suppl.),* 279-280.

Huckabee, M. L., Butler, S. G., Barclay, M. & Jit, S. (2005) Submental surface electromyographic measurement and pharyngeal pressures during normal and effortful swallowing. *Archives of Physical Medicine and Rehabilitation, 86,* 2144-2149.

Kahrilas, P. J., Logemann, J. A., Krugler, C. & Flanagan, E. (1991) Volitional augmentation of upper esophageal sphincter opening during swallowing. *American Journal of Physiology, 260,* G450-56.

Kendall, K. A., Leonard, R. J. & McKenzie S. W. (2003) Sequence variability during hypopharyngeal bolus transit. *Dysphagia, 18,* 85-91.

Kidd, D. M., Lawson, J., Nesbitt, R. & MacMahon, J. (1993) Aspiration in acute stroke. A clinical study with video fluoroscopy. *Oxford Journals Medicine, 86,* 825-829.

Kuhlemeier, K. V., Palmer, J. B. & Rosenberg D. (2001) Effect of liquid bolus-consistency and delivery method on aspiration and pharyngeal retention in dysphagia patients. *Dysphagia, 16,* 119-22.

Langmore, S. E. (2001) *Endoscopic Evaluation and Treatment of Swallowing Disorders.* New York: Thieme.

Lazarus, C., Logemann, J. A., Song, C. W., Rademaker, A. W. & Kahrilas, P. J. (2002) Effects of voluntary maneuvers on tongue base function for swallowing. *Folia Phoniatrica et Logopaedica, 54,* 171-176.

Lim, S. H. B., Lieu, P. K., Phua, S. Y., Seshadri, R., Venketasubramanian, N., Lee,S. H. & Choo, P. W. J. (2001) Accuracy of bedside clinical methods compared with fiberoptic endoscopic examination of swallowing (FEES) in determining the risk of aspiration in acute stroke patients. *Dysphagia, 16,* 1-6.

Logemann, J. A. (1998) *Evaluation and Treatment of Swallowing Disorders.* 2nd ed. Austin: pro-ed.

Logemann, J. A., Kahrilas, P. J., Kobara, M. & Vakil, N. B. (1989) The benefit of head rotation on pharyngoesophageal dysphagia. *Archives of Physical Medicine and Rehabilitation, 70,* 767-71.

Mann, G., Hankey, G. J. & Cameron, D. (2000) Swallowing disorders following acute stroke: prevalence and diagnostic accuracy. *Cerebrovascular Diseases, 10,* 380-386.

Martino, R., Pron, G. & Diamante, N. (2000) Screening for oropharyngeal dysphagia in stroke: insufficient evidence for guidelines. *Dysphagia, 15,* 19-30.

Mathers-Schmid, B. A. & Kurlinski, M. (2003) Dysphagia evaluation practices: Inconsistencies in clinical assessment and instrumental examination decision making. *Dysphagia, 18,* 114-125.

Murray, J. (1999) *Manual of Dysphagia Assessment in Adults.* San Diego: Singular.

Murry, T. & Carrau, R. L. (2006) *Clinical Management of Swallowing Disorders.* 2nd ed. San Diego: Plural

Neumann, S., Bartolome, G., Buchholz, D. & Prosiegel, M. (1995) Swallowing therapy of neurologic patients: Correlation of outcome with pretreatment variables and therapeutic methods. *Dysphagia , 10,* 1-5.

Ohmae, Y., Logemann , J. A., Hanson, D. G. & Kahrilas, P. J. (1996) Effects of two breath-holding maneuvers on oropharyngeal swallow. *Annals of Otology, Rhinology, and Laryngology, 105,* 123-131.

Perry, L. & Love, C. P. (2001) Screening for dysphagia and aspiration in acute stroke: A systematic review. *Dysphagia, 16,* 7-18.

Prosiegel, M., Bartolome, G., Bieniek R., Schlaegel, W., Schröter-Morasch, H., Steube, D. & Witte, U. (2008) Rehabilitation neurogener Dysphagien. In: Diener, H. C., Putzki, N. & Berlit, P. (Hgg.) *Leitlinien für Diagnostik und Therapie in der Neurologie.* 4. Aufl. Stuttgart: Thieme.

Prosiegel, M., Heintze, M., Wagner-Sonntag, E., Hannig, C., Wuttge-Hannig, A. & Yassouridis, A. (2002) Schluckstörungen bei neurologischen Patienten. Eine prospektive Studie zu Diagnostik, Störungsmustern, Therapie und Outcome. *Nervenarzt, 73,* 364-370.

Ramsey, D. J., Smithard, D. G. & Kalra, L. (2003) Early assessments of dysphagia and aspiration risk in acute stroke patients. *Stroke, 34,* 1252-1257.

Reimers-Neils L., Logemann, J. A. & Larson, C. (1994) Viscosity effects on EMG activity in normal swallow. *Dysphagia, 9,* 101-106.

Robbins, J. (1996) Normal swallowing and aging. *Seminars in Neurology, 16,* 309-317.

Rosenbek, J. C., Roecker, E. B., Wood, J. L. & Robbins, J. A. (1996) Thermal application reduces the duration of stage transition in dysphagia after stroke. *Dysphagia, 11,* 225-33.

Schröter-Morasch, H. (2006a) Klinische Untersuchung des Oropharynx und videoendoskopische Untersuchung der Schluckfunktion. In: Bartolome, G. & Schröter-Morasch H. (Hgg.) *Schluckstörungen, Diagnostik und Rehabilitation.* 3. Aufl. München: Urban & Fischer .

Schröter-Morasch, H. (2006b) Medizinische Basisversorgung von Patienten mit Schluckstörungen – Trachealkanülen – Sondenernährung. In: Bartolome, G. & Schröter-Morasch H. (Hgg.) *Schluckstörungen, Diagnostik und Rehabilitation.* 3. Aufl. München: Urban & Fischer .

Schröter-Morasch, H., Bartolome, G., Troppmann, N. & Ziegler W. (1999) Values and limitations of pharyngolaryngoscopy (transnasal, transoral) in patients with dysphagia. *Folia Phoniatrica et Logopaedica, 51,* 172-182.

Sciortino, K., Liss, J. M., Case, J. L., Gerritsen, K. G. & Katz, R. C. (2003) Effects of mechanical, cold, gustatory, and combined stimulation to the human anterior faucial pillars. *Dysphagia, 18,* 16-26.

Shaker, R., Easterling, C., Kern, M., Nitschke, T., Massey, B., Daniels, S., Grande, B., Kazandjian, M. & Dikeman, K. (2002) Rehabilitation of swallowing by exercise in tube-fed patients with pharyngeal dysphagia secondary to abnormal UES opening. *Gastroenterology, 122,* 1314-1321.

Shaker, R., Ren, J., Bardan, E., Easterling, C., Dua, K., Xie, P. & Kern, M. (2003) Pharyngoglottal closure reflex: characterization in healthy young, elderly and dysphagia patients with predeglutitive aspiration. *Gerontology, 49,* 12-20.

Shanahan, T. K., Logemann, J. A., Rademaker A. W., Pauloski, B. R. & Kahrilas, P. J. (1993) Chin down posture effects on aspiration in dysphagic patients. *Archives of Physical Medicine and Rehabilitation, 74,* 736-39.

Sharkawi, A. E., Ramig, L., Logemann, J. A., Pauloski, B. R., Rademaker, A. W., Smith, C. H., Pawlas, A., Baum, S. & Werner, C. (2002) Swallowing and voice effects of Lee Silvermann Voice Treatment (LSVT©): A pilot study. *Journal of Neurology, Neurosurgery and Psychiatry, 72,* 31-36.

Smulders, K., van der Hoeven, H., Weers-Puthoff, I. & Vandenbroucke-Grauls, C. (2002) A randomized clinical trial of intermittent subglottic secretion drainage in patients receiving mechanical ventilation. *Chest , 121,* 858-862.

Tsukamoto, Y. (2000) CT study of closure of the hemipharynx with head rotation in a case of lateral medullary syndrome. *Dysphagia, 15,* 17-18.

Welch, M. V., Logemann, J. A., Rademaker, A. W.& Kahrilas, P. J. (1993) Changes in pharyngeal dimensions effected by chin tuck. *Archives of Physical Medicine and Rehabilitation, 74,* 178-81.

Neurolinguistik

Zeitschrift für Aphasieforschung und -therapie

2 Hefte pro Jahr

Herausgegeben von Gerhard Blanken und Wolfram Ziegler

HochschulVerlag